全国高职高专医药院校康复治疗技术专业
工学结合"十二五"规划教材

社区康复

供高职高专康复治疗技术专业、社区康复专业使用

Shequ Kangfu

主　编　许晓惠　叶新强　何胜晓

副主编　肖晓鸿　陶学梅　丁　兴　高莉萍

编　委　（以姓氏笔画为序）

丁　兴（南京特殊教育职业技术学院）

叶新强（武汉民政职业学院）

先元涛（重庆渝西医院）

许晓惠（重庆城市管理职业学院）

李　莉（重庆城市管理职业学院）

杨志伟（雅安职业技术学院）

肖晓鸿（武汉民政职业学院）

何胜晓（南京特殊教育职业技术学院）

张　靳（重庆市儿童福利院康复中心）

苏　红（重庆城市管理职业学院）

尚经轩（重庆城市管理职业学院）

周国庆（湖北省荣军医院）

周新建（重庆渝西医院）

庞嘉言（雅安职业技术学院）

高莉萍（泰州职业技术学院）

郭小建（重庆城市管理职业学院）

陶学梅（重庆城市管理职业学院）

黄　毅（长春医学高等专科学校）

华中科技大学出版社
http://www.hustp.com
中国·武汉

内 容 简 介

本书是全国高职高专医药院校康复治疗技术专业工学结合"十二五"规划教材。

本书立足于城乡的残疾人、老年人、慢性病患者对社区康复的实际需求,重点阐述了社区常用适宜的康复治疗技术和社区康复评定方法,同时介绍了社会康复、职业康复、教育康复等。全书分为六个项目,三十个任务,每个任务后面都配有"目标检测",以便进行课后复习。

本书供高职高专康复治疗技术专业、社区康复专业等使用。

图书在版编目(CIP)数据

社区康复/许晓惠,叶新强,何胜晓主编.—武汉:华中科技大学出版社,2012.2(2023.2重印)
ISBN 978-7-5609-7519-1

Ⅰ.①社… Ⅱ.①许… ②叶… ③何… Ⅲ.①社区-康复医学-高等职业教育-教材 Ⅳ.①R492

中国版本图书馆 CIP 数据核字(2011)第 245051 号

社区康复

许晓惠　叶新强　何胜晓　主编

策划编辑:董欣欣
责任编辑:孙基寿
封面设计:范翠璇
责任校对:朱　玢
责任监印:周治超
出版发行:华中科技大学出版社(中国·武汉)　　电话:(027)81321913
　　　　　武汉市东湖新技术开发区华工科技园　　邮编:430223
录　排:华中科技大学惠友文印中心
印　刷:武汉邮科印务有限公司
开　本:787mm×1092mm　1/16
印　张:29.5
字　数:658千字
版　次:2023 年 2 月第 1 版第 8 次印刷
定　价:68.00 元

全国高职高专医药院校康复治疗技术专业
工学结合"十二五"规划教材编委会

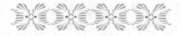

总 序

　　世界职业教育发展的经验和我国职业教育发展的历程都表明,职业教育是提高国家核心竞争力的要素之一。近年来,我国高等职业教育发展迅猛,成为我国高等教育的重要组成部分,与此同时,作为高等职业教育重要组成部分的高等卫生职业教育的发展也取得了巨大成就,为国家输送了大批高素质技能型、应用型医疗卫生人才。截至2010年底,我国各类医药卫生类高职高专院校已达343所,年招生规模超过24万人,在校生78万余人。

　　康复医学现已与保健医学、预防医学、临床医学并列成为现代医学的四大分支之一。现代康复医学在我国发展已有近30年历史,是一个年轻但涉及众多专业的医学学科,在我国虽然起步较晚,但发展很快,势头良好,在维护人民群众身体健康、提高生存质量等方面起到了不可替代的作用。据不完全统计,截至2010年底,我国开设有康复治疗技术专业的高职高专院校已达100所,年招生量近10 000人。

　　教育部《关于全面提高高等职业教育教学质量的若干意见》中明确指出,高等职业教育必须"以服务为宗旨,以就业为导向,走产学结合的发展道路","把工学结合作为高等职业教育人才培养模式改革的重要切入点,带动专业调整与建设,引导课程设置、教学内容和教学方法改革"。这是新时期我国职业教育发展具有战略意义的指导意见。高等卫生职业教育既具有职业教育的普遍特性,又具有医学教育的特殊性,许多卫生职业院校在大力推进示范性职业院校建设、精品课程建设,发展和完善"校企合作"的办学模式、"工学结合"的人才培养模式,以及"基于工作过程"的课程模式等方面有所创新和突破。高等卫生职业教育发展的形势使得目前使用的教材与新形势下的教学要求不相适应的矛盾日益突出,加强高职高专医学教材建设成为各院校的迫切要求,新一轮教材建设迫在眉睫。

　　为了顺应高等卫生职业教育教学改革的新形势和新要求,在认真、细致调研的基础上,在教育部高职高专医学类及相关医学类专业教学指导委员会专家和部分高职高专示范院校领导的指导下,我们组织了全国42所高职高专医学院校的近200位老师编写了这套以工作过程为导向的全国高职高专医药院校康复治疗技术专业工学结合"十二五"规划教材。本套教材囊括了康复治疗技术专业的所有学科,由我国开设该专业较早、取得显著教学成果的专业示范性院校引领,多所学校广泛参与,其中有副教授及以上职称的老师占52%,每门课程的主编、副主编均由来自高职高专院校教学一线的主任或学科带头人组成。教材编写过程中,全体主编和参编人员进行了认真的研讨和细致的分工,在教材编写体例和内容上均有所创新,各主编单位高度重视并有力配合教材编写工作,责任编辑和主审专家严谨和忘我地工作,确保了本套教材的编写质量。

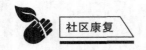

本套教材充分体现新一轮教学计划的特色,强调以就业为导向、以能力为本位、贴近学生的原则,体现教材的"三基"(基本知识、基本理论、基本实践技能)及"五性"(思想性、科学性、先进性、启发性和适用性)要求,着重突出以下编写特点:

(1) 紧扣新教学计划和教学大纲,科学、规范,具有鲜明的高职高专特色;

(2) 突出体现"工学结合"的人才培养模式和"基于工作过程"的课程模式;

(3) 适合高职高专医药院校教学实际,突出针对性、适用性和实用性;

(4) 以"必需、够用"为原则,简化基础理论,侧重临床实践与应用;

(5) 紧扣精品课程建设目标,体现教学改革方向;

(6) 紧密围绕后续课程、执业资格标准和工作岗位需求;

(7) 教材内容体系整体优化,基础课程体系和实训课程体系都成系统;

(8) 探索案例式教学方法,倡导主动学习。

这套规划教材作为全国首套工学结合模式的康复治疗技术专业教材,得到了各学校的大力支持与高度关注,它将为高等卫生职业教育康复治疗技术专业的课程体系改革作出应有的贡献。我们衷心希望这套教材能在相关课程的教学中发挥积极作用,并得到读者的青睐。我们也相信这套教材在使用过程中,通过教学实践的检验和实际问题的解决,不断得到改进、完善和提高。

全国高职高专医药院校康复治疗技术专业工学结合"十二五"规划教材

编写委员会

前　言

　　我国社区康复起步于 20 世纪 80 年代,经过 20 多年的努力,社区康复从无到有,从点到面,已经有了一定的积累。社区康复以其实用、经济、有效、可行等优势,已经逐渐被接受,并逐步形成政府主导下相关部门密切配合,社会力量广泛支持,康复对象及其家庭成员主动参与,利用社区资源,采取社会化方式,在城乡社区和家庭中为康复对象提供医疗的社会的职业的教育的全面康复模式。

　　本书立足于城乡社区、街道、农村乡镇及村的残疾人、老年人、慢性病患者对社区康复的实际需求,重点阐述了目前社会化的社区康复工作、社区康复常见的治疗方法、常见疾病的社区适宜康复治疗技术和社区康复评定方法、社区残疾人的康复。本书同时还介绍了社区康复患者营养、实用社区康复器具等。本书分为六个项目三十个任务。其中项目四"常见疾病的社区康复"的每个任务都例举了社区康复的真实病例,涉及的操作方法大都使用图片进行说明,有利于进行康复学习。每个任务后面都配有"目标检测",有利于进行课后复习。

　　本书是由教学一线的老师和社区康复行业一线的社区康复工作者共同编写完成的。本书既适合大中专康复治疗技术专业、社区康复专业、特殊教育专业等作为教材使用,同时也适合作为中国残疾人联合会、民政系统对基层社区康复工作者的培训教材。

　　本书编写过程中得到了来自全国的编委(特别是行业的编委)的大力支持,在此一并表示感谢。由于社区康复工作在我国尚处于起步阶段,不足之处在所难免,敬请指正。

许晓惠

2012 年 2 月

目 录

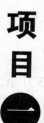

社区康复概论

我国的社区康复工作是在政府领导下,相关部门密切配合,社会力量广泛支持,残疾人及其亲友积极参与,采取社会化的方式,综合地、协调地应用医学的、社会的、教育的、职业的措施对社区有身体、语言、心理、精神、家庭、教育、职业、社会等多方面障碍的残疾人、老年人、慢性病患者提供就地就便、经济实用、连续有效的全面康复服务。以帮助其恢复或补偿功能,提高他们的生活质量,促进其参与社会生活和活动的能力。

任务1 社会化的社区康复服务

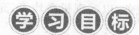

知识目标

1. 能说出社区康复的含义、社会化的社区康复服务网络。

2. 能解释社区康复的服务对象。

3. 知道社会化的社区康复工作的基本原则。

能力目标

1. 通过社区卫生中心见习,了解社区康复工作的内涵,明确社区康复工作的目标。

2. 能在社区进行社区康复预防知识的宣传。

一、社区服务

社区是指具有多种联系的、长期居住在某一区域的居民所构成的地域性生活共同体。社区在其规模与性质上呈现出不同的层次,例如,可以将城市社区的"市辖区"、"街道辖区"、"社区居民委员会辖区"看成是不同层次的社区。在我国目前推进的社区建设中,现有的城镇街道和农村乡镇都属于社会基层社区;再往下一个层次,"社区"则指经过基层社会管理体制改革后经过规模调整了的城市居民委员会辖区和农村村委员会辖区。

社区服务是指在政府倡导下,以街道、乡镇和居(村)委会的社区组织为依托,为满足社区社会成员的就业、社会保障、社会救助,医疗卫生、计划生育、社区文化、教育、体育、安全等方面的需求而开展的服务工作。社区康复是社区服务的重要组成部分。社

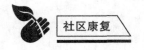

区康复充分利用社区资源,以满足社区残疾人、老年人、慢性病患者在医疗康复、教育、就业、社会保障、社会救助以及融入社会的需求。

二、社区康复的概念

随着社区服务的不断深入发展,社区康复的定义也在不断完善。

(1) 1981 年世界卫生组织康复专家委员会对社区康复所下的定义　社区康复是在社区的层次上采取的康复措施,这些措施是利用和依靠社区的人力资源而进行的,包括依靠有残损、残疾、残障的人员本身,以及他们的家庭和社会。

(2) 联合国三大组织对社区康复的定义　1994 年世界卫生组织、联合国教科文组织、国际劳工组织联合发表的《关于残疾人社区康复的联合意见书》对社区康复作了新的定义:"社区康复是社区发展计划中的一项康复策略,其目的是使所有残疾人享有康复服务,实现机会均等、充分参与的目标。社区康复的实施要依靠残疾人、残疾人亲友、残疾人所在的社区以及卫生、教育、劳动就业、社会保障等相关部门的共同努力。"

(3) 我国的社区康复定义　社区康复是社区建设的重要组成部分,是指在政府领导下,相关部门密切配合,社会力量广泛支持,残疾人及其亲友积极参与,采取社会化方式使广大残疾人得到全面康复服务,以实现机会均等、充分参与社会生活的目标。

三、社区康复的对象

随着我国国民经济的迅速发展和人民生活水平的逐步提高,人们对康复服务的需求日益增长。社会化的社区康复服务对象主要是指残疾人、老年人和有各种功能障碍以致影响正常生活、学习和工作的慢性病患者。

(一)残疾人

残疾人是指生理功能、解剖结构、心理和精神状态异常或丧失,部分或全部失去以正常方式从事正常范围活动的能力,在社会生活的某些领域中处于不利于发挥正常作用的人。

2006 年全国第二次残疾人抽样调查结果显示,目前我国有 8296 万残疾人,残疾人占全国总人口的比例为 6.34%。其中:视力残疾 1233 万人,占残疾人总数的 14.86%;听力残疾 2004 万人,占残疾人总数的 24.16%;言语残疾 127 万人,占残疾人总数的 1.53%;肢体残疾 2412 万人,占残疾人总数的 29.07%;智力残疾 554 万人,占残疾人总数的 6.68%;精神残疾 614 万人,占残疾人总数的 7.4%;多重残疾 1352 万人,占残疾人总数的 16.3%;有康复需求的残疾人接近 5000 万。每年因车祸、疾病等原因新增加的残疾人数量达 100 多万。

在现代社会中,残疾人和健全人一样,都有生存权利,但是,身体和精神的障碍却使其权利遭到损害。康复的意义就在于恢复这种做人的基本权利。康复是残疾人参与社会生活的前提,绝大多数残疾人具有康复潜力,都可以通过康复训练恢复、补偿功能,提高生活自理能力和社会适应能力。向残疾人提供就地就便、经济实用的康复训练与服务,可使残疾人的健康得到保障,生活质量得到提高,恢复残疾人应有的权利。

(二)老年人

我国已经进入老年化社会,老龄化来势猛、进程快,20 世纪 20 年代后人口老龄化速度持续加快并且进入峰值阶段。中华医学会老年医学会(1982 年)规定 60 周岁以上为老年期,90 岁以上为长寿期,45~59 岁为老年前期,这是与我国传统称老年为花甲之年的概念相吻合的。因此,我国老年人指的是 60 周岁以上的群体。根据国家统计局公布的第六次全国人口普查显示,截至 2010 年 11 月 1 日我国总人口为 13.4 亿人,其中 60 岁及以上已经达到总人口的 13.26%,因此 60 岁以上老年人有 1.77 亿。我国老年人慢性病多(特别是同时患 2 种或 2 种以上疾病者),残疾率高,往往失去生活自理能力。据全国第二次残疾人抽样调查数据显示:60 岁及以上的残疾老人为 4416 万人,占残疾人总数的 53.24%(65 岁及以上的残疾老人为 3755 万人,占 45.26%)。老年人中的残疾比重随着寿命的延长而呈增长的趋势,多为视力、听力语言、肢体残疾和心理障碍。80 岁以上老年人致残比重大于 50%。老年残疾人的问题也日趋严重。

(三)慢性病患者

伴随着中国工业化、城镇化、老龄化进程的加快,居民慢性病患病率、致残率、死亡率呈现持续快速增长趋势。《中国的医疗卫生事业》(2012 年 12 月)白皮书指出:中国现有确诊慢性病患者 2.6 亿人,慢性病导致的死亡人数占中国总死亡人数的 85%,导致的疾病负担占总疾病负担的 70%。因为慢性病发病的高发人群是成年人,导致大量劳动力损失,给家庭和社会带来巨大的负担。社区中常见的慢性病包括心脑血管疾病(高血压、冠心病、脑卒中)、恶性肿瘤、代谢性异常(如糖尿病、痛风)、慢性气管炎和肺气肿、精神异常和精神病、遗传性疾病、慢性职业病、肥胖症等。这些慢性病长期困扰人们的身体健康,有些已经严重影响人们的生活质量。其中心脑血管病是目前我国发病率、致残率和死亡率最高的疾病。

四、社会化的社区康复服务网络

社区康复是以基层社区为基础,面向大多数康复对象提供有效可行的服务。社区康复并不是孤立在社区内部的一项工作,它是国家康复计划的一部分,同时也是国家医疗卫生计划和国家社会保障计划的一部分。因此,社区康复是国家策略、政府行为,正如联合国三大组织 1994 年发表的《关于残疾人社区康复的联合意见书》中所强调的:"社区康复是国家行动的一部分。"我国的社区是按照行政区域单位来确定的,这就决定了政府在社区康复服务中的主导地位。因此,社区康复是以政府为指导,以社区为依托、相关部门密切配合、社会各界共同参与的社区化的服务网络。它包括组织管理网络、技术指导网络、社区服务网络。

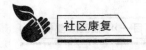

（一）组织管理网络

1. 组织管理

（1）加强政府领导，完善省、市、县（区）残疾人康复工作办公室。将残疾人"人人享有康复服务"目标纳入经济社会发展规划，列入政府及相关部门工作考核目标，制定康复保障措施，组织、制定并实施社区康复计划。

（2）街道、乡镇残联协调有关单位，统筹考虑残疾人的康复需求和康复资源，因地制宜地开展残疾人社区康复工作。

（3）社区居（村）委会最了解辖区康复对象的康复需求、实际困难和家庭情况，能组织人力，配备专职或兼职的社区康复员，提供因人而异、因地制宜的有针对性的康复服务内容。因此，社区居（村）委会是落实各项康复服务的基础。

2. 明确部门职责、实行目标管理

（1）卫生部　将残疾人社区康复工作纳入城乡基层卫生服务和初级卫生保健工作计划；通过"六位一体"提供直接服务。"六位"是指预防、医疗、保健、康复、健康教育和计划生育技术六项服务，"一体"是整体的意思，"六位一体"的服务就是把"六项"服务作为整体为患者考虑，以满足患者的需要。培训人员，提高社区服务机构人员的康复知识和康复治疗技术水平；普及康复知识，开展健康教育；提供业务指导和基层服务；抓好早期发现，预防残疾。2005年中国残联和卫生部共同制定的《关于进一步将残疾人社区康复纳入城乡基层卫生服务的意见》，明确了指导方针、基本原则、主要措施和工作内容等。

（2）民政部门　将残疾人社区康复工作纳入社区服务工作计划；开辟场所直接提供服务或转介服务；制定优惠政策，补助贫困康复对象；组织志愿者康复助残。

（3）教育部门　开展在校残疾儿童的康复训练；指导社区和家庭开展残疾儿童的康复训练；培训人员，普及知识，教育家长等。

（4）计生委　发挥工作网络和基层工作队伍的优势，开展出生缺陷监测；做好病残儿童鉴定；普及优生优育知识，预防先天残疾。

（5）妇联　参与残疾妇女、残疾儿童的康复工作；组织康复助残活动；普及知识，宣传教育。

（6）残联　组织、制定并协调实施社区康复工作计划，建立技术指导组，督导检查，统计汇总，推广经验，管理经费；组织康复需求调查；建立残疾人康复服务档案；贯彻落实《全国残联系统康复人才培养规划（2005—2015年）》，开展人员培训，建立工作队伍；提供直接服务或转介服务；加强残联康复机构建设；普及康复知识，提高残疾人自我康复意识。

（二）技术指导网络

（1）调整和充实各级社区康复技术指导组，在制定相关技术标准、推广实用技术、培训人员和评估康复效果等方面发挥作用。

（2）建立和完善省级、地（市）级残疾人康复中心，加强规范化管理，不断扩展康复业务,扩大服务领域,发挥技术示范和指导作用。

(3) 整合当地康复资源,县(区)建立康复技术指导中心和残疾人辅助器具供应服务站,为残疾人提供服务,并发挥普及知识、人员培训、社区家庭指导、咨询转介等服务作用。

(三) 社区服务网络

将残疾人社区康复纳入城乡基层卫生服务范围,依托社区卫生服务中心(站)和乡镇卫生院、村卫生室开展残疾人康复工作。同时,发挥社区服务中心、星光计划设施、福利企事业单位、学校、幼儿园、工疗站、残疾人活动场所的作用,建立适合各类残疾人康复需求的康复站,形成社区服务网。以社区和家庭为重点,为残疾人提供康复服务。

五、社区康复工作的基本原则

充分利用社会化的社区康复服务网络,使所有的康复对象达到功能康复、整体康复、重返社会的最终目标。社区康复工作必须坚持以下原则。

(一) 社会化

所谓社会化的工作原则,具体是指:在政府的统一领导下,相关职能部门各司其职,密切合作,挖掘和利用社会资源,发动和组织社会力量,共同推进工作的原则。社会化工作原则主要体现在以下五个方面。

(1) 成立由政府领导负责,卫生、民政、教育等多个部门参加的社区康复服务协调组织,制定政策,编制规划,采取措施,统筹安排,督导检查,各行其责,使社区康复服务计划顺利、健康实施。

(2) 相关职能部门将社区康复服务的有关内容纳入本部门的行业职能和业务领域之中,共同落实社区康复服务的计划。

(3) 挖掘和利用康复资源,在设施、设备、网络、人力、财力等方面,打破部门界限和行业界限,实现资源共享,为康复对象提供全方位的服务。

(4) 广泛动员社会力量,充分利用传播媒介,宣传和动员社会团体、中介组织、慈善机构、民间组织、志愿者,积极参与社区康复服务,在资金、技术、科研、服务等方面提供支持。

(5) 创造良好的社会氛围,发扬助人为乐、无私奉献的精神,为残疾人和其他康复对象提供热忱的服务。

(二) 以社区为本

社区康复服务的生存与发展必须从社会实际出发,必须立足于社区内部的力量,使社区康复服务做到社区组织、社区参与、社区支持、社区受益。主要体现在以下几个方面。

(1) 以社区残疾人康复需求为导向提供服务,因为每个社区的康复对象构成不同,需求也不同,有些地区老年人的比例逐年增高,有些地区流行病造成的慢性病患者增

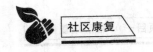

多,每个社区的残疾人构成情况均存在着差异。因此,只有根据社区内康复对象的具体需求制定的社区康复服务计划才是切实可行的。

(2)社区政府应当把社区康复服务纳入当地经济与社会发展计划和两个文明建设之中:政府统筹规划,加强领导,协调有关部门,按照职责分工承担相关的社区康复服务工作,使社区康复服务成为在社区政府领导下的,社区有关职能部门各司其职的政府行为。

(3)充分利用社区内部资源,实现资源利用一体化:社区康复服务是一个社会化的系统工程,需要社区多种资源的合理布局,分工协作。打破部门、行业界限,实现社区资源共享,这是使社区康复持久发展的主要物质基础。国内外实践证明,大多数依赖于国外或社区外支持开展的社区康复服务项目,都因为未充分利用社区内部的资源,在项目结束、外援撤出后,社区康复服务就逐渐萎缩,甚至停滞。因此,只有充分利用社区内部的资源,才能使社区康复服务持续发展下去。

(4)社区残疾人及其亲友要主动参与、积极配合:残疾人要树立自我康复意识,发挥主观能动性进行自我康复训练。残疾人亲友要及时反映家中残疾人的康复需求,帮助实施康复训练计划。另外,残疾人及其亲友也可以参加社区助残志愿者和康复员队伍,为社区中的其他残疾人和康复对象提供力所能及的相关服务。

(5)根据本社区病伤残的发生及康复问题,有针对性地开展健康教育:我国是一个人口众多、地域辽阔、社会经济发展不平衡、文化习俗各异的多民族国家,每个社区具有不同的疾病、损伤、残疾情况和康复需求,根据社区中常见的、危害严重的致病和致残因素,有针对性地开展诊断、治疗、预防、保健、康复等一系列健康教育,普及相关知识,使社区大众防病、防残、康复的意识不断增强,社区人群的健康素质不断提高。

(三)低成本、广覆盖

我国尚处于社会主义初级阶段,不能盲目追求康复机构在规模和数量上的发展,而要加强康复资源的有效利用,提高康复服务质量。低成本、广覆盖是我国卫生工作改革的一个原则,也是社区康复服务应遵循的原则,它是指以较少的人力、物力、财力投入,使大多数服务对象能够享有服务,即获得较大的服务覆盖面。具体地说,在社区康复服务中,以较少的投入,保障康复对象的基本康复需求,使大多数康复对象享有可及的康复服务。据国外统计,机构式康复人均费用约为100美元,仅覆盖了20%的康复对象,而社区康复服务人均费用仅9美元,却覆盖了80%的康复对象。据国内统计,以脑瘫儿童康复为例,由于床位有限,加之大多数脑瘫儿童受经济、交通、陪护等条件的限制,很少能到康复机构进行康复训练。少数能到康复机构进行训练的,3个月为一个疗程,费用近万元。社区康复服务可以就地就近,甚至于在家庭中开展训练,不受疗程的限制,可以长期进行。

(四)因地制宜

由于发达国家和发展中国家在经济发展水平、文化习俗、康复技术及资源、康复对象的康复需求等方面有很大的差异,因此,只有根据实际情况,因地制宜地采取适合本地区的社区康复服务模式,才能解决当地的康复问题。

（1）发达地区社区康复服务的特点:在经济发达地区的社区康复服务可以兼顾经济效益和社会保障政策,为康复对象提供的各项康复服务可以是有偿的;在设施设备方面,多具有专门的训练场所,设置有现代化的康复评定、康复治疗和康复训练等设备;在训练地点方面,以专业人员、全科医生、护士在康复机构中直接为康复对象提供服务为主,以家庭指导康复训练为辅;采取的是现代康复技术,如运动疗法、作业疗法、物理疗法、语言疗法、现代康复工程等。

（2）欠发达地区社区康复服务的特点:在经济欠发达地区是以"低成本、广覆盖"为主,即以成本核算、收支相抵的低偿或无偿方式提供服务;在设施方面,利用现有场所或采取一室多用的方式提供康复服务;在设备方面,以自制的简便训练器具为主;在训练地点上,采取以家庭训练为重点,在康复人员的指导下,以康复对象进行自我训练为主;主要应用的是当地传统的或简单的康复技术。

（五）技术实用

要想使大多数康复对象享有康复服务,必须使大多数康复人员、康复对象本人及其亲友掌握康复技术,这就要求康复技术必须易懂、易学、易会。因此康复技术应注意在以下几个方面进行转化:现代复杂康复技术向简单、实用化方向转化;机构康复技术向基层、社区、家庭方向转化;城市康复技术向广大农村方向转化。

（六）康复对象主动参与

社区康复服务与传统的机构式康复服务的区别之一,是康复对象角色的改变,使其由被动参与、接受服务的角色,成为主动积极参与的一方,参与康复计划的制定、目标的确定、训练的开展以及回归社会等全部康复活动。康复对象的主动参与主要体现在以下几个方面:康复对象要树立自我康复意识;康复对象要积极配合康复训练;康复对象要参与社区康复服务工作;康复对象要努力学习文化知识,掌握劳动技能,自食其力,贡献社会。

六、社区康复服务的形式

社区康复服务网络的建立以残疾人家庭为基础、社区康复站为骨干、康复服务指导机构为依靠的康复训练服务网络。在社区康复服务网络中,社区康复服务工作主要通过以下几种形式进行。

（一）基层康复站服务

地方政府应将社区康复训练服务网络建设纳入议程,残疾人工作协调机构会同社区工作领导机构组织有关部门和单位,综合协调、统筹安排、合理布局,充分利用现有资源和基层力量,依托医疗预防保健网、社区服务网、城乡基层组织、大型厂矿企业及残疾人组织、福利企事业单位,因地制宜、因陋就简地建立各类社区康复站。

（1）村卫生室、乡（镇）卫生院、县医院、地段保健站、精神病院、红十字会等基层医疗卫生机构,应积极开展康复服务。

（2）每个街道、乡（镇）设立康复站，或依托社区服务中心和社区医疗中心为残疾人提供训练服务。

（3）福利企业、特教机构等福利事业单位，均应建立康复站。

（4）大型企业和残疾人比较多的单位，可创造条件开辟康复站，或利用康乐健身设施，为残疾人提供训练服务。

（5）街道、乡（镇）等基层残疾人组织，综合平衡本区域残疾人的康复需求，拾遗补缺，有针对性地逐步建立康复站。

（二）上门服务

上门康复服务是指以康复资源中心为基地，组织具有一定水平的康复技术人员（康复治疗师），离开康复机构到病、伤、残者家庭或社区进行康复技术指导和实际技术操作培训，解决一些康复中的疑难问题，为他们提供上门的康复服务。这是社区康复的一种有效形式。

（三）家庭康复服务

病、伤、残者在家庭康复指导人员及亲友的帮助下进行家庭训练，可以扩大训练面，节省经费，而且见效快。

家庭康复指导人员由基层医务人员，残疾人康复工作者，病、伤、残者的亲友和志愿者担任。其职责是：针对病、伤、残者的康复需求制定训练计划，为他们及其亲友提供训练知识、训练方法及转介服务，指导他们在家庭中开展康复训练，负责填写康复训练档案和进行康复评估。病、伤、残者的亲友要及时反映他们在训练过程中遇到的困难和提出的要求，在家庭康复指导员的帮助下，制作简易、实用的训练器具，与家庭成员等共同实施病、伤、残者的康复训练计划。病、伤、残者要树立自我康复的意识，发挥主观能动性，按照家庭康复指导人员和亲友的指导，参照康复训练教材，利用简易的康复器具进行自我训练。

（许晓惠）

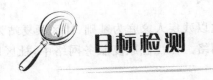 **目标检测**

一、名词解释

社区康复。

二、问答题

1. 社区康复的对象有哪些？

2. 试述社会化的社区康复服务网络。

3. 试述社区康复服务的形式。

4. 社区康复工作的基本原则有哪些？

任务 2　社区康复工作

学习目标

知识目标

1. 能说出社区康复的定义，全面康复、社会化的社区康复服务的管理网络，社区康复工作的具体实施过程。

2. 能解释社区康复的服务对象。

3. 知道社区康复工作是如何进行检查评估的，知道社区康复服务的形式。

能力目标

1. 能在社区开展社区康复资源和社区人群康复需求的调查。

2. 能在社区进行社区康复预防知识的宣传。

一、社区康复工作的主要内容

社区康复的主要工作是综合地、协调地应用医学的、社会的、教育的、职业的措施对有身体、语言、心理、精神、家庭、教育、职业、社会等多方面障碍的病、伤、残者进行全面康复，以帮助其恢复或补偿功能，提高他们的生活质量，促进其参与社会生活和活动。全面康复主要包括医学的、社会的、教育的、职业的康复，它与病、伤、残者的多种需要和康复的目标相对应，是现代康复医学多学科协同作战模式的表现形式。

(一) 社区医疗康复

社区医疗康复在全面康复的体系中占重要地位，是全面康复的基础和出发点，是实现康复目标的根本保证。它是以病、伤、残者身心障碍的康复为主要目的，利用康复医疗的物理治疗、作业治疗、心理治疗、言语治疗、康复工程、康复护理、中医康复治疗等多种手段克服障碍，改善和补偿机体功能。医疗康复应抓住早期康复的宝贵时机，尽量降低各种继发障碍所增加的康复难度。

(1) 物理治疗　物理疗法 (physical therapy, PT) 是应用力、电、光、声、磁、温热等物理因素来治疗疾病的方法，包括运动疗法和物理因子疗法。运动疗法是指利用器械、徒手或患者自身力量，通过某些运动方式 (主动运动或被动运动等)，使患者获得全身或局部运动功能、感觉功能恢复的训练方法。

(2) 作业治疗　作业疗法 (occupational therapy, OT) 是根据病、伤、残者的功能障碍情况，从日常生活活动中、工作或劳动中、休闲活动中有针对性地选取一些作业活动为主要治疗手段，帮助因躯体、精神疾病或发育障碍造成的暂时性或永久性残疾者，最大限度地改善与提高自理、工作及休闲娱乐等日常生活活动能力，提高生活质量，使之

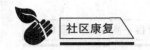

重新回归家庭与社会的康复治疗方法。作业疗法主要用于日常生活活动障碍、上肢精细动作障碍和认知功能障碍的患者。

（3）言语治疗　言语治疗（speech therapy，ST）主要是针对病伤残患者语言障碍开展的康复训练，如失语症、构音障碍、言语发育迟缓、听力损伤，以及吞咽障碍的训练。

（4）假肢及矫形器　假肢及矫形器有助于恢复、代偿或重建病、伤、残者的功能，为重返社会创造条件。目前我国许多地方能独立制作简易矫形器（手夹板、足托、肩吊带），用于矫正肢体畸形、辅助运动、保护患病部位。

（5）其他　心理康复是运用心理学理论与方法，从生物-心理-社会角度出发，对患者的损伤、残疾和残障问题进行心理干预，以提高残疾患者的心理健康水平。心理康复对于帮助残疾人恢复身体功能、克服障碍，以健康的心理状态充分、平等地参与社会生活具有十分重要的意义。

在我国，还要发挥传统医学的优势，将中药、针灸、推拿、按摩、气功、武术、药膳等治疗手段，合理地应用于康复治疗中，采用中药、针灸、推拿、按摩等方法，治疗偏瘫、脊髓损伤、颅脑损伤的患者。

康复护理在社区康复中发挥的作用越来越大，以家庭为主要康复环境的康复护理越来越受到重视。康复护理不同于一般的治疗护理，康复护理在一般治疗护理的基础上，采用与日常生活活动有关的物理疗法、运动疗法、作业疗法，提高残疾者的生活自理能力，如在家庭中训练患者，利用自助具进食、穿衣、梳洗、排泄，利用自助具做关节的主动、被动活动等，许多内容是一般治疗和护理所没有的。

（二）教育康复

教育康复首先是对肢体功能障碍等残疾人进行普通教育，包括"九年义务教育"及中高等教育。其次是对盲、聋哑、精神障碍等类型的残疾人进行特殊教育，盲校、聋哑学校和弱智儿童学校的教育就是特殊教育。可依靠社区的力量，帮助残疾儿童解决上学问题，组织社区内残疾儿童开展特殊教育学习班等。

（三）职业康复

职业康复是使残疾人自立于社会的根本途径。职业康复通过对患者致残前的职业史、职业兴趣、工作习惯、作业速度、工作机能、作业耐久性以及辅助器具应用的可能性等职业适应能力的评价，制定出康复治疗、训练、安置和随访等一系列工作目的和计划，为残疾者选择一种能够充分发挥其潜能的最适项目，进行职业康复治疗，帮助他们切实适应和充分胜任这一工作，为重返社会打下基础。职业康复是一项复杂而又系统的工作，在社区工作的康复人员应全面了解职业康复的评价方法、就业心理和就业态度的康复治疗方法、职业适应性训练的方法，以及如何帮助残疾人选择和介绍职业、如何安置工作和如何进行就业后的随访等。依靠社区的力量，对社区内还有一定劳动能力的有就业潜力的青壮年残疾人，提供就业咨询和辅导，或介绍到区、县、市的职业辅导和培训中心，进行就业前的评估和训练，或对个别残疾人，指导自谋生计的本领和方法。

（四）社会康复

社会康复是康复工作中的一个重要方面,它涉及面广,内容丰富,并与地域文化、社会制度和经济发展水平有密切关系。维护残疾人的权利、尊严,帮助他们解决各种困难,改善生活、福利条件,接纳他们参加到全面的社会生活中,这是社会康复的中心工作。依靠社区的力量,组织残疾人与非残疾人共同参加文娱体育活动和社会活动,以及组织残疾人自己的文体活动;帮助残疾人解决医疗、住房、交通、参加社会生活等方面的困难和问题;对社区的群众、残疾人及其家属进行宣传教育,使其能正确地对待残疾和残疾人,为残疾人重返社会(融入社会)创造条件。总的来说,为实现残疾人社会康复而采取的措施一般包括以下几个方面。

（1）建设无精神障碍、心理障碍的社会环境(残疾人不受歧视,社会上形成关爱残疾人的助残风气)。

（2）建设无通行障碍的物质环境。

（3）改善残疾人的经济环境。

（4）改善有关维护残疾人权益的法律环境。

（5）改善为残疾人服务的各项设施和制度。

（6）鼓励和促进残疾人参与学习、工作、休闲、文化、体育等社会生活。

建立无障碍环境:对经康复治疗后具有日常生活活动能力和工作能力的残疾者来说,一旦回到社会环境中会遇到各种影响其能力发挥的物理性障碍,即所谓环境障碍。住宅、公共建筑、工厂、学校、道路和交通设施等根据健全人的条件所设计的环境,都可能成为他们能力发挥和参加社会生活的障碍。各级部门和社区医务工作者应针对特殊情况做出适当的安排,消除障碍,为残疾人建立一个无障碍的环境。

改善经济环境:采取各种方式使残疾人最大限度地恢复经济能力,包括:制定就业保障的特殊政策,以增加就业机会,实现自食其力;给予经济补助和制定各种经济活动中的特殊照顾政策,使其能够在社会经济活动中得到补偿,体现社会经济生活的公平原则。

改善法律环境:要从法律的高度来维护和保证残疾人的基本权益。我国 1990 年颁布的《中华人民共和国残疾人保障法》从法律的高度对残疾人的康复、教育、劳动就业、文化生活、福利、环境和法律责任等各个方面做出了明确的规定,对于推动我国残疾人康复事业的发展起到了重要作用。

医疗、教育、职业和社会四个领域在康复过程中所起的作用和发生作用的时空可因情况不同而不同。医学康复往往首当其冲,其他几个部分可能在康复流程中的晚一些时候加入,社会康复常贯穿整个流程,持续时间最长。有些病伤残者不需要经过教育康复或职业康复即可以重返社会。

二、社区康复工作的具体实施过程

（一）明确工作流程

在社区,全面康复的工作需要多部门各司其职、密切配合、共同推进。残疾人和其

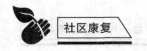

他康复对象能否得到全面有效的康复服务,取决于各项计划和服务是否能切实落实。做好社区康复训练与服务,关键在于把握好各项工作环节和衔接,有序地开展工作。工作流程大体为:建立社会化工作体系、制定工作计划、培训人员、调查社区康复资源和残疾人康复需求、组织实施、检查评估。

（二）制定工作计划

各级政府都应以国家社区康复计划为依据,结合当地实际情况,制定本地工作计划,明确任务目标、主要措施、实施进度、统计检查及经费保障等。为确保工作计划的落实,还要制定年度工作计划,部署工作任务,提出工作要求,检查工作进度,解决发现问题,为下一年度的工作打好基础。

在制定社区康复工作计划的过程中,应加强与当地有关政府部门和单位的沟通,听取各方意见,认真研究问题,反复修改文稿,达成共识,推动工作开展。

（三）建立工作队伍

为残疾人提供康复服务需要管理人员、康复指导人员、基层康复人员、志愿工作者、残疾人及其亲友密切配合。

管理人员主要有社区康复工作领导小组成员、技术指导中心和康复训练服务机构负责人员、街道、乡镇社区康复工作管理人员、社区居民委员会和村民委员会主任等。

康复指导人员是社区康复训练与服务工作科学、有效进行的重要人力资源,主要有技术指导组成员,承担训练服务任务机构的医务人员、教师以及经培训的相关部门业务人员。

基层康复人员主要是指街、乡社区和村卫生中心站的医务人员,学校教师,民政、教育、计生、妇联等系统的基层工作人员。

要充分动员社会力量,组织热心为残疾人服务的志愿工作者、残疾人及其亲友积极参与社区康复工作,对残疾儿童要特别强调父母的参与和配合。

（四）培训人员

社区康复人员的培训,要遵循实用性原则,采取正确培训的方式进行,为保证培训的有效性,还应注意以下几个方面。

1. 制定培训计划

培训计划要根据当地工作人员的管理能力、业务水平和残疾人康复需求等实际情况制定。培训计划应包括培训目标、培训对象、培训时间、培训内容、培训方式、师资与教材以及考核办法等。

2. 开展分类培训

社区康复训练与服务工作的培训对象为管理人员、康复指导人员和基层康复人员。由于他们承担的任务和职责不同,因此应选择适宜的内容,开展有针对性的分类培训。

（1）管理人员　对管理人员培训的内容主要包括社区康复工作的目的、意义、工作原则、工作内容、管理方法、工作流程等,以及残疾人康复服务和康复训练的基本知识。

通过培训使管理人员能胜任组织协调、督导检查等工作,并能及时解决出现的实际问题。

（2）康复指导人员　培训内容应根据其承担的任务分别确定。通过培训使其掌握残疾人康复需求调查的方法,康复服务的内容、方式和要求等。对康复训练指导人员还应通过培训使其掌握功能评定、训练计划的制定、训练技术、训练档案和评估标准的使用以及训练器具的应用等知识。

（3）基层康复员　培训内容主要包括残疾的识别,残疾人康复需求的确定,康复服务的内容,如何提供服务、记录和评估的方法,以及实用训练技能,家庭康复护理,简易康复训练器具的制作及咨询转介等知识。通过培训使基层康复员能直接为残疾人提供有效的康复训练与服务。

3. 建立培训工作档案

建立培训工作档案是实现培训工作规范化管理的一项重要措施。培训工作档案包括培训计划、课程安排、培训班登记、学员考勤、考核结果、教学效果评估和培训后学员在岗情况等方面的内容。

此外,在培训中还要注意选择好适宜的人员作为师资承担教学工作,培训内容要与工作需要紧密结合,要加强课堂管理,组织学员考核并进行教学评估,以不断改进培训工作。

（五）调查社区康复资源和社区人群的康复需求

为开展社区康复服务而进行的调查,是社区康复服务整体工作中最重要的一环,它可为社区康复服务的开展提供准确、客观的依据,是保证社区康复服务科学、有效发展的先决条件。因此,要明确调查目的,加强调查管理,完善调查内容,进行调查人员的培训,并将调查资料进行整理、分析。调查内容包括以下几个方面。

1. 社区康复资源调查

开展社区康复工作的地区,要了解和掌握当地现有的康复资源,包括隶属各部门和社会兴办的医院、康复机构、特教学校、幼儿园、心理咨询部门、福利院（所）等单位的数量、分布、业务范围、设备设施、技术人员等情况,以有效利用资源,满足残疾人和其他康复对象对康复训练服务的实际需要。

2. 社区人群康复需求调查

社区康复服务的主要对象是残疾人、老年人和慢性病患者,因此,掌握他们的状况以及家庭、社会对他们的影响是十分必要的。调查内容包括四部分。

（1）一般资料:姓名、性别、年龄、民族、住址、户主姓名、单位等。

（2）疾病史、残疾史:疾病诊断、病因、治疗情况以及残疾人的残疾类别、残疾等级、致残原因、已实施的治疗及康复措施,对生活能力、学习能力、劳动能力、社交能力的判断等。

（3）康复需求:在医疗、教育、就业、参与家庭生活和社会生活等方面的需求。

（4）社会方面:婚姻状况、家庭组成、就业情况、经济来源、家庭成员及周围人群对

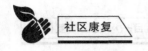

其所持的态度,残疾人自身对未来生活的态度等。

（六）开展康复训练与服务

（1）进行初次功能评估,制定康复计划　由康复人员在训练前对康复对象进行一般体格检查、各项功能检查,以及必要的专项会诊和检查,确定康复对象的功能水平和生活自理、学习、劳动、社会生活等能力,并以此为依据制定切实可行的康复计划。

（2）选择适宜的训练项目　社区中提供的康复训练项目不是对每一位康复对象都适用,应因人而异地选择一种或几种康复训练项目。

（3）指导进行康复训练　由基层康复员指导和帮助康复对象进行康复训练并做好记录。训练时要充分调动残疾人和康复对象的主动性、积极性,帮助他们战胜困难。还应力求使训练项目活泼、新颖,注意从易到难、从简到繁、从少到多、循序渐进。通常可把一个繁杂动作分解成若干个简单动作,分阶段完成。

（4）定期的康复评定　对康复训练的定期评定(通常为一个月)是康复训练中很重要的一步。通过评定,了解训练项目是否适合、是否有效、康复对象对训练的态度等。根据评定结果,提出改进意见,必要时对康复计划予以修改。在社区康复服务中,应采取实用、易操作的方法对康复对象进行康复训练效果的评估,同时还应强调,康复训练的评估,主要依据生活自理能力,活动能力,上学、劳动、交往以及参与家庭生活和社会生活能力的变化程度。

（5）选用及制作训练器材　根据社区和家庭的实际情况和康复对象的训练需要购置或制作康复器材,如平行杠、阶梯、沙袋、滑轮拉力器等。

（6）用品用具的信息、供应、维修等服务　如:假肢可恢复残缺肢体原有的形态或功能;矫形器能从多方面减轻四肢或躯干的功能障碍;各种辅助器具可改善功能能力。在社区条件下,制作有效、普及型假肢、矫形器、自助具等是可行的。如本社区无条件供应辅助用品用具,康复指导人员应提供有关方面的产品和供应信息。

（7）心理支持服务　通过了解、分析、劝说、鼓励和指导等方法,帮助残疾人树立康复信心,正确面对自身残疾,教育残疾人亲友理解、关心残疾人,使残疾人及其亲友都支持、配合康复训练。

（8）知识普及服务　为残疾人及其亲友举办知识讲座,开展康复咨询活动,发放普及读物,传授残疾预防知识和康复训练方法。

（9）转介服务　掌握当地康复资源,根据残疾人在康复医疗、康复训练、心理支持及用品用具等方面不同的康复需求,联系有关机构和人员,提供有针对性的转介,做好登记,进行跟踪服务。

三、社区康复工作的评估检查

社区康复工作的评估检查是指参照一定的标准,以检查社区康复服务规划目标、策略、行动计划的执行情况和康复对象的康复效果为依据,对社区康复服务的各项工作和康复对象进行客观、科学的鉴定。评估的核心、评估的内容、评估的方法和评估的时间如下。

（一）评估的核心

评估的核心是对社区康复服务活动的相关性、有效性、效率、影响、持久性五个方面进行达标检查。评估相关性即审评项目活动是否与项目的目的和方向一致，如：是否坚持为社区所有残疾人服务的方向，是否为绝大多数残疾人和康复对象提供了康复服务等。评估有效性即审评项目活动是否在数量上和质量上实现了目标，取得了成绩，如：康复服务覆盖面，康复效果的好坏。评估效率即审评项目活动是否以最少的投入取得最大产出效果，有效利用了现有资源。评估影响即审评项目活动对社区产生的影响，诸如对社会环境、经济发展、康复技术、康复机构、残疾人生活质量等的影响。评估持久性即审评项目活动在外援撤离后，是否还能可持续发展。

（二）评估的内容

社区康复的评估内容包括对组织管理的评估、实施情况的评估、康复效果的评估和社会效果的评估四个方面。

1. 对社区康复服务的组织管理评估

由于社区康复工作涉及国家、省、市、区县、街道、乡镇、居委会、村委会等不同行政层次，也涉及政府相关部门、社区以及康复对象。因此，可以从三个方面进行评估。

（1）政府对社区康复服务的承诺　政府在社区康复服务中应发挥主导作用：①将社区康复服务工作纳入政府工作目标及社区建设发展计划；②成立社区康复领导小组，设置专职、专人办事机构；③制定社区康复服务发展计划；④设计可行的网络，健全社会化的社区康复服务网；⑤协调各部门工作；⑥制定社区康复服务工作制度和工作人员职责；⑦建立和健全社区康复服务技术资源中心；⑧配备社区康复专业人员及建立专家技术咨询组织；⑨政府财政拨款用于社区康复服务工作（数额、分配和使用情况）；⑩坚持对社区康复服务工作进行评估。

（2）政府各部门的分工协作　康复对象康复需求的多样性和实现康复目标的艰巨性需要各部门各司其职，密切配合，及时转介。各地区可根据其行政管理、机构设置和职能分工的不同特点，确定社区康复服务所设计的部门，并对其履行社区康复服务职责进行评估。

（3）非政府组织的支持　实践证明，非政府组织在社区康复服务中是一支不可忽视的力量，是采取社会化工作方式、动员社会力量参与的体现，非政府组织包括宗教团体、慈善组织、妇女组织、残疾人组织、青年组织、基金会、行业组织、学术团体等。评估非政府组织应着眼于：社会发动和宣传，培训人才，技术支持，组织志愿人员参与社区康复，进行试点，开展科研，开展救助活动，提供设备资金等。

（4）社区的介入　社区康复发展的根本动力在于社区自身，社区的介入主要表现在：将社区康复服务纳入社区发展规划中，并提供经费支持。充分了解残疾人的康复需求，立足于充分利用社区内部资源（人力、物力、网络、设备、机构等），充分调动社区群众、残疾人、康复对象及家人的参与，开展社区教育，营造社区康复服务的良好氛围，推

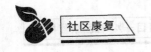

广适合本社区的康复技术等。

2. 对社区康复服务实施情况的评估

我国社区康复的实施是依赖于医疗卫生保健网、社区服务网、残疾人康复工作网等进行的。这些网络是指从国家、省、市、基层社区直至残疾人家庭,各水平纵向、横向贯通的服务链。网络的健全与否直接关系到政策、计划能否贯彻下去,关系到残疾人能否就近得到有效、经济、实用的康复服务,也就是说关系到社区康复计划执行的成功与失败。社区康复服务的实施无论依赖的是哪类网络,都要具备四个功能,即组织管理功能、技术服务功能、检查评估功能和信息传播功能。因此对社区康复服务实施情况的评估,既要评价网络完善和健全的程度,也要评价其功能发挥的情况。

3. 对社区康复服务社会效益的评估

社区康复服务是一项以社会效益为主的事业,提倡创造一个互相关心、互相尊重、互相理解、互相帮助的社会氛围,使健全人和残疾人作为社会成员融于一体。如果社区康复服务能够改变社区中对残疾人的偏见、歧视和冷漠的风气,就是取得了很大的成绩。对社区康复服务在社会效益方面的评估通常采取与各方面的座谈、问卷、观察等客观的方法来进行,通常包括社区领导、社区大众、残疾人及其他康复对象对社区康复服务的看法(对社区康复服务的认可率)。

4. 对康复对象服务效果的评估

评估康复对象个体训练效果可以反映社区康复服务工作的质量和数量,可以反映社区康复组织管理是否正确、计划是否合理、实施是否通畅、社区资源是否充分利用、技术是否实用等。每个康复对象由于情况不同,以及受各种内、外因素的影响,其训练所需时间、效果都会有很大的不同。在康复专门机构中对其功能评估使用的方法较为专业化,基层社区难以掌握,因此在社区康复服务中应采取简单、实用的评估方法。通常将生活自理能力、活动能力、劳动能力、社会交往能力作为评估康复训练效果的依据,同时又将各种能力、社区康复训练、远期指标(如经济来源、就业情况、生活水平、受教育状况、文化程度、参与社会生活及自身态度等)方面的变化密切结合,以反映出康复训练给康复对象带来的益处。

(三)评估的方法

(1)自我评估是指项目计划管理者、执行者及服务对象对自身工作及康复效果的评估。

(2)相互评价是指不同计划项目之间、不同康复对象之间进行的交流性评估。

(3)上级评估是指项目计划的上级主管部门和康复服务上级指导者对项目及康复对象的评估。

(4)外界评估是指国外、社区外的组织、团体、个人对项目及康复对象的评估。

(四)评估的时间

社区康复服务的发展是一个连续过程,社区康复服务规划总目标的实现需要分阶段逐步完成。因此,各阶段的评估既可为本阶段工作做出鉴定,又可改进下阶段工作,为最终实现总目标提供借鉴和依据。

（1）月评估 即每月对康复对象的训练情况及社区康复工作进行依次评估。

（2）阶段评估 即每隔一段时间进行的评估。"阶段"时间的长短可灵活掌握。或3个月，或半年，要视康复工作进展状况而定。

（3）中期评估 项目中期评估必不可少，可发现执行计划的成绩与问题，以决定下半程的计划和行动措施。

（4）终期评估 即项目结束之际进行的评估，它应是最重要、最详尽、最全面的一次评估。

（5）远期评估 有些评估指标，如残疾发生率的变化、各种致残性疾病患病率的变化等，需要较长时间才能显示出社区康复的影响。另外，要想得知社区康复服务是否获得可持续发展，也必须进行远期评估。

四、社区康复的产生和发展

（一）国际社区康复的产生和发展

"康复"的概念产生于19世纪，初始阶段的康复仅仅是为残疾人在一些小型的康复机构中提供护理照顾、救助服务。第二次世界大战后形成了较完整的康复概念，现代康复疗法已逐渐系统化。对残疾人的康复服务，出现了美国的科技型、西欧诸国的福利型、日本的集科技与福利为一体的复合型三种康复模式。但这种方式的康复服务费用较高，覆盖面小，更为不利的是，残疾人长期被限制在康复机构里，不能参加正常的家庭生活与社会活动，严重阻碍了残疾人重返社会。20世纪70年代初，发达国家发现定位在家庭与社区水平的康复服务可弥补机构式康复的许多不足，如英国通过全民健康服务系统（NHS），由全科医生负责所辖卫生区域中残疾人康复的服务方式，获得了较好的效果。

1976年世界卫生组织提出了一种新的、有效的、经济的康复服务途径，即社区康复，以扩大康复服务覆盖面，使发展中国家的残疾人也能享有康复服务。

1994年联合国发表了"残疾人机会均等标准规则"，同年国际劳工组织、联合国教科文组织、世界卫生组织发表了"关于残疾人社区康复的联合意见书"。进一步明确了社区康复目标、概念和实施方法，指出："社区康复是在社区内促进所有残疾人康复并享受均等机会和融入社会的一项战略"；"社区康复的实施有赖于残疾人自己及其家属、所在社区以及卫生、教育、劳动就业与社会服务等部门共同努力"；"社区康复可持续发展的关键是'务实'、'灵活'、'支持'、'协作'"。

纵观社区康复发展史，可以看出，社区康复以城乡社区为基地，以解决广大残疾人的康复需求为前提，以政府支持和社会各界为保障，以实用康复技术为训练手段，积极动员残疾人及其家属参与，已形成了国际化发展的趋势。近年来，社区康复作为社区发展的一项战略，已进入多元化、快速发展的新阶段。

（二）我国社区康复的产生和发展

中国是一个人口众多的国家，随着经济的迅速发展和康复需求的日益增加，目前需

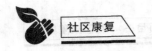

要康复的残疾人、慢性病患者和老年人已经超过2亿人。机构式康复已经远远不能满足这一庞大康复服务群体的需要,相当数量的康复对象得不到就地、就近、经济有效的社区康复服务。为改变这一落后的康复服务现状,我国社区康复工作于1986年起步。在社区康复工作的发展过程中,社区康复工作不断顺应社区医疗卫生、社会保障的改革和社区残疾人事业、社区建设的发展,已取得了较大的成绩,正在逐步形成社会化的社区康复服务格局。在这20多年的发展过程中,我国的社区康复经历了四个阶段。

1. 起步阶段(1986—1990年)

1986年,世界卫生组织在香港和菲律宾举办了"现代康复原则、计划与管理"研讨班,为我国培训了10余名社区康复骨干;同年,我国专业人员将世界卫生组织编写的《在社区中训练残疾人》手册翻译成中文出版发行;年底,卫生部在山东、吉林、广东、内蒙古四省(区)城乡开展了社区康复试点,其中广州中山医科大学在广州市金花街道进行的试点成效突出,影响广泛。"试点"在社会发动、组织管理、技术支持、医疗康复训练以及实现残疾人全面康复目标等方面进行了大胆探索,取得了具有示范性的经验。与此同时,民政部倡导在城市开展社区服务,在为社区全体居民提供的系列的服务中包含了对残疾人的康复服务,特别是促进残疾人在职业康复和社会康复方面做出了有益的贡献。

中国残疾人联合会自成立以来就认识到社区康复是使我国绝大多数残疾人享有康复服务的最好途径,为此与各部门积极协作,对社区康复试点地区进行了考察,召开了社区康复研讨会,并培训社区康复专门人才。1988年开始实施"中国残疾人事业五年工作纲要",开展了白内障复明手术、小儿麻痹后遗症矫治手术、聋儿听力语言训练,即抢救性的三项康复("老三康")。五年工作纲要时期,超额完成了各项任务指标,同时奠定了开展社区康复的基础。

2. 试点阶段(1991—1995年)

国家制定了"中国康复医学事业'八五'规划要点"和"中国残疾人事业'八五'计划纲要"等国家计划。明确规定了在此期间要逐步推广社区康复,把康复医疗落实到基层,康复医疗机构作为技术指导中心,既进行残疾预防和康复医疗,又承担培训人才和科研任务,同时指导社区康复工作。

"社区康复实施方案"作为一项独立方案纳入"中国残疾人事业'八五'计划纲要"中。"八五"期间在全国62个县(区)进行了社区康复示范工作,示范地区残疾人康复服务覆盖率超过75%,社区康复工作内容除"老三康"外,还增加了低视力康复、精神病防治康复、智力残疾预防和康复、残疾人用品用具供应服务等。试点工作在建立社区康复工作体系、确定服务内容、开展人才培训和社区康复评估等方面都取得了经验。

国家民政部在"八五"期间,以社区服务为载体,以社会福利机构为基地,以社会支持为背景开展了社区康复,使福利机构由过去的封闭型、救济型、供养型发展成为开放型、福利型和康复型。

特别指出的是,1990年颁布实施的《中华人民共和国残疾人保障法》,使社区康复有了法律保障。

3. 推广阶段

在总结各试点工作的经验上，自"九五"(1996—2000 年)开始，中国残疾人的社区康复工作进入了采取社会化方式推进的阶段。"中国残疾人事业'九五'计划纲要"确定了康复工作目标：完善社会化的康复服务体系，以社区和家庭为重点，广泛开展康复训练，使残疾人普遍得到康复服务；同时实行一批重点工程，使 300 万残疾人得到不同程度的康复；开发供应一批急需、适用的特殊用品和辅助用具，帮助他们补偿功能，增加能力。"康复训练与社区康复服务'九五'实施方案"明确规定系统训练肢体残疾者 10 万名、聋儿 6 万名、智力残疾儿童 6 万名，并使 120 万名严重精神病患者得到了综合康复。"九五"期间为社区康复社会化进行了有益探索和实践。

进入"十五"(2000—2005 年)，社区康复被摆到更加突出的位置，要求将社区康复工作纳入社区建设规划，融入社区卫生服务、社区服务和特殊教育等部门业务，并开拓了脑瘫儿童康复训练服务、成年智力残疾人康复训练服务、盲人定向行走训练服务和麻风畸残康复服务等业务领域。

2002 年国务院办公厅转发卫生部等部门《关于进一步加强残疾人康复工作的意见》，文件中提出，到 2015 年实现残疾人"人人享有康复服务"的宏伟目标。

2004 年召开了全国残疾人社区康复工作会议，明确提出"推进社区康复，务实服务基础，实现残疾人'人人享有康复服务'的奋斗方向"。

4. 快速发展阶段

2005 年，中国残联、卫生部、民政部联合先后出台了《关于印发"进一步将社区康复纳入城乡基层卫生服务的意见"的通知》、《关于开展全国残疾人社区康复示范区培育活动的通知》，进一步推动各地康复工作开展。2006 年，卫生部、民政部、财政部、公安部、教育部、中国残联六部门共同制定了《中国残疾人"人人享有康复服务"评审方案》，要求各地认真做好《中国残疾人"人人享有康复服务"评价指标体系(2005—2015 年)》的使用和评审工作。同年，国务院残疾人工作委员会制定了《中国残疾人事业"十一五"发展纲要》，纲要中提出："城市和发达地区农村残疾人普遍得到康复服务，欠发达地区农村 70% 以上的残疾人得到康复服务，大力开展社区康复是实现这一目标的主要途径和根本保障，将社区康复实施方案再次调整为各项康复工作的龙头方案。"2007 全国残疾人康复工作办公室从我国经济社会发展和残疾人康复需求的实际出发制定了《〈社区康复"十一五"实施方案〉实施办法》，提出了具体的任务目标，使社区康复工作迈入了新的快速发展阶段。

我国社区康复自 20 世纪 80 年代开始提，经过几十年的努力，社区康复从无到有，从点到面，已经粗具规模，进入了快速发展阶段，取得了历史性的突破。社区康复以其经济、有效、可行等优势，已经逐渐被接受。社会化的社区康复格局正在逐渐形成。

（许晓惠）

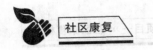
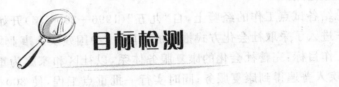目标检测

一、名词解释

1. 全面康复。

2. 社会康复。

二、问答题

1. 社区医疗康复有哪些方法？

2. 试述社区康复组织管理网络。

3. 试述社区康复工作的具体实施、过程。

三、社会实践

1. 请为当地社区卫生中心或康复站编写"基层康复员"培训计划。

2. 为当地社区卫生中心或康复站进行社区康复资源和社区人群的康复需求调查，提交调查结果。

3. 说出当地社区卫生中心或康复站主要开展了哪些社区康复工作？还需要进一步开展哪些社区康复工作？

四、多选题

1. 全面康复包括（　　）。

A. 医学康复　　　B. 社会康复　　　C. 教育康复　　　D. 职业康复

2. 社区康复主要在哪里开展工作？（　　）

A. 城市社区居民委员会辖区　　　B. 农村村委员会辖区

C. 康复机构　　　D. 家庭

3. 社区康复工作参与的人员有（　　）。

A. 残疾人及亲友　　　B. 社区康复治疗师

C. 社区康复员　　　D. 全科医生

4. 社区医疗康复包括（　　）。

A. 物理治疗、作业治疗、言语治疗　　　B. 心理治疗

C. 康复护理　　　D. 中医康复治疗

5. 职业康复措施是（　　）。

A. 建设无通行障碍的物质环境　　　B. 进行职业适应能力的评价

C. 训练残疾人充分胜任某一工作　　　D. 帮助残疾人选择和介绍职业

6. 社区康复服务工作包括（　　）。

A. 进行社区康复评定及社区康复治疗

B. 转介服务

C. 残疾人用品用具的供应、维修

D. 调查社区康复资源和社区人群的康复需求

7. 社区康复工作的基本原则是(   )。

A. 因地制宜

B. 大力投资以解决较复杂的残疾问题

C. 以社区为本

D. 社会化

8. 社区康复的对象是(   )。

A. 老年人   B. 残疾人   C. 慢性病患者   D. 急性病患者

社区康复常用的功能评定

任务3　运动功能评定

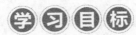

知识目标

1. 掌握徒手肌力评定的分级标准。
2. 掌握肌张力的概念、分类。
3. 熟悉异常肌张力的分类和各自的表现。
4. 熟悉关节活动度测量结果的分析。
5. 掌握平衡功能的定义和分类。
6. 掌握协调运动障碍的分类和特征。
7. 掌握步行周期的概念、步行周期的划分。

能力目标

1. 掌握临床常用的关节或肌群的徒手肌力检查方法。
2. 掌握肌张力降低和痉挛的检查方法。
3. 掌握关节活动度的测量方法。
4. 熟悉 Berg 平衡量表的使用。
5. 了解非平衡性协调功能评定和平衡性协调功能评定的常用方法。
6. 熟悉常见的异常步态,并了解评定方法。

一、肌力评定

肌力评定是评定受试者在主动运动时肌肉或肌群的收缩力量,借以评定肌肉功能状态及障碍程度的一种评定方法,是制定康复治疗方案、评定康复疗效和判断预后的依据,常用于肌肉、骨骼、神经系统病损的评定,尤其对周围神经系统病损的功能评定有价值,在社区康复评定中占有非常重要的地位。

(一)肌力评定的适应证

肌力评定的应用范围非常广泛,既可用于肌肉、骨骼、神经系统病损的患者,也可以应用于正常人的肌力评定。肌力评定的适应证如下。

（1）失用性肌肉功能障碍　由于制动、运动过少或其他原因引起的肌肉失用性改变。

（2）肌源性肌肉功能障碍　肌肉病变导致的肌肉萎缩或肌力减弱。

（3）神经源性肌肉功能障碍　神经系统的各种病变导致的肌肉功能障碍。

（4）关节源性肌肉功能障碍　由关节疾病或损伤导致的肌力减弱、肌肉功能障碍。

（5）其他肌肉功能障碍　由于其他原因引起的肌肉功能障碍。

（6）正常人群的肌肉功能评定　可作为健康人或运动员的体质评定指标。

（二）肌力评定的禁忌证

肌力评定的禁忌证有：关节不稳、骨折没愈合又未做固定、急性渗出性滑膜炎、局部严重疼痛、关节活动范围严重受限、急性扭伤、骨关节肿瘤、严重的心脏病或高血压等。

（三）肌力评定方法分类

肌力评定的方法根据是否使用器械可分为徒手肌力检查（manual muscle test，MMT）及器械肌力评定。

1. 徒手肌力评定

徒手肌力检查法（manual muscle test，MMT）是一种不借助任何器材而对受试者进行肌力测定的方法。徒手肌力检查法是根据受检肌肉或肌群的解剖及功能，让受检者处于不同的受检位置，嘱其在减重力、抗重力或抗阻力的状态下做一定的动作，并使动作达到最大的活动范围，根据肌肉活动能力及抗重力或抗阻力的情况，按肌力分级标准来评定级别的一种肌力检查法。

1）徒手肌力评定的程序

进行徒手肌力检查时，应让受试者采取标准受试体位，检查的具体程序如下。

（1）正确摆放患者的体位及检测部位的位置。

（2）充分暴露患者的受测试部位，固定好检测肌肉肢体近端。

（3）检查受测试部位的肌肉轮廓，比较两侧肢体同名肌肉的对称性，触摸肌腹，必要时测量两侧肢体的周径。

（4）让受试肌肉做标准的测试动作。观察该肌肉完成受试动作的能力，必要时由测试者用手施加阻力，判断该肌肉的收缩力量。

2）徒手肌力评定的分级标准

徒手肌力评定的肌力分级标准，目前多应用 Lovett 法，即采用六级评分法，将测定肌肉的力量分为 0、1、2、3、4、5 级。每级的指标是依据受试肌肉收缩时所产生的肌肉活动、带动的关节活动范围、抵抗重力和阻力的情况而定的。各级肌力的具体标准见表 2-3-1。

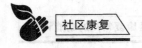

表 2-3-1　Lovett 肌力分级标准

级别	名　称	判断标准	相当于正常肌力的百分比/(%)
0	零(zero,0)	无可测知的肌肉收缩	0
1	极差(trace,T)	可触及肌肉收缩,但不能引起关节活动	10
2	差(poor,P)	在无重力状态下能做关节全范围运动	25
3	尚可(fair,F)	能抗重力做关节全范围运动,但不能抗阻力运动	50
4	良好(good,G)	能抗重力,并能抗一定阻力完成关节全范围运动	75
5	正常(normal,N)	能抗重力,抗充分阻力完成关节全范围运动	100

2. 器械评定

在肌力较强(大于 3 级)时,为了取得较精确的定量数据,可用专门的器械进行测试。目前常用的器械检查设备有握力计、捏力计、背拉力计、四肢肌群肌力综合测力器、等速肌力测试仪等。器械肌力测试可以比较客观地定量评定,现已在临床医疗和运动机构被广泛应用。根据测试时肌肉的收缩方式不同,器械肌力测试分为等长肌力检查、等速肌力检查、等张肌力检查三种肌力评定方法。

二、肌张力评定

肌张力(muscle tone)是指肌肉在静息状态下的一种不随意的、持续的、细小的收缩,是被动活动肢体或按压肌肉时所感觉到的阻力。身体各种姿势的维持及协调有序的动作都要求肌肉要有一定的紧张度,即一定的肌张力,过高或过低的肌张力都会影响动作的质量,甚至无法维持身体姿势和正常活动。肌张力异常是中枢神经系统或周围神经损伤的重要特征,肌张力评定是判断神经系统功能状况的重要依据,特别是判断中枢神经系统损伤后运动控制障碍的重要依据,在脑卒中、颅脑损伤、脑瘫、脊髓损伤等疾病的康复功能评定中被广泛应用。

(一)正常肌张力的分类

根据身体所处的状态不同,正常的肌张力可分为静止性肌张力、姿势性肌张力和运动性肌张力。

(1)静止性肌张力　可在肢体安静状态下,通过观察肌肉的外观、触摸肌肉的硬度、被动牵拉运动时肢体活动受限程度及其阻力来判断。

(2)姿势性肌张力　可在患者变换体位过程中,通过观察肌肉的阻力及肌肉的调整状态来判断。

(3)运动性肌张力　可在患者完成某一动作过程中,通过检查相应关节的被动运动阻抗来判断。

（二）异常肌张力

肌张力可因神经系统的病损和肌肉自身的状态而异常地发生变化。根据患者肌张力与正常肌张力的差异,可将肌张力异常分为肌张力增高、肌张力低下和肌张力障碍三种情况。

1. 肌张力增高

肌张力增高是指肌肉张力高于正常状态的情况,它有以下特征:被动运动时诱发伸张反射,对被动运动产生抵抗,主动肌和拮抗肌的肌张力平衡破坏,关节可活动范围减小,患者主动运动减少或消失。

肌张力增高可分为痉挛和强直两种。痉挛,是一种曲牵张反射高兴奋性导致的,在牵伸肌肉的速度增加时痉挛的程度也增加且伴肌腱反射亢进的运动障碍。在患者快速进行关节被动活动时检查者能明显地感觉到来自肌肉的阻抗。其中以起始时有较大阻抗,运动至某一点时感觉阻抗突然减小的状态(亦称为折刀现象)最为常见。

强直,即僵硬,它是一种主动肌和拮抗肌肌张力同时增加的状态,在该状态下,无论对关节做哪个方向的被动活动,运动起始时和终末时的阻抗感都是相同的。它与弯曲铅管的感觉相似(亦称为铅管样强直)。还有一种从运动起始到终末的阻抗感,表现为时断时续,如齿轮运动,称为齿轮样强直。

2. 肌张力低下

肌张力低下亦称为肌张力迟缓,是指肌肉张力低于正常休息状态下的张力,其特征是,对关节进行被动运动时感觉阻力消失。主要表现为:主动肌和拮抗肌的收缩同时减弱或消失;肢体抗重力能力减弱或消失;肌力降低或消失。此外,还可见肌肉变软,牵张反射减弱或消失,运动功能受损等表现。

3. 肌张力障碍

肌张力障碍是一种以肌肉张力持续的和扭曲的不自主运动为特征的运动功能亢进性障碍。其特征表现为肌肉张力紊乱,或高或低,无规律地交替出现。肌肉收缩可快可慢,且表现为重复、模式化的动作,身体可呈扭转畸形。

（三）肌张力评定方法分类

肌张力评定应充分结合被检查者的现病史和其他功能评定进行分析,综合判断肌张力异常对被检查者日常生活活动能力的影响。根据肌张力不同程度的特征,神经科分级将其分为五级:0级,肌张力降低;1级,肌张力正常;2级,肌张力稍高,肢体活动未受限;3级,肌张力高,活动受限;4级,肌肉僵硬,被动活动困难或不能活动。临床常见的肌张力异常主要表现为低张力和痉挛。

1. 肌张力降低的评定

（1）轻度　表现为肌张力降低,肌力下降,悬空释放肢体时肢体只能短暂地抵抗重力,但仍有一些功能活动。

（2）中到重度　表现为肌张力显著降低或消失,徒手肌力评定为0级或1级,悬空释放肢体时肢体立即落下,无任何有功能的活动。

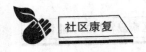

2. 痉挛的评定

痉挛的评估方法有手法检查、仪器评定法等。

（1）手法检查 手法检查是根据关节被动运动时所感受的阻力来分级评定的，是最常见的检查方法。体会关节被动运动时活动度和抵抗时肌张力的变化，可发现是否存在肌张力过强、低下，是否有阵挛，并与肌强直进行比较。为防止误诊为痉挛，可通过改变运动速度的方法加以判断。常用的手法检查评估方法有神经科分级和 Ashworth 分级。改良的 Ashworth 分级评定标准见表 2-3-2。

表 2-3-2　改良的 Ashworth 痉挛评定量表

等级	标　准
0	肌张力不增加，被动活动患侧肢体在整个范围内均无阻力
1	肌张力轻度增加，被动活动患侧肢体时，在关节活动范围之末有轻微的阻力或突然出现卡住和释放的感觉
1⁺	肌张力轻度增加，在关节活动后 50% 范围内出现突然卡住，在关节活动后 50% 范围内均有较小阻力
2	肌张力中度增加，在关节活动的大部分范围内有明显的阻力，但受累部分仍能比较容易地进行被动活动
3	肌张力显著增高，被动活动患侧肢体比较困难
4	肌张力极度增加，患侧肢体不能被动活动，肢体僵硬于屈曲或伸展位

对于脑瘫婴儿的痉挛，可通过抱持、触诊、姿势观察和被动运动来进行评估。痉挛的婴儿抱持时有强直感和抵抗感，同时有姿势不对称、主动运动减少和动作刻板，触诊时有肌肉紧张，被动活动有不同程度的抵抗。

（2）仪器评定法 仪器评定法有摆动试验和屈曲维持试验、电生理评定、等速被动测试等方法，它可以比较客观地定量评定，现已在临床医疗和运动机构被广泛应用。

三、关节活动度评定

关节活动度又称关节活动范围（range of motion，ROM），是指关节活动时经过的角度。关节活动度评定是指运用一定的工具测量特定体位下关节的最大活动范围，从而对关节的功能做出判断。关节活动度评定对于确定关节功能、指导康复治疗具有重要作用。

（一）关节活动度的分类

关节的活动包括主动活动和被动活动，因此关节活动度也分为主动关节活动度和被动关节活动度两大类。主动关节活动度（active range of motion，AROM），是指通过患者主动、随意运动达到的关节活动范围。被动关节活动度（passive range of motion，PROM），是指肢体被动运动达到的关节活动范围。在正常情况下，被动关节活动度略大于主动关节活动度。

（二）关节活动度评定方法

1. 测量关节活动度的主要工具

测量关节活动度的常用工具是关节角度尺（亦称为通用测角计）。角度尺由两臂组成，其中一臂为移动臂，标有指针。另一臂为固定臂，带有圆形或半圆形刻度盘。两臂的一端由铆钉连接，这是角度尺的中心，有充足的摩擦力，以便在测量和读取数值时角度尺能保持稳定（图2-3-1）。除使用关节角度尺测量关节活动度外，也可使用直尺、软尺来测量相关解剖标志之间的距离，以判断关节的活动情况。

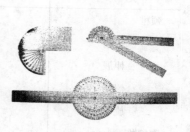

图 2-3-1 关节角度尺

2. 测量方法

（1）患者处于舒适位置。

（2）露出将要测量的关节。

（3）确定测量关节的骨性标志。

（4）稳定测量关节的近侧段。

（5）被动活动该关节以了解可能的活动范围和有无抵抗感。

（6）使关节处于起始位。

（7）量角器的轴心对准关节轴，固定臂与构成关节的近端骨轴线平行，活动臂与构成关节的远端骨轴线平行，避免采用使角度针偏离角度计的运动方向。

（8）记录关节起始位的角度后移走量角器。

（9）在可能的关节活动范围之内，治疗师应小心、轻柔地移动关节，以确定完全的被动关节活动范围，千万不可用暴力。

（10）重新摆放量角器并记录终末角度。

（11）移走量角器让患者的肢体处于休息位。

3. 结果记录

关节活动度检查后应准确记录测量结果，在记录测量结果时应注意以下几点。

（1）记录双侧的主动和被动关节活动度。

（2）记录运动始末的角度。

（3）记录关节过伸情况。

（4）记录特殊情况。

4. 结果分析

人体正常关节活动度见表2-3-3。关节活动范围异常表现为减小或增大，临床上以关节活动度减小多见。增龄、老化、关节形态的改变和疼痛、关节周围软组织病变、主动肌无力、拮抗肌张力过高等均可导致关节活动度减小。

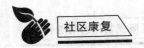

表 2-3-3　人体正常关节活动度

关　节	活动度/(°)	关　节	活动度/(°)
颈椎		桡偏	0～20
屈曲	0～45	手指	
伸展	0～45	掌指关节屈曲	0～90
侧屈	0～45	掌指关节过伸	0～15
旋转	0～60	近端指间关节屈曲	0～110
胸腰椎		远端指间关节屈曲	0～80
屈曲	0～80	外展	0～25
伸展	0～30	拇指	
侧屈	0～40	掌指关节屈曲	0～50
旋转	0～45	指间关节屈曲	0～80
肩		外展	0～50
屈曲	0～170	髋	
后伸	0～60	屈曲	0～120
外展	0～170	伸展	0～30
水平外展	0～40	外展	0～40
水平内收	0～130	内收	0～35
内旋	0～70	内旋	0～45
外旋	0～90	外旋	0～45
肘和前臂		膝	
屈曲	0～135	屈曲	0～135
旋后	0～80	踝	
旋前	0～80	背屈	0～15
腕		跖屈	0～50
掌屈	0～80	内翻	0～35
背伸	0～70	外翻	0～20
尺偏	0～30		

　　(1) 主动关节活动度、被动关节活动度均减小　各种关节本身的疾病和关节周围的软组织粘连、肌肉痉挛、皮肤瘢痕挛缩、骨折等常导致主动关节活动度和被动关节活动度减小。

　　(2) 主动关节活动度减小、被动关节活动度正常　仅有主动关节活动度的明显减小而被动关节活动度正常,常见于周围神经和肌肉损伤导致的主动肌肌力下降,以及损伤所致的肌腱断裂。患者的活动意愿、协调性、意识水平降低亦可导致主动关节活动度明显减小。

（3）关节活动度增大　周围神经病损所致的肌肉弛缓性瘫痪、关节支持韧带松弛、关节骨质破坏等可导致关节活动度增大,中枢神经损伤的早期也可见关节活动度增大。

四、平衡和协调功能评定

平衡功能是指当人体重心垂线偏离稳定的支撑面时,能立即通过主动的或反射性的活动,使重心垂线返回到稳定的支撑面内的能力。协调运动是指在中枢神经系统的控制下,与特定运动或动作相关的肌群以一定的时空关系共同作用,从而产生平稳、准确、有控制的运动。平衡和协调功能联系密切。

（一）平衡功能的评定

1. 平衡功能的分类

人体的平衡功能一般可以分为静态平衡和动态平衡两类。

1）静态平衡

静态平衡是指人体在无外力作用下维持某种固定姿势的能力,即人体或人体某一部位处于某种特定姿势的能力。

2）动态平衡

动态平衡是指在外力作用于人体或自身运动时,人体需要不断调整自己的姿势来维持新平衡的能力。动态平衡包括两个方面。

（1）自动动态平衡　这是指人体在无外力作用下从一种姿势调整到另外一种姿势的过程,即人体在进行各种自主运动（如由坐到站或由站到坐等各种姿势间的转换运动）时能够重新获得稳定状态的能力。

（2）他动动态平衡　这是指人体在外力推动作用下调整姿势的过程,即人体对外界干扰（如推、拉等）产生反应时恢复稳定状态的能力。

2. 平衡功能的常用评定方法

常用的评定方法包括主观评定和客观评定两大类,主观评定以观察法和量表法为主,客观评定主要是指平衡测试仪评定。

1）观察法

观察法是通过观察患者的平衡反应情况,对其平衡功能做出判断的方法。平衡反应状况可以通过活动的支持面和随意运动或破坏患者的体位而获得。除了通过平衡反应判断患者的平衡功能外,还可通过观察患者在特殊体位下保持平衡的能力从而对平衡功能做出判断。判断静态平衡功能时应注意观察患者睁眼、闭眼时保持坐位或立位,双脚并行站立,双脚足跟碰足尖站立,单脚支撑站立等多种姿势。动态平衡功能的观察包括保持坐位、站位时推动患者,使其头部、上肢、躯干在移动的情况下保持平衡,足跟碰足尖走直线及走标志物,侧方走、倒退走和走圆圈等。

2）量表法

目前临床上常用的平衡量表主要有 Berg 平衡量表、Fugl-Meyer 平衡量表等。

Berg 平衡量表正式发表于 1989 年，广泛应用于多种伤病的平衡功能评定，评定内容包括站起、坐下、独立站立、闭眼站立、上臂前伸、转身一周、双足交替踏台阶、单腿站立等 14 个项目，具体见表 2-3-4。

表 2-3-4　Berg 平衡量表

评 定 内 容	得分（0～4）
1.由坐位站起	
2.无支持站立	
3.无支持坐位	
4.从站立位坐下	
5.转移	
6.无支持闭目站立	
7.双脚并拢无支持站立	
8.站立时上肢向前伸展并向前移动	
9.站立时从地面拾起物品	
10.站立时转身向后看	
11.转身 360°	
12.无支持站立时将一只脚放在凳子上	
13.双脚一前一后站立	
14.单腿站立	
总分	

（1）Berg 平衡表的使用　评定前需准备秒表、直尺、高度适中的椅子、台阶或小凳子；评定者对检查项目进行必要的说明、示范，使患者意识到完成每项任务时必须保持平衡；进行单腿站立检查时患者自行选择支撑腿；根据患者保持相应动作的持续时间和完成检查项目时是否需要监护、外界支持或评定者的帮助等情况，按照评分标准给予相应的分数；对于测试双侧或测试多次的项目，评分以最低得分为准；为保证评定结果的准确，评定者必须熟悉各项检查的评分标准。

（2）Berg 平衡量表的评分标准　Berg 平衡量表 14 个项目的评分均为 0～4 分，评定者根据患者完成动作的情况给予相应分数，其中 4 分为最好，0 分为最差。

（3）Berg 平衡量表的结果分析　Berg 平衡量表 14 个项目的总分为 56 分，根据总分高低对患者的平衡功能进行分级。0～20 分：平衡功能差，需坐轮椅。21～40 分：有一定平衡能力，可在辅助下步行。41～56 分：平衡功能较好，可独立行走。Berg 平衡量表总分少于 40 分，则预示有跌倒的危险。

3) 仪器评定法

平衡测试仪不仅可以定量评定平衡功能,还可以明确平衡功能损伤的类型,从而有助于制定治疗和康复措施,评价治疗和康复效果。平衡测试仪的评定项目主要包括静态平衡测试和动态平衡测试两个方面。

（二）协调功能评定

1. 协调功能障碍的表现

协调障碍又称共济失调,根据中枢神经系统中不同的病变部位,可分为小脑性共济失调、基底节共济失调和脊髓后索共济失调。

（1）小脑性共济失调　小脑的主要功能是反射性维持肌肉张力、姿势的平衡和运动的协调。小脑性共济失调常见表现有辨距不良、意向性震颤、姿势性震颤、轮替运动障碍和运动分律。

（2）基底节共济失调　基底节在复杂的运动和姿势控制方面起着重要的作用,基底节的病变表现为异常的不随意运动和肌张力的改变,具体表现有静止性震颤、运动不能、手足徐动、偏身舞蹈症和肌张力障碍。

（3）脊髓后索共济失调　脊髓后索的功能是对从肌肉、关节等神经末梢传入的本体感觉信息的收集和再输入大脑,对运动的协调性和姿势的保持起重要作用。脊髓后索共济失调具体表现为:当闭眼或房间太黑时,患者站立位身体摇晃倾斜或易跌倒、异常步态和辨距不良。

2. 协调功能的常用评定方法

1) 非平衡性协调功能评定

非平衡性协调功能评定是评定身体不在直立位时进行的静态或动态的运动的成分的评定,包括对粗大运动和精细运动的检查。常用的非平衡性协调功能评定试验有如下几种。

（1）指鼻试验　让患者取坐位或仰卧位,肩关节外展90°,肘伸展,用食指指尖指鼻尖,反复数次。观察动作是否准确,有无震颤。

（2）患者手指指检查者的手指　患者和检查者相对而坐,检查者的食指举在患者面前,同时让患者用其食指指检查者的食指。检查者还可以变化其手指的位置来评定患者对改变方向、距离和速度而做出反应的能力。

（3）指指试验　让患者两肩外展90°,两肘伸展,再将两食指在中线相触。

（4）交替指鼻和指指　让患者用食指交替指鼻尖和检查者的手指尖。检查者可变换位置来评定其对变换距离的应变能力。

（5）对指　让患者用拇指尖连续触及该手的其他指尖,可逐渐加快速度。

（6）团抓　交替地用力握拳和充分伸展各指,可逐渐加快速度。

（7）前臂旋前和旋后　上臂紧贴身体,肘屈曲90°,让患者手掌朝下和朝上交替翻转,可逐渐加快速度。

（8）反弹测验　患者于屈肘位,检查者给予足够的徒手阻力产生肱二头肌的等长

收缩,突然去掉阻力,正常时,拮抗肌群(肱三头肌)将收缩和阻止肢体的运动。异常时肢体过度反弹,即前臂和拳反击患者身体。为避免异常时前臂和拳反弹击及患者头部,应加以保护。

(9) 手拍腿 让患者屈肘,双手同时或分别以手掌、手背交替翻转拍打膝部,速度可逐渐加快。小脑有疾病者动作笨拙、拍击混乱。

(10) 用足拍打 患者坐位,足及地,让其用一足掌在地板上拍打,膝不能抬起,足跟维持接触在地板上。

(11) 指和过指 检查者和患者相对而坐,两者都水平屈肩90°,肘伸展,伸出食指,食指相触;让患者充分举上臂(手指指向天花板),然后再回到水平位,使两者食指再次相触。正常反应是能准确地回转到起始位;异常反应是"过指"或运动在目标以上。

(12) 足跟至膝、足跟至足趾交替 患者仰卧位,让其用对侧的足跟交替触膝和大踇趾。

(13) 跟膝胫试验 患者仰卧位,一侧的足跟沿对侧膝向胫骨远端上下滑动。

(14) 画圆圈 让患者用上肢或下肢在空中画一个想象的圆圈,难度更大的测验是画"8"字形图。下肢进行时患者可采取仰卧位。

2) 平衡性协调功能评定

平衡性协调功能评定是评定身体在直立位的姿势下进行的静态或动态的姿势、平衡运动的成分,主要包括粗大运动。常用的非平衡性协调功能评定试验有如下几种。

(1) 在一个正常舒适的姿势下站立。

(2) 两足并拢站立(窄的支撑面)。

(3) 一足在另一足前面站立(即一足的踇趾触另一足的足跟)。

(4) 单足站立。

(5) 站立位,上肢交替地放在对侧、举过头、置于腰部等。

(6) 站立时,突然地打破平衡(在保护患者的情况下)。

(7) 站立位,躯干在前屈和还原到零位之间变换。

(8) 站立位,躯干两侧侧屈。

(9) 行走,将一侧足跟直接置于对侧足趾前。

(10) 沿地板上所画的直线行走或行走时将足置于地板上的标记上。

(11) 侧向走和退步走。

(12) 原地踏步。

(13) 变换步行活动的速度(增加速度将夸大协调缺陷)。

(14) 步行时突然停下和突然起步。

(15) 沿圆圈和变换方向步行。

(16) 用足趾和足跟步行。

(17) 正常站立姿势,先观察睁眼下平衡,然后闭眼。闭眼下平衡丧失,表明本体感觉丧失,即 Romberg 征阳性。

3）协调功能评定试验的评分标准

（1）非平衡性协调功能障碍评分标准：

5分，正常。

4分，轻度障碍：能完成指定的活动，但速度和熟练程度比正常稍差。

3分，中度障碍：能完成指定的活动，但协调缺陷极明显，动作慢、笨拙和不稳定。

2分，重度障碍：只能发起运动而不能完成。

1分，不能活动。

（2）平衡性协调功能障碍评分标准：

4分，能完成活动。

3分，能完成活动，但为保持平衡需要较少的身体接触加以防护。

2分，能完成活动，但为保持平衡需要大量的身体接触加以防护。

1分，不能活动。

五、步态分析

步态是行走时的姿态，是人体的结构、功能、运动调节系统、行为以及心理活动在行走时的外在表现。步态分析是利用力学的方法和已经掌握的人体解剖、生理学知识对人体的行走功能状态进行对比分析的一种研究方法。通过分析研究可以揭示步态异常发生的原因，制定有针对性的步态矫正方案，也可以判断预后及训练效果。

（一）步行周期

步行周期是指从足跟着地到同侧足跟再次着地所经历的时间。其间每一足都经历了一个与地面接触的支撑相和离地挪动的摆动相（图2-3-2）。

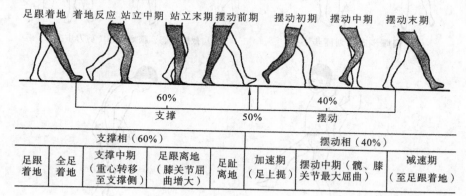

图 2-3-2　步行周期分期

1. 支撑相

支撑相是从一侧下肢足跟着地到同侧足尖离地的阶段，也是该下肢承受重力的时间，约占一个步行周期的60％。支撑相包括五个环节，依次为足跟着地、足掌着地、支撑中期、足跟离地和足趾离地。

2. 摆动相

摆动相是从一侧下肢的足趾离地,到同侧足跟着地的阶段,约占一个步行周期的40%。它包括三个环节,依次为加速期、摆动中期和减速期。

3. 双支撑相

步行周期中自一侧足跟着地至对侧足趾离地约有15%的时间双足都处于支撑相,称为双支撑相。双支撑相的存在是步行的特征,此阶段的长短与步行的速度成反比。

(二)异常步态

1. 神经系统病变所致的异常步态

(1)偏瘫步态 脑卒中及脑外伤所致的偏瘫,由于下肢伸肌紧张,而致行走周期中支撑期髋膝痉挛伸直,且髋内旋,足下垂内翻,摆动期髋膝屈曲,且髋外旋,而呈典型的划圈步态(图 2-3-3(a))。

(2)截瘫步态 T$_{12}$以下截瘫患者,通过训练,借助手杖、支具等可达到功能性步行,但因髋内收肌及伸肌张力高,行走时会出现剪刀步态,甚至于足着地时伴有踝阵挛(图 2-3-3(b))。

(3)脑瘫步态 痉挛型脑瘫,由于髋内收肌痉挛,导致行走时两膝互相摩擦碰撞,足尖着地,呈现剪刀步态或交叉步态,交叉严重时步行困难(图 2-3-3(b))。

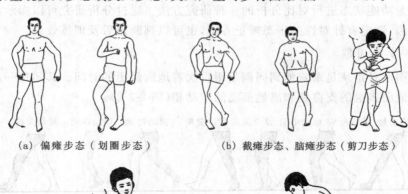

(a)偏瘫步态(划圈步态)   (b)截瘫步态、脑瘫步态(剪刀步态)

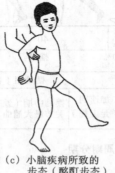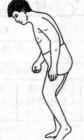

(c)小脑疾病所致的   (d)基底节疾病所致
　　步态(酩酊步态)   的步态(慌张步态)

图 2-3-3　异常步态

2. 小脑疾病所致的步态

小脑有疾病的患者,由于共济失调,行走时东倒西歪,摇晃不稳,不能沿直线行走,呈曲线或"Z"字形前进,两上肢外展以保持身体平衡,且步宽加大,步幅长短不一,呈酩酊步态或蹒跚步态(图2-3-3(c))。

3. 基底节疾病所致的步态

患有帕金森病或其他基底节疾病的人出现一种极为刻板的步态,其表现为步行起步困难,行走时双上肢僵硬而缺乏伴随的运动,躯干前倾,髋膝关节轻度屈曲,踝关节于迈步时无跖屈,拖步,步幅缩短。由于帕金森病患者常表现为屈曲姿势,致使重心前移,为了保持平衡,患者小步幅快速向前行走,不能随意骤停或转向,常易跌倒,呈现出前冲或慌张步态(图2-3-3(d))。

4. 周围神经疾病所致的步态

(1)臀大肌(髋伸肌)步态 臀大肌无力者,髋关节后伸无力,足跟着地时常用力将胸部后仰,使重力线落在髋关节后方,以维持髋关节被动伸展,站立中期时膝关节绷直,形成仰胸挺腹的臀大肌步态(图2-3-4)。

(2)臀中肌步态 臀中肌麻痹多由脊髓灰质炎引起,一侧臀中肌麻痹时,引起另一侧骨盆下降,由麻痹侧躯干的摆动进行代偿,表现为行走过程中患腿支撑相时,躯干向患侧侧弯,以避免健侧骨盆下降过多,从而维持平衡。两侧臀中肌受损时,其步态特殊,步行时上身左右交替摇摆,状如鸭步(图2-3-5)。

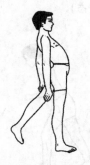

图2-3-4 臀大肌步态

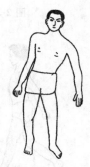

图2-3-5 臀中肌步态

(3)屈髋肌无力步态 屈髋肌无力时,导致摆动相肢体行进缺乏动力,只有通过躯干在支撑相末期向后,摆动相早期突然向前摆动来进行代偿,患侧步长明显缩短。

(4)股四头肌步态 股四头肌麻痹者,行走过程中患侧腿支撑相伸膝的稳定性将受到影响,表现为足跟着地后,臀大肌为代偿股四头肌的功能而使髋关节伸展,膝关节被动伸直,造成膝反张。如同时有伸髋肌无力,则患者俯身用手按压大腿,使膝伸直,故此步态又称扶膝步态(图2-3-6)。

(5)胫前肌无力步态 胫前肌麻痹者,因足下垂,摆动期髋及膝屈曲度代偿性增大,故此步态又称为跨越或垂足步态(图2-3-7)。

(6)小腿三头肌无力步态 小腿三头肌无力时患腿后蹬无力,身体向前推动困难,表现为跟足和膝塌陷步态(图2-3-8)。

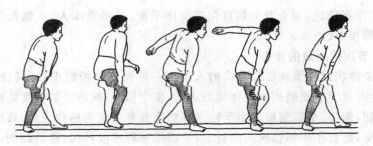

图 2-3-6　股四头肌步态(扶膝步态)

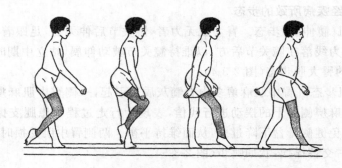

图 2-3-7　胫前肌无力步态(跨越或垂足步态)

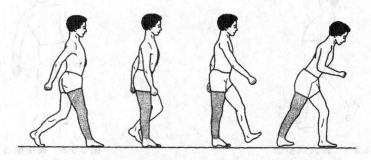

图 2-3-8　小腿三头肌无力步态(跟足和膝塌陷步态)

5. 运动系统病损所致的异常步态

(1) 关节挛缩或强直步态:

① 关节伸展位强直步态　髋关节伸展位强直导致摆动期身体向上拔,患侧步长缩短。

② 髋关节屈曲位强直步态　髋关节屈曲位强直导致支撑期身高变低,身体向患侧倾斜,重心上下摇摆,间歇的鞠躬运动使躯干交替倾斜。双侧髋关节屈曲位强直则表现为持续性的鞠躬步态,使整体步幅变短。

③ 膝关节伸展位强直步态　因膝关节不能屈曲,所以表现为摆动期步行障碍明显。在摆动期,为了足不碰到地面,健侧用足尖步行,患侧做划圈运动。而登地和负重期障碍较轻。

④ 膝关节屈曲位强直步态　如果膝关节屈曲严重,则表现为短腿步态。健侧膝关节被迫屈曲,伴随踝的背屈,患侧踮足尖行走。

⑤ 踝关节直角位强直步态　表现为步幅减小。

⑥ 踝关节跖屈位强直　表现为尖足,尖足越严重,鞠躬动作也越明显。在摆动相,为了避免足尖触地,膝屈曲很明显。

（2）关节不稳步态　先天性髋脱位,步行时左右摇晃如鸭步。少数病例可表现为奇特的两腿内收交叉,称为 X 形步行。

（3）疼痛步态　一侧下肢出现疼痛时,常呈现出减痛步态,其特点为患侧支撑相时间缩短,以尽量减少患肢负重,步幅变短。此外,患者常一手按住疼痛部位,另一上肢伸展。疼痛部位不同,表现可有差异。髋关节疼痛者,患肢负重时同侧肩下降,躯干稍倾斜,患侧下肢外旋,呈屈曲位,并尽量避免足跟着地。膝关节疼痛患者膝稍屈,以足趾着地行走。

（4）短腿步态　患肢缩短达 2.5 cm 以上者,该侧着地时同侧骨盆下降导致同侧肩下降,对侧迈步腿髋膝关节过度屈曲,踝关节过度背屈。如果缩短超过 4 cm,则缩短侧下肢以足趾着地行走,由此表现出来的步态统称为短腿步态。

（三）步态的评定方法

1. 目测分析法

目测分析法是指不用任何仪器,仅用肉眼观察患者的步态,进行分析评定的方法。分析者通过直接注意某一关节、某块肌肉或身体的某一节段来分析步行周期中存在的问题及其原因,然后记录步态分析的结果。目测分析法步态观察要点见表 2-3-5。

表 2-3-5　步态观察要点

观察内容	观察要点
步行周期	时相是否合理,左右是否对称,行进是否稳定和流畅
步行节律	节奏是否匀称,速率是否合理,时相是否流畅
疼痛	是否干扰步行,部位、性质、程度,与步行障碍的关系,发作时间与步行障碍的关系
肩、臂	塌陷或抬高,前后退缩,肩活动过度或不足
躯干	前屈或侧屈,扭转,摆动过度或不足
骨盆	前、后倾斜,左、右抬高,旋转或扭转
膝关节	摆动相是否可屈曲,支撑相是否可伸直,关节是否稳定
踝关节	摆动相是否可背屈和跖屈,是否足下垂、足内翻或足外翻,关节是否稳定
足	是否为足跟着地,是否为足趾离地,是否稳定
足接触面	足是否全部着地,两足间距是否合理,是否稳定

2. 定量分析法

传统的测定方法是足印法,即两足蘸白粉在橡皮地毯上自然步行,用秒表记录步行时间,并通过足迹测量距离。现代实验室可采用数字化三维分析系统或电子步态分析系统进行分析。

1) 定量分析中常用的参数

(1)步长 步长是指一足着地至对侧足着地的平均距离。

(2)步幅 步幅是指一足着地至该足再次着地移动的距离。与步频、身高等有关,一般男性为70～75 cm。

(3)步频 步频是指单位时间内行走的步数。正常成人自然步行的步频为每分钟110～120步,快步可至每分钟140步。

(4)步宽 步宽是指两足跟中心点或重力点之间的水平距离。

(5)步速 步速是指单位时间内行走的距离。步速受许多因素影响,如年龄、发育水平、身高、体重、性别等,当步速达到4.5～5 km/h时,单位距离耗能最少,此时肌电活动也最少,步态异常时耗能增加。

(6)足偏角 足偏角是指足的中心线与同侧前行直线之间的夹角。左、右侧分别计算。

2) 定量分析所需设备

(1)步道 为了测量步行状态而设定的路面。可利用走廊、木地板、橡皮地毯等,只要能留下足印的参照物均可。

(2)描记足印的材料 白粉、颜料、粉笔等。

(3)测量用尺 皮尺、三角尺、量角器、秒表等。

(4)复杂设备 需要专门的技术和设施,有测立台、地板反力测量鞋、电子测角计、成像系统、三维数字化分析设备等。

3) 定量分析的方法

让受试者脚蘸白粉,在准备好的地板上步行,观察其步行时全身活动情况及步态,测量受试者在地板上足印的相关参数,进行对比分析,记录结果(图2-3-9)。

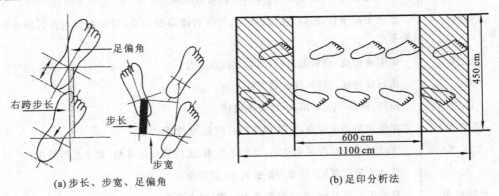

(a)步长、步宽、足偏角   (b)足印分析法

图2-3-9 步态分析

(丁 兴)

目标检测

一、名词解释

1. MMT。

2. 痉挛。

3. 步行周期。

二、问答题

1. 肌张力降低和痉挛的评定分级标准是什么？

2. 协调运动障碍的分类和各自的特征分别是什么？

三、单选题

1. 当肌力超过（　　）时可采用器械和设备进行定量测试。

A. 5级　　　　　　　B. 4级　　　　　　　C. 3级　　　　　　　D. 2级

2. 痉挛患者在进行（　　）时可感到阻力增加。

A. 主动运动　　　B. 助动运动　　　C. 被动运动　　　D. 抗阻运动

3. 钟摆试验是评定（　　）的方法。

A. 肌力　　　　　B. 肌张力　　　　C. 平衡功能　　　D. 关节活动度

4. 肌张力降低的患者，肢体运动时可感到（　　）。

A. 阻力　　　　　B. 僵硬　　　　　C. 不稳定　　　　D. 沉重感

任务4　日常生活活动能力与社会功能评定

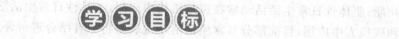

知识目标

1. 掌握日常生活活动能力的概念、分类和内容。

2. 掌握日常生活活动能力评定的方法和注意事项。

3. 了解社会功能的概念。

能力目标

1. 掌握日常生活活动能力评定常用量表的使用。

2. 熟悉社会功能评定常用量表的使用。

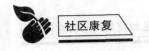

一、日常生活活动能力评定

（一）日常生活活动能力的定义

狭义的日常生活活动（activities of daily living，ADL）是指人们为了维持独立的日常生活而每天必须反复进行的、最基本的、具有共性的一系列活动，包括衣、食、住、行和个人卫生等方面内容。随着人们对社会功能的日益重视，逐渐出现了广义上的日常生活活动的概念，广义上的日常生活活动除了包括上述内容外，还包括与人交往、社区生活和社会活动等。

（二）日常生活活动的分类

根据日常生活活动的性质可分为基础性日常生活活动和工具性日常生活活动。

1. 基础性日常生活活动

基础性日常生活活动（basic activities of daily living，BADL）又称为躯体性日常生活活动（physical activities of daily living，PADL），是指人们为了维持基本的生存、生活需要而每天必须进行的基本活动，包括进食、更衣、个人卫生等自理活动和转移、行走、上下楼梯等身体活动。

2. 工具性日常生活活动

工具性日常生活活动（instrumental activities of daily living，IADL）是指人们为了维持独立的社会生活所需的较高级的活动，完成这些活动需借助工具进行，包括购物、炊事、洗衣、交通工具的使用、处理个人事务、休闲活动等。

工具性日常生活活动是在基础性日常生活活动的基础上发展起来的体现人的社会属性的一系列活动，它的实现是以基础性日常生活活动为基础的。基础性日常生活活动评定反映较粗大的运动功能，适用于较重的残疾，常用于住院患者。工具性日常生活活动评定反映较精细的功能，适用于较轻的残疾，常用于社区残疾患者及老年人。

躯体性日常生活活动反映较粗大的运动功能，工具性日常生活活动反应较精细的功能；躯体性日常生活活动常在医疗机构中应用，工具性日常生活活动多在社区老年人和残疾人中应用；目前部分日常生活活动量表是将二者结合进行评定。

（三）日常生活活动的主要内容

因年龄、性别、民族、职业、环境地区的不同，生活方式的差异，人们的日常生活活动的内容有所不同，但日常生活活动是人们维持生存的必需活动，故日常生活活动也具有许多相同之处，其主要内容包括以下几个方面。

1. 自理方面

（1）进食　进食包括摄食动作（使用筷子、汤勺、刀叉等餐具摄取食物，用杯子和吸管喝水、用碗喝汤）以及咀嚼和吞咽能力。

（2）穿衣　穿衣包括穿脱上身衣物（内衣、开衫、套头衫）、下身衣物（内裤、长裤、裙子、鞋袜）和解系纽扣、拉拉链、解系鞋带及穿脱矫形器、假肢等。

（3）个人卫生　个人卫生包括刷牙、洗脸、洗澡、洗头、梳头、化妆、剃须、剪指甲等。

（4）如厕　如厕包括进出厕所、穿脱衣裤、大小便的控制、便后清洁、厕所冲洗。

2. 运动方面

（1）床上运动　床上运动包括床上的体位转换（仰卧位、侧卧位、俯卧位之间的转换）、位置移动（上、下、左、右）、坐起、躺下等。

（2）转移　转移包括床与轮椅之间、轮椅与坐椅之间和轮椅与浴盆、淋浴室、座厕之间的转移等。

（3）行走　行走包括室内行走（水泥路面、地板、地毯）、室外行走（泥土路面、碎石路面、水泥路面）、上下楼梯（包括有扶手和无扶手）、使用辅助器械（包括手杖、腋杖、助行器、矫形器、假肢）进行行走。

（4）交通工具的使用　使用自行车、摩托车、上下公共汽车、驾驶汽车等。

3. 家务劳动方面

家务劳动包括购物、炊事、洗衣、打扫卫生、使用家具和家用电器、安排家庭财务等。

4. 交流方面

交流包括理解、表达、阅读、听广播、看电视、书写、打电话、使用电脑等。

5. 社会认知方面

社会认知包括记忆、解决问题、社会交往等。

（四）日常生活活动能力评定的目的

日常生活活动的各项活动对于健康人来说易如反掌，但对于病、伤、残患者来说，其中的任何一项都可能成为一个复杂和艰巨的任务，需要反复地努力和训练才能获得。科学的评估是进行有效康复训练的基础，日常生活活动评定的目的是综合、准确地评价患者进行各项日常生活活动的实际能力，为全面的康复治疗提供客观依据。其评定的具体目的如下。

（1）确定日常生活独立情况　通过评定全面、准确地了解患者日常生活各项基本活动的完成情况，判断其能否独立生活和独立的程度，并分析引起日常生活活动能力受限的来自躯体、心理、社会等各方面的原因。

（2）指导康复治疗　根据日常生活活动评定结果，针对患者存在的问题、日常生活活动能力的状况，结合患者的个人需要，制定适合患者实际情况的治疗目标，进行有针对性的日常生活活动训练。在训练过程中要进行动态评估，总结阶段疗效，根据患者日常生活活动能力恢复的情况调整下一阶段的训练方案。

（3）评价治疗效果　日常生活活动能力是一种综合能力，反映了患者的整体功能状态，是康复疗效判断的重要指标。临床康复告一段落后，根据治疗后评定情况做出疗效评价，并对预后做出初步判断。通过观察不同治疗方案对患者日常生活活动恢复的影响情况，还可进行治疗方案之间的疗效比较。

（4）安排患者返家或就业　根据评定结果，对患者回归社会后的继续康复和家庭、工作环境的改造及自助具的应用等做出指导和建议。

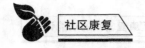

（五）日常生活活动能力评定的实施方法

1. 直接观察法

直接观察法是评定者通过直接观察患者日常生活活动各项活动的实际完成情况进行评定的方法。评定应尽量在患者实际进行相关活动时进行，如在患者早上起床时观察其穿衣、洗漱、修饰等活动，在进餐时间观察其进食能力等。也可由评定者向患者发出动作指令，要求患者按指令完成动作，评定者根据完成情况进行评定。评定地点既可以在患者实际生活环境中，又可以在日常生活活动评定训练室内。日常生活活动评定训练室的设计应尽量接近患者实际生活环境，设置卧室、浴室、厕所、厨房及家具、家用电器、餐具、炊具等。直接观察法能使评定者详细观察患者的每一项日常生活活动的完成细节，得到的结果较为可靠、准确。但这种评定方法所需时间较长。

2. 间接评定法

间接评定法是通过询问的方式来收集资料和进行评定的方法，有口头询问和问卷询问两种。除了面对面的形式外，也可以采取电话、书信等形式。评定时应尽量让患者本人接受调查，如患者不能回答问题（如体力虚弱、认知障碍等）可请患者家属或护理人员回答。间接评定法有利于评定一些不便于直接观察的较私密的活动（如穿脱内衣、大小便、洗澡等），可以在较短时间内得到评定结果，评定也较为简便，但准确性不如直接观察法，可与直接观察法结合使用。

（六）日常生活活动能力评定的注意事项

（1）加强医患合作　评定前应与患者交流，使其明确评定的目的，取得患者的理解与合作。

（2）了解相关功能情况　评定前应了解患者的一般病情和肌力、肌张力、关节活动范围、平衡能力、感觉、知觉及认知状况等整体情况。

（3）选择恰当的评定环境和时间　评定应在患者实际生活环境中或日常生活活动评定训练室中进行，若为再次评定而判断疗效则应在同一环境中进行，以避免环境因素的影响。评定的内容若是日常生活中的实际活动项目，应尽量在患者实际实施时进行，以避免重复操作带来的不便。

（4）正确选择评定方式、内容　由于直接观察法能更为可靠、准确地了解患者的每一项日常生活活动的完成细节，故评定时应以直接观察法为主，但对于一些不便直接观察的隐私项目应结合间接询问进行评定。评定应从简单的项目开始，逐渐过渡到复杂的项目，并略去患者不可能完成的项目。

（5）注意安全、避免疲劳　评定过程中应注意加强对患者的保护，避免发生意外。不能强求在一次评定中完成所有项目，以免患者疲劳。

（6）注意评定实际能力　日常生活活动能力评定是评定患者现有的实际能力，而不是潜在能力或可能达到的程度，故评定时应注重观察患者的实际活动，而不是仅依赖其口述或主观推断。对动作不理解时可以由评定者进行示范。

（7）正确分析评定结果　在对结果进行分析判断时，应考虑患者的生活习惯、文化素质、工作性质、所处的社会和家庭环境、所承担的社会角色、患者残疾前的功能状况、评定时的心理状态和合作程度等有关因素,以免影响评定结果的准确性。

（七）日常生活活动能力的常用评定量表

日常生活活动能力评定提出至今,已出现了大量的评定方法,常用的标准化的躯体性日常生活活动能力评定方法有 Barthel 指数评定法、Katz 指数评定法和功能独立性评定法等。常用的工具性日常生活活动能力评定方法有功能活动问卷(FAQ)、快速残疾评定量表(RDRS)等。

1. Barthel 指数评定法

Barthel 指数评定(the Barthel index of ADL)法由美国 Florence Mahoney 和 Dorothy Barthel 设计并应用于临床,当时称为 Maryland 残疾指数,20 世纪 60 年代中期在文献、报告中正式称为 Barthel 指数,一直沿用至今,是国际康复医学界常用的方法。

评定内容 Barthel 指数包括进食、洗澡、修饰、穿衣、控制大便、控制小便、上厕所、床椅转移、平地行走 45 m 和上下楼梯 10 项日常生活活动内容,具体见表 2-4-1。

表 2-4-1　Barthel 指数评定法

项　目	评分标准	评定时期		
		初期	中期	后期
		年　月　日	月　日	月　日
1.大便	0 分＝失禁或昏迷			
	5 分＝偶尔失禁(平均每周少于 1 次)			
	10 分＝能控制			
2.小便	0 分＝失禁或昏迷或需由他人导尿			
	5 分＝偶尔失禁(平均每 24 h 少于 1 次,每周多于 1 次)			
	10 分＝能控制			
3.修饰	0 分＝需要帮助			
	5 分＝独立洗脸、梳头、刷牙、剃须			
4.用厕	0 分＝依赖他人			
	5 分＝需部分辅助			
	10 分＝自理			

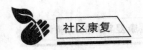

续表

项　目	评分标准	评定时期		
		初期	中期	后期
		年　月　日	月　日	月　日
5.吃饭	0分＝依赖他人			
	5分＝需部分辅助(夹饭、盛饭、切面包、抹黄油)			
	10分＝全面自理			
6.转移(床椅)	0分＝完全依赖别人,不能坐			
	5分＝能坐,但需大量(2人)辅助			
	10分＝需少量(1人)帮助或指导			
	15分＝自理			
7.活动(步行)	0分＝不能步行			
	5分＝在轮椅上能独立行动			
	10分＝需1人辅助步行(体力辅助或语言指导)			
	15分＝独立步行(可用辅助器)			
8.穿衣	0分＝依赖他人			
	5分＝需一半辅助			
	10分＝自理(系解纽扣、开闭拉锁和穿脱鞋等)			
9.上楼梯	0分＝不能			
	5分＝需帮助(体力辅助或语言指导)			
	10分＝自理			
10.洗澡	0分＝依赖他人			
	5分＝自理			

续表

项 目	评 分 标 准	评 定 时 期		
		初期	中期	后期
		年 月 日	月 日	月 日
日常生活活动能力评分标准	0~20 分＝严重功能缺陷			
	25~45 分＝严重功能缺陷			
	50~70 分＝中度功能缺陷			
	75~95 分＝轻度功能缺陷			
	100 分＝日常生活活动能自理			

总分：

日常生活活动能力缺陷程度：

评定者：

2. Katz 指数评定法

1）评定内容

Katz 指数（Katz index）又称日常生活活动指数（the index of ADL），由 Katz 于 1959 年提出，并于 1976 年修订。Katz 指数评定法根据人体功能发育学的规律制定，将日常生活活动分为六项内容，依次为洗澡、穿着、如厕、转移、大便控制、进食。六项评定内容按照由难到易的顺序进行排列，不宜随意改变次序。Katz 认为，病伤残者日常生活活动能力的丧失是遵循从难到易的顺序，最先丧失的是最复杂的活动能力，最后丧失的是最简单的活动能力，表现为洗澡能力最先丧失，其后能力丧失的顺序依次为穿着、如厕、转移、大小便控制，最后丧失的是进食能力。当患者通过康复训练逐渐恢复日常生活活动能力时，则是按相反的顺序由易到难逐渐恢复。Katz 指数评定法在临床应用范围广泛，成人和儿童均可使用，但对其信度、效度研究较少。

2）评定标准及结果分析

Katz 指数评定法把日常生活活动功能状态分为 A~G 七个功能等级，分级简单有效。A 级为完全自理，G 级为完全依赖，从 A 级到 G 级独立程度依次下降。按照上述评定项目进行评定后，统计出被评定者能完全独立完成的项目，按如下标准进行分级。

A 级：全部六项活动均能独立完成。

B 级：能独立完成六项活动中的任意五项，只有一项不能独立完成。

C 级：只有洗澡和其他任意一项不能独立完成，其余四项活动均能独立完成。

D 级：洗澡、穿着和其他任意一项不能独立完成，其余三项活动均能独立完成。

E 级：洗澡、穿着、上厕所和其他任意一项不能独立完成，其余两项活动均能独立完成。

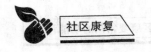

F 级:洗澡、穿着、上厕所、转移和其他任意一项不能独立完成,其余一项可独立完成。

G 级:所有六项活动均不能独立完成。

在 7 级的基础上,又可归纳为良、中、差三级:A 与 B 合并为良,可独立完成 5 项以上的活动;C 与 D 合并为中,可独立完成 3~4 项活动;E、F 与 G 合并为差,只能独立完成 1~2 项活动或 6 项活动皆不能独立完成。

3. 功能独立性评定法

1983 年美国物理医学和康复学会制定了医学康复的统一数据系统,功能独立性评定法(functional independence measure,FIM)是其中的主要组成部分,它包括供成人使用的功能独立性评定法和供儿童使用的功能独立性评定法。它可用于记录入院、出院、随访时的功能评分,观察动态变化,综合反映患者功能及独立生活能力,评估各阶段治疗效果,比较不同治疗方案的优劣。功能独立性评定法适用于多种伤病引起的功能独立障碍的评定,包括脑卒中、脊髓损伤疾病、骨科疾病、心肺疾病、肿瘤等。

1) 评定内容

功能独立性评定量表的评定内容包括躯体运动功能和认知功能两大部分,涉及日常生活活动功能的六个方面,分别是自我照料、括约肌控制、体位转移、行走、交流和社会认知。每个方面又分为 2~6 项,总共 18 个评定项目。

2) 评定总原则

功能独立性评定量表的每个评定项目分为 7 个功能等级,分别评为 1~7 分。得分是根据患者活动中独立的程度、对辅助器具的使用需要以及对他人帮助的依赖程度来进行评判的。功能独立性评定法的 7 个功能等级可分为独立、有条件的依赖和完全依赖三个层次。功能独立性评定法评分的基本原则如下。

(1) 独立:

① 7 分:完全独立　能在合理的时间内规范、安全地完成活动,无需修改或使用辅助器具。

② 6 分:有条件的独立　活动无需他人帮助,但需要使用辅助器具(假肢、矫形器、辅助具等),或活动超过合理的时间,或有安全方面的顾虑。

(2) 有条件的依赖:

① 5 分:监护或准备　活动无需身体接触性的帮助,但需要他人的监护、提示或规劝,或帮助准备必需用品,或帮助穿戴矫形器。

② 4 分:最小量帮助　活动需要身体接触性的帮助,但只限于扶助,在活动中患者主动用力程度超过 75%。

③ 3 分:中等帮助　活动需要更多的身体接触性帮助,活动中患者主动用力程度为 50%~75%。

(3) 完全依赖:

① 2 分:最大帮助　活动需要大量身体接触性帮助才能完成,活动中患者主动用力

程度仅为 25%~50%。

② 1分:完全依赖 活动基本依赖他人身体接触性帮助才能完成,活动中患者主动用力程度小于 25% 或完全由他人帮助完成活动。

3) 评估具体内容

功能独立性评定法分为 7 级 6 类 18 项。每项满分 7 分,共计 126 分。最高 7 分,最低 1 分。包括自我照顾、括约肌控制、移动能力、运动能力、交流、社会认知。

(1) 自我料理:

① A.进食 进食包括使用合适的器具将食物送进嘴里、咀嚼和咽下,不包括食物准备,例如清洗和准备食物、烹调、备餐、切割食物等。由于使用勺子比筷子简单,因此患者不一定要使用筷子,关键在于尽可能独立完成进食活动。

② B.梳洗 梳洗包括口腔护理(刷牙)、梳理头发、洗手洗脸、剃须(男性)或化妆(女性),还包括开关水龙头、调节水温以及其他卫生设备、涂布牙膏、开瓶盖等。

③ C.洗澡 此项包括洗澡的全过程(洗、冲、擦干)、洗颈部以下部位(背部除外)。洗澡方式可为盆浴、淋浴或擦浴。如果患者不能行动,但自己可以在床上独立进行擦浴,仍然可以得 7 分。

④ D.穿上衣 此项包括穿脱上衣(腰部以上)及穿脱上肢假肢或支具。

⑤ E.穿下衣 此项包括穿脱下衣(腰部以下)及穿脱假肢、支具。

⑥ F.如厕 此项包括维持阴部卫生和如厕(厕所或便盆)前后的衣服整理。如果大便和小便所需帮助的水平不同,则记录最低分。导尿管处理不属于此项范围。

(2) 括约肌控制 此项包括膀胱控制及直肠的主动控制。必要时可使用括约肌控制设备或药物。评分应从两方面考虑:需要帮助的程度和发生尿或大便失禁的频率。

① G.膀胱控制 帮助角度:指患者能否独立排尿,是否需要帮助,是否需要借助导尿管或药物解决排尿及需要帮助的程度。尿失禁频率:指单位时间发生尿失禁的次数。患者需要帮助的水平和尿失禁的程度一般非常接近,尿失禁越多,需要的帮助就越多。但有时也可不一致,这时就应选择最低得分填在表内。

② H.直肠控制 包括能否完全随意地控制排便,必要时可使用控制排便所使用的器具或药物。评分原则基本上与膀胱控制的相同,可根据需要帮助的程度和失禁的程度进行评分。

(3) 转移能力:

① I.床/椅/轮椅。

② J.如厕。

③ K.入浴。

(4) 运动能力:

① L.步行/轮椅 首先确定是行走还是轮椅,有些患者既可走也可用轮椅,评估时以其主要的活动方式进行评分。用轮椅或辅助具者最高评分不超过 6 分。如果出院时

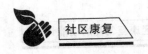

患者改换移动方式,则应根据出院时的方式重新评估入院时得分。

②M.上下楼梯　患者必须能走路才能考虑上下楼。能否独立上下一层楼(一层包括12~14级台阶)及需要帮助的程度。是否需拐杖和一些辅助装置上下楼。

(5)交流:

①N.理解　指听觉或视觉理解,即是否能理解口头或视觉交流(即书面、身体语言、姿势等)。评估患者最常用的交流方式(听或视)。如果两种交流方式同等,则将两种结合进行评估。

②O.表达　包括能否用口语或非口语语言(包括符号、文字)清楚地表达复杂、抽象的意思。评估患者最常用的表达方式(口语/非口语),如果两种都用,则将两种结合评估。

(6)社交:

①P.社会关系　这是指患者在治疗、社会活动中参与并与他人(如医务人员、家庭成员、病友、朋友)友好相处的能力,它反映个人能否恰当地处理个人需求和他人需求,能否恰当地控制情绪,能否接受批评,能否认识自己的所说所为对他人的影响,其情绪是否稳定(包括有无乱发脾气、喧叫、言语粗鲁、哭笑无常、身体攻击、沉默寡言、昼夜颠倒等现象)等。

②Q.问题解决　主要是指解决日常问题的能力,即合理安全、适时地解决日常生活事务、家庭杂事、工作琐事、个人财务、社会事务问题的能力,并可主动实施、结束和自我修正。

③R.记忆　包括在单位或社会环境下,患者执行日常活动时有关认知和记忆的技能。这里,记忆包括储存和调出信息的能力。特别是口头和视觉内容的记忆。记忆功能的标志包括:能否认识常见的人或物,记得每日常规,执行他人的请求而无须重复提示。记忆障碍影响学习和执行任务。

4)结果分析

功能独立性评定量表包括患者躯体运动功能(1~13项)和认知功能(14~18项)两大类,两大类应分别计算并记录总分,分别反映患者两个方面的能力,然后再计算18项总分。18个项目的总分最高分为126分,最低分为18分。得分越高则表示独立性越好,得分越低则表示依赖性越强。总分的评价标准如下:126分为完全独立,108~125分为基本独立,90~107分为极轻度依赖,72~89分为轻度依赖,54~71分为中度依赖,36~53分为重度依赖,19~36分为极重度依赖,18分为完全依赖。

4. 功能活动问卷法

功能活动问卷(FAQ)法主要用于研究社区老年人的独立性和轻症老年性痴呆。工具性日常生活活动具体见表2-4-2。

功能活动问卷法评定分值越高表明障碍程度越重,正常标准为小于5分,等于或大于5分为异常。

表 2-4-2 功能活动问卷

项 目	正常或从未做过,但能做(0分)	困难,但可单独完成或从未做(1分)	需帮助(2分)	完全依赖他人(3分)
Ⅰ.每月平衡收支的能力,算账的能力				
Ⅱ.患者的工作能力				
Ⅲ.能否到商场买衣服、杂货或家庭用品				
Ⅳ.有无爱好,会不会下棋和打扑克				
Ⅴ.能否做简单的事,如点炉子、泡茶等				
Ⅵ.能否准备饭菜				
Ⅶ.能否了解近期发生的事件				
Ⅷ.能否参加讨论和了解电视、杂志和书的内容				
Ⅸ.能否记住约会事件、家庭节日和吃药				
Ⅹ.能否拜访邻居、自己乘公共汽车				

5. 快速残疾评定量表法

快速残疾评定量表(RDRS)法由 Linn 于 1967 年提出,后经过修订。此表可用于住院和在社区中生活的患者,对老年患者尤为合适。

快速残疾评定量表包括:日常生活需要帮助程度;残疾程度;特殊问题程度三大项。日常生活需要帮助程度内容含:进食、行走、活动、洗澡、穿衣、如厕、整洁修饰、适应性项目(财产处理、用电话等)。残疾程度内容含:言语文流、听力、视力、饮食不正常、大小便失禁、白天卧床、用药。特殊问题内容含:精神错乱、不合作(对医疗持敌视态度)、抑郁。总共有细项 18 项,每项最高分 3 分。快速残疾评定量表最高分值为 54 分,分值越高表示残疾程度越重,完全正常应为 0 分。

二、社会功能评定

社会功能是指个人能否在社会上发挥一个公民所应具有的功能及其在社会上发挥作用的大小。患者的社会功能一般包括以下几个方面的内容:社会生活能力,包括家庭

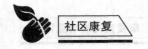

关系、社会支持、社会角色、与他人交往等;就业情况;社会整合功能等。

社会功能是生活质量评定的一项重要内容,因此社会功能既可以作为单独的项目评定,也可作为生活质量的一个部分进行评定。

（一）社会生活能力评定

社会生活能力评估患者参与各种社会活动的情况,包括工作、社交、娱乐等。这里介绍一种调查问卷表,用于了解患者的社会生活能力概况。具体见表2-4-3。

表2-4-3　社会生活能力评定

1.	上学或上班情况: 与伤病前大致相同(是,20分;否,0分)
2.	参加社交活动(访亲探友等): (从不参与,0分;极少参加,5分;正常参加,10分)
3.	参加社团活动(工会、联谊会、学会等): (从不参与,0分;极少参加,5分;正常参加,10分)
4.	与别人一起打扑克、下象棋、参观旅行、打球、看球赛(等文体活动): (从不参与,0分;极少参加,5分;正常参加,10分)
5.	与别人一起看电视、谈话、听音乐、上公园、购物(等业余消遣活动): (从不参与,0分;极少参加,5分;正常参加,10分)

注:该表最高分为60分,最低分为0分。分级判断标准为:0分,社会生活能力重度障碍;等于或少于20分,社会生活能力中度障碍;20～40分,社会生活能力轻度障碍;60分,社会生活能力正常。

（二）就业能力评定

就业能力是衡量患者社会功能的一个重要部分,可采用功能评估调查表(FAI)进行评定,该表评估与职业有关的各种功能状况,评定内容包括视、听、言语、行走或活动、上肢功能、手功能、协调、头的控制、用力能力、耐力、运动速度、学习能力、判断、坚持性、知觉组织、记忆、个人的吸引力、状态的稳定性、工作习惯、工作历史、雇主的可接受性、工作机会、经济上的妨碍、社会支持系统等共31项,是一个非常全面的功能状态评定表。该表将患者的职业能力分为0、1、2、3四级:0级,0～5分,职业能力无明显损伤;1级,6～31分,职业能力轻度受损;2级,32～62分,职业能力中度受损;3级,63～93分,职业能力严重受损。

（三）行为评定

常用量表包括激动行为量表和社会行为计划量表,前者用于脑外伤患者伤后攻击性行为的评定,后者原用于评定慢性住院患者的问题行为,现主要用于急性精神病治疗的随机对照研究。

（丁　兴）

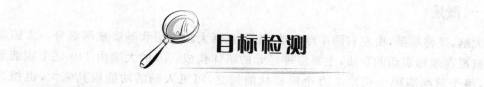

目标检测

一、名词解释

1. 日常生活活动。

2. 社会功能。

二、问答题

1. 日常生活活动的主要内容包括哪些?

2. 日常生活活动能力评定有哪些注意事项?

三、单选题

1. 以下哪项属于基础性日常生活活动?(   )

A. 洗衣　　　　B. 转移　　　　C. 购物　　　　D. 备餐

2. 患者 Barthel 指数评分法结果达到(   )分以上说明生活基本自理。

A. 100　　　　B. 60　　　　C. 40　　　　D. 20

3. 主要用于研究社区老年人的独立性和轻症老年性痴呆的方法是(   )。

A. 功能独立性评定量表法　　　　　B. Katz 指数评定法

C. 功能活动问卷法　　　　　　　　D. Barthel 指数评定法

4. 以下哪项属于社会生活能力?(   )

A. 家庭关系　　B. 就业情况　　C. 社会整合功能　D. 个人的吸引力

任务 5　言语认知与吞咽功能评定

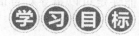

知识目标

1. 掌握言语语言功能评定、认知功能评定和吞咽功能评定的目的。

2. 掌握言语语言功能、认知功能和吞咽功能评定的注意事项。

能力目标

1. 熟练地对失语症、构音障碍、儿童语言发育迟缓作出相关评定。

2. 熟练地对认知障碍、注意障碍、记忆障碍作出相关评定。

3. 熟练地对吞咽障碍作出相关评定。

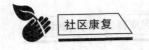

一、概述

大脑,又称端脑,由左右两半球组成,主要包括大脑皮层和基底核两部分。大脑皮层是被覆在端脑表面的灰质,主要由神经元的胞体构成。人的大脑由 140 亿个脑细胞组成,每个脑细胞可生长出 2 万个树枝状的树突,可见人脑的功能极其强大,也相当复杂。

大脑有运动区、体觉区、视觉区、听觉区、联合区等神经中枢,因此有视、听、说、写等高级功能,本任务对大脑高级功能评定从言语语言功能和认知功能方面给予介绍。

引起吞咽功能障碍的原因很多,相当一部分与大脑高级功能失常有关,故放在本任务里一并给予介绍。

二、言语语言功能评定

言语(speech)的产生包括呼吸、发声、共振、构音及韵律。言语的形成,主要是由肺部喷出气体,经气管进入声道,形成声音。言语是语言的主要内容,是人类运用语言的过程,是用声音来进行的口语交流,即人类说话的能力。

语言(language)是人类区别于其他动物的重要特征之一,是人类特有的能力,是人类最重要的交流工具,也是认知功能之一,包含口语、书面语、姿势语(手势、表情及手语等),是一个集语音、词法、句法、语义及语用的综合交流体系。语言活动有四种形式,即口语表达、口语理解、阅读理解和书写表达。

言语和语言难以截然区分,常用言语语言统称之。

(一)言语语言功能评定目的

(1)协助诊断 有无言语语言功能障碍,判断属于何种性质、类型及可能原因。

(2)评定功能状态 言语语言功能评定可以对各种言语语言功能障碍的程度作出评定,甚至有助于评定恢复的可能性及程度。

(3)指导康复 言语语言功能评定可以指导对言语语言功能障碍的康复,也可以评定康复的治疗效果。

(二)言语语言功能评定注意事项

(1)准备好评定工具,如各种卡片、音响设备。

(2)评定时避免干扰,不需纠正患者错误,记录要完全。

(3)对情绪不稳、意识障碍者以及各种无法合作者慎用。

(三)失语症

失语症(aphasia)是指脑的器质性损伤,引起语言交流能力障碍,表现在对语言的感知、理解、组织、运用功能障碍,是语言和思维二者双向转译机制的崩溃和中断。

1. 失语症主要语言症状

(1)口语表达障碍 ①发音障碍(articulatory disorders),表现咬字不清、说话含糊或发单音有困难。②说话费力(laborious speech),与发音障碍有关,表现为说话不流畅、缓慢,并伴有全身用力、叹气及附加表情和手势。③错语(paraphasia),包括语音错语、词意错语和新语。④语法障碍,表现为失语法(缺乏语法结构,又称电报式语言)或语法错乱(用词错误、结构及关系紊乱)。⑤找词困难(word finding problem),很难或不能说出恰当的词,常出现停顿,或重复结尾词。在找不到恰当的词时,以描述说明等方式表达,则称为迂回现象。⑥刻板语言(verbal stereotype),是只能说几个固定的词或短语,如"妈妈",一般症状较重。⑦模仿语言(echolalia),强制性复述他人的话。这类患者常有语言完成现象(completion phenomenon),如测试者说"1、2、3",他可以接着说"4、5、6"。⑧言语持续(perseveration),当患者所看图片已经更换,患者仍以原来的图片回答。⑨复述困难(repetition difficult),复述困难是指不能准确复述主试者说的词或句。⑩流畅程度(fluency),以每分钟说出多少词表示。一般每分钟说出的词在100个以上称为流畅,在50个以下称为非流畅。

(2)听语理解障碍 ①语音辨认障碍:患者听力正常,但不能辨认声音,典型者称为纯词聋。②语义理解障碍:患者能辨认语音,部分或全部不能理解词义。

(3)阅读障碍 这是指患者阅读能力受损,又称失读症,有以下三种。①形音失读:不能正确朗读,可以理解意义。②形义失读:能正确朗读,不理解意义。③形音义失读:既不能正确朗读,又不能理解意义。

(4)书写障碍 书写(writing)需要视觉、听觉、运动觉等的参与。故书写障碍需首先评定是否为失语性质。书写障碍常有以下几种表现。①不能书写:不能构成字形。②镜像书写:笔画正确,但方向相反。③惰性书写:不停地重复前面写的字词。④过多书写:书写许多无关字词。⑤象形书写:不能写字,以图表示。⑥构字障碍:写字笔画错误。⑦语法错误:书写句子时出现语法错误。

2. 失语症的分类

国内常用的失语症分类如下。

(1)外侧裂周失语综合征:包括运动性失语(broca aphasia,BA)、感觉性失语(wernicke aphasia,WA)、传导性失语(conduction aphasia,CA)。

(2)分水岭区失语综合征,即经皮质性失语:包括经皮质运动性失语(transcortical motor aphasia,TMA)、经皮质感觉性失语(transcortical sensory aphasia,TSA)、混合性经皮质失语(mixed transcortical aphasia,MTA)。

(3)完全性失语(global aphasia,GA)。

(4)命名性失语(anomie aphasia,AA)。

(5)皮质下失语:包括丘脑性失语(thalamic aphasia,TA)、底节性失语(basal ganglion aphasia,BaA)。

(6)失写症(agraphia)。

(7)失读症(alexia)。

(8)纯词聋(pure word deafness)。

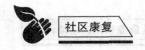

（9）纯词哑（aphemia）。

3. 各型失语症的主要特征

各型失语症表现各异，在流利性、口语理解、复述、命名、朗读、朗读理解、书写等方面都各有自己的特点，具体见表 2-5-1。

表 2-5-1　各型失语症的主要特征

失语症类型	流利性	口语理解	复述	命名	朗读	朗读理解	书写
运动性失语	■	□	■	■	■	□	■
感觉性失语	□	■	■	■	■	■	■
传导性失语	□	▲	■	■	■	▲	■
经皮质运动性失语	■	□	□	▲	■	▲	▲
经皮质感觉性失语	□	■	□	▲	■	▲	▲
混合性经皮质失语	■	■	□	■	■	■	■
完全性失语	■	■	■	■	■	■	■
命名性失语	□	□	□	■	□	□	▲
底节性失语	▲	▲	▲	▲	▲	▲	■
丘脑性失语	▲	▲	▲	▲	▲	□	■

注：□表示正常；▲表示部分障碍；■表示障碍。

表 2-5-1 所述失语症多为多重言语语言障碍，如仅表现阅读理解障碍者为失读症，仅表现为书写障碍为失写症。失写症和失读症也可分为很多亚类，如失写症又可分为失语性失写、非失语性失写和过写症等，失读症又可分为额叶失读、顶叶失读、枕叶失读、皮质下失语性失读等。纯词聋则是选择性听言语理解受损，而其他语言功能和阅读能力保留。听力检查时没有外周的听力障碍。纯词聋患者的一个突出特点是对词语声和非词语声的辨识分离，可明确辨识非词语声，患者可以判断声音的方向。纯词哑又称构音性失语，患者口语表达能力严重障碍，而文字表达及理解等其他言语功能均正常。

4. 失语症评定

国际上最常用的是波士顿失语检查（Boston diagnostic aphasia examination, BDAE）和西方失语成套测验（Western aphasia battery, WAB）。这两个测验有相同的体系，后者比前者简略省时。国内有北京大学第一医院汉语失语成套测验以及中国康复研究中心版的失语症检查。下面以汉语失语症成套测验（aphasia battery of Chinese, ABC）法为例做简要介绍，其他评定检查参考相关参考书。汉语失语症成套测验法主要参考西方失语成套测验方法，并结合我国国情编制而成。本测验共有六个方面的内容。

1）口语表达

（1）谈话　包括回答问题、叙述和系列语言。通过谈话和叙述判断口语信息量和流利型级别。信息量表示口语能否明确达意，按其达意程度记 0～6 分。

0 分:哑,无信息。

1 分:无意义的刻板言语,或完全是难以听懂的错语,或仅听到咕噜声,不能表达任何信息。

2 分:能部分表达信息,有少量实质词,偶有短句,或有大量错语。

3 分:能简单表达思想,电报式言语或较多错语,有明显找词困难。

4 分:能表达思想,大多语句完整,有轻度找词困难及少量错语,或难以扩展词句。

5 分:能完整表达思想,顺利构造扩展言语,无错语,偶有找词困难,或主观上有困难。

6 分:正常表达。

流利型是根据谈话中语量、语调、发音、短语长短、说话是否费力、有无强迫语言、有无语法结构、有无实质词和错语 9 项,每项分 1、2、3 等级记分。

根据每例失语症患者口语中上述 9 项分数相加的总和,9~13 分为非流利型,14~20 为中间型,21~27 为流利型。根据口语的流利性将失语分为流利型、中间型和非流利型,在临床上有一定实用价值。

(2)复述　包括常用词和不常用词,具体词和抽象词,短句、长句、超长复合句和无意义词组。

(3)命名　包括指物命名、列名、颜色命名和反应命名。

2)听理解

(1)是非题。

(2)听辨认　听名后从一组物品、图画或身体部位选出正确者。

(3)执行口头指令　从简单指令到多步骤和有语法词的指令。

3)阅读

(1)视读　朗读 10 个合体字。

(2)听字辨认　从一组形似字、音似字、义似字中选出听到的字。

(3)朗读词并配画　先朗读所示的词,无论朗读是否准确,均要求按词配画。

(4)朗读指令并执行　先朗读所示的句子,无论朗读是否正确,均要求按文字指令执行。

(5)选词填空　对留有空白的句子朗读后或默读后,从被选词中选出正确者填空,使全句完整。

4)书写

(1)写姓名和地址。

(2)抄写　按出示的句照抄。

(3)系列数写　写 1~21。

(4)听写　包括偏旁、数、字、词和句。

(5)看图写　将图中看到的物品、颜色、动作的名称写出。

(6)写病史(短文)　按完成质量评为 0~5 分。

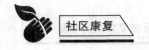

在要求写出病情经过或现存症状中,完整句至少有 3 句以上。

0 分:无反应或仅有不同线条。

1 分:近似单个字,但有笔画错误,有构字障碍;或虽有完整字,但与欲写病情无关,不能表达信息。

2 分:有正确表达信息的关键词,有较多的笔画错误,但可辨认,不能组成完整句。

3 分:有可表达信息的短句,大部分字书写正确,少量可辨认的构字障碍。

4 分:有可表达信息的完整句,但偶有构字障碍,或语法不当。

5 分:书写正常,正确表达信息。

5)利手

本检查法以 12 个日常动作项目进行利手测定,即写字、拿筷、剪刀、切菜、刷牙、提物、穿针、洗脸、划火柴、炒菜、持钉锤、扫地。如果 12 个项目全部或前 7 项都习用右手或左手,而后 5 项中任何 1~5 项用另一手,则称为右利或左利;如前 7 项中有 1~6 项习用一只手,其余 6~12 项用另一只手,则称混合利。

6)其他神经心理学检查

(1)意识　包括注意力、定向力及近记忆力。因严重语言障碍无法测查时,应根据日常生活行为,排除意识障碍及严重痴呆。

(2)视空间功能　包括临摹和摆方块。

(3)运用　包括口颊、上肢和复杂运用。

(4)计算　包括加、减、乘、除题。

（四）构音障碍

构音障碍(dysarthria)常指由于神经系统损害导致与言语有关肌肉运动异常而引起的言语语言障碍。构音障碍患者言语所表达的内容和语法往往都是正常的,对理解他人的语言也无困难,仅是口语的表达障碍。主要表现为发音不准,咬字不清,声响、音调、速度、节律异常和鼻音过重等言语听觉特性的改变,也就是说话含糊不清和不流利。严重时,言不分音,语不成句,难以听懂。最严重时完全不能说话,出现构音不能。构音障碍可以是患者主要的或唯一的症状,也可以是次要的伴随症状。

1. 构音障碍分类

构音障碍有很多分类方法,可按病因分类,也可按音素分类。如按音素可分为,声母构音障碍、韵母(介韵母)构音障碍、混合型构音障碍;按病因可分为原发性构音障碍和继发性构音障碍。也可分为器质性构音障碍、功能性构音障碍、运动性构音障碍。运动性构音障碍还可分为弛缓型构音障碍、痉挛型构音障碍、共济失调型构音障碍、运动减少型构音障碍、运动过多型构音障碍、混合性构音障碍等。

运动性构音障碍各型特征如下。

(1)痉挛型构音障碍　中枢性运动障碍,自主运动出现异常模式,伴有其他异常运动,肌张力增强,反射亢进,无肌萎缩或废用性萎缩,病理反射阳性。一般言语表现为辅音不准确,单音调,刺耳音,紧张窒息样声音,鼻音过重,偶尔音词中断,言语缓慢无力,音调低,语句短。

（2）迟缓型构音障碍 周围性构音障碍,肌肉运动障碍、肌力低下、肌张力降低、腱反射降低、肌萎缩。表现为呼吸音,鼻音过重,辅音不准确,单音调,音量降低。

（3）共济失调型构音障碍 小脑系统障碍,运动不协调（力、范围、方向、时机）,肌张力低下,运动速度减慢,震颤。主要表现为不规则的言语中断和音调、响度与辅音不规则,发元音不准确,刺耳音,音节与字之间的间隔延长。

（4）运动过多型构音障碍 锥体外系障碍,异常的不随意运动。表现为构音器官的不随意运动破坏了有目的的运动而造成元音和辅音的歪曲、失重音、不适宜的停顿、费力音、发音强弱急剧起伏、鼻音过重。

（5）运动过少型构音障碍 锥体外系障碍,运动范围和速度受限,僵硬。由于运动范围和速度受限,发音为单一音量、单一音调、重音减少、有呼吸音或失声现象。

（6）混合型构音障碍 运动系统多重障碍,多种运动障碍的混合或合并。其表现为上述各种症状的混合,多种或单一不定,其好发人群广泛。

2. 构音障碍评定

构音障碍的评价国内外至今尚未统一。近年来,我国言语语言康复工作者,根据国外评定方法,结合我国实际先后编制了一些适用于汉语构音特点的构音障碍评价法。主要有中国康复研究中心构音障碍检查法和河北省人民医院康复中心修改的Frenchay构音障碍评定法。

1）中国康复研究中心构音障碍检查法

中国康复研究中心参照日本构音障碍检查法,按照汉语普通话发音特点编制,于1992年开始应用于临床,是目前国内较广泛应用的评定方法。其特点是能够对各种类型构音障碍进行诊断,并且对康复治疗有明确的指导作用。此评定方法分为两个部分:构音器官检查和构音检查。

（1）构音器官检查:

①检查的目的:观察构音器官的形态及粗大运动,是否存在器质异常和运动障碍。

②范围:包括肺（呼吸情况）、喉、面部、口部肌肉、硬腭、腭咽机制、下颌、反射。

③方法:安静状态下观察构音器官,通过指示和模仿,使其做粗大运动。

④ 评价:

a. 部位:构音器官哪个部位存在运动障碍。

b. 形态:确认各器官的形态是否异常。

c. 程度:判定异常程度。

d. 性质:判断其异常是中枢性的、周围性的还是失调性的。

e. 运动速度:确认速度低下或节律变化。

f. 运动范围:确认运动范围是否受限。

g. 运动的力:确认肌力是否低下。

h. 运动的精确性:可通过协调运动和连续运动进行判断。

（2）构音检查：

① 会话：通过询问患者的姓名、年龄、职业等观察患者是否可以说，其音量、音调变化是否清晰，气息音、鼻音化情况如何等。

② 单词检查：此项由 50 个单词组成，根据单词的意思制成 50 张图片，通过让患者看图说词，检查者用国际音标记录患者的发音。

③ 音节复述检查：选用常用的和比较常用的音节，让患者复述，在观察发音特点的同时注意异常构音运动。

④ 文章检查：让患者朗读一段文字，观察患者的音量、韵律、呼吸运用。

⑤ 构音类似运动检查：依据普通话的特点，选用代表性的 15 个音的构音类似运动。

⑥ 结果分析：将前面单词、音节、文章、构音类似运动检查发现的异常分别记录并加以分析，确定类型共 8 个栏目：错音、错音条件、错误方式、发声方法、错法、被刺激性、构音类似运动、错误类型。

⑦ 总结：把患者的构音障碍特点归纳分析，结合构音运动和训练计划加以总结。

2）河北省人民医院构音障碍评定法

河北省人民医院构音障碍评定法是河北省人民医院康复中心张清丽、汪洁等根据汉语特点，在 Frenchay 评定法基础上修改而成。该评定法除"速度"项外，分 8 类 28 项，每项按损伤严重程度分为 a～e 级，a 级为正常，b 级为轻度异常，c 级为中度异常，d 级为明显异常，e 级为严重异常。可根据正常结果所占比例（a 项/总项数）简单地评定构音障碍的程度。Frenchay 构音障碍评定方法如下。

（1）反射　询问患者、亲属或其他有关人员，以观察和评价咳嗽反射、吞咽动作是否有困难，困难的程度如何；观察患者有无不能控制的流涎。

（2）呼吸　静止和言语状态下观察患者的呼吸情况，包括呼吸时间、有无气粗。

（3）唇　当患者没有说话时，观察唇的位置，患者动作时观察其双唇抬高和收缩运动，闭唇鼓腮情况，患者交替发音及会话时观察唇的运动，并重点注意发音时唇的形状。

（4）颌　患者没有说话时和说话时观察颌的位置。

（5）软腭　观察并询问患者吃饭或喝水时是否有饭、水进入鼻腔，观察患者的软腭抬高运动，会话时注意患者的鼻音和鼻漏音。

（6）喉　喉的发音时间及音调、音量，患者在会话过程中发音是否清晰，音量和音调是否适宜。

（7）舌　静止状态下观察患者的舌，伸舌时舌的上下两侧运动情况，交替发音时舌的运动情况。

（8）言语　观察患者读字、读句子、会话速度等情况。

（五）儿童语言发育迟缓

儿童语言发育迟缓是指儿童在生长发育过程中其语言发育落后于实际年龄的状态。常见的病因有大脑功能发育不全、脑瘫、自闭症等。

1. 儿童语言发育迟缓症状

儿童语言发育迟缓症状主要有以下几种：①语言学习和表达障碍，如口语表达不清、音调单调、言语不连贯等；②理解障碍，如对口语或事物不能正确理解；③行为方面，部分患儿存在缺乏目光接触、烦躁、多动等行为方面的异常。

2. 儿童语言发育迟缓评定

儿童语言发育迟缓评定涉及多学科和多专业的知识，其目的是发现和确定患儿是否存在语言发育迟缓，这种语言发育迟缓属于哪一种类型，患儿的语言与正常儿童相比处于哪一阶段。儿童语言发育迟缓评定常用语言发育迟缓检查法（sign-significance，S-S法），此法由日本音声语言医学会审定，汉语版在1990年由中国康复研究中心修订，已在临床上推广使用。

S-S法适用于因各种原因而导致的语言发育水平处于婴幼儿阶段的儿童。该检查法将语言发育水平划分成五个阶段，通过一系列的检查，可以确定受测者达到了哪个阶段。这五个阶段如下。

（1）第一阶段　事物、事物状态理解困难阶段。此阶段儿童并未掌握语言，对周围的事物及其状态难以理解。行为多无目的性。

（2）第二阶段　事物的基础概念阶段。此阶段儿童仍未掌握语言，却了解常用物品的功能。此阶段又可分三个发育水平：

① 水平1——功能性操作，了解某些事物的功能和操作。

② 水平2——能辨别某些事物之间的联系和区别，并进行匹配。

③ 水平3——选择。此阶段儿童能够从几个选择项中将与示范项有关的成对事物选择出来。

（3）第三阶段　事物的符号阶段。此阶段儿童开始建立符号与指示内容之间的联系。这个阶段又可以细分成以下两个发育水平：

① 水平1——手势符号，学会运用手势符号来表达事物。

② 水平2——言语符号，学会用言语符号表达事物。

（4）第四阶段　组句（语言规则）阶段。此阶段儿童能够用2～3个词组成句子来描述事物和事物的状态。这个阶段又可以细分成以下两个发育水平：

① 水平1——能把两个词组合成句子，用来描述事物和事物的状态。

② 水平2——能够理解三个词组成的句子。

（5）第五阶段　组句（语言规则）阶段。此阶段儿童能够理解和使用一些结构更为复杂的句子。这个阶段也可以细分成两个发育水平：

① 水平1——语序形成。此阶段儿童能够理解和使用具有可逆性的句子。

② 水平2——使用被动态。此阶段儿童能够理解"被"字句型所表达的意思。

儿童语言发育迟缓的检查共包括操作性课题、符号与指示内容关系、基础性过程和日常生活交流态度四个方面，其检查顺序和内容如下。

① 操作性课题的检查　具体内容包括辨别、投球、积木等项目。

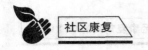
② 符号与指示内容关系的检查 具体内容包括第二阶段的机能性操作、匹配和选择,第三阶段的手势符号和言语符号,第四阶段的二词句和三词句,第五阶段的语序形成和被动态。

③ 基础性过程的检查 具体内容包括模仿和听觉记忆广度等项目。

④ 日常生活交流态度的检查 具体内容包括注视、视线交流、问候、特征性言语等项目。

该检查法设定了各项目的合格标准和各阶段的通过标准,并提供各年龄正常儿童应该通过哪些项目的参考标准。将对受测者的各项检查的结果与这些标准作对照,就可以诊断他的语言发育是属于正常,还是属于迟缓。若语言发育迟缓,那么迟缓的程度如何,哪些方面的发育相对较好,哪些方面的发育相对较差。

三、认知功能评定

认知功能是指脑对外界刺激和内在动机的注意、分辨及计划作出有意义的反应能力,是人们熟练运用知识的能力,包括记住新知识的能力、追忆知识的能力、分析和运用知识的能力等。

认知障碍是指各种原因引起的脑损伤导致不同形式和程度的认知功能障碍,影响患者的生活活动能力。认知障碍一般包括注意力、记忆力、知觉、执行能力的障碍。本任务只对注意障碍和记忆障碍的评定进行介绍。

（一）认知功能评定目的

（1）协助诊断 认知功能评定对各种认知障碍,如注意障碍、记忆障碍等有重要的诊断价值。

（2）评定功能状态 认知功能评定可以对各种认知障碍的严重程度作出评定,甚至有助于评定预后。

（3）指导康复 认知功能评定可以指导对认知障碍的康复,也可以评定康复治疗效果。

（二）认知功能评定注意事项

（1）需要专业人员实施,因为测试程序具体运用不当会较大程度地影响结果,甚至会出现错误结果。

（2）评定环境安静 否则会对评定产生干扰,也影响评定结果。

（3）结果分析应慎重 评定结果一定要结合患者的整体情况,因为评定只能说明存在某种障碍,而无法确定原因。

（三）认知障碍初步评定

1. 意识状态的初步判断

临床上意识障碍可分深昏迷(自发活动消失、对外界各种刺激无反应、深浅反射消失、生命体征改变)、浅昏迷(意识丧失、可有压眶反应、反射及生命体征存在)、昏睡(重刺激可唤醒,停止后即熟睡)、嗜睡(可唤醒,醒后可简单交流)。无论患者处于上述何种程度的意识障碍,均不适合做进一步的认知功能评定。

2. Glasgow 昏迷量表

Glasgow 昏迷量表(Glasgow coma scale,GCS)(表 2-5-2)是对意识障碍进行评估的一种方法。1974 年由 Teasdale 和 Jennett 制定。Glasgow 昏迷量表的项目有睁眼反应、运动反应和语言反应。评定时间 2 min。优点:简单、可靠。最大得分 15 分,预后最好;最小得分 3 分,预后最差;8 分或 8 分以上恢复机会大;3～5 分有潜在死亡危险(尤其是伴有瞳孔固定或缺乏眼前庭反射)。

表 2-5-2　Glasgow 昏迷量表

检查分类	检查项目	评　分
E.最好眼反应(4)	自己睁眼	4
	呼叫时睁眼	3
	疼痛刺激时睁眼	2
	任何刺激不睁眼	1
V.最好语言反应(5)	正常	5
	有错语	4
	词不达意	3
	不能理解	2
	无语言	1
M.最好的运动反应(6)	正常(服从命令)	6
	疼痛时能拨开医生的手	5
	疼痛时有逃避反应	4
	疼痛时呈屈曲状态	3
	疼痛时呈伸展状态	2
	无运动	1
总计		

注:记录方式为 EVM,即字母中间用数字表示,如 E3V3 M5=GCS11。

此表对患者与意识状态有关的主要表现分别给予评分,计算总分后作出脑损伤程度的判断,一般只用于脑部损伤急性期,为判断患者预后提供依据。

3. 简明精神状态检查

简明精神状态检查量表(mini-mental state examination,MMSE)由 Folstein 于 1975 年编制,是目前国际上最具影响力的认知功能障碍的筛查工具之一。

(1)项目内容　简明精神状态检查量表共 19 项。1～5 项:时间定向。6～10 项:地点定向。11 项:即刻记忆。12 项:注意力及计算力。13 项:短程记忆。14 项:物体命名。15 项:语言复述。16 项:阅读理解。17 项:语言理解。18 项:语言组织表达(原来为写一句句子)。19 项:图形描绘(空间结构)。

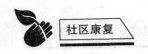

（2）评定标准　简明精神状态检查量表总分0~30分。国内标准：分界值按教育程度不同而不同，文盲，大于或等于17分，小学，大于或等于20分，初中及以上，大于或等于24分。在标准分数以下者需做进一步检查。

4. 认知功能筛查量表

检查项目包括定向、注意、心算、瞬时记忆、短时记忆、结构模仿、语言、类聚、概念判断等9个因子，共30分，小于或等于20分为异常。

（四）注意障碍评定

一段时间内，精神活动指向某一事物称为注意，注意分为主动注意和被动注意两种。被动注意是没有自觉的目的和不加任何努力而不自主地、自然地注意；主动注意是自觉地、有预定目的的注意。各种原因导致对注意力损害，致使注意力下降或增强，称为注意障碍，一般以注意下降为多，故注意障碍多指注意力下降。

任何部位的大脑病变，尤其是广泛的病变，都会对注意力造成损害，觉醒程度减低，嗜睡状态或觉醒程度过高，处于紧张焦虑状态，均影响注意力的持续集中。注意障碍常有以下表现。

① 注意增强：注意指向内在或外在的某些事物，如具有妄想观念的患者，过分地注意看他所妄想的事物。

② 注意涣散：表现为主动注意明显减弱。患者不能把注意集中于某一事物并保持一段时间，多见于神经衰弱。

③ 随境转移：表现为被动注意，常注意不持久，且注意的对象不断转移。

④ 注意迟钝：患者的注意集中困难和缓慢，但是注意的稳定性障碍较小，多见于抑郁症。

⑤ 注意狭窄：患者的注意范围显著缩小，主动注意减弱，当患者集中于某一事物时，其他一般易于唤起注意的事物并不引起患者的注意，见于痴呆。

⑥ 注意固定：患者的注意稳定性好，见于健康人和精神病患者。

在临床上一般没有特别的注意检查法，多根据具体情况采用相应的评定方法，具体有如下两种。

① 视觉跟踪与辨别　患者目光随光源做上、下、左、右移动，每一方向1分，正常为4分；患者复制垂线、圆形、正方形、A形字，每项1分，正常4分；进行划消试验。

② 听觉跟踪与辨别　在患者闭目状态下，在头的前、后、左、右及上方摇铃，每一位置1分，正常5分；给患者听声音，对某一种声音辨别，要求5次内全正确，否则不正常，或一分钟听60个字母，其中有10个相同字母，要求听到该字母时能10个都辨别出来。

此外，还有连线测验、注意广度检查等。这里不一一介绍了。

（五）记忆障碍评定

记忆，是使原来贮存于脑内既往的事物和经历重新在大脑中呈现的过程。记忆有三个基本过程。①识记，使既往的事物和经历在中枢神经系统中留下痕迹的过程。识记取决于意识水平和注意是否集中。精神疲乏、缺乏兴趣、注意力不集中和意识模糊可以影响识记过程。严重的识记缺陷一般由器质性原因所造成。②保存，即信息储存，有三个阶段。最初阶段是通过感觉形成记忆痕迹，这种痕迹很不稳定；第二阶段为短期保存；第三阶段为长期保存。保存是神经组织的特性，保存发生障碍时，不能建立新的记忆，遗忘范围则与日俱增。严重的保存缺陷见于脑器质性疾病。③再现，即既往的事物和经历复呈的过程。部分地或完全地失去再现既往的事物和经历，称为遗忘。一般可将记忆分为瞬时记忆、短时记忆、长时记忆。记忆和遗忘是伴随的，遗忘有时间规律和选择性。新近识记的材料遗忘最快，逐渐发展到远事遗忘，曾经引起高度注意的事情较难忘记。

记忆障碍(impaired memory)，指原来储存于脑内既往的事物和经历重新在大脑中呈现的过程出现异常，多数表现为困难或不能，有永久性或暂时性的记忆障碍之分，可为病理性，也可为情景性。

1. 记忆障碍的分类

记忆障碍一般分为以下几类。

(1) 记忆增强(hypermnesia)　患者常"过目不忘"，而且能回忆往事的细节，临床上常见于躁狂者。

(2) 记忆减弱(hypomnesia)　记忆过程出现功能减退，常见于脑器质性精神障碍，如痴呆患者和正常老年人。

(3) 遗忘(amnesia)　对事物和经历不能回忆，常分为顺行性遗忘、逆行性遗忘、进行性遗忘、心因性遗忘。前两类多见于脑损伤，进行性遗忘主要见于痴呆，心因性遗忘具有选择性遗忘的特点，即所遗忘的事情选择性地限于痛苦经历。

(4) 错构(paramnesia)　患者在回忆事物时所指的地点和时间出现错误。

(5) 虚构(confabulation)　患者对事物和经历发生遗忘而用完全虚构的事物代替。临床上称为虚谈症，多见于脑器质性精神障碍如痴呆患者和慢性酒精中毒性精神病。

(6) 潜隐记忆(kryptomnesia)　潜隐记忆又称歪曲记忆，即患者将别人的经历与自己的经历相混淆。

2. 记忆障碍的评定

临床上比较常见的认知障碍的评定方法有修订的韦氏记忆量表法、临床记忆测验法、Rivermead 行为记忆测验法等。

(1) 修订的韦氏记忆量表法　龚耀先等将韦氏记忆量表法进行了修订，除沿用原有 7 个分测验外，还增加了 3 个分测验，修订的韦氏记忆量表法主要内容如下。

① 长时记忆测验：关于个人经历有 5 个问题；时空定向有 5 问题；数字顺序关系，包括 1～100 顺数、100～1 连续倒数、累加(从 1 开始每次加 3 直到 49)并计时。

② 短时记忆测验：视觉再认(分甲、乙两套识记图卡，每套图有 8 个内容，有图字，还有符号，让受试者记半分钟，然后要求其在另外一卡上找出看过的 8 个东西)；图片回忆(让受试者看一张印有 20 张图的图片，90 s 后要其回忆图片内容)；视觉提取(将 3 张图片一次给受试者看 10 s，每看完一张后要其在纸上默画出来)；联想学习(每套卡片

10 对词,读时每组呈现 2s 后停 5 s,再读每组时,读前一词,要求受试者说出后一词);触摸测验(用利手、非利手和双手将 3 个木块放入相应槽中);理解记忆(3 个故事,讲完让患者复述)。

③ 瞬时记忆测验:背诵数目(要求顺背 3~9 位数,倒背 2~8 位数)。

将各项得分(粗分)转为量表分,然后按年龄组算出记忆商数,评定记忆障碍。

(2) 临床记忆测验法　此法适用于 20~29 岁的成年人,测试包括指向记忆、联想学习、图像自由回忆、无意义图形再认和人像特点回忆 5 项内容,是检查持续数分钟的一次性记忆或学习能力。

(3) Rivermead 行为记忆测验法　量表中包括记姓名、记被藏物、记约定、图片再认、路径即时回忆、路径延迟回忆、信封、定向、日期、照片再认、故事即时回忆、故事延迟回忆 12 个分项目。原始分须使用兑换表兑换成量表分,22~24 分为正常,17~21 分为轻度障碍,10~16 分为中度障碍,0~9 分为重度障碍。

四、吞咽功能评定

吞咽是指食物由口腔运送入胃的动作或整个过程。

吞咽不是一个随意活动,而是一种复杂的反射性动作,是口咽部随意肌群的收缩、食管括约肌的松弛以及食管肌节律性蠕动等一系列有顺序而协调的动作,将进食的流质或食团排进胃内,必须有特定的刺激才能引起。吞咽反射弧上某个环节受损伤时,常常会发生吞咽障碍(dysphagia)。

(一) 吞咽功能评定目的

(1) 协助诊断　吞咽功能评定对各种吞咽障碍诊断有重要价值。

(2) 评定功能状态　吞咽功能评定可以对各种吞咽障碍的严重程度作出评定,甚至有助于评定预后。

(3) 指导康复　吞咽功能评定可以指导对吞咽障碍的康复,也可以评定康复治疗效果。

(二) 吞咽功能评定注意事项

(1) 病情允许　患者病情稳定,已去除鼻饲管,方可进行吞咽功能的评定。全身状态不佳、病情进展期或体力差难以耐受检查者,意识障碍者,严重痴呆难以合作者,拒绝检查者,完全无训练动机者应避免进行吞咽功能评定。

(2) 评定环境安静　否则会对评定产生干扰,也影响评定结果。

(3) 进行 X 线造影等检查时,除需备有吸痰器外,还需在临床急救技术的医务人员监护下进行。

(4) 做好沟通工作　评定前应向患者或家属告知评定的目的、内容以及可能出现的特殊情况,如呛咳、吸入性肺炎、窒息、局部黏膜损伤、出血、疼痛、感染、牙(义)齿脱落、误咽等,以获得全面的理解和配合。

(5) 结果分析应慎重　评定结果一定要结合患者的整体情况综合考虑。

（三）吞咽障碍评定

吞咽障碍是指正常的吞咽功能发生障碍,出现吞咽困难,食物通过咽部、食管时感到费力,有梗阻感觉,吞咽过程比较长,吞咽时伴有(或无)吞咽疼痛,严重时食物甚至完全不能通过。吞咽障碍是由于与吞咽有关的神经损伤或吞咽器官损伤使吞咽的一个或多个阶段损伤而导致的各种症状出现的一组临床综合征,可由多种原因引起,包括:口、咽和喉疾病;食管疾病;神经、肌肉疾病或功能失常等。吞咽动作受延髓等高级神经中枢支配,IX、X、XII脑神经对吞咽尤为重要。在脑损伤患者中,吞咽障碍的发生率达20%～40%,其中以脑卒中出现吞咽障碍的发生率最高,可达45%,占全部吞咽障碍者的25%。

1. 吞咽障碍分类

吞咽障碍常分为机械性与运动性两类。

（1）机械性吞咽障碍,临床上常见,是指吞咽食物的腔道发生狭窄引起的吞咽障碍,以食管腔狭窄为主。正常食管壁具有弹性,管腔直径可扩张 4 cm 以上,当炎性或梗阻性原因使管腔扩张受限时,可出现吞咽障碍。例如,食管受到化学性灼伤后,因瘢痕形成等原因可使食管腔严重狭窄而致吞咽障碍;食管癌时可因癌肿浸润、堵塞食管腔而致食管高度狭窄,常表现为进行性吞咽障碍。

（2）运动性吞咽障碍,是指随意控制的吞咽动作发生困难和(或)随后一系列反射运行障碍而发生的吞咽障碍,包括支配吞咽动作的神经中枢受损害和参与吞咽的肌肉的器质性损害或功能失调,最常见的是各种原因导致的延髓性麻痹(球麻痹)、食管吞咽肌麻痹等。

2. 吞咽障碍评定

吞咽障碍的评定方法很多,较常用的有反复唾液吞咽测试（repetitive saliva swallowing test,RSST）、饮水试验等,临床评定时常综合运用。

（1）吞咽障碍七级评价法　1 级,唾液误咽;2 级,食物误咽;3 级,水的误咽;4 级,机会误咽;5 级,口腔问题;6 级,轻度障碍;7 级,正常范围。

（2）反复唾液吞咽测试　反复唾液吞咽测试是观察引发随意性吞咽反射的一种简单方法,具体操作方法是:患者取坐位,卧床患者应采取放松体位;检查者将食指横置于患者甲状软骨上缘,嘱做吞咽动作。当确认喉头随吞咽动作上举、越过食指后复位,即判定完成一次吞咽反射。当患者诉口干难以吞咽时,可在其舌上滴注少许水,以利于吞咽,嘱尽快反复吞咽,并记录完成吞咽次数。老年患者在 30 s 内能达到 3 次吞咽即可。一般有吞咽困难的患者,即使第 1 次吞咽动作能顺利完成,但接下来的吞咽动作会变得困难,或者喉头尚未充分上举就已下降。

（3）饮水试验　饮水试验是另一种常用的吞咽功能检查法。检查时患者取坐位,以水杯盛水 30 mL,嘱患者如常饮下,注意观察患者饮水经过,并记录时间。结果可分为五种情况:第一种,一次喝完,无呛咳(根据计划又分为:5 s 内喝完;5 s 以上喝完);第二种,两次以上喝完,无呛咳;第三种,一次喝完,有呛咳;第四种,两次以上喝完,有呛

咳;第五种,多次发生呛咳,不能将水喝完。吞咽功能判断:第一种 5 s 内喝完为"正常",5 s 以上喝完为"可疑",第二、三、四、五种为"异常"。

(4)吞咽障碍(X线)严重程度评定

X线造影录像对吞咽障碍严重程度的评定也很有价值(表 2-5-3)。

表 2-5-3 吞咽障碍(X线)严重程度评定

	口腔时间增加/s	吞咽反射延迟/s	食团误咽量/(%)
轻度	1~5	<5	20
中度	5~10	5~10	20~30
重度	>10	>10	>30

此外,纤维内窥镜检查、口面运动功能检查、舌感觉功能、口腔原始反射检查等对吞咽障碍的评定都具有参考意义,可参考相关书籍,这里不一一介绍了。

(何胜晓)

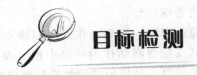

目标检测

一、名词解释

1. 言语。

2. 语言。

3. 失语症。

4. 构音障碍。

5. 认知障碍。

6. 注意障碍。

7. 吞咽障碍。

二、问答题

1. 言语语言障碍评定的目的是什么?

2. 言语语言障碍评定的注意事项有哪些?

3. 失语症如何评定?

4. 如何进行认知障碍初步评定?

5. 如何评定注意障碍?

6. 如何进行反复唾液吞咽测试?

三、病例检测

患者,女,6岁,正常书写、说话,对简单的句子能理解。稍复杂一点就看不懂,和别人说话有时听不懂,想半天都想不明白。请问,该患者可能是何病症,该如何对她进行评定?

四、单选题

1. S-S法常用来评定（　　）。

A. 儿童语言发育迟缓　　　　　　B. 失语症

C. 构音障碍　　　　　　　　　　D. 认知障碍

2. 国际上最具影响的认知功能障碍的筛查工具之一是（　　）。

A. Rivermead 行为记忆测验法　　B. Frenchay 评定法

C. 简明精神状态检查量表法　　　D. S-S 法

五、多选题

1. 失语症口语表达障碍表现为（　　）。

A. 发音障碍　　B. 说话费力　　C. 找词困难　　D. 模仿语言

2. 失语症评定常用（　　）。

A. 波士顿失语检查　　　　　　　B. 西方失语成套测验

C. 汉语失语症成套测验　　　　　D. Glasgow 昏迷量表法

3. 运动性构音障碍包括（　　）。

A. 弛缓型构音障碍　　　　　　　B. 痉挛型构音障碍

C. 共济失调型构音障碍　　　　　D. 运动减少型构音障碍

任务6　心肺功能评定

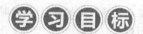

知识目标

1. 掌握心肺功能评定的目的。

2. 掌握心肺功能评定的注意事项。

能力目标

1. 熟练地运用心功能分级。

2. 了解常见的运动负荷试验及实验结果评定。

3. 了解肺呼吸功能评定。

4. 了解肺容积与肺通气功能测定。

5. 了解肺通气功能和运动气体测定评定。

一、概述

随着康复医学不断发展,传统康复领域不断拓宽,心、肺等内脏的功能康复也逐渐

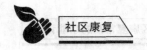
发展起来。对心、肺功能做出客观、可靠的评定,对于制定心肺功能障碍康复计划和进行康复治疗有重要意义。

二、心功能评定

(一)心功能评定的目的

(1)协助诊断　心功能评定对冠心病、心力衰竭、心律失常性心脏病等疾病的诊断有重要的价值。

(2)评定功能状态　心功能评定可以对各种心脏病的严重程度做出评定,甚至有助于评定预后。

(3)指导康复　心功能评定可以指导对心脏疾病的康复,评定患者运动的安全性,也可以评定康复治疗效果。

(二)心功能分级

1. 美国纽约心脏病学会心功能分级

目前主要采用美国纽约心脏病学会(New York Heart Association,NYHA)于1928年提出的一项分级方案,主要是根据患者自觉的活动能力划分为四级(表2-6-1),这也是目前最常用的心功能分级。

表 2-6-1　美国纽约心脏病学会(NYHA)心功能分级方案

功能分级	临 床 情 况
Ⅰ级	患者患有心脏病,但活动量不受限制,平时一般活动不引起疲乏、心悸、呼吸困难或心绞痛
Ⅱ级	心脏病患者的体力活动受到轻度的限制,休息时无自觉症状,但一般体力活动下可出现疲乏、心悸、呼吸困难或心绞痛
Ⅲ级	心脏病患者体力活动明显受限,小于平时一般活动量即引起上述症状
Ⅳ级	心脏病患者不能从事任何体力活动。休息状态下出现心力衰竭的症状,体力活动后加重

2. 美国心脏病学会心功能分级

1994年美国心脏病学会(American heart association,AHA)对NYHA的心功能分级方案进行了再次修订,修订的方案采用并行的两种分级方案。第一种即表2-6-1中的四级方案,第二种是客观的评估,即根据客观的检查手段如心电图、负荷试验、X射线检查、超声心动图等来评估心脏病变的严重程度,分为A、B、C、D四级。

A级:无心血管疾病的客观依据。

B级:客观检查显示轻度的心血管疾病。

C级:有中度心血管疾病的客观依据。

D级:有严重心血管疾病的表现。

3. 世界卫生组织心功能分级

世界卫生组织(world health organization,WHO)推荐的心功能分级方案,与NYHA非常相似(表2-6-2)。

表2-6-2　WHO心功能分级方案

功能分级	临 床 情 况
Ⅰ级	患者体力活动不受限,日常体力活动不导致气短、乏力、胸痛或黑蒙
Ⅱ级	患者体力活动轻度受限,休息时无不适,但日常活动会出现气短、乏力、胸痛或近乎晕厥
Ⅲ级	患者体力活动明显受限,休息时无不适,但低于日常活动量会出现气短、乏力、胸痛或近乎晕厥
Ⅳ级	患者不能进行任何体力活动,有右心衰竭征象,休息时可出现气短和(或)乏力,任何体力活动都可加重症状

4. 6 min 步行实验

6 min 步行实验要求患者尽快地走以测定 6 min 步行的距离(表2-6-3)。

表 2-6-3　6 min 步行实验

6 min 步行距离/m	心功能情况
>150	轻度心功能不全
150~425	中度心功能不全
<150	重度心功能不全

5. 活动当量评定心功能

代谢当量(metabolic equivalent,MET)是指安静时坐位时的氧耗量;$3.5 \text{ mLO}_2/(\text{kg} \cdot \text{min})$称为 1 METs。如伏案工作耗氧量为 2 METs,快步行走相当于 5~6 METs。此为常用的表达运动量的单位。它能使各种运动方案相互比较,代表休息时能量消耗量,能大体反映心功能(表2-6-4)。代谢当量小于 5 METs 的 65 岁以下的患者预后不良,为 5 METs 则日常活动受限,10 METs 为正常水平,达到 13 METs 多预后良好。

表 2-6-4　活动当量评定心功能

功 能 分 级	代谢当量/METs
Ⅰ级	≥7
Ⅱ级	<7,≥5
Ⅲ级	<5,≥2
Ⅳ级	<2

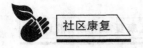

社区康复

6. 自觉疲劳分级

自觉疲劳分级(rating of perceived exertion，RPE)(表2-6-5)是瑞典科学家 Borg 于 1962 年提出的根据运动者自我感觉疲劳程度衡量相对运动强度的指标，可用来评定运动强度，与心肺、代谢的指标如吸氧量、心率、通气量、血乳酸等有高度相关性。

RPE 中 12～13 相当于最大心率的 60%(即 60% HRmax)，16 相当于最大心率的 90%(即 90% HRmax)。大部分参加锻炼者的运动强度应在 12～16。在开始训练阶段，锻炼者可掌握运动中心率和 RPE 之间的关系，在以后的运动中可用 RPE 来调节运动强度。

表 2-6-5　自觉疲劳分级(RPE)15 级分级表

RPE	自觉疲劳特征	相应心率/(次/分)
6	常轻松	60
7		70
8	很轻松	80
9		90
10		100
11	轻松	110
12		120
13	稍费力	130
14		140
15	费力	150
16		160
17	很费力	170
18		180
19	非常费力	190
20		200

(三) 心电运动试验

心电运动试验又称心电负荷试验，是让受试者增加运动负荷，而使其心肌耗氧量增加的一种心脏功能试验。心电运动试验通过增加心脏工作负荷，观察受试者运动时的各种反应(呼吸、血压、心率、心电图、气体代谢、临床症状与体征等)来判断其心、肺、骨骼肌等的储备功能(实际负荷能力)和机体对运动的实际耐受能力。心电运动试验是诊断心脏病的一种有价值的方法，但因各种负荷试验特异性不一，所以它不是单一的诊断依据：自主神经功能紊乱、贫血、电解质紊乱、药物等均可能使运动负荷试验出现阳性，另外，各项试验的敏感性和特异性也有差别。

1. 运动试验的安全性

运动试验死亡率约 1/10000,心肌梗死或严重心律失常需住院者发生率为(2～3)/10000,故运动试验应严格掌握禁忌证,正确掌握运动终点,迅速正确地处理合并症,并由专业经验的医务人员开展此项工作。

(1)运动试验适应证 ①冠心病的辅助诊断和治疗效果评定;②评定心功能(运动耐力);③心肌梗死的预后判断,阳性提示多支病变,运动中出现恶性心律失常为猝死的预测因素;④人群或保险的筛选,如冠心病患者中高危患者筛选;⑤评价某些心律失常;⑥评价各种症状发作的病因,如胸痛、眩晕、昏厥;⑦各种运动处方的依据;⑧特殊人群体力鉴定,如飞行员,运动员等。

(2)运动试验绝对禁忌证 ①急性心肌梗死(2天内);②高度危险的不稳定性心绞痛;③引起症状或影响血流动力学的未控制的心律失常;④活动性心内膜炎;⑤有症状的主动脉瓣狭窄;⑥失代偿性心力衰竭;⑦急性肺血栓形成或肺梗死;⑧急性非心脏性功能失调影响运动试验或被运动试验加剧;⑨急性心肌炎或心包炎;⑩躯体障碍影响安全性或运动量。

(3)运动试验相对禁忌证 ①中度至重度的高血压;②药物中毒,电解质紊乱;③左、右冠状动脉主干狭窄,中度瓣膜狭窄性心脏病;④高度房室传导阻滞及高度窦房传导阻滞;⑤明显的心动过速或心动过缓;⑥肥厚型心肌病或其他原因所致的流出道梗阻性病变;⑦症状明显的非心脏疾病;⑧安装了固定频率的人工起搏器;⑨精神障碍或肢体活动障碍,不能配合进行运动。

2. 运动试验操作的具体要求

①运动试验前禁食和禁烟至少 3 h,12 h 内需避免剧烈体力活动。尽可能在试验前停用可能影响试验结果的药物,但应注意 β 受体阻滞剂骤停后的反弹现象;②掌握适应证和禁忌证;③试验前测基础心率和血压,用酒精擦拭局部皮肤以减少皮肤和电极界面之间的电阻,改善信噪比,备好必需的急救药品、氧气、除颤器等;④试验过程中,密切观察和详细记录心率、血压、心电图及受试者的各种症状和体征,加强安全防护,避免发生意外,如出现终止试验的指征,应及时中止试验,并密切观察和处置;⑤运动终点前应逐渐降低跑台或功率自行车速度,异常情况常常会发生在运动终止后的恢复过程中,在各项指标接近试验前的水平或患者的症状或其他严重异常表现消失前,仍有必要检测心电图及血压情况。

3. 运动试验的终点

运动试验要量力而行,适可而止,确保试验的安全性。极量运动试验的终点为达到生理极限或预计最大心率;亚极量运动试验的终点为达到亚极量心率;症状限制运动试验的终点为出现必须停止运动的指征;低水平运动试验的终点为达到特定的靶心率、血压和运动强度。

2002 年美国《心电图运动试验指南》中的绝对终止指征:①在无病理性 Q 波导联 ST 段抬高超过 1.0 mm(V_1 或 aVR 除外);②收缩压下降大于 10 mmHg 且伴有其他缺

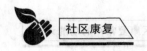

血证据；③中度至重度心绞痛；④中枢神经系统症状，如共济失调、眩晕、晕厥；⑤低灌注体征，如发绀、苍白；⑥持续性室性心动过速；⑦检查心电图或收缩压在技术上发生困难；⑧患者要求终止。单纯性早搏、新发生的轻度心绞痛等不再作为绝对终止指标。

4. 运动试验方案

1）活动平板试验

活动平板（treadmill）试验又称跑台试验。它是一种坡度和运动速度可以调节的电动传输运动装置，它让受检者按设计的运动方案，在活动平板上逐级提高平板坡度和运动速度进行走-跑运动，以逐渐增加心率和心脏负荷，达到预期的运动目标。

（1）改良 Bruce 方案　这是目前最常用的活动平板试验方案（表2-6-6）。

① 优点　耗氧和运动量大，易于达到预定心率，既可定量，又可进行功能评定。

② 缺点　主要是运动负荷增加不规则，起始负荷较大（4～5 METs），老年人、体力差、心功能差者往往不能耐受第一级负荷或负荷增量，难以完成试验；每级之间运动负荷增量较大，不易精确确定缺血阈值；此外，在走-跑速度临界时，受试者往往难以控制自己的节奏，心电图记录质量也难以得到保证。

表 2-6-6　改良 Bruce 平板运动试验方案

级别	速度/(m/h)	速度/(km/h)	坡度/(%)	持续时间/min	耗氧量/(mL/(kg·min))	MET/METs
0	1.7	2.7	0	3	5	1.7
1/2	1.7	2.7	5	3	10.2	2.9
1	1.7	2.7	10	3	16.5	4.7
2	2.4	4.0	12	3	24.8	7.1
3	3.4	5.5	14	3	35.7	10.2
4	4.2	6.8	16	3	47.3	13.5
5	5.0	8.0	18	3	60.5	17.3
6	5.5	8.8	20	3	71.4	20.4
7	6.0	9.7	22	3	83.3	23.8

（2）Balke 方案　该方案为恒速变斜率方案，其速度固定在 3.2 m/h。仅依靠增加坡度来增加运动负荷（表2-6-7）。因为运动负荷递增较均匀、缓慢，受试者比较容易适应。本方案适用于心肌梗死后的早期、心力衰竭或体力活动能力较差的患者检查。

表 2-6-7　Balke 平板运动试验方案

级别	速度/(m/h)	坡度/(%)	持续时间/min	耗氧量/(mL/(kg·min))	MET/METs
1	3.2	2.5	2	15.1	4.3
2	3.2	5.0	2	19.0	5.4
3	3.2	7.5	2	22.4	6.4
4	3.2	10.0	2	26.0	7.4

续表

级别	速度/(m/h)	坡度/(%)	持续时间/min	耗氧量/(mL·(kg·min))	MET/METs
5	3.2	12.5	2	29.7	8.5
6	3.2	15.0	2	33.3	9.5
7	3.2	17.5	2	36.7	10.5

（3）Naughton 方案　该方案的主要特点是运动的起始负荷低，每级运动时间为 2 min，耗氧能增加 1 METs。它的总做功量较小，对健康人或可疑冠心病患者显得运动量较轻，需较长时间才能达到预期心率。但重患者较易耐受，也能较精确地判定缺血阈值。适用于心力衰竭、体力活动能力较差的患者。

2）踏车试验

坐位和卧位踏车试验（bicycle ergometer）为下肢用力的试验。手摇功率计（臂功率计）试验为上肢用力的试验。

（1）踏车试验方案　最常用的是 WHO 推荐方案（表 2-6-8）。每级持续 3 min，蹬车的速度一般选择 50～60 周/分，有呼吸障碍患者每级持续 2 min。

表 2-6-8　踏车试验 WHO 推荐方案

分级	男运动负荷/(kg·m/min)	女运动负荷/(kg·m/min)	运动时间/(min)
1	300	200	3
2	600	400	3
3	900	600	3
4	1200	800	3
5	1500	1000	3
6	1800	1200	3
7	2100	1400	3

（2）手摇功率计试验方案　根据患者情况选择不变的手摇速度，一般可选择 40～70 r/min。运动起始负荷一般为 12.5 W，每级负荷增量为 12.5 W，每级持续时间为 2 min，直至疲劳至极。

5. 运动试验的结果及其意义

（1）心率　正常人运动负荷，每增加 1 METs，心率增加 8～12 次/分。窦性心动过速常为体能较差，异位心动过速，应停止运动，提示体力活动受限。心率过慢，可见于窦房结功能低下、冠心病多支病变等。

（2）血压　运动试验中，运动负荷逐渐加大而血压未能相应升高：如收缩压不升高（收缩压峰值小于 120 mmHg 或收缩压上升不足 20 mmHg），或较运动前或前一级运动时持续降低达到或超过 10 mmHg，或低于静息水平，提示冠状动脉多支病变。出现异常低血压反应的工作荷量越低，反映病情越重。运动过程中舒张压明显升高，甚至超

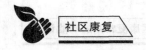

过 120 mmHg,常见于严重冠心病,收缩压越高,心源性猝死发生率越低。

(3) 发作典型心绞痛　运动中发作典型心绞痛是运动试验阳性的标准之一。

(4) ST 段改变　ST 段改变发生越早,心率越低,负荷越小,程度越重。ST 段下移出现在胸前导联尤其 V_5,对诊断冠心病最有意义。

(5) 运动诱发心律失常　运动试验可出现频发、多源、连发性期前收缩或阵发性室性心动过速伴缺血型 ST 段改变者,提示有多支冠脉病变,发生猝死的危险性大。

(6) 指心率和收缩压乘积　这是反映心肌耗氧量和运动强度的重要指标。心绞痛发病原因就是因为心肌耗氧量超过了冠状动脉的供血、供氧量,故可以用心肌耗氧量的大小来评价心脏功能。

(7) 自觉用力程度分级　利用运动中的自我感觉来判断运动强度,在 6～20 级中每一单数级各有不同的运动感觉特征。自觉疲劳分级与心率和耗氧量具有高度相关性。各级乘以 10 常与达到该点的心率大体上一致(应用影响心率药物的除外)。一般来说,运动锻炼的自觉疲劳分级在 12～15 之间的,说明其运动强度是合理的,中老年人也应达到 11～13。

三、肺功能评定

(一)肺功能评定目的

(1) 协助诊断　肺功能评定对肺和气管早期病变、肺功能损害程度及原因、鉴别通气障碍类型等都有重要的价值。

(2) 评定功能状态　肺功能评定可以对肺功能状态、呼吸功能、呼吸康复训练能力等作出评定,甚至有助于评定预后。

(3) 指导康复　肺功能评定可以评定最大摄氧能力或吸氧量,以明确心肺功能储备和有氧运动能力。评定身体耐力、运动能力和换气功能。评定代谢当量,指导康复治疗。评定患者运动的安全性,也可以评定康复治疗效果。

(二)评定注意事项

(1) 一般要求　戒烟酒至少 24 h,尽可能停用影响代谢药物,一般饭后 2～4 h 检查,保持室内空气流通、清新。

(2) 患者配合　各种检查仪器需患者配合才能获得较可靠的数据和分析。

(3) 严格把握禁忌证　对以下疾病不宜进行肺功能检查。对气胸、肺大泡、咯血等患者慎用用力呼吸气检查。

① 未控制的严重心血管疾病和呼吸系统疾病。

② 全身急性炎症和传染病。

③ 血栓性脉管炎或心脏血栓。

④ 精神疾病发作期间或严重神经官能症。

⑤ 运动会导致恶化的神经肌肉疾病。

⑥ 骨骼肌肉疾病或风湿性疾病。

⑦ 晚期妊振或有妊振合并症者。

⑧ 严重骨关节功能障碍。

（三）肺容积与肺通气功能测定

肺容积是指安静状态下，一次呼吸所出现的肺的容积变化，包括以下八项：潮气量、补吸气量、补呼气量和残气量称为基础肺容积，这四项可用肺量计直接测定；深吸气量、功能残气量、肺活量和肺总量称为基础肺活量。测残气量和肺总量需先测定功能残气量，深吸气量、肺活量可用肺量计直接测定。

（1）潮气量 每次呼吸时吸入或呼出的气量称为潮气量（tidal volume，TV）。正常成人潮气量为 0.4～0.6 L。限制性呼吸疾病潮气量减少，阻塞型呼吸疾病潮气量增加。

（2）补吸气量 补吸气量（inspiratory reserve volume，IRV）又称吸气贮备量。平静吸气末，再尽力吸气所能吸入的气量为补吸气量，正常成年人补吸气量为 1.5～2 L。

（3）补呼气量 补呼气量（expiratory reserve volume，ERV）又称呼气贮备量。平静呼气末，再尽力呼气所能呼出的气量为补呼气量，正常成年人补呼气量为 0.9～1.2 L。

（4）残气量 残气量（residual volume，RV）又称余气量，为最大呼气末尚存留于肺中不能再呼出的气量，只能用间接方法测定，正常成人为 1～1.5 L。支气管哮喘和肺气肿患者，余气量增加。目前认为，余气量是由于最大呼气之末，细支气管，特别是呼吸性细支气管关闭所致。

（5）深吸气量 平静呼气末做最大吸气时所能吸入的气量为深吸气量（inspiratory capacity，IC），它是潮气量和补吸气量之和，是衡量最大通气潜力的一个重要指示。正常男性为 2.6 L，女性为 1.9 L。其与肺的顺应性、呼吸肌力量、肺部疾病有关，限制性呼吸疾病深吸气量减少。

（6）功能余气量 平静呼气末尚存留于肺内的气量为功能余气量（functional residual capacity，FRC），它是余气量和补呼气量之和，正常成年人约为 2.5 L，肺气肿患者的功能余气量增加，肺实质性病变时减小。功能余气量的生理意义是缓冲呼吸过程中肺泡气氧分压和二氧化碳分压（PaO_2 和 $PaCO_2$）的过度变化。如吸气时，肺内 PaO_2 不至于升得太高，$PaCO_2$ 不至于降得太低；呼气时，肺内 PaO_2 则不至于降得太低，$PaCO_2$ 不至于升得太高，肺泡气和动脉血液的 PaO_2 和 $PaCO_2$ 就不会随呼吸而大幅度地波动，以利于气体交换。

（7）肺活量 最大吸气后，从肺内所能呼出的最大气量称为肺活量（vital capacity，VC），它是潮气量、补吸气量和补呼气量之和。肺活量有较大的个体差异，与身材大小、性别、年龄、呼吸肌强弱等有关。正常成年男性平均为 3.5 L，女性为 2.5 L。

（8）肺总量 肺所能容纳的最大气量为肺总量（total lung capacity，TLC），它是肺活量和余气量之和。其值因性别、年龄、身材、运动锻炼情况和体位而异。成年男性平均为 5 L，女性 3.5 L。

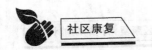
（9）功能残气量及残气量测定　功能残气量及残气量分别是平静呼气后和最大深呼气后残留于肺内的气量。正常功能余气量,男性为(2270±809) mL,女性为(1858±552) mL;残气量,男性为(1380±631) mL,女性为(1301±486) mL。残气量增加见于肺气肿,减少见于弥漫性肺间质纤维化等病。

肺容量组成见图 2-6-1。

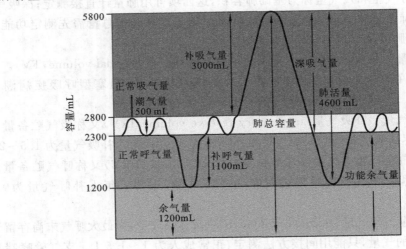

图 2-6-1　肺容量组成关系图

（四）通气功能

通气功能是指在单位时间内随呼吸运动进出肺的气量和流速,又称动态肺容积。凡能影响呼吸频率和呼吸幅度的生理、病理因素,均可影响通气量。

1. 每分通气量

每分通气量(minute ventilation volume,MVV)是指每分钟出入肺的气量,等于呼吸频率乘潮气量。平静呼吸时,正常男性每分钟静息通气量为(6663±200) mL,女性为(4217±160) mL。每分通气量随性别、年龄、身材和活动量不同而有差异。为便于比较,最好在基础条件下测定,并以每平方米体表面积为单位计算。

2. 最大通气量

劳动和运动时,每分通气量增大。尽力作深快呼吸时,每分钟所能吸入或呼出的最大气量为最大通气量(maximal respiratory volume,MRV)。它反映了单位时间内充分发挥全部通气量,是估计一个人能进行多大运动量的重要指标之一。测定时,一般只测量 10 s 或 15 s 最深、最快的呼出量或吸入量,再换算成每分钟的,即为最大通气量。最大通气量是临床上常用的通气功能障碍判定指标,受呼吸肌肌力和体力强弱,以及胸廓、气道及肺组织病变的影响。最大通气量,正常男性为(104±2.71) L,女性为(82.5±2.17) L,实测值占预计值的百分比低于 70% 为异常。比较平静呼吸时的每分通气量和最大通气量,可以了解通气功能的储备能力,通常用通气储量百分比表示。

通气储量百分比＝[(最大通气量－每分平静通气量)/最大通气量]×100％

正常值等于或大于 93％。低于 86％提示通气功能储备不佳。其可用于胸部手术前肺功能评价及职业病劳动能力鉴定等。

3. 时间肺活量

肺活量可反映肺一次通气的最大能力,在一定程度上可作为肺通气功能的指标。测定肺活量时一般不限制呼气的时间,所以不能充分反映肺组织的弹性状态和气道的通畅程度,即通气功能的好坏。例如,当患者肺组织弹性降低或呼吸道狭窄存在通气功能障碍时,如果延长呼气时间,所测得的肺活量可以是正常的。于是就出现了时间肺活量(timed vital capacity,TVC)的概念,也称为用力肺活量,用来反映一定时间内所能呼出的气量。时间肺活量为单位时间内呼出的气量占肺活量的百分数。测定时,让受试者先作一次深吸气,然后以最快的速度呼出气体,同时分别测量第 1、2、3 s 末呼出的气量,计算其所占肺活量的百分数,分别称为第 1、2、3 s 的时间肺活量,正常人约为肺活量的 83％、96％和 99％。时间肺活量是一种动态指标,不仅反映肺活量容量的大小,而且反映了呼吸所遇阻力的变化,所以是评论肺通气功能的较好指标。阻塞性通气障碍者,每秒呼出气量及其占时间肺活量的百分率减少,限制性通气障碍者则增加。临床上也常采用 1 秒率(TVC1％)作为判定指标,其正常值应大于 80％。

4. 肺泡通气量

每次吸入的气体,一部分将留在从上呼吸道至呼吸性细支气管以前的呼吸道内,这部分气体均不参与肺泡与血液之间的气体交换,故称为解剖无效腔(anatomical dead space),其容积约为 150 mL。进入肺泡内的气体,也可因血流在肺内分布不均而未能都与血液进行气体交换,未能发生气体交换的这一部分肺泡容量称为肺泡无效腔。肺泡无效腔与解剖无效腔一起合称为生理无效腔(physiological dead space)。健康人平卧时生理无效腔等于或接近于解剖无效腔。

由于无效腔的存在,每次吸入的新鲜空气不能都到达肺泡进行气体交换。因此,为了计算真正有效的气体交换,应以肺泡通气量为准。肺泡通气量(alveolar ventilation,AV)是每分钟吸入肺泡的新鲜空气量。其计算公式为

肺泡通气量＝(潮气量－无效腔气量)×呼吸频率

如潮气量是 500 mL,无效腔气量是 150 mL,则每次呼吸仅使肺泡内气体更新 1/7 左右。潮气量和呼吸频率的变化,对肺通气和肺泡通气有不同的影响。在潮气量减半和呼吸频率加倍或潮气量加倍而呼吸频率减半时,肺通气量保持不变,但是,肺泡通气量却发生明显的变化。故从气体交换而言,浅而快的呼吸是不利的。

临床上主要根据肺活量或最大通气量实测值占预计值的百分比和 TVC1％判断肺功能情况(表 2-6-9)和通气功能障碍类型(表 2-6-10)。

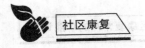

表 2-6-9　肺功能不全分级

	肺活量（VC）或最大通气量（MRV）实测值与预计值的百分比/（%）	TVC1%/（%）
基本正常	>80	>70
轻度减退	80～71	70～61
显著减退	70～51	60～41
严重减退	50～21	≤40
呼吸衰竭	≤20	

表 2-6-10　肺通气功能障碍分型

	阻 塞 型	限 制 性	混 合 型
TVC1%	显著下降	正常/高于正常	下降
肺活量（VC）	正常/下降	显著下降	下降
最大通气量（MRV）	显著下降	高于正常或正常	下降

（五）运动气体代谢测定

运动气体代谢测定是通过呼吸气分析，推算体内气体代谢情况的一种方法，因为无创、可反复、动态观察，在康复医学功能评定中应用价值较大，一般分为物理法和化学法两种。

（1）摄氧量　摄氧量（oxygen uptake，VO_2）又称耗氧量、吸氧量，是指机体所摄取或消耗氧的数量，是反映机体能量消耗和运动强度的指标，也反映机体摄取、利用氧的能力。常用每分钟摄氧量，它是每分通气量与氧吸收率的乘积，摄氧量为 20～30 mL/（kg·min）者可从事重体力劳动，15 mL/（kg·min）者可从事中等体力劳动，而 5～7 mL/（kg·min）者仅能从事轻体力劳动。

（2）最大摄氧量　最大摄氧量（maximal oxygen uptake，$VO_{2,max}$）又称最大耗氧量、最大吸氧量或最大有氧能力，是指运动强度达到最大时机体所摄取并供组织细胞消耗的最大氧量，是综合反映心肺功能状况和最大有氧运动能力的最好生理指标。正常人最大摄氧量取决于心输出量和动静脉氧分压差，即

$$VO_{2max} = 心输出量 \times （动脉氧分压 - 静脉氧分压）$$

按每千克体重计算的最大摄氧量（相对最大摄氧量）有明显的性别差异和年龄差异，女性为男性的 70%～80%，男性在 13～16 岁时最高，女性在 12 岁左右最高。最大摄氧量可通过极量运动试验（以平板运动试验最为准确）直接测定，运动量达到极量时呼吸气分析仪所测定的摄氧量即为最大摄氧量。最大摄氧量常因年龄、性别而不同（表2-6-11）。最大摄氧量可作为确定运动强度的参考指标，它与其他运动强度的对应关系可查有关对照表，也可根据运动时的心率推测该运动强度相当的最大摄氧量的百分比，即

$VO_{2,max}$ 百分率＝（实测心率－安静心率）/（最大心率－安静心率）×100％。

表 2-6-11　正常人的最大摄氧量

年龄/岁	男（mL/(kg·min)）	女（mL/(kg·min)）
20～29	44～51	35～43
30～39	40～47	34～41
40～49	36～43	32～40
50～59	32～39	29～36

（3）代谢当量　见心功能评定。尽管不同个体在从事相同的活动时其实际的耗氧量可能不同，但不同的人在从事相同的活动时其代谢当量基本相等。故代谢当量可用于表示运动强度、制定个体化运动处方、指导日常生活和职业活动、判定最大运动能力和心功能水平等的依据。可参考表 2-6-12 的各种体力活动的代谢当量指导患者的各种活动和康复训练。

表 2-6-12　各种身体活动代谢当量

代谢当量/METs	生活活动	运动
8～	—	各种比赛
7～8	慢跑、搬运	登山、滑雪
6～7	骑车、擦地板	网球
5～6	购物、木工	垒球、棒球
4～5	洗澡、除草	乒乓球
3～4	做饭、整理床铺	钓鱼、广播操
2～3	缓慢步行、洗碗	开车、划船
1～2	说话、卧床休息	下棋、看电视

（4）无氧阈　当氧代谢已不能满足运动肌肉的能量需求，此时机体血乳酸含量、肺通气量、二氧化碳排出量急剧增加，开始动用无氧代谢供能。无氧阈（anaerobic threshold，AT）是测定有氧代谢能力的重要指标，无氧阈值越高，机体的有氧供能能力越强。无氧阈相当于一般人心率在 140～150 次/分或最大摄氧量的 50％～60％时的运动强度。

（5）氧脉搏　每次心搏所能输送的氧量，代表体内氧运输效率，为氧摄取量和心率之比值。氧脉搏减小表明心脏储备功能下降，心输出量的增加主要靠心率代偿。

（6）氧当量　氧当量又称氧通气比量，是指消耗 1 L 摄氧量所需要的通气量，是确定无氧阈的最敏感指标。

（7）呼吸储备　呼吸储备可用最大通气量与最大运动通气量之差的绝对值表示，也可以用最大运动通气量占最大通气量的百分比表示。阻塞性肺病患者的呼吸储备减小。

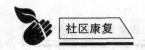

（8）呼吸商　呼吸商为每分钟二氧化碳排出量与每分钟耗氧量之比,反映体内能量产生的来源(有氧供能或无氧供能)和酸碱平衡状况。有氧供能为主转为无氧供能为主时及代谢性酸中毒时呼吸商明显增高。

（六）呼吸功能评定

1. 徒手评定分级

通过患者简单动作或短距离行走,根据患者出现气短等症状评定呼吸功能(呼吸困难程度),一般分为5级(表2-6-13)。

表2-6-13　呼吸功能徒手评定分级表

级　别	呼吸困难	表　现
1	正常	正常活动不受限
2−	轻度	约爬楼至5层
2		约爬楼至4层
2+		约爬楼至3层
3−	中度	按自己步速可不间断行走1000 m
3		按自己步速可不间断行走500 m
3+		按自己步速可不间断行走200 m
4−	重度	可间断行走200 m
4		可间断行走100 m
4+		可间断行走50 m
5−	极重度	起床及稍活动可出现呼吸困难
5		卧床及稍活动可出现呼吸困难
5+		卧床及说话也可出现呼吸困难

2. 呼吸困难分度

美国医学会在《永久损伤评定指南》(1990)将呼吸困难分为三度,具体见表2-6-14。

表2-6-14　美国医学会呼吸困难分度

呼吸困难程度	临　床　表　现
轻度	与同龄、同体格的健康人比较,在平地步速相同,但上楼梯和缓坡变慢
中度	与同龄、同体格的健康人比较,在平地行走及上楼梯一段时间出现呼吸困难
重度	在平地按自己的速度行走4～5 min后即出现呼吸困难,用力即有气短,或休息状态下也有气短

（何胜晓）

目标检测

一、名词解释

1. 代谢当量。

2. 平板试验。

3. 功能余气量。

4. 时间肺活量。

二、问答题

1. 如何用自觉疲劳分级评定运动强度?

2. 试述肺功能评定的禁忌证。

3. 如何理解呼吸功能徒手评定?

三、病例检测

患者,男,65 岁,因咳嗽痰多 2 天,胸闷、气粗 4 h 入院,入院诊断为冠心病、慢性阻塞型肺病,经治疗后患者安静时无胸闷气短,咳嗽、痰多基本消失,但上下楼仍有少许气短。现患者精神较好,要求转到社区康复中心继续治疗,如果你是社区康复中心医师,你准备如何评定该患者的心肺功能?

四、单选题

1. 患者患有心脏病,体力活动明显受限,小于平时一般活动即可引起上述症状,其心功能评定为（　　　）。

A. Ⅰ级　　　　　　B. Ⅱ级　　　　　　C. Ⅲ级　　　　　　D. Ⅳ级

2. 患者 6 min 步行距离 300 m,判定其为（　　　）。

A. 轻度心功能不全　　　　　　B. 中度心功能不全

C. 重度心功能不全　　　　　　D. 无心功能不全

3. 正常人运动负荷每增加 1 METs,心率增加（　　　）。

A. 8～12 次/分　　　　　　B. 10～5 次/分

C. 15～18 次/分　　　　　　D. 18～20 次/分

五、多选题

1. 运动试验绝对禁忌证有（　　　）。

A. 急性心肌梗死（2 天内）　　　　　　B. 有症状的主动脉瓣狭窄

C. 高度危险的不稳定性心绞痛　　　D. 未控制的心律失常

2. 运动试验的终点有（　　　）。

A. 收缩压下降超过 10 mmHg 且伴有其他缺血证据

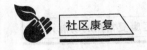

B. 中度至重度心绞痛

C. 持续性室性心动过速

D. 患者要求终止

3. 肺总容量包括(　　)。

A. 潮气量　　　　B. 补呼气量　　　　C. 残气量　　　　D. 最大通气量

任务 7　康复心理测试

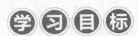

知识目标

1. 掌握康复心理测试的目的。

2. 掌握康复心理测试的注意事项。

能力目标

1. 熟练地运用抑郁自评量表和汉密尔顿抑郁量表测试抑郁。

2. 熟悉地运用焦虑自评量表和汉密尔顿焦虑量表测试焦虑。

一、概述

临床康复过程中,残损不但引起肢体功能障碍,也常常引起性格、情绪异常等心理功能变化。而且这些变化不但影响其他功能康复,也影响整个康复治疗。因此,对此类心理功能异常既要足够地重视,又要对其进行客观、有效的评定。

进行康复相关的心理测试可以对该类患者的心理功能做出评定。康复心理测试是运用精神病学、心理学等理论和技术对人的各种心理特征进行分析和推断,从而评定患者的心理状况,进而有助于患者康复的方法。

二、康复心理测试的目的

(1) 协助诊断　有无心理功能异常,判断其异常属于何种性质、类型及可能原因。

(2) 评定功能状态　心理测试可以对各种心理功能障碍的程度作出评定,甚至有助于评定恢复的可能性及程度。

(3) 指导康复治疗　康复心理测试可以指导心理功能异常的康复治疗,也可以评定心理康复治疗效果。

三、康复心理测试注意事项

(1) 选择恰当的测试方法,并准备好相关测试用具。测试方法要根据患者的实际情况选择。

（2）良好的测试环境，并取得测试者的合作。

（3）严格按照测试要求进行，不可随意改变。

（4）合理分析测试结果，避免主观臆断。

四、抑郁测试

抑郁（depression）是指显著而持久的情绪低落。抑郁常见的症状有情感低落、言语减少、缺乏兴趣、思维迟缓、悲观自责、担心忧愁、睡眠较差，严重者可出现自杀念头甚至自杀行为。

抑郁症通常指的是情绪障碍，是一种以心境低落为主要特征的综合征。这种障碍可能从情绪的轻度不佳到严重的抑郁，它有别于正常的情绪低落。广义上的抑郁症指的是一大类心理障碍，我们把它们统称为情绪障碍，情绪障碍包括许多不同的障碍，其中主要有：重性抑郁症（major depression disorder）和慢性抑郁症（mild depression dysthymia）。还有抑郁性神经症、产褥期抑郁症、季节性抑郁症、更年期抑郁症等。狭义上的抑郁症是指重性抑郁症。国外的诊断标准（DSM-Ⅲ 和 ICD-10）已经把抑郁性神经症归于情绪障碍。

对抑郁的测试一般有抑郁自评量表和汉密尔顿抑郁量表。

（一）抑郁自评量表

抑郁自评量表（self-rating depression scale，SDS）由 Zung 于 1965 年编制而成，是美国教育卫生部推荐用于精神药理学研究的量表之一，能全面、准确、迅速地反映被试抑郁状态的有关症状及其严重程度和变化。SDS 为短程自评量表，操作方便，容易掌握，不受年龄、性别、经济状况等因素的影响，应用范围颇广，适用于各种职业、文化阶层及年龄段的正常人或各类精神病患者，特别适用于综合医院以早期发现抑郁症病患者。

1. 具体内容

抑郁自评量表（表 2-7-1）共有 20 条题目，仔细阅读每一条，每一条文字后有四个分数值，其表示的意义如下。1 分：没有或很少时间（过去一周内，出现这类情况的日子不超过一天）。2 分：小部分时间（过去一周内，有 1～2 天有过这类情况）。3 分：相当多时间（过去一周内，3～4 天有过这类情况）。4 分：绝大部分或全部时间（过去一周内，有 5～7 天有过这类情况）。在充分理解后，根据你最近一个星期的实际情况进行选择。一般在 7 min 内填完。

表 2-7-1　抑郁自评量表

项　　目	评　　分			
1. 我觉得闷闷不乐，情绪低沉	1	2	3	4
2. 我觉得一天之中早晨最好	4	3	2	1
3. 我一阵阵哭出来或想哭	1	2	3	4

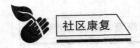
续表

项　　目	评　分			
4. 我晚上睡眠不好	1	2	3	4
5. 我吃得跟平常一样多	4	3	2	1
6. 我与异性密切接触时和以往一样感到愉快	4	3	2	1
7. 我发觉我的体重在下降	1	2	3	4
8. 我有便秘的苦恼	1	2	3	4
9. 我心跳比平时快	1	2	3	4
10. 我无缘无故地感到疲乏	1	2	3	4
11. 我的头脑跟平常一样清楚	4	3	2	1
12. 我觉得经常做的事情并没困难	4	3	2	1
13. 我觉得不安而平静不下来	1	2	3	4
14. 我对将来抱有希望	4	3	2	1
15. 我比平常容易生气或激动	1	2	3	4
16. 我觉得作出决定是容易的	4	3	2	1
17. 我觉得自己是个有用的人，有人需要我	4	3	2	1
18. 我的生活过得很有意思	4	3	2	1
19. 我认为如果我死了别人会生活得更好些	1	2	3	4
20. 平常感兴趣的事我仍然照样感兴趣	4	3	2	1

2. 积分方法

主要统计指标为总分。把 20 题的得分相加为粗分，粗分乘以 1.25，四舍五入取整数，即得到标准分。抑郁评定的分界值为 50 分，分数越高，抑郁倾向越明显。

SDS 的 20 个项目中，第 2、5、6、11、12、14、16、17、18、20 共 10 个项目的计分，必须反向计算。

（二）汉密尔顿抑郁量表

汉密尔顿抑郁量表（Hamilton depression scale，HAMD）由 Hamilton 于 1960 年编制，是临床上评定抑郁状态时应用的最为普遍的量表。本量表有 17 项、21 项和 24 项三种版本，下面以 24 项版本介绍如下。

1. 项目和评分标准

HAMD 大部分项目采用 0～4 分的 5 级评分法，各级的标准为：0，无；1，轻度；2，中度；3，重度；4，极重度。少数项目采用 0～2 分的 3 级评分法，其分级的标准为：0，无；1，轻至中度；2，重度。具体 24 项内容和评分如下。

（1）抑郁情绪　0，没有；1，只在问到时才诉述；2，在访谈中自发地表达；3，不用言语也可以从表情、姿势、声音或欲哭中流露出这种情绪；4，患者的自发言语和非语言表情动作几乎完全表现为这种情绪。

（2）有罪感　0，没有；1，责备自己，感到自己已连累他人；2，认为自己犯了罪，或反复思考以往的过失和错误；3，认为目前的疾病是对自己错误的惩罚，或有罪恶妄想；4，罪恶妄想伴有指责或威胁性幻觉。

（3）自杀　0，没有；1，觉得活着没有意义；2，希望自己已经死去，或常想到与死有关的事；3，有消极观念或自杀念头；4，有严重自杀行为。

（4）入睡困难　0，没有；1，主诉有入睡困难，上床半小时后仍不能入睡。要注意平时患者入睡的时间；2，主诉每晚均有入睡困难。

（5）睡眠不深　0，没有；1，睡眠浅，多噩梦；2，半夜晚12点钟以前曾醒来（不包括上厕所）。

（6）早醒　0，没有；1，有早醒，比平时早醒 1 h，但能重新入睡（应排除平时的习惯）；2，早醒后无法重新入睡。

（7）工作和兴趣　0，没有；1，提问时才诉述；2，自发地直接或间接表达对活动、工作或学习失去兴趣，如感到无精打采，犹豫不决，不能坚持或需强迫自己去工作或活动；3，活动时间减少或成效下降，住院患者每天参加病房劳动或娱乐不满 3 h；4，因目前的疾病而停止工作，住院者不参加任何活动，或者没有他人帮助便不能完成病室日常事务（注意，不能凡住院就打 4 分）。

（8）迟缓　这是指思维和语言缓慢，注意力难以集中，主动性减退。0，没有；1，精神检查中发现轻度阻滞；2，精神检查中发现明显阻滞；3，精神检查进行困难；4，完全不能回答问题，木僵。

（9）激越　0，没有；1，检查时有些心神不定；2，明显心神不定或小动作多；3，不能静坐，检查中曾起立；4，搓手、咬手指、扯头发、咬嘴唇。

（10）精神性焦虑　0，没有；1，问及时诉述；2，自发地表达；3，表情和言谈流露出明显忧虑；4，明显惊恐。

（11）躯体性焦虑　这是指焦虑的生理症状，包括口干、腹胀、腹泻、打呃、腹绞痛、心悸、头痛、过度换气和叹息，以及尿频和出汗等。0，没有；1，轻度；2，中度，有肯定的上述症状；3，重度，上述症状严重，影响生活或需要处理；4，严重影响生活和活动。

（12）胃肠道症状　0，没有；1，食欲减退，但不需要他人鼓励便自行进食；2，进食需他人催促或请求和需要应用泻药或助消化药。

（13）全身症状　四肢、背部或颈部沉重感，背痛，头痛，肌肉疼痛。0，没有；1，轻度；2，中度；3，重度；4，极重度。

（14）性症状　这是指性欲减退、月经紊乱等。0，没有；1，轻度；2，重度；3，不能肯定，或该项对被评者不适合（不计入总分）。

（15）疑病　0，没有；1，对身体过分关注；2，反复考虑健康问题；3，有疑病妄想；4，伴幻觉的疑病妄想。

（16）体重减轻　0，没有；1，患者诉述可能有体重减轻；2，肯定体重减轻。若按体

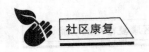
重记录评定:1,一周内体重减轻超过 0.5 kg;2,一周内体重减轻超过 1 kg。

(17)自知力　0,知道自己有病,表现为抑郁;1,知道自己有病,但归咎伙食太差、环境问题、工作过忙、病毒感染或需要休息;2,完全否认有病。

(18)日夜变化　如果症状是在早晨或傍晚加重,先指出是哪一种,然后按其变化程度评分。0,早晨傍晚无区别;1,早晨轻度加重;2,傍晚轻度加重;3,早晨严重加重;4,傍晚严重加重。

(19)人格解体或现实解体　这是指非真实感或虚无妄想。0,没有;1,问及时诉述;2,自然诉述;3,有虚无妄想;4,伴幻觉的虚无妄想。

(20)偏执症状　0,没有;1,有猜疑;2,有牵连观念;3,有关系妄想或被害妄想;4,伴幻觉的关系妄想或被害妄想。

(21)强迫症状　这是指强迫思维和强迫行为。0,没有;1,问及时诉述;2,自发诉述。

(22)能力减退感　0,没有;1,仅于提问时方引出主观体验;2,患者主动表示有能力减退感;3,需鼓励、指导和安慰才能完成病室日常事务或个人卫生;4,穿衣、梳洗、进食、铺床或个人卫生均需他人协助。

(23)绝望感　0,没有;1,有时怀疑"情况是否会好转",但解释后能接受;2,持续感到"没有希望",但解释后能接受;3,对未来感到灰心、悲观和失望,解释后不能解除;4,自动地反复诉述"我的病好不了啦"等类似情况。

(24)自卑感　0,没有;1,仅在询问时诉述有自卑感,如我不如他人;2,自动地诉述有自卑感;3,患者主动诉述,如"我一无是处"或"低人一等"等,与评 2 分者只是程度上的差别;4,自卑感达到妄想程度,如"我是废物"等类似情况。

2. 结果分析

总分能较好地反映病情的严重程度:病情越轻,总分越低;病情越重,总分越高。具体是,总分小于 8 分为正常,总分在 8～20 分,可能有抑郁症,总分在 20～35 分,肯定有抑郁症,总分大于 35 分为严重抑郁症。

3. 注意事项

(1)此量表适用于具有抑郁症状的成年患者,一般采用交谈与观察的方式,由经过培训的两名评定者根据汉密尔顿抑郁量表对患者进行检查并独立评分。

(2)量表中,第8、9 及 11 项,要对患者的观察进行评定;第7 和 22 项,要向患者家属或病房工作人员收集资料;其余各项可根据患者自己的口头叙述评分;第16 项根据体重记录;其中第 1 项需两者兼顾。

五、焦虑测试

焦虑(anxiety)是一种缺乏明显客观原因而表现出的内心不安或恐惧。患者常感觉到即将面临不良处境,表现为持续性精神紧张(紧张、担忧、不安全感)或发作性惊恐状态(运动性不安、坐卧不安或激动等),常伴有自主神经功能失调表现(心悸、出冷汗、双手震颤、口干、厌食等)。

焦虑症又称为焦虑性神经症,是指焦虑原因不存在或不明显,焦虑症状很突出而其他症状不突出,焦虑的持续时间及程度均超过一定的范围,以致影响正常的生活、学习、工作。产生焦虑症的原因主要有以下三种:①遗传与生理因素;②心理因素,如认知、情绪等;③社会因素,如居住拥挤、紧张、工作压力过大。

对焦虑的测试一般有焦虑自评量表和汉密尔顿焦虑量表。

(一)焦虑自评量表

焦虑自评量表(self-rating anxiety scale,SAS)由 W. K. Zung 于 1971 年编制,从量表构成形式到具体评定方法,都与抑郁自评量表(SDS)十分相似,用于评定焦虑患者的主观感受。焦虑自评量表是一种分析患者主观症状的相当简便的临床工具,它能够较为准确地反映有焦虑倾向的精神病患者和普通人的主观感受。焦虑自评量表适用于具有焦虑症状的成年人。近年来,焦虑自评量表已作为咨询门诊中了解焦虑症状的一种自评工具,同时,它与抑郁自评量表一样,具有较广泛的适用性。

1. 具体内容

焦虑自评量表(表 2-7-2)采用 4 级评分,主要评定项目所定义的症状出现的频度,其标准为:1 分,没有或很少时间;2 分,小部分时间;3 分,相当多的时间;4 分,绝大部分或全部时间。量表共有 20 条文字(括号中为症状名称),仔细阅读理解后,把意思弄明白,每一条文字后的分数栏 1~4 分适当的分数下划"√"。

表 2-7-2 焦虑自评量表

项 目	评		分	
1.我觉得比平时容易紧张和着急(焦虑)	1	2	3	4
2.我无缘无故地感到害怕(害怕)	1	2	3	4
3.我容易心里烦乱或觉得惊恐(惊恐)	1	2	3	4
4.我觉得我可能将要发疯(发疯感)	1	2	3	4
5.我觉得一切都很好,也不会发生什么不幸(不幸预感)	4	3	2	1
6.我手脚发抖打战(手足颤抖)	1	2	3	4
7.我因为头痛、颈痛和背痛而苦恼(躯体疼痛)	1	2	3	4
8.我感觉容易衰弱和疲乏(乏力)	1	2	3	4
9.我觉得心平气和,并且容易安静坐着(静坐不能)	4	3	2	1
10.我觉得心跳得快(心悸)	1	2	3	4
11.我因为一阵阵头晕而苦恼(头昏)	1	2	3	4
12.我有晕倒发作,或觉得要晕倒似的(晕厥感)	1	2	3	4
13.我呼气吸气都感到很容易(呼吸困难)	4	3	2	1
14.我手脚麻木和刺痛(手足刺痛)	1	2	3	4

续表

项　　目	评　　分			
15.我因胃痛和消化不良而苦恼(胃痛或消化不良)	1	2	3	4
16.我常常要小便(尿意频数)	1	2	3	4
17.我的手常常是干燥温暖的(多汗)	4	3	2	1
18.我脸红发热(面部潮红)	1	2	3	4
19.我容易入睡并且一夜睡得很好(睡眠障碍)	4	3	2	1
20.我做噩梦(噩梦)	1	2	3	4

2. 积分方法

焦虑自评量表的主要统计指标为总分。在由自评者评定结束后,将 20 个项目的各个得分相加即得,再乘以 1.25 以后取整数部分,就得到标准分。也可以查"粗分标准分换算表"作相同的转换。标准分越高,症状越严重。

焦虑自评量表的 20 个项目中,第 5、9、13、17、19 条,此 5 个项目的计分,必须反向计算。

(二)汉密尔顿焦虑量表

汉密尔顿焦虑量表(Hamilton anxiety scale, HAMA)由 Hamilton 于 1959 年编制。最早是精神科临床中常用的量表之一,目前在国外,美容手术、近视手术等选择性手术前使用它。

1. 项目和评分标准

汉密尔顿焦虑量表(表 2-7-3)包括 14 个项目,所有项目采用 0～4 分的 5 级评分法,各级的标准为:0 分,无症状;1 分,症状轻;2 分,中等;3 分,症状重;4 分,症状极重。

表 2-7-3　汉密尔顿焦虑量表

项　　目	评　　分				
1.焦虑心境:担心、担忧,感到有最坏的事情将要发生,容易激惹	0	1	2	3	4
2.紧张:紧张感、易疲劳、不能放松、情绪反应、易哭、颤抖、感到不安					
3.害怕:害怕黑暗、陌生人、一人独处、动物、乘车或旅行及人多的场合					
4.失眠:难以入睡、易醒、睡眠不深、多梦、梦魇、夜惊、醒后感疲倦					
5.认知功能(或称记忆、注意障碍):注意力不能集中、记忆力差					
6.抑郁心境:丧失兴趣、对以往爱好缺乏快感、抑郁、早醒、昼重夜轻					
7.肌肉系统症状:肌肉酸痛、活动不灵活、肌肉抽动、肢体抽动、牙齿打颤、声音发抖					
8.感觉系统症状:视物模糊、发冷发热、软弱无力感、浑身刺痛					

续表

项　　目	评　分		
9.心血管系统症状:心动过速、心悸、胸痛、血管跳动感、昏倒感、心搏脱漏			
10.呼吸系统症状:胸闷、窒息感、叹息、呼吸困难			
11.胃肠道症状:吞咽困难、暖气、消化不良(进食后腹痛、胃部烧灼感、腹胀、恶心、胃部饱感)、肠动感、肠鸣、腹泻、体重减轻、便秘			
12.生殖泌尿系统症状:尿意频数、尿急、停经、性冷淡、过早射精、不能勃起、阳痿			
13.自主神经系统症状:口干、潮红、苍白、易出汗、易起"鸡皮疙瘩"、紧张性头痛、毛发竖起			
14.会谈时行为表现:(1)一般表现:紧张、不能松弛、忐忑不安、咬手指、紧紧握拳、摸弄手帕、面肌抽动、不停顿足、手发抖、皱眉、表情僵硬、肌张力高、叹息样呼吸、面色苍白。(2)生理表现:吞咽、打嗝、安静时心率快、呼吸快(20次/分以上)、腱反射亢进、震颤、瞳孔放大、眼睑跳动、易出汗、眼球突出			

2.结果分析

总分:能较好地反映焦虑的严重程度。焦虑因子分析:焦虑因子分为躯体性和精神性两大类,躯体性焦虑7至13项的得分比较高。精神性焦虑:1至6和14项得分比较高。总分超过29分,可能为严重焦虑,超过21分,肯定有明显焦虑,超过14分,肯定有焦虑,超过7分,可能有焦虑,如小于6分,没有焦虑症状。

3.注意事项

(1)测试应由经过训练的两名评定员联合进行检查,采用交谈与观察的方式,并各自独立评分。

(2)测试强调受检者的主观体验。

(何胜晓)

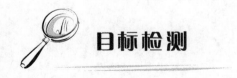

目标检测

一、名词解释

1.抑郁。

2.抑郁症。

3. 焦虑。

4. 焦虑症。

二、问答题

1. 康复心理测试的目的是什么？

2. 抑郁自评量表的特点有哪些？

三、病例检测

患者，女，25 岁，近一个月来，常有口干、失眠、便秘，心事重重，常有莫名恐惧，时常胸闷、心悸，有昏倒感，工作和学习都受到很大影响。请问，你考虑这位患者可能会有哪方面的疾病，还需要进一步咨询哪些内容，您准备如何评定该患者的功能，需要哪些测试，如何测试？

四、单选题

1. 抑郁自评量表中，过去一周内，3～4 天有过"我觉得闷闷不乐，情绪低沉"，其积分应评为（　　）。

A. 1 分　　　　　B. 2 分　　　　　C. 3 分　　　　　D. 4 分

2. 汉密尔顿抑郁量表得分 15 分，则（　　）。

A. 可能有抑郁症　B. 肯定有抑郁症　C. 无抑郁症　　　D. 严重抑郁症

3. 汉密尔顿焦虑量表有多少项目？（　　）

A. 20　　　　　　B. 15　　　　　　C. 14　　　　　　D. 18

五、多选题

1. 汉密尔顿抑郁量表包括多少个项目？（　　）。

A. 15 项　　　　　B. 17 项　　　　　C. 21 项　　　　　D. 24 项

2. 焦虑症的原因主要有（　　）。

A. 遗传因素　　　B. 生理因素　　　C. 心理因素　　　D. 社会因素

3. 汉密尔顿焦虑量表包含下列哪些项目？（　　）

A. 害怕　　　　　B. 抑郁心境　　　C. 失眠　　　　　D. 认知功能

项目 三

社区常见的康复方法

任务8 医疗康复

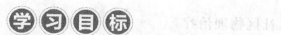

知识目标

1. 能说出社区常用物理治疗的种类。

2. 能阐述关节活动技术、肌力训练、牵伸训练、转位转移、平衡与协调训练、步行训练、牵引技术、呼吸训练、神经肌肉促进技术的具体分类与操作规范。

3. 能阐述各种理疗方法的概念、治疗作用。

4. 知晓各种理疗方法的治疗技术和临床应用。

5. 能阐述作业治疗的概念、特征、种类和方法。

6. 能说出失语症的类型。

7. 能阐述言语治疗的原理、治疗途径、要求和注意事项。

8. 能阐述推拿常用手法与临床应用。

9. 能阐述五禽戏、八段锦、太极拳的基本内容与治疗作用。

10. 能阐述心理康复的意义、评定方法和治疗技术。

11. 能说出康复医学工程的基本内容。

12. 能阐述假肢的基本构造与种类。

13. 能阐述矫形器的基本作用与常见种类。

14. 能阐述助行器的种类与使用方法。

15. 能阐述社区环境改造的基本原则与方法。

能力目标

1. 能熟练地运用关节活动技术、肌力训练、牵伸训练、转位转移、平衡与协调训练、步行训练、牵引技术、呼吸训练、神经肌肉促进法治疗功能障碍。

2. 能熟练地操作、使用各种理疗法(如中频电疗法、高频电疗法、光疗法、超声疗法、传导热疗法、压力疗法)治疗疾病。

3. 能熟练地设计作业治疗方案并能应用。

4. 能熟练地操作常见护理设备。

5. 能熟练地应用常见的康复护理技术照料患者。

6. 能熟练地运用基本的言语矫治方法对患者进行治疗。

7. 能熟练地使用各种推拿手法治疗疾病。

8. 能熟练地进行五禽戏、八段锦的练习。

9. 能运用一些心理治疗方法疏导患者的不良情绪。

10. 能为患者选配常见的假肢与矫形器。

11. 能熟练地指导患者使用以及选配助行器。

12. 能发现社区环境中影响残疾人生活的因素,并能提出合理化的改造方案或意见。

一、社区物理治疗

物理治疗是通过各种类型的功能训练、手法治疗,或借助电、光、声、磁、冷、热、水、力等物理因子来提高人体健康,预防和治疗疾病,恢复、改善或重建躯体功能的一类治疗技术,是社区康复工作人员必须掌握的技能之一。

物理治疗可以分为两大类:一类是以功能训练和手法治疗为主要手段,又称为运动治疗或运动疗法;另一类是以各种物理因子(如电、光、声、磁、冷、热、水等)为主要手段,通常称为理疗。

(一)运动疗法

1. 关节活动

关节活动的方法主要用于改善和维持关节的活动范围,以利于患者完成功能性关节活动。关节活动的方法根据是否借助外力分为三种,即主动运动、主动-助力运动和被动运动。

主动运动是指患者在没有辅助情况下完成的一种运动。主动运动可以促进血液循环,具有温和的牵拉作用,能松解粘连的组织,有助于保持和增加关节活动范围,最常用的主动运动形式是医疗体操。

主动-助力运动是指患者患肢尚无足够力量,由医务人员、患者的健侧肢体或利用器械提供力量来协助患肢进行的一种运动,常用的有器械练习、悬吊练习和滑轮练习等。

① 器械练习　利用杠杆原理,以器械为助力,带动活动受限的关节进行活动。应用时应根据病情及治疗目的,选择相应器械。器械练习可以个人独立活动,也可以小组集体进行,趣味性大,患者参与积极性高。

② 悬吊练习　利用挂钩,绳索和吊带组合将拟活动的肢体悬吊起来,使其在去除肢体重力的条件下主动活动。

③ 滑轮练习　利用滑轮和绳索,以健侧肢体帮助对侧肢体活动,主要用于牵张患侧挛缩的组织,改善关节的活动范围。

被动运动是指完全依靠外力帮助来完成的一种运动。根据力量来源分为两种,一种是由康复治疗师完成的被动运动,如关节可动范围内的运动和关节松动技术;一种是借助器械产生的外力完成的被动运动,如关节功能牵引、持续性被动活动等。

1)肩关节活动

(1)肩关节被动运动训练:

① 肩关节前屈　患者仰卧,两臂放于体侧,治疗师站于患侧,一手握着患者肘部,另一手握前臂,缓慢地将患肢抬起,经体前向头的方向运动到最大范围(图 3-8-1)。

② 肩关节后伸　患者侧卧,治疗师站于患者背后,一手放在患者肩部,另一手托着前臂,缓慢地将患肢后伸至最大范围(图 3-8-2)。

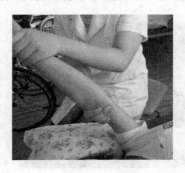

图 3-8-1　肩关节前屈

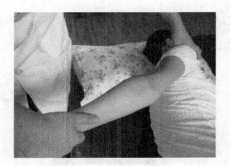

图 3-8-2　肩关节后伸

③ 肩关节外展　患者仰卧,治疗师站于患侧,一手握着患者肘部,另一手握前臂,缓慢地将患肢放于头侧为外展,恢复原位则为内收。当上肢外展到 90°时才能将肩部外旋,以完成全范围的外展动作(图 3-8-3)。

④ 肩关节水平外展和内收　患者仰卧,患肩位于床缘,治疗师站于患侧,一手握着患者肘部,另一手握前臂,缓慢地将患肢沿水平面外展到 90°,先向地面方向活动上肢(水平外展)(图 3-8-4),再将上肢抬起向身体内侧运动(水平内收)(图 3-8-5)。

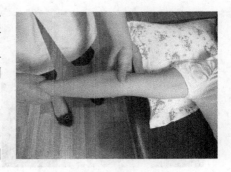

图 3-8-3　肩关节外展

⑤ 肩关节内旋和外旋　患者仰卧,患侧肩外展 90°,肘屈曲 90°,治疗师站于患侧,一手固定肘关节,一手握住前臂,以肘关节为中心将前臂向足的方向转动(内旋)(图 3-8-6)或向头的方向转动(外旋)(图 3-8-7)。

⑥ 肩胛骨的被动活动　患者侧卧,患侧在上,治疗师面对患者,一手放在肩部,另一手穿过患者上臂下面固定肩胛下角,两手同时用力将肩胛骨向上、下、内、外方向运动(图 3-8-8)。

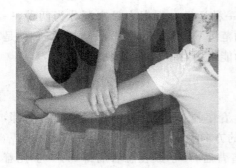

图 3-8-4　肩关节水平外展

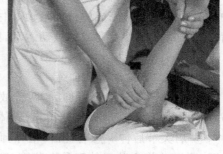

图 3-8-5　肩关节水平内收

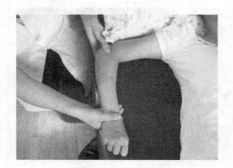

图 3-8-6　肩关节内旋

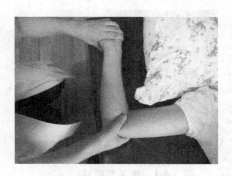

图 3-8-7　肩关节外旋

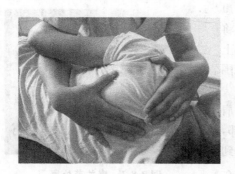

图 3-8-8　肩胛骨的被动活动

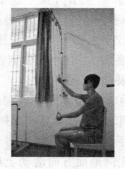

图 3-8-9　滑轮训练

（2）肩关节主动-助力运动训练：

① 滑轮训练　患者坐在椅子上，上方悬吊滑轮，根据训练的目的使滑轮位于正前方、侧方或后方，训练时患者双手握住两端的把手，以健手向下的拉力为助力完成患侧上肢的前屈、外展以及后伸运动（图3-8-9）。

② 体操棒训练　患者双手握住体操棒两端，以健侧上肢的运动为助力带动患侧上肢完成各种运动（图3-8-10）。或用健肢持毛巾的一端，患肢从背后下方持毛巾的另一端，健侧伸肘带动患肩后伸、内旋（图3-8-11）。

③ 肩轮训练　患者患侧上肢握住肩轮把手、用力转动肩轮，利用杠杆的力量使患

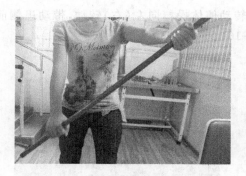

图 3-8-10 利用体操棒练习肩关节

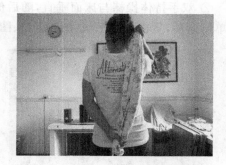

图 3-8-11 利用毛巾练习肩关节
后伸、内旋

侧肩部做环转运动。

（3）肩关节主动运动训练：

患者主动完成肩关节各个方向的运动以及 Codman 环绕等运动（图 3-8-12）。练习时要求动作平稳，每个动作必须达到关节最大的活动范围。

2）肘关节活动

（1）肘关节被动运动训练：

① 肘关节屈伸　患者仰卧，两臂放于体侧，治疗师站于患侧，一手托着患肢肘后部，另一手握住患肢腕部，缓慢地将肘关节屈曲和伸展到最大范围（图 3-8-13）。

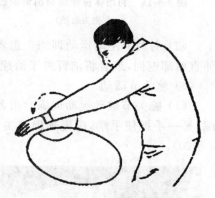

图 3-8-12　Codman 环绕

② 前臂旋转　患者仰卧，患侧肩外展，肘屈曲 90°，治疗师站于患侧，一手托着肘后部，另一手握住前臂远端，缓慢地做前臂旋前（向内转动前臂）、旋后（向外转动前臂）运动（图 3-8-14）。

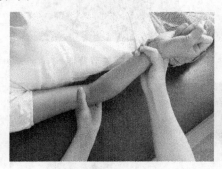

图 3-8-13　肘关节屈伸

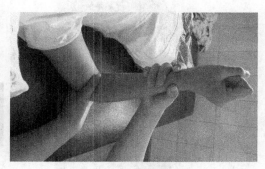

图 3-8-14　前臂旋前、旋后

（2）肘关节主动-助力运动训练：

① 双手十指交叉相握，以健侧上肢为助力带动患侧肘关节屈曲，使双手靠近头面部，而后还原。

② 双手持体操棒与床面垂直,随后健侧转动使体操棒向左(右)转动,带动患侧前臂单侧运动,呈横向水平状(图 3-8-15、图 3-8-16)。

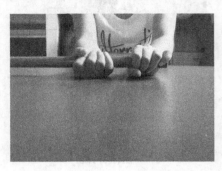
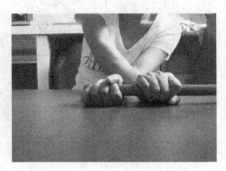

图 3-8-15　利用体操棒练习前臂的旋前　　图 3-8-16　利用体操棒练习前臂的旋后
（左侧为患侧）　　　　　　　　　　（左侧为患侧）

（3）肘关节主动运动训练　患者主动屈曲肘部使双手向身体靠拢,接触肩部后再伸直肘部返回,或者将前臂置于治疗桌上,做手掌心向下和向上的翻转运动。

3）腕关节活动

（1）腕关节被动运动训练　患者仰卧或坐位,肘关节屈曲,治疗师一手固定前臂远端,另一手握住手掌,缓慢地做腕关节的掌屈、背伸、尺偏、桡偏等运动(图 3-8-17 至图 3-8-20)。

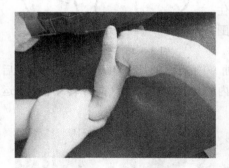
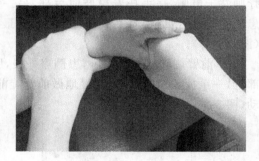

图 3-8-17　腕关节屈曲　　　　　　　　图 3-8-18　腕关节背伸

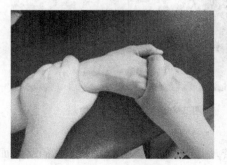
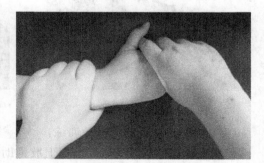

图 3-8-19　腕关节尺偏　　　　　　　　图 3-8-20　腕关节桡偏

（2）腕关节主动-助力运动训练　双手握住体操棒或腕关节训练器，以健侧为助力带动患侧腕关节做屈伸等训练（图3-8-21）。

（3）腕关节主动运动训练　患者双手托着体操球或腕关节训练器，主动用力进行腕关节的屈曲、背伸、尺偏、桡偏活动。

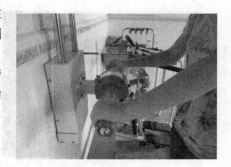

图3-8-21　腕关节屈伸助力运动

4）手指关节活动

（1）手指关节被动运动训练：

① 腕掌及腕骨间关节　患者取仰卧位或坐位，前臂旋前，治疗师双手握住患者手部，拇指放在手背，朝向肘部，其余手指放在手掌部。治疗师双手同时用力将患者腕骨及掌骨向手掌方向运动，然后还原完成腕掌及腕骨间关节的被动运动。

② 掌指关节　患者取仰卧位或坐位，治疗师一手握住患侧掌部，另一手握住手指，分别做掌指关节的屈伸、内收、外展活动（图3-8-22、图3-8-23）。

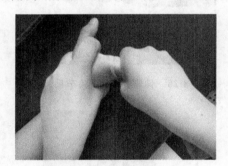

图3-8-22　掌指关节背伸

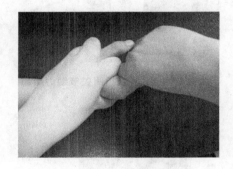

图3-8-23　掌指关节屈曲

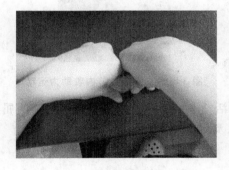

图3-8-24　近侧指骨间关节屈曲

③ 近侧指骨间关节　患者取仰卧位或坐位，治疗师位于患侧，治疗师一手握住患侧近节指骨，另一手握住患侧中节指骨做近侧指骨间关节的屈伸活动（图3-8-24）。

④ 远侧指骨间关节　患者取仰卧位或坐位，治疗师位于患侧，治疗师一手握住患侧中节指骨，另一手握住患侧远节指骨做远侧指骨间关节的屈伸运动。

活动时，需特别注意做拇指的屈伸、收展以及对掌、对指等被动活动的训练（图3-8-25、图3-8-26）。

（2）手指关节主动-助力运动训练　患手手背放于健手手掌中，健手掌指关节屈曲带动患手掌指关节屈曲，再利用健手的带动使患手手指伸直（图3-8-27至图3-8-30）。

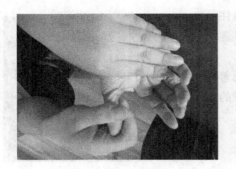
图 3-8-25　拇指外展

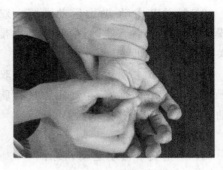
图 3-8-26　拇指对掌

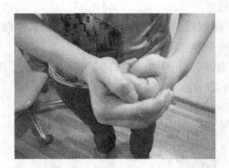
图 3-8-27　屈掌指、指间关节助力运动

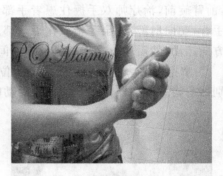
图 3-8-28　伸掌指、指间关节助力运动

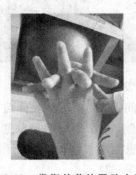
图 3-8-29　掌指关节外展助力运动

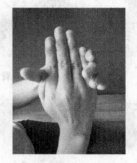
图 3-8-30　掌指关节内收助力运动

（3）手指关节主动运动训练　患者结合日常活动来训练手指掌指及指间关节的屈伸、收展活动。尤其注意训练拇指的屈伸、收展以及对掌、对指活动。

5）髋关节活动

（1）髋关节被动运动训练：

① 髋关节前屈　患者仰卧，治疗师站于患侧，一手托住膝部，另一手握住踝关节使下肢做屈髋、屈膝运动，患侧大腿前部尽量接近腹部（图 3-8-31）。

② 髋关节后伸　患者俯卧，治疗师站于患侧，一手固定臀部，另一手伸入大腿下方并用前臂将患侧下肢向上托起，以被动伸展髋部（图 3-8-32）。

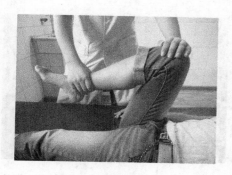

图 3-8-31 髋关节前屈

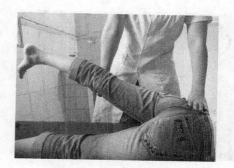

图 3-8-32 髋关节后伸

③ 髋关节内收、外展　患者仰卧,下肢中立位,治疗师一手握住踝关节,另一手托在膝下,两手同时用力使髋关节做外展运动,返回则为髋内收运动(图 3-8-33)。

④ 髋关节内旋、外旋　患者仰卧,下肢伸直,治疗师一手固定膝部,另一手握住踝部,双手用力将患侧下肢托起至屈髋、屈膝 90°位,然后以髋关节为轴将小腿向外运动完成髋内旋或将小腿向内运动完成髋外旋(图 3-8-34、图 3-8-35)。

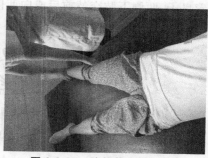

图 3-8-33 髋关节内收、外展

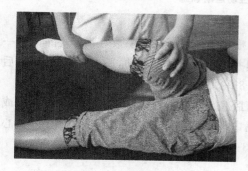

图 3-8-34 髋关节内旋

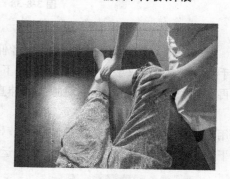

图 3-8-35 髋关节外旋

(2)髋关节主动-助力运动训练:

① 髋关节屈曲训练　患者仰卧,将滑轮套带套在踝关节,患者双手握住连接滑轮套带的绳把手用力向下牵拉,完成髋关节的屈曲运动(图 3-8-36)。

② 髋关节内收、外展训练　患者仰卧,将滑轮套带套在踝关节使患侧下肢稍抬离床面,滑轮套带另一端的绳索固定,患者在水平位完成髋关节的内收、外展运动(图 3-8-37)。

(3)髋关节主动运动训练　髋关节主动运动训练主要是完成髋关节的前屈、后伸、内收、外展、内旋、外旋等运动,如患者在仰卧位主动完成直腿抬高活动,或站立位双手

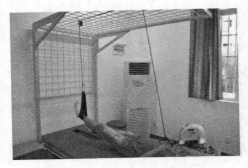

图 3-8-36　髋关节屈曲主动-助力训练

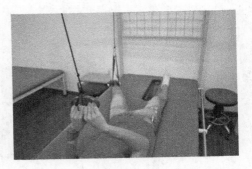

图 3-8-37　髋关节内收、外展主动-助力训练

扶着桌子,两侧下肢交替前后或向两侧摆动,或坐在椅子上同时屈髋、屈膝将大腿上抬(图 3-8-38)。

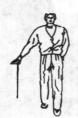
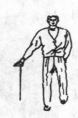
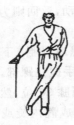
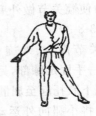

图 3-8-38　髋关节主动运动训练

6)膝关节活动

(1)膝关节被动运动训练　患者仰卧,治疗师站于患侧,一手放在膝部后面,另一手握住踝关节,双手共同用力将患侧下肢抬起并做屈髋、屈膝运动,膝关节充分屈曲后再在髋关节屈曲的状态下使膝关节伸直(图 3-8-39)。

(2)膝关节主动-助力运动训练　患者俯卧位,健足托着患足辅助膝关节屈曲;或用双手握住毛巾两端套在患侧踝关节,手拉毛巾辅助膝关节屈曲;或患者取跪位,重心下降,借体重完成辅助膝关节的屈曲运动(图 3-8-40 至图 3-8-42)。

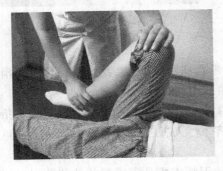

图 3-8-39　膝关节屈伸

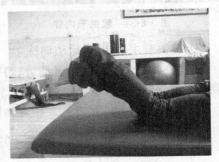

图 3-8-40　膝关节主动-助力运动训练 1

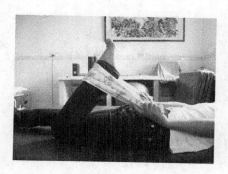

图 3-8-41　膝关节主动-助力运动训练 2

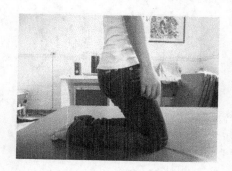

图 3-8-42　膝关节主动-助力运动训练 3

（3）膝关节主动运动训练　患者取坐位或卧位,膝关节主动用力完成屈曲、伸展运动。

7）踝关节活动

（1）踝关节被动运动训练:

① 踝关节背屈　患者仰卧,下肢伸展,治疗师一手放在踝关节上方固定小腿,另一手握住足跟并使患足放于治疗师的前臂上,前臂向头端推压患足使踝关节完成背屈运动(图 3-8-43)。

② 踝关节跖屈　患者仰卧,下肢伸展,治疗师一手放在踝关节上方固定小腿,另一手握住患足背并下压足背,使踝关节完成跖屈运动(图 3-8-44)。

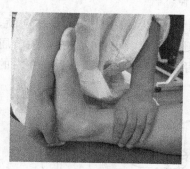

图 3-8-43　踝关节背屈

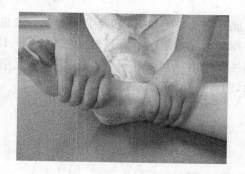

图 3-8-44　踝关节跖屈

③ 踝关节内翻、外翻　患者仰卧,下肢伸展,治疗师一手固定踝关节,另一手握住患足跟使足底向内侧转动完成内翻或向外侧转动完成外翻(图 3-8-45)。

④ 跗跖关节旋转　患者仰卧,踝关节中立位,治疗师一手托住足跟并固定,另一手放在跗跖关节处,先将跖骨向足底方向转动,后向足背方向转动(图 3-8-46)。

⑤ 跖趾关节屈伸　患者仰卧,踝关节中立位,治疗师一手握住跖骨并固定,另一手放在近节趾骨处将足趾向足底方向或足背方向活动(图 3-8-47)。

⑥ 趾间关节屈伸　患者仰卧,下肢伸直,其运动原则与活动方法同掌指关节。

（2）踝关节主动-助力运动训练　患者坐位,双膝伸直,双手持毛巾两端套于患足

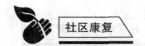
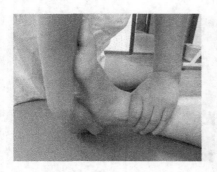

图 3-8-45 踝关节内、外翻

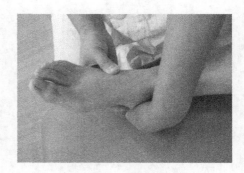

图 3-8-46 跗跖关节旋转

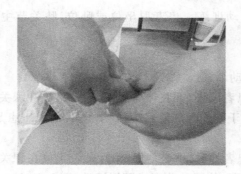

图 3-8-47 跖趾关节屈伸

足底并用力拉毛巾,辅助踝关节背屈。或患者面墙而立,足尖距墙 60 cm,身体前倾,双手撑墙、屈肘,足跟不离开地面,停留 10～15 s,然后还原。患者也可以坐在踝关节屈伸训练器或内外翻训练器上,用固定带将足前部固定,手握住助力杠杆做前后或左右的摆动(图 3-8-48、图 3-8-49)。

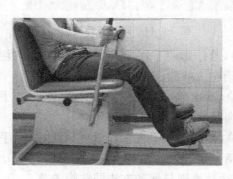

图 3-8-48 踝关节屈伸训练器

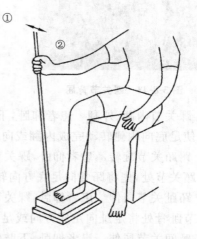

图 3-8-49 踝关节内外翻训练器(①内翻,②外翻)

（3）踝关节主动运动训练　患者取坐位或卧位，主动完成踝关节的各种运动。如双足间放球，用双足心夹住球或用双足跟夹球。

2. 肌力训练技术

肌力是指肌肉收缩的力量，是机体的肌肉工作（收缩或舒张）时克服内外阻力的能力。肌力降低轻则容易使肢体酸痛疲劳，影响动作的灵活性，重则引起人体日常生活能力的障碍，如坐、立、行等动作困难。肌力训练是增强肌力的主要方法，是运用各种康复训练的方法预防肌肉萎缩、促进肌肉功能恢复，或逐步增强肌肉的力量和耐力，改善肢体运动功能。

1）肌力训练的基本方法

常根据徒手肌力评定结果，采用传递神经冲动训练、助力训练、主动训练、抗阻训练等训练方式。

肌力 0 级时，采取传递神经冲动训练的方式，即治疗师引导患者做主观上的努力，通过意念的方式竭力引发肌肉主动收缩。传递神经冲动训练与被动运动相结合。

肌力为 1～2 级时，常采用助力训练的方式。助力训练是指在外力的帮助下，通过患者主动的肌肉收缩来完成运动的一种训练方法，分为徒手助力训练和悬吊训练两种方式。助力运动时要注意鼓励患者主动用力，治疗师根据患者肌肉收缩情况给予外力帮助，并调整助力的大小，促使肌肉独立地完成较大幅度的收缩，防止被动运动替代助力运动。

肌力 2～3 级时，常采用主动训练方式，即通过患者主动的肌肉收缩来完成自主运动。训练时治疗师应根据实际情况，指导患者采取合适的体位，鼓励患者主动用力完成运动。主动运动对关节、肌肉和神经系统功能有显著的刺激作用，应广泛使用。

肌力 4～5 级时，常采用抗阻训练。抗组训练是指在肌肉收缩过程中，克服外来阻力而完成运动的一种训练方法。在训练中利用徒手、哑铃、沙袋、拉力计、重物等来增加阻力，刺激肌纤维增粗、力量增强，是增强肌力最为有效的方法。

2）肌力训练方法的临床应用

（1）等长训练　肌肉收缩时，肌纤维的长度没有改变，也不产生关节活动，但肌肉能产生很大的张力，故等长训练又称静力性训练。等长训练动作简单，肌力 2～5 级的患者均可以使用，主要用于关节损伤、疼痛、骨折、手术后制动等情况。

① 训练中可应用 tens 法则，即每次等长收缩持续 10 s，休息 10 s。每次训练做 10 组，1 组训练包括 10 次等长收缩。

② 等长训练时要注意自由呼吸，不要憋气，以免引起 valsalva 效应。尤其是对老年人、体弱或心脏病患者更要引起注意。

（2）等张训练　等张训练是指肌肉收缩时，肌纤维的张力保持不变，而肌纤维的长度发生改变，并产生关节活动的一种训练方法。等张训练分为向心性训练和离心性训练两种类型，向心性训练可以明显地增加肌力，而离心性训练则可以增加身体对运动的控制能力。等张训练适用于肌力在 3 级以上，无运动禁忌证的患者。

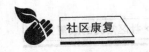

① 等张训练有很多形式,具体有举哑铃、沙袋,通过滑轮及绳索提起重物,拉长弹簧,进行俯卧撑、下蹲起立、仰卧起坐等,以渐进抗阻练习为代表。

② 在渐进抗阻练习中先测出待训练肌群连续 10 次等张收缩所能承受的最大负荷量,简称为 10 RM(10 repetition maximum)。每次训练分为 3 组,每组重复 10 次,组间休息 1 min。第 1 组运动强度取最大负荷的 1/2,第 2 组运动强度取最大负荷的 3/4,第 3 组运动强度取最大的负荷。3～5 次/天,3 次/周。每周复测最大负荷,并做相应调整。

(3)短促最大负荷练习 这是一种等张训练与等长训练相结合的肌肉训练方法。即在最大负荷下,以等张收缩完成关节运动,完成后立即做 5～10 s 的等长收缩,然后放松,如此重复 5 次,每次负荷增加 0.5 kg。若等长收缩不能维持,则不增加负荷。

(4)等速训练 这是一种由专用仪器预先设定恒定运动速度,使肌肉始终在适宜的速度下进行训练的抗阻训练方法。训练时虽然肢体运动的速度不变,但遇到的阻力时刻都在变化。因仪器较贵,目前临床上应用不多。

3. 耐力训练

耐力是指人体持续进行工作的能力。在康复医学中耐力训练主要包括两部分,即肌肉耐力训练和全身耐力训练。当具体的肌力及关节活动范围得到恢复时,其肌肉耐力才能发展到适应生活的需要,为全身耐力发展创造条件。全身耐力训练一般是指人体的有氧运动训练,是以中等强度的大肌群为主进行的有节律性的、持续一定时间的周期性的运动训练,意在提高机体氧化代谢能力。

在一定强度下,在相当长的时间内(不少于 15～30 min)的周期性运动都可以增强人体的耐力。耐力训练适宜采用大肌群运动,运动的种类有步行、慢跑、游泳、划船、骑自行车、越野滑雪、跳舞、登高、太极拳家务劳动等。

(1)运动的强度 运动强度是指单位时间内的运动量,是运动定量与科学的核心,也是监测康复效果与安全性的指标。控制运动强度的指标有如下几种。

① 最大摄氧量($VO_{2,max}$) 这是指单位时间内最大耗氧量。50%～85% $VO_{2,max}$ 是耐力训练取得运动效果最合适的范围。冠心病患者及老年人的运动强度一般为 40%～65% $VO_{2,max}$。

② 心率 一般多采用靶心率来控制运动强度。

$$靶心率=(220-年龄)\times(60\%～90\%)$$

或　　靶心率=(年龄预计最大心率－安静时心率)×(60%～80%)+安静时心率

③ 自感劳累分级表(rating of perceived exertion,RPE) 实际日常运动训练过程中患者很难进行最大摄氧量和心率的自我监测,所以根据患者运动时的主观感受确定运动强度的方法是比较适用的指标,特别适用于家庭康复锻炼和社区康复锻炼。健康者 RPE 运动强度推荐为 11～15 级。

④ 身体反应 运动量合适时,患者应心情舒畅、精神状态良好、工作精力充沛、食欲和睡眠良好,原有疾病症状有所改善;若运动量过大,则会出现相反状况,如食欲不

振、睡眠不佳、肌肉酸痛等。

（2）运动时间　运动的时间长短与运动强度呈反比。强度大,持续时间则可减少;强度小,运动时间则可相应延长。一般要求锻炼时运动强度达到靶心率后,至少应持续20～30 min。

（3）运动频率　一般3～5次/周,或隔日1次。运动频率少于2次/周,运动效果不佳。训练效果一般在8周以后出现,坚持训练8个月才能达到最佳效果。如果中断,有氧运动的耐力会在1～2周内逐渐减退。

4. 牵伸训练

牵伸训练(stretching)是指运用外力(人工或机械)牵拉短缩或挛缩组织并使其延长,做轻微超过组织阻力和关节活动范围内的运动训练方法。此法可以达到提高软组织的伸展性、降低肌张力、缓解疼痛以及改善关节活动等目的。牵伸方法包括被动牵伸和主动抑制,被动牵伸又分为手法牵伸、机械牵伸、自我牵伸等三种方式。

手法牵伸是治疗师通过手法控制牵伸的方向、速度和持续时间来牵伸软组织,以达到改善关节活动范围的最常用的牵伸方法。进行手法牵伸时应首先根据牵伸的具体目的,指导患者采取合适的体位,牵伸的方向与肌肉紧张或挛缩的方向相反,牵伸的强度必须足够牵拉软组织使其紧张,产生的疼痛以患者能够忍受为宜。被动牵伸持续时间为每次10～15 s,牵伸之间休息30 s,10次为1个疗程,1～2次/天。治疗结束后还应注意评价牵伸强度,如果第二天牵伸部位仍有肿胀、疼痛,则说明牵伸的强度过大,在以后治疗时应及时调整牵张的强度。

机械牵伸是指应用小强度的器械装置产生的外部力量,以较长时间作用于软组织的一种方法。牵伸时间至少持续20 min,甚至更长时间才会产生治疗效果。

自我牵伸是患者自己完成的一种伸展性训练,牵伸力量为自身重力。自我牵伸对巩固治疗效果非常重要。

主动抑制是指在牵伸之前,患者有意识地放松肌肉的一种方式。这种牵伸方式适用于肌肉神经支配完整、有自主控制能力的患者。

1）上肢肌肉牵伸

（1）肩部:

① 牵伸肩后伸肌群　患者仰卧,上肢放松。治疗师站在牵伸侧,一手固定肩胛骨,另一手握住肘关节的后方,将肩关节被动前屈到最大范围以牵拉肩部后伸肌群(图3-8-50)。

② 牵伸肩前屈肌群　患者俯卧,上肢放松。治疗师站在牵伸侧,一手固定肩胛骨,另一手握住肘关节向上托起上臂,使上臂被动后伸到最大范围以牵拉肩部前屈肌群(图3-8-51)。

③ 牵伸肩内收肌群　患者仰卧,上肢放于体侧。治疗师站在牵伸侧,一手放在腋下,并托住上臂,另一手握住前臂并使其屈肘90°,双手用力使上臂被动外展至最大范围,以牵伸肩内收肌群(图3-8-52)。

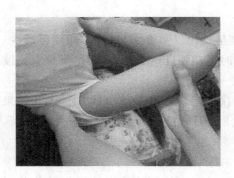

图 3-8-50　牵伸肩后伸肌群

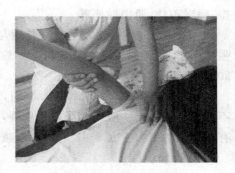

图 3-8-51　牵伸肩前屈肌群

④ 牵伸肩外旋肌群　患者仰卧,上肢放于体侧。治疗师站在牵伸侧,一手握住上臂远端,另一手握住前臂远端屈肘90°,首先使肩关节外展一定的角度,然后将前臂向足部床面方向转动(肩关节内旋)至最大范围,以充分拉长肩关节外旋肌群(图3-8-53)。

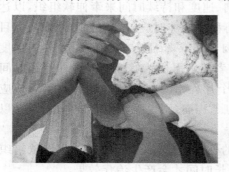

图 3-8-52　牵伸肩内收肌群

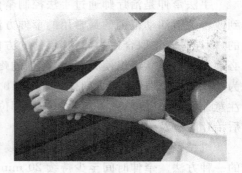

图 3-8-53　牵伸肩外旋肌群

⑤ 牵伸肩内旋肌群　患者仰卧,上肢放于体侧。治疗师站在牵伸侧,一手握住上臂远端,另一手握住前臂远端屈肘90°,首先使肩关节外展一定的角度,然后将前臂向头部床面方向转动至最大范围(肩关节外旋),以充分拉长肩关节内旋肌群(图3-8-54)。

⑥ 牵伸胸肌　患者仰卧,患侧肩部位于床缘外。治疗师站在牵伸侧,一手固定肩部,另一手握住上臂远端,先将肩关节外展60°～90°,然后双手将患者上肢向地面方向牵伸,使肩关节完全水平外展至最大范围,以牵伸胸肌(图3-8-55)。

⑦ 牵伸肩胛提肌　患者坐位,头转向非牵伸侧,稍向前屈使颈部后外侧有酸胀感。治疗师站在牵伸侧,一手放在牵伸侧颈肩部向下压,另一手握住上臂远端向上牵拉使上肢外展、屈肘,手放在头后部,同时让患者深吸气后深呼气,通过牵伸肩胛提肌增加肩胛骨的活动(图3-8-56)。

(2) 肘部:

① 牵伸屈肘肌群　患者仰卧,上肢稍外展。治疗师位于牵伸侧,一手放在上臂近端固定,另一手握住前臂远端使肘关节被动伸直至最大范围,以牵拉屈肘肌群(图3-8-57)。

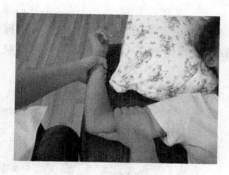

图 3-8-54　牵伸肩内旋肌群

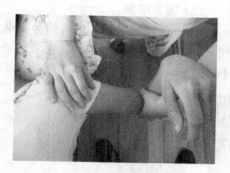

图 3-8-55　牵伸胸肌

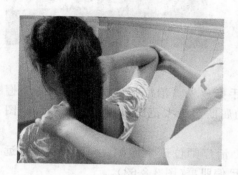

图 3-8-56　牵伸肩胛提肌

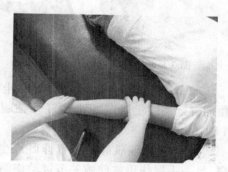

图 3-8-57　牵伸屈肘肌群

②牵伸伸肘肌群　患者仰卧，上肢稍外展。治疗师位于牵伸侧，一手放在肘部后方固定上臂，另一手握住前臂远端使肘关节被动屈曲至最大范围，以牵拉伸肘肌群（图3-8-58）。

③牵伸旋前、旋后肌群　患者取仰卧位或坐位。治疗师位于牵伸侧，一手握住肘关节以固定肱骨，另一手握住前臂远端掌侧使肘屈曲90°，然后使前臂被动旋前或旋后至最大范围，以牵拉旋后或旋前肌群。牵伸时注意固定肱骨防止肩关节出现内、外旋代偿运动（图3-8-59、图3-8-60）。

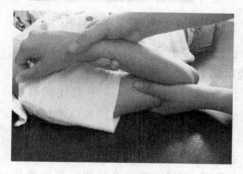

图 3-8-58　牵伸伸肘肌群

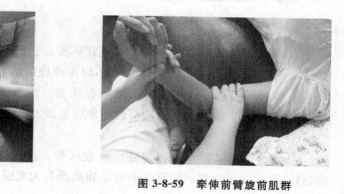

图 3-8-59　牵伸前臂旋前肌群

（3）腕及手部：

① 牵伸屈腕肌群　患者仰卧或坐在床旁，手指放松。治疗师位于牵伸侧，一手握住前臂远端固定，另一手握住患者的手掌使腕关节被动背伸至最大范围，以牵伸屈腕肌群（图3-8-61）。

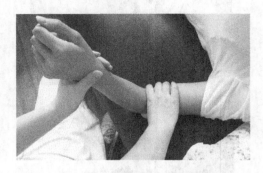

图3-8-60　牵伸前臂旋后肌群

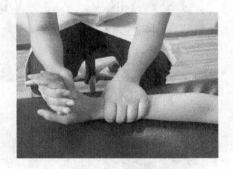

图3-8-61　牵伸屈腕肌群

② 牵伸伸腕肌群　患者仰卧或坐在床旁，手指放松。治疗师位于牵伸侧，一手握住前臂远端固定，另一手握住手掌使腕关节被动屈曲至最大范围，以牵伸伸腕肌群（图3-8-62）。

③ 牵伸尺偏肌群　患者仰卧或坐在床旁。治疗师位于牵伸侧，一手握住前臂远端，另一手握住手掌使腕关节被动桡偏，以牵伸尺偏肌群（图3-8-63）。

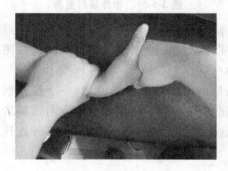

图3-8-62　牵伸伸腕肌群

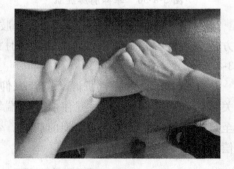

图3-8-63　牵伸尺偏肌群

④ 牵伸桡偏肌群　患者仰卧或坐在床旁。治疗师位于牵伸侧，一手握住前臂远端，另一手握住手掌使腕关节被动尺偏，以牵伸桡偏肌群（图3-8-64）。

⑤ 牵伸屈指肌群　患者仰卧或坐在床旁。治疗师位于牵伸侧，一手握住前臂远端，另一手放在手指掌侧使腕关节被动伸展至最大范围，再将手指完全伸直以牵拉屈指肌群（图3-8-65）。

⑥ 牵伸伸指肌群　患者仰卧或坐在床旁。治疗师位于牵伸侧，一手握住前臂远端，另一手放在手指背侧使腕关节被动屈曲至最大范围，再将手指完全屈曲以牵拉伸指肌群（图3-8-66）。

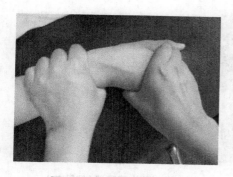

图 3-8-64　牵伸桡偏肌群

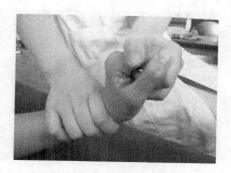

图 3-8-65　牵伸屈指肌群

2）下肢肌肉牵伸

（1）髋部：

① 牵伸臀大肌　患者仰卧。治疗师位于牵伸侧，一手固定大腿远端，另一手握住足跟，双手托起患侧下肢，同时使髋、膝关节被动屈曲至最大范围，以充分牵伸臀大肌。在牵伸过程中注意固定非牵拉侧大腿，防止骨盆向后方倾斜（倾斜可导致臀部和膝部移动）（图 3-8-67）。

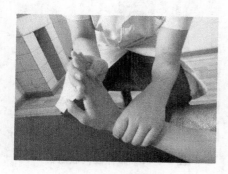

图 3-8-66　牵伸伸指肌群

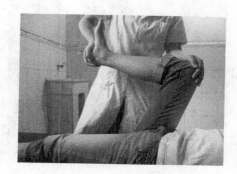

图 3-8-67　牵伸臀大肌

② 牵伸腘绳肌　患者仰卧，健侧下肢伸直。治疗师位于牵伸侧，将牵伸的下肢放在肩上，一手放在牵伸侧大腿远端使大腿保持伸直状态，另一手放在非牵伸侧大腿，防止骨盆向后方倾斜。治疗师的肩和手同时用力使患者下肢在膝 0°伸展位下将髋关节被动屈曲至最大范围，以充分牵伸腘绳肌。注意：髋外旋时，牵伸力量作用于腘绳肌中间，髋内旋时，牵伸力量作用于腘绳肌外侧。

③ 牵伸髂腰肌　患者俯卧，牵伸侧下肢稍屈膝，非牵伸侧下肢伸直。治疗师位于牵伸侧，一手放在臀部固定骨盆，另一手放在大腿远端托住大腿将其向上托起，使髋关节被动后伸至最大范围以牵伸髂腰肌（图 3-8-68）。若患者俯卧有困难，可以采取仰卧位，牵伸的下肢悬于治疗床外，治疗师一手固定非牵伸侧下肢，另一手放在牵伸侧膝关节上方并向下按压大腿，使髋关节被动后伸至最大范围（图 3-8-69）。

④ 牵伸股直肌　患者俯卧。治疗师一手放在臀部固定骨盆，另一手握住小腿远端

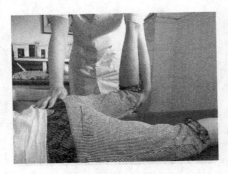

图 3-8-68　牵伸髂腰肌(俯卧位)

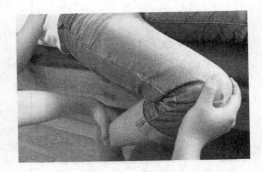

图 3-8-69　牵伸髂腰肌(仰卧位)

向上提拉,使髋关节伸展的同时尽可能多地被动屈曲膝关节,以使股直肌受到最大的牵伸。注意,髋关节不要外展或旋转(图 3-8-70)。

　　⑤ 牵伸髋内收肌群　患者仰卧,下肢伸直。治疗师位于牵伸侧,一手放在非牵伸侧大腿内侧固定,另一手前臂在腘窝下方托住牵伸侧大腿,使髋关节外展至最大范围以牵伸髋内收肌群(图3-8-71)。

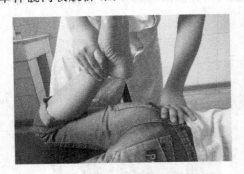

图 3-8-70　牵伸股直肌

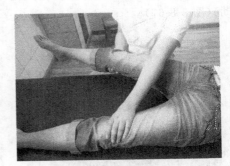

图 3-8-71　牵伸髋内收肌群

　　⑥ 牵伸髋外展肌群　患者侧卧,牵伸侧在上,非牵伸侧屈髋屈膝 90°。治疗师位于患者的背后,一手扶按髂嵴,另一手放在牵伸侧大腿远端的外侧并加一定的力向下按压,使髋内收至最大范围以牵伸髋外展肌群。

　　⑦ 牵伸髋内旋肌群或髋外旋肌群　患者俯卧。治疗师位于牵伸侧,一手按压臀部固定骨盆,另一手握住小腿远端使膝关节屈曲 90°,然后将小腿被动向内转至髋外旋最大范围,以牵拉髋内旋肌群(图3-8-72),或将小腿被动向外转至髋内旋最大范围,以牵拉髋外旋肌群(图 3-8-73)。

　　(2) 膝部:

　　① 牵伸伸膝肌群　患者俯卧,牵伸侧大腿下垫一软枕。治疗师位于牵伸侧,一手放在臀部固定骨盆,另一手握住小腿远端使膝关节被动屈曲至最大范围,以牵拉伸膝肌群(图 3-8-74)。

　　② 牵伸屈膝肌群　患者仰卧,下肢伸直。治疗师位于牵伸侧,一手放在大腿远端

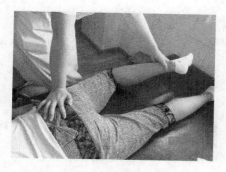

图 3-8-72 牵伸髋内旋肌群

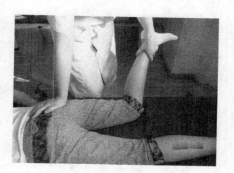

图 3-8-73 牵伸髋外旋肌群

前方固定并缓慢地向下按压,另一手握住小腿远端上抬小腿,使膝关节被动伸展至最大范围以牵伸屈膝肌群(图 3-8-75)。

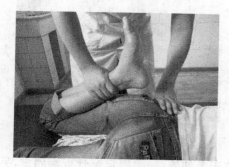

图 3-8-74 牵伸伸膝肌群

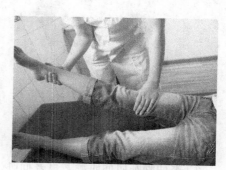

图 3-8-75 牵伸屈膝肌群

(3)踝与足部:

① 牵伸跖屈肌群 患者仰卧,下肢伸直。治疗师位于牵伸侧,一手握住内、外踝固定小腿,另一手握住牵伸侧足跟,同时用前臂掌侧抵住足底。牵伸时治疗师一方面用手指向远端牵拉足跟,背屈踝关节,另一方面前臂压近侧的跖骨向头端运动,使踝关节背屈至最大范围,以牵伸腓肠肌(图 3-8-76)。若在屈膝时采用上述手法,主要牵伸比目鱼肌。

② 牵伸背屈肌群 患者坐立或者仰卧。治疗师位于牵伸侧,一手握住踝关节固定小腿,另一手握住足背并用力向下压,使踝关节跖屈至最大范围以牵伸背屈肌群(图 3-8-77)。

③ 牵伸足外翻肌群 患者仰卧,下肢伸直。治疗师位于牵伸侧,一手握住踝关节固定小腿,另一手握住足背,双手用力将足跟向内侧转动,使足内翻至最大范围以牵伸足外翻肌群(图3-8-78)。

④ 牵伸足内翻肌群 患者仰卧,下肢伸直。治疗师位于牵伸侧,一手握住踝关节固定小腿,另一手握住足背,双手用力将足跟向外侧转动,使足外翻至最大范围以牵伸足内翻肌群(图3-8-79)。

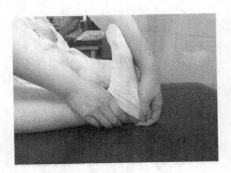

图 3-8-76　牵伸跖屈肌群

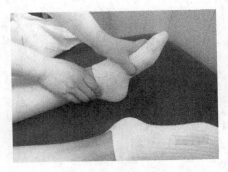

图 3-8-77　牵伸背屈肌群

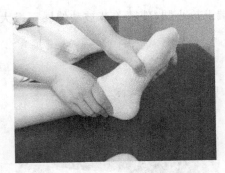

图 3-8-78　牵伸足外翻肌群

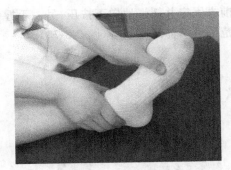

图 3-8-79　牵伸足内翻肌群

　　⑤ 牵伸脚趾屈伸肌群　患者仰卧。治疗师位于牵伸侧，一手固定趾骨近端固定，另一手握住趾骨的远端并使脚趾屈曲或伸展至最大范围，以牵伸脚趾屈伸肌群（图3-8-80）。

　　3）躯干肌肉牵伸

　　（1）颈部：

　　① 牵伸伸颈肌群　患者取坐位。治疗师站立位，一手放在患者顶枕部，另一手放在上段胸椎部位固定，两手配合，轻柔地向下按压，使颈部屈曲到最大范围以牵伸伸颈肌群（图3-8-81）。

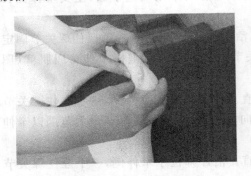

图 3-8-80　牵伸脚趾屈伸肌群

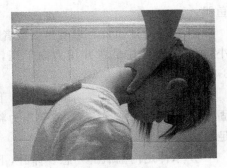

图 3-8-81　牵伸伸颈肌群

② 牵伸屈颈肌群 患者取坐位。治疗师站立位，一手放在患者前额部，另一手放在上段胸椎部位固定。两手配合，将前额部向后推，使颈部后伸达到最大范围，以牵伸屈颈肌群（图3-8-82）。

③ 牵伸颈侧屈肌群 患者取坐位。治疗师站立位，一手放在牵拉侧的颞部，另一手放在同侧的肩部固定。双手配合，轻缓地推动头部向对侧运动，使颈部侧屈运动到最大范围，以牵伸对侧颈侧屈肌群（图 3-8-83）。

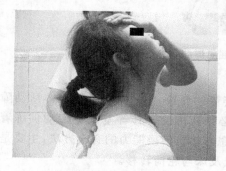
图 3-8-82 牵伸屈颈肌群

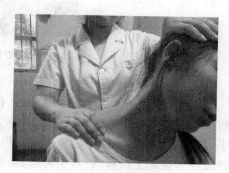
图 3-8-83 牵伸颈侧屈肌群

（2）腰部：

① 牵伸腰部屈肌群 患者取站立位。治疗师取站立位，一手放在胸骨前，另一手放在腰骶部固定。双手配合用力，使腰椎轻缓地后伸到最大范围以牵伸腰部屈肌群（图3-8-84）。牵伸时一定要注意动作缓慢，保持患者身体稳定以防不测。

② 牵伸腰背部伸肌群 患者取站立位。治疗师取站立位，一手放在胸椎背部，另一手放在腰骶部固定。双手配合用力，使腰椎前屈到最大范围以牵伸腰背部伸肌群（见图 3-8-85）。为老年人牵伸时应特别注意强度宜小、动作宜缓慢。

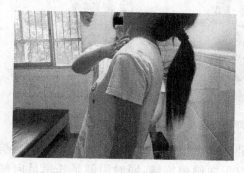
图 3-8-84 牵伸腰部屈肌群

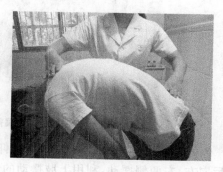
图 3-8-85 牵伸腰背部伸肌群

③ 牵伸腰背部侧屈肌群 患者取站立位。治疗师取站立位，一手放在牵伸侧肩部，另一手放在非牵伸侧髂部。在肩部用力轻轻地向对侧推，使腰部侧屈到最大范围以牵伸对侧腰部侧屈肌群（图3-8-86）。

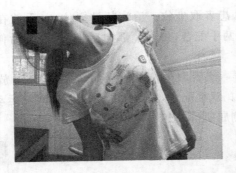

图 3-8-86　牵伸腰背部侧屈肌群（左侧）

5. 体位转移训练

人体完成日常生活活动必然涉及各种体位姿势的变换，而残疾人常因肢体活动障碍导致其姿势变化、能力降低，因此康复治疗还必须从体位转移等基础性活动训练着手，提高患者的活动能力。体位转移训练是提高患者体位转换能力的有效方法，主要是使患者学会床上转移、卧与坐转移、坐与站转移以及床与轮椅转移。

1）偏瘫患者的体位转移训练

（1）翻身：

① 从仰卧位到患侧卧位　患者仰卧，双上肢 Bobath 握手（双手十指交叉相握，患侧拇指在上）、伸肘、上举约 90°，健侧髋、膝屈曲。头转向患侧，健侧上肢带动患侧上肢先摆向健侧，再反方向摆向患侧，借助摆动的惯性，健侧下肢适时用力蹬床使身体翻向患侧。开始训练时，治疗师可以扶持健侧肩胛骨、骨盆等部位，帮助患者完成翻身动作（图 3-8-87）。

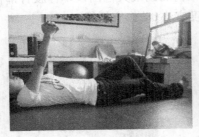
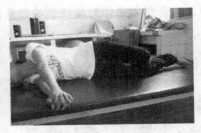

图 3-8-87　偏瘫患者从仰卧位到患侧卧位

② 从仰卧位到健侧卧位　患者仰卧，健足伸入患足下方。双手 Bobath 握手上举后向左、右两侧摆动，利用上肢摆动的惯性将躯干向健侧旋转，同时用健足托患足向健侧转动，帮助患侧下肢完成翻身（图 3-8-88）。

（2）床上卧位移动　患者仰卧，健足伸入患足下方，健手将患手固定在胸前，利用健侧下肢先将患侧下肢抬起向一侧移动，再用健足和肩同时将臀部支起，移向同侧，最后将肩、头向同方向移动。

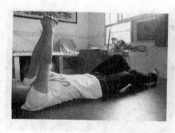
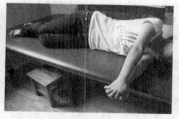

图 3-8-88　偏瘫患者从仰卧位到健侧卧位

（3）从卧位到床边坐位：

① 独立从健侧坐起　患者健侧卧位，在健腿帮助下将双腿放于床缘下，接着头、颈和躯干向上方侧屈，再用健侧前臂支撑自己的体重，后改用健手支撑使躯干慢慢直立、坐起（图 3-8-89）。

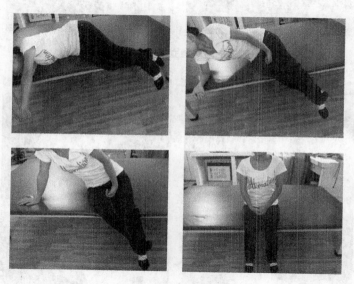

图 3-8-89　独立从健侧坐起

② 独立从患侧坐起　患者患侧卧位，在健腿帮助下将双腿放于床缘下，先用健手将患臂置于胸前，然后健侧上肢横过胸前放在床面上用力支撑，同时头、颈和躯干向上方侧屈，摆动双腿调整，最后身体直立、坐起（图 3-8-90）。

③ 辅助下坐起　患者侧卧位，两膝屈曲。治疗师先将患者双腿放于床边，然后一手放在患者腋下或肩部向上抬，嘱患者向上侧屈头部，当肩部离开床面时，另一手按着骨盆以骨盆为中心转移成坐位。在转移过程中，注意鼓励患者使用健侧上肢支撑身体（图 3-8-91）。

（4）从床边坐位到卧位：

① 独立从患侧躺下　患者坐于床边，患手放在大腿上，健腿在患腿后方。健手从前方横过身体，放在患侧髋部旁边的床面上，依靠健手支撑使身体逐渐向患侧倾斜，最

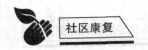
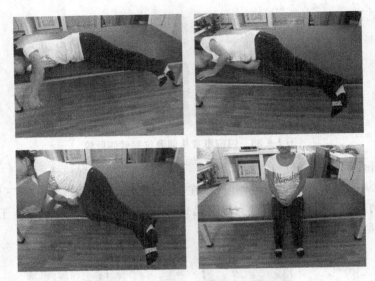

图 3-8-90　独立从患侧坐起

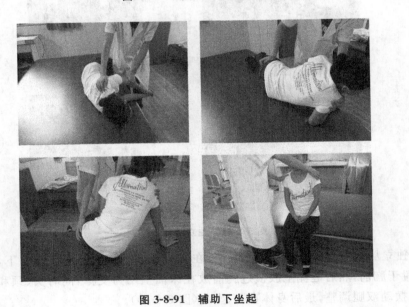

图 3-8-91　辅助下坐起

后成患侧侧卧。与此同时健腿帮助患腿将其抬到床上后,当双腿放在床上后,再调整卧位姿势。在整个过程中,要注意保持躯干屈曲,防止身体向后倾倒。

②　独立从健侧躺下　患者坐于床边,患手放在大腿上,健腿在患腿后方。依靠健侧上肢在床上的支撑使躯干逐渐向健侧倾斜,同时健腿将患腿上抬到床上。当双腿放在床上后,患者再次将身体放低,直至健侧躺在床上,最后依靠健足和健肘的支撑使臀部向后移动到床的中央。

③辅助躺下 患者坐于床边，患手放在大腿上，患腿放在健腿后方。治疗师站在患侧（右侧），当患者身体向患侧倾斜时，一手托住患者的颈部和肩部，另一手放在患者的腿下向上抬到床面，最后使患者平躺在床上，调整姿势。

（5）站起：

①独立站起 患者坐于床边，双足分开与肩同宽，两足跟位于两膝后方，患足稍后。双手 Bobath 握手、前伸，躯干前倾使重心前移，双侧下肢充分负重。当双肩超过双膝位置，臀部离开床面时，伸髋、伸膝，双腿同时用力慢慢站起（图 3-8-92）。

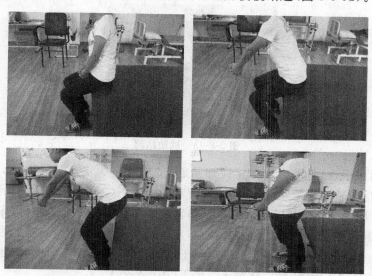

图 3-8-92 独立站起

②辅助站起 患者坐于床边或椅子上，躯干尽量挺直，两脚平放地上，患足稍偏后。患者 Bobath 握手、伸肘、抬头。治疗师站在患侧、面向患者，指导患者躯干充分前倾，髋关节尽量屈曲，并注意引导患者重心向患腿移动。重心进一步向前移，当双肩超过双膝位置时，治疗师一手放在患膝上向前下按压，另一手放在对侧臀部帮助抬起。同时患者顺势抬臀、伸髋、伸膝使躯干直立（图 3-8-93）。

（6）坐下：

①独立坐下 患者背靠床站立，双下肢平均负重，双手 Bobath 握手、前伸。躯干前倾，屈髋、屈膝，使重心后移。患者控制好髋部和膝部，慢慢地向后、向下移动臀部，最后坐在床上。

②辅助坐下 与"辅助站起"的顺序相反。无论是站起还是坐下，患者必须学会向前倾斜躯干，保持脊柱伸直，同时患侧下肢要有一定的承重能力。

（7）床与轮椅之间的转移：

①独立从床到轮椅的转移 轮椅放在患者健侧，与床成 30°～45°角，制动、竖起脚踏板。患者坐在床边，健手支撑在轮椅远侧扶手上，患足位于健足稍后方。患者躯干向

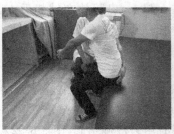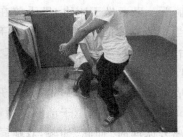

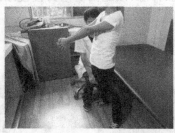

图 3-8-93　辅助站起

前倾斜,同时健手、健足用力支撑将臀部抬起,然后健足为支点旋转身体,直至背靠轮椅。最后确信双腿后侧紧贴轮椅椅座,再背对轮椅坐下(图 3-8-94)。

② 独立从轮椅到床的转移　患者驱动轮椅使健侧尽量靠近床缘,与床成 30°~45°角,制动、竖起脚踏板。患者先将臀部前移,双足平放在地面,健足在前。然后双手扶在轮椅扶手上,健侧用力将臀部抬起,接着躯干前倾,健手支撑在床面上,以健侧为轴转动身体,直到臀部贴在床缘,最后背对床缘坐下(图 3-8-95)。

③ 辅助下从床到轮椅的转移　轮椅放在患者健侧,与床成 30°~45°角,制动、竖起脚踏板。治疗师面向患者站立,双膝微屈,腰背挺直,双足放在患足两边,用自己的膝部在前面抵住患膝。治疗师一手从患者腋下穿过放在患侧肩胛上,并将患侧前臂放在自己的肩上,抓住肩胛骨的内缘,另一手托住患者健侧上肢使其躯干向前倾,将患者的重心前移到脚上,直至臀部离开床面。治疗师引导患者以健侧为轴转动躯干,最后坐在轮椅上。辅助下从轮椅到床的转移与其顺序相反。

2) 脊髓损伤患者的体位转移训练

(1) 床上翻身　脊髓损伤平面越高,对患者翻身的运动能力影响越大,一般来说,C_6 平面以上的脊髓损伤时患者不能独立完成翻身活动,需要帮助。

① 四肢瘫患者辅助下从仰卧位到侧卧位的翻身动作(向右侧翻身)　患者仰卧,治疗师站在患者的左侧,帮助患者将左上肢横过胸前,将左下肢跨过右下肢,左足放在右侧床面上。治疗师一只手放在患者左侧腰下,另一只手放在患者左侧髋部下方,腹部抵住床缘作为支撑点,用力推动患者髋部向上,使患者右侧卧。最后帮助患者调整卧姿。

② C_6 及以下完全性损伤患者独立从仰卧位到俯卧位翻身(向右侧翻身)　患者仰卧,头、肩屈曲,双上肢伸展上举、对称性摆动,产生钟摆样运动。右上肢向左侧甩动,并

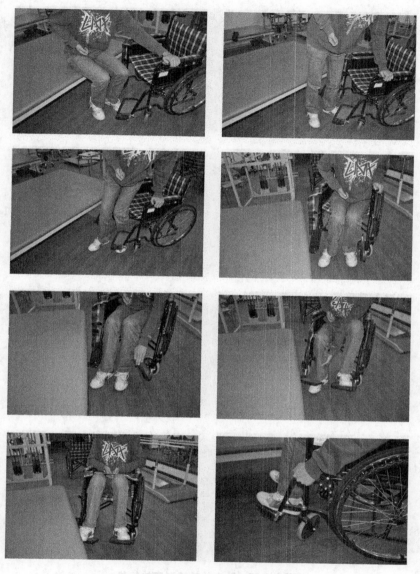

图 3-8-94 独立从床到轮椅的转移

越过身体左侧以获得向右翻转所需的动力。接着头、肩屈曲加重,双上肢顺势迅速地从左侧甩向右侧,同时借助甩动的惯性使躯干和下肢翻转成俯卧位。最后左前臂支撑在床面,右肩后拉,使两侧前臂同等负重完成翻身(图 3-8-96)。

③ 利用布带进行翻身活动(向左侧翻身) 患者仰卧,左侧腕部勾住系在床架或床栏上的布带,用力屈肘带动身体旋转,同时右侧上肢也用力摆向左侧,两侧上肢以此为支点共同用力完成翻身(图 3-8-97)。

(2)从卧位到坐位的转移 坐起训练需要躯干的柔韧性和至少一侧上肢的伸展功

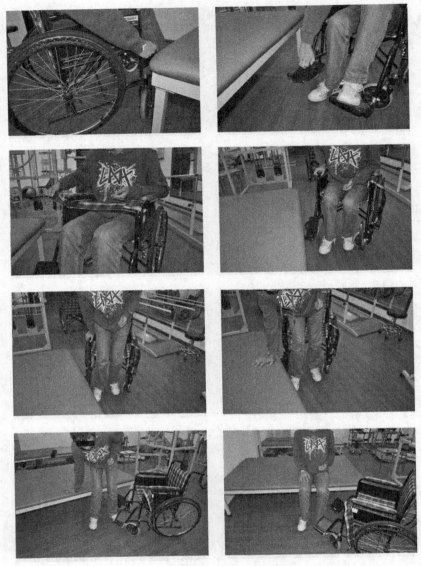

图 3-8-95　独立从轮椅到床的转移

能正常,所以 C_7 损伤的患者可以从仰卧位直接坐起,而 C_6 损伤的患者则须先翻身至侧卧或俯卧位后再坐起。

　　① C_6 完全性损伤患者独立由卧位坐起　患者翻身至侧卧位,依靠两侧上肢的支撑力量移动躯干靠近下肢,接着用上侧上肢勾住膝关节,同时另一侧肘部反复屈曲、伸展,通过这一动作逐渐将躯干抬离床面,最后双手放在体侧调整姿势、伸肘成坐位(图3-8-98)。

　　② C_6 完全性损伤患者利用上方吊环由仰卧位坐起　患者在仰卧位用左腕勾住上

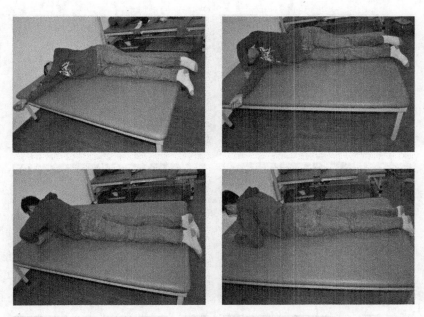

图 3-8-96 C$_6$ 及以下完全性损伤患者独立从仰卧位到俯卧位翻身(向右侧翻身)

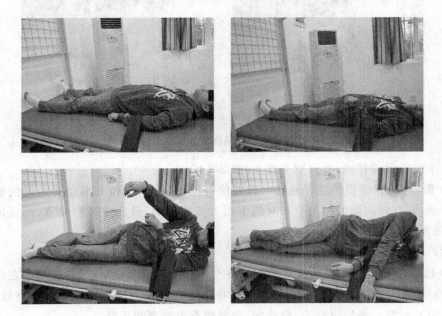

图 3-8-97 脊髓损伤患者利用布带进行翻身活动(向左侧翻身)

方吊环并拉动身体,依靠右肘支撑躯干。接着在吊环内屈曲左肘关节,同时将右肘移近躯干。然后左上肢外旋上举以左腕抵住绳索,将躯干向上拉,此时右上肢借势外旋并伸肘使手掌支撑在床面。重心移至右上肢,左上肢从吊环中放下,在身体后方支撑床面。

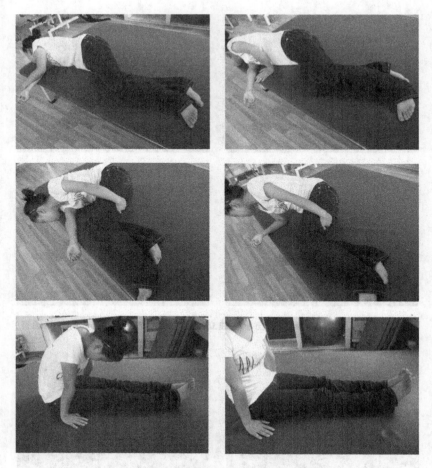

图 3-8-98　C₆完全性损伤患者独立由卧位坐起

最后双手交替向前移动,直到躯干直立(图 3-8-99)。

　　③ 胸、腰段脊髓损伤患者坐起　　患者仰卧位,利用头部和上半身的力量使躯干向一侧转动,同时转向侧的肘关节和对侧手用力支撑床面,最后伸展肘关节、调整体位成坐位(图 3-8-100)。

　　(3) 从坐位到卧位的转移:

　　① C₆完全性损伤患者独立从坐位躺下　　患者在床上取长坐位,首先双手在髋后支撑,保持头、肩向前屈曲。接着右肘支撑使身体向右后侧倾倒。然后屈曲左上肢,使重心转移至左肘侧。最后保持头、肩屈曲,交替伸直上肢直到平卧。

　　② 胸、腰段脊髓损伤患者独立由坐位躺下　　与其坐起的顺序相反。

　　(4) 床上移动　　脊髓损伤患者在床上移动时采取床上长坐位的移动方式。

　　① 向前方移动　　患者取长坐位,双手放在臀部稍前方,接着头、肩、躯干充分向前屈曲,并用上肢充分支撑将臀部抬起,然后身体向前方移动,最后上肢放松,坐下。

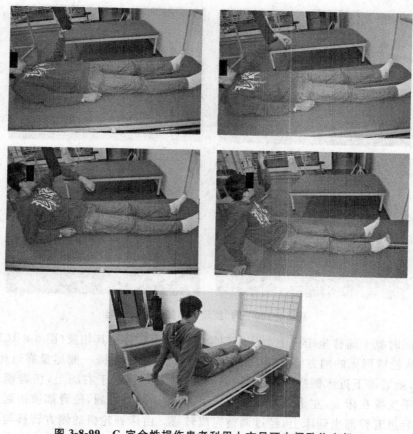

图 3-8-99 C_6 完全性损伤患者利用上方吊环由仰卧位坐起

② 向侧方移动（向左移动）   患者右手靠近身体，左手放在与右手同一水平而离臀部约 30 cm 的床面上，然后躯干前屈，双手用力支撑将臀部抬离床面，接着躯干左移，随后将臀部放下，完成向侧方移动。

（5）站起与坐下：

① 辅助站起与坐下训练   患者坐在床边，用双上肢勾住治疗师的颈部。治疗师双手托住患者的臀部，用双膝固定患者的双膝，重心后移同时将患者臀部向前上方托起，抱着患者臀部固定使患者站起。坐下的顺序与站起的相反。

② 佩戴矫形器站起与坐下训练   患者坐在轮椅前部，躯干尽量前屈，双手前伸握住前方的平行杠，然后双手同时用力，臀部向前将身体拉起，髋关节处于过伸位、站起。坐下的顺序与站起的相反。

（6）床与轮椅之间的转移   脊髓损伤患者进行不同平面间的转移至少具备一定的伸肘功能，有时根据情况，还需要一定的辅助器械，如吊环、滑板等。

① 从轮椅到床的正面转移   首先将轮椅靠近床，距离约 30 cm，然后制动，接着通过上肢将下肢放到床上，打开手刹，将轮椅前推靠紧床缘，再次制动，随后用双手支撑轮

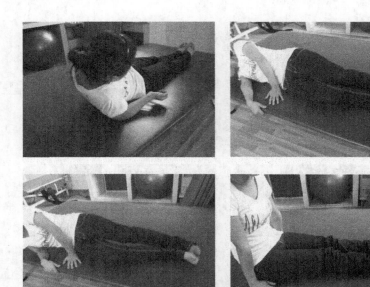

图 3-8-100　胸、腰段脊髓损伤患者坐起

椅扶手,同时躯干前移坐于床上。从床到轮椅的正面转移与其相反(图 3-8-101)。

②　从轮椅到床的侧方转移(从右侧转移)　患者驱动轮椅一侧尽量靠近床,与床平行、制动,随后卸下近床侧扶手,将双腿抬到床上,且左腿放于右腿上,接着躯干向床侧倾斜,右手支撑在床上,左手支撑在轮椅扶手上,躯干顺势前屈,使臀部被抬起并向床缘移动,最后患者臀部坐到床上,经过调整完成转移。由床到轮椅的侧方转移与其相反。

③　辅助下从轮椅到床的转移　此法多适用于四肢瘫的患者。驱动轮椅使其与床成一定角度,在帮助下制动轮椅、竖起脚踏板使双足平放于地面,接着治疗师面向患者前倾身体,肩部抵住患者下颌,并将患者双侧上肢放于肩上,随后治疗师双手放在患者髋部,双足和膝抵住患者的足和膝部,治疗师和患者一起用力使患者站起,最后向床边移动,屈髋、屈膝将患者臀部放在床上。

6. 平衡功能训练

平衡功能训练是指采用各种训练措施,激发患者的姿势反射,加强前庭器官的稳定性,从而达到提高其维持身体平衡能力的训练方法。影响人体平衡功能的因素有疾病因素,如肌力低下、疼痛、中枢神经系统损伤等,也有环境因素,如支撑面、人体重心、身体的运动状态等,所以提高机体的平衡能力需要采取综合的措施。当然,除了药物或手术消除原发因素外,最为有效的方法就是进行平衡功能训练。

进行平衡功能训练主要是根据个人情况,在确保患者安全的前提下从最稳定的体位逐步过渡到最不稳定的体位,从静态平衡过渡到动态平衡,逐步加大平衡训练的难度与动作的复杂性。平衡功能训练遵循由仰卧位→前臂支撑下的俯卧位→肘膝跪位→双膝跪位→半跪位→坐位→站立位的体位顺序进行,在任何一种体位下都是从静态平衡

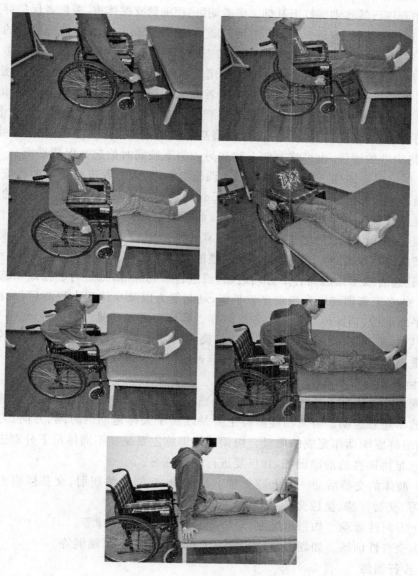

图 3-8-101　从轮椅到床的正面转移

训练过渡到动态平衡训练。进行平衡训练时需要姿势镜,让患者时刻知道自己的姿势以利于自我矫正,确保良好的姿势。

(1)仰卧位训练　此法主要适用于偏瘫患者采取桥式运动的训练方法。患者仰卧,双手放在体侧,或 Bobath 握手,下肢屈曲支撑在床面上,配合用力将臀部抬离床面,尽量抬高。也可以这样:治疗师将一只手放在患者的患膝上,然后向前下方拉压膝关节,另一只手拍打患侧臀部,刺激臀肌收缩完成抬臀动作。

(2)前臂支撑下的俯卧位平衡训练　此法适用于截瘫患者,可以强化上肢和肩部的

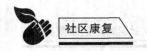

肌力,为患者进行转移训练打下基础。患者俯卧,用前臂支撑体重,嘱患者保持静止状态,使其逐渐达到能保持 30 min 的静态平衡。随后,治疗师向各个方向推动患者的肩部,破坏患者的静态平衡,最终诱发患者的平衡反应进行自我调整回到原来的平衡状态。

(3)肘膝跪位平衡训练 此法主要适用于截瘫患者,也适用于运动失调症和帕金森综合征等具有运动功能障碍的患者。患者取肘膝跪位保持静态平衡,然后治疗师推动患者以破坏患者的静态平衡引出患者的平衡反应。待能力提高后再进行躯干向各个方向活动的训练,或侧屈、旋转等,能力提高后患者可将一侧上肢或下肢抬起并保持平衡,随着稳定性的增强,也可将一侧上肢和另一侧下肢同时抬起并保持平衡。

(4)坐位平衡训练 在进行坐位平衡训练之前,先让患者进行坐起的适应性训练,主要是通过床头抬高 30°并维持 15～30 min,观察患者反应,逐渐增加床头的角度,最后成长坐位。长坐位开始时可能需要帮助(如需要治疗师扶持或患者握住床栏杆),通过逐渐减少接触面积而最终使患者能够独立长坐。随后在保护的状态下,治疗师推动患者以破坏静态平衡,引出患者的自我调整能力及防护反应。最后进行自动动态平衡训练,如让患者双手抬起向各个方向运动,或进行拿物训练,或进行手抛球训练等。

(5)站立平衡训练 当患者坐位平衡、站起能力以及身体耐力提高后,就应立即进行立位平衡训练,训练原理与其他方法一样。截瘫患者需要佩戴矫形器,先在平行杠内进行,然后过渡到杠外的站立平衡训练;偏瘫患者除由静态平衡过渡到动态平衡外,还需进行重心转移、单足站立以及在平衡板上训练。

7. 协调功能训练

协调功能障碍见于各种原因所致的深感觉障碍、中枢神经系统损伤以及帕金森病等产生的不随意运动。协调功能障碍主要是改变了人体运动的时间、方向、力量、速度等,从而最终影响动作完成的质量。协调功能训练主要是在不同体位下分别进行肢体、躯干、手、足协调性的活动训练,并反复进行强化练习。

(1)肢体的交替活动 如上肢交替上举活动、双侧交替屈肘、交替摸肩上举、双脚拍地练习、交替伸膝、坐位交替踏步等。

(2)方向性运动 如指鼻练习、对指练习、走迷宫、接抛球等。

(3)全身性训练 如划船、打球、练习太极拳、原地踏步、跳绳等。

8. 步行训练

步行训练是指对步行功能异常的患者进行技术指导和督促,使其尽可能恢复正常步态模式的训练方法。

1)起立床训练

对于长期卧床患者,为预防体位性低血压(如头晕、恶心、血压下降、面色苍白、出冷汗、心动过速、脉搏变弱等),可利用起立床渐渐倾斜直至调整到患者直立,使患者达到站立状态。只有在患者能够耐受身体直立时,才可以考虑开始步行训练。

2)步行基础训练

进行步行训练之前,首先找出影响患者步行能力的各种病因,采取积极措施消除或降低影响患者步行的因素,疼痛者应消炎止痛、肌无力者应进行肌力训练、肌张力高者应抑制肌张力、共济失调者应进行协调功能训练、平衡能力差者应着手提高平衡能力等。

对于需要使用助行器或拐杖的患者,还应重点训练上肢的肌力,重点是:肩部肌群肌力;肘、腕关节的伸展肌群肌力;下肢髋关节伸展肌群肌力;外展肌群和膝关节伸展肌群肌力。若患者下肢截肢,则可指导其进行残端肌群和腹部肌肉力量的训练。

3）平行杠内训练

行走训练从平行杠内训练开始,在杠内首先进行站立训练、平衡训练及负重训练等。在平行杠内进行步行训练时,其一端放置一面矫正镜,使患者能够看到自己的姿势、步态以便及时矫正。站立训练以每次 10～20 min 为宜,可依患者体能改善状况而逐渐延长训练时间。

负重是肢体承受身体重量的状态,负重程度分为:零负重(患肢不承受身体的重量,呈完全不受力状态);部分负重(患肢仅承受身体部分重量,呈部分受力状态);全负重(肢体能完全承受身体全部的力量,此为步行必备的能力)。治疗师可根据患者的具体情况,采用不同程度的负重训练,训练患侧下肢由零承重过渡到部分负重,最后达到全负重。

然后进行步态分解训练,如双腿前后分开站立时,躯干旋转,肩胛带活动,手臂摆动,髋关节屈伸,膝关节屈伸,足的抬起与触地,重心前移与侧移等。患者掌握了上述动作的要领后,先在平地上做单腿摆动练习,继而开始步行。在步行过程中治疗师一方面要加强对患者的保护,另一方面更要对患者产生的异常步态进行矫治。

4）步行能力提升训练

患者可独立步行后,还应进一步练习上下楼梯(上楼梯健腿先上,下楼梯患腿先下)、走直线、绕圈、跨越障碍物、上下斜坡以及实际环境下的实用步行训练。患者借助助行器进行步行训练方法可参照相关说明书进行。

9. 牵引

牵引是指根据作用力与反作用力的力学原理,应用外界(治疗师、器械或电动装置)的力量使人体脊柱或四肢关节发生一定的分离,从而扩大关节活动范围,或增加椎间隙,达到改善血液循环、减轻神经根受压、解除肌肉痉挛、缓解疼痛的一种治疗方法。临床上常用的牵引方法为颈椎牵引和腰椎牵引。

（1）颈椎牵引：

① 颈椎牵引的组成 由枕颌吊带、坐椅、牵引动力装置等部分组成。

② 体位 通常采取坐位姿势,椅子的高度以患者双足平放地面为宜。枕颌吊带套在下颌和枕部,调节松紧度以患者舒适为宜,牵引力量应作用在患者后枕部。注意颈椎处于不同的姿势(前屈位、中立位或后伸位),其作用效果也有很大的不同。有关资料显示,颈椎前屈 10°～30°可使颈椎间隙显著增宽,故前屈位颈椎牵引应用最为广泛。临床上治疗神经根型颈椎病常采取前屈 20°～30°,治疗椎动脉型和脊髓型颈椎病采取中立

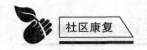

位牵引(0°～5°),治疗寰枢关节半脱位和颈椎生理弧度变直的颈椎病采取后伸位(5°～10°),但其会对脊髓型颈椎病产生不良后果,同时也会增加椎基底动脉供血不足的可能性,故临床上一般不采用后伸位颈椎牵引。

③ 牵引重量 牵引重量一般为患者体重的 10%,体弱者可为体重的 5%,首次牵引应从 3～6 kg 开始,适应后逐渐增加(一般是每 2 天增加 1 kg),直至症状改善达到维持的牵引重量。最大牵引重量不超过 20 kg。间歇牵引的首次牵引重量可稍加大,如患者无不适反应,以后可每天增加 1 kg,但最大不能超过 20 kg,当症状减轻后维持或逐渐减少重量。

④ 牵引时间 无论是持续牵引还是间歇牵引,牵引时间均应在 10～30 min 以内,一般为 15～20 min。间歇牵引的牵引时间和间歇时间按 3∶1 或 4∶1 的原则设定,一般是牵引 30 s,间歇 10 s。1～2 次/天,10 次为 1 个疗程,直至症状消失,这个过程大概需要 2～3 个疗程。

⑤ 适应证 各种类型颈椎病、颈部肌肉痉挛、颈椎椎间盘突(膨)出、颈脊神经根受刺激或压迫、颈椎关节功能紊乱、颈椎侧弯及后突畸形、颈椎骨折或脱位的固定。

⑥ 禁忌证 颈椎及邻近组织的肿瘤、结核或血管损害性疾病、骨髓炎或椎间盘炎、颈段风湿性关节炎、严重的颈椎失稳或椎体骨折、脊髓压迫症、突出的椎间盘破碎、严重的骨质疏松、颈椎病术后、未控制的高血压、严重的心血管疾病。

 知识链接

家庭简易颈椎牵引法

对于颈椎病症状较轻,没有时间去医院治疗的患者,家庭颈椎牵引法是治疗慢性颈部疾病的有效方法。患者可自行制作改良的家庭枕颌牵引装置,当然,市场上也有各种各样的成品颈椎牵引装置供选购。建议在医生做出了明确的诊断,在充分了解了其使用方法、注意事项之后使用。

(2)腰椎牵引:

① 腰椎牵引的组成 由腰椎牵引床、骨盆牵引带、固定带、衬垫和护垫、枕头、脚凳等部分组成。

② 牵引体位 多采取仰卧位牵引,牵引时应将胸肋带和骨盆带分别固定在季肋部和骨盆髂嵴上方。双下肢伸直,平卧位牵引利于牵引力更好地作用于腰椎上段病变部位;而屈髋、屈膝 90°可使腰椎前凸变平,牵引力主要作用于腰椎下段病变。俯卧位牵引可使腰椎伸展,通过在腹部垫枕来调节腰椎屈曲的大小。

③ 牵引重量 持续牵引的重量可从 10～20 kg 开始,间歇牵引重量可从 20～30

kg 开始。待患者适应后可逐渐增加重量(一般每 3～5 天增加 3～5 kg),当症状改善时维持牵引重量即可。一般来说,牵引重量为自身体重的 30%～80%,最大可达到体重但不能超过体重。

④ 牵引时间　一次牵引时间为 20～30 min,小重量牵引持续时间可适当延长,大重量牵引持续时间可酌情缩短。一般 1～2 次/天,10 次为 1 个疗程,治疗需要 1～2 个疗程。

⑤ 适应证　腰椎间盘突出症、腰椎退行性疾病、腰椎小关节功能障碍、腰椎肌肉疼痛导致的痉挛或紧张等。

⑥ 禁忌证　腰椎结核、恶性肿瘤、风湿性关节炎、椎管狭窄、重度骨质疏松、马尾神经综合征、腹疝、严重痔疮、急性消化性溃疡或胃食道反流、心血管疾病(尤其是未控制的高血压病)、动脉瘤、严重的呼吸系统疾病、孕妇。

 知识链接

三维多功能腰椎牵引

三维多功能腰椎牵引又称屈曲旋转快速牵引,是近年来发展起来的一种新型的牵引方法。此法是在沿脊柱轴向牵引力的基础上,增加了屈曲、旋转动作,瞬间同时完成。

牵引时需患者俯卧在牵引床上,同时暴露腰部,腰部病变部位与胸背板和臀腿板间的间隙相对应。治疗师站立于患者患侧,一手指或手掌根按压于患部上一棘突,另一手叠压在上面。准备好后启动牵引治疗程序,牵引时多向患侧旋转,可先向患侧旋转再向健侧旋转。治疗师双手同时下推、旋转、按压,可重复 1～2 次。

牵引后患者平卧硬板床 3 天,腰部用腰围制动,同时辅以非甾体类消炎药物治疗。三维多功能牵引对膨隆型腰椎间盘突出症治疗效果较好,提高了非手术治疗腰椎间盘突出症的治愈率,但必须严格掌握适应证和禁忌证。

10. 呼吸训练

呼吸训练是指保证呼吸道通畅、提高呼吸肌功能、促进排痰和痰液引流、改善肺和支气管组织血液代谢、加强气体交换效率的训练方法。呼吸训练常用于慢性阻塞性肺疾病、胸膜炎和胸部手术后、慢性肺实质疾病、哮喘及其他慢性呼吸系统疾病伴呼吸功能障碍的患者。

1)体位

呼吸困难患者常因用力呼吸,致使全身肌张力增高,所以选择一个合适、舒适的体位非常重要。合适体位可以放松呼吸相关的肌肉,稳定情绪,固定和放松肩带肌群,减少上胸部活动,也有利于膈肌移动等。合适体位有卧位、半卧位、立位等,需加强患侧的

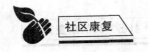

胸式呼吸时还可采取患侧在上的侧卧位。

① 卧位　患者安静仰卧,头、膝部和双上肢用枕头支撑,面向上方,眼轻闭或半睁。全身放松,意识集中在腹部,慢慢地至少呼吸 10 min,最好进入半睡眠状态。

② 半卧位　患者半坐在床头,背后垫枕,肩和上肢放松,下颌不上仰,两膝稍分开,意识同样也集中在腹部,慢慢地安静呼吸。

③ 立位　双足稍分开,离墙约 30 cm,臀部抵墙,上身稍前倾,上肢下垂放松。

2) 呼吸训练的方法

(1) 腹式呼吸训练　患者卧位或坐位,呼吸时腹部放松,由鼻缓慢深吸气,尽量鼓起腹部。呼气时缩唇将气体缓慢吹出,尽量将气呼出,促使横膈上抬。卧位吸气时可将双手放于腹部,吸气时双手随腹部膨隆而向外扩张,呼气时双手同时逐渐向腹部加压,促进横膈上移。呼气与吸气的时间比例大致为 1:1,适当深呼吸。每次练习腹式呼吸 3～4 次,休息片刻再练,逐步做到在活动中也能进行自然的腹式呼吸。此种方法多用于慢性肺气肿或阻塞性肺疾病患者。

(2) 呼吸肌练习:

① 吸气训练　患者借助直径大小不同的管子进行吸气阻力训练,管径越小,吸气时的阻力就越大。开始时每次训练 3～5 min,每天数次,根据训练效果逐渐延长吸气训练的时间或更换更细的管子。

② 腹肌训练　患者仰卧,上腹部放置 1～2 kg 沙袋,重量以不妨碍膈肌活动及上腹鼓起为宜,以后逐渐增加至 5～10 kg,每次训练 5 min。

③ 吹蜡烛练习　患者坐在椅子上,嘴与桌子上烛火等高,相距 10 cm,吸气后用力吹蜡烛使火苗摆动。每次 5 min,每天 2～3 次,逐渐增加距离,直到 90 cm 为止。

(3) 吹笛式呼气　吹笛式呼气是指施加呼气阻力的训练方法,用于慢性肺气肿或阻塞性肺疾病患者。患者处于舒适放松体位,呼气时必须被动放松,避免腹肌收缩。经鼻腔缓慢地深吸气后,呼气时将嘴唇缩紧,如吹口哨样,在 4～6 s 内将气体缓慢呼出。

(4) 改善肺换气不足的训练　治疗师或患者把手放在需要加压的部位,吸气时抵抗手掌的阻力以扩张胸廓,呼气时手掌快速地向下施加压力,促进呼气。此法通常适用于因疼痛及肺炎导致的肺扩张不全使肺某些部位换气不足的患者。

此外还可进行上肢肌力训练来改善呼吸肌,以运动时出现轻度气急、气促为宜,如提重物训练,做高于肩部各个方向的活动,开始时 0.5 kg,逐渐增加至 2～3 kg,也可以进行投篮训练等。

3) 咳嗽及诱发咳嗽训练

咳嗽训练包括深吸气、短暂闭气、关闭声门、增加腹内压、声门突然打开等步骤。诱发咳嗽训练由治疗师协助时,患者仰卧位,治疗师一手放在患者剑突远端的上腹区,另一手压在前一手上,手指张开或交叉;患者尽可能深吸气后,治疗师在患者要咳嗽时给予向内、向上的手法压迫腹部,将膈肌往上推。患者自己也可以独立操作,手臂交叉放在腹部或者手指交叉放在剑突下方,深吸气后双手将腹部向内、向上推,并且在咳嗽时身体前倾。

11. 神经肌肉促进疗法

20 世纪 40 年代,英美等国家康复治疗人员借助基础医学特别是神经发育学、神经生理学的研究成果广泛地开展了脑损伤后运动控制障碍治疗技术及方法的临床研究,先后出现了很多治疗脑损伤运动障碍的技术与方法,其典型代表为 Bobath 疗法、Brunnstrom 疗法、Rood 疗法等。经过数十年的临床应用,其理论不断得到完善、发展,逐渐形成了一个新的治疗体系——神经发育促进疗法(neurodevelopment treatment,NDT)(简称为促进疗法)。

1) Bobath 疗法

Bobath 疗法是英国物理治疗师 Berta Bobath 和她的丈夫 Karel Bobath 经过多年的康复治疗实践而逐渐形成的,是治疗神经系统疾病,特别是治疗中枢神经系统损伤引起的运动障碍(如儿童脑瘫、偏瘫等)有效的方法之一。基本方法与手法如下。

(1) 控制关键点 关键点(key point)是指人体的某些特定部位,Bobath 疗法认为这些部位对身体其他部位或肢体的肌张力具有重要的影响。治疗师通过在关键点上实施手法操作来抑制异常的姿势反射和肌张力,引出正常姿势反射和平衡反应。人体的关键点包括头部、躯干、胸骨中下段、肩胛带、骨盆、拇指、蹈趾。

(2) 反射性抑制 反射性抑制是指利用与痉挛模式相反的体位或姿势来抑制痉挛,包括反射性抑制模式(reflex inhibition pattern,RIP)和影响张力性姿势(tonic influenced posture,TIP)。常用的治疗方法有如下几种。

① 躯干抗痉挛模式 患者健侧卧位,治疗师站立于患者身后,一手扶住其肩部,另一手扶住髋部,双手做相反方向的牵拉动作使肩和髋向相反方向运动,并在最大的牵拉位置停留数秒。

② 上下肢的抗痉挛模式 患侧上肢处于外展、外旋、伸肘、前臂旋后、伸腕或伸指、拇指外展的位置,可对抗上肢的屈曲痉挛模式;患侧下肢轻度屈髋、屈膝,内收、内旋下肢,背屈踝、趾,可对抗下肢的伸肌痉挛模式。

③ 肩的抗痉挛模式 肩部向前、向上方伸展,可以降低肩部肌肉的张力。

④ 手的抗痉挛模式 Bobath 握手(双手十指交叉握手),患侧拇指在上。

⑤ 对抗全身性屈肌痉挛的方法 让患者俯在一楔形垫上,胸比腹高,使脊柱处于伸展状态,双上肢伸直,外展外旋,高举过头。治疗师控制其上肢或肩胛带,进一步伸展和放置躯干。

⑥ 对抗全身性伸肌痉挛的方法 一种方法是让患者坐位,屈膝向胸,双手环抱胫前部、屈颈向膝,治疗师在侧方一手扶其背,一手扶其膝,使抱成一团的患者做前后的摆动。另一种方法是患者仰卧在治疗垫上,治疗师在患者足端,两手分别持患者两踝上方,前推双下肢使膝髋向其胸部屈曲,随后治疗师以胸部抵住患者双足,保持髋膝屈曲位,双手将患者后伸的手拉向前屈位。

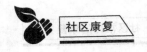

（3）促进姿势反射：

① 翻正反应的促进　这是指当身体偏离正常姿势时，人体会自发性地出现恢复正常姿势的动作，即头部位置，头部对躯干位置，四肢对躯干位置等恢复正常的一系列反应。通过促进头翻正反应诱使肌肉发生主动收缩，可以使患者在仰卧位产生至侧卧位、俯卧位的活动。对于用上臂支撑的俯卧位患者，一边诱发上肢伸展，一边旋转躯干，可以诱发产生长坐位的活动。

② 平衡反应的促进　这是指当人体突然受到外界刺激引起平衡状态变化时，机体恢复原有平衡或建立新平衡的过程。Bobath 疗法鼓励患者主动运用患侧肢体，加强患侧肢体的正常应用以及促进正常运动模式的出现。对于脑损伤的残疾人，治疗师可以设计一些训练项目进行平衡功能训练，使他们的平衡功能得到改善。训练平衡反应时，可选择肘支撑卧位、手膝位、跪立位、坐位和立位等体位下进行，治疗师从前方、后方、侧方或对角线的方向上突然推、拉患者，使其保持身体平衡。

③ 防护反应的促进　防护反应是指当身体突然被推动失去平衡时，为防止跌伤而出现的反应。常以上肢的防护反应训练为主，训练可徒手或借助器械进行。

（4）感觉刺激：

① 加压或负重　通过施加压力与阻力来增加姿势性张力与减少不自主运动。这种负重对需要发展静力性姿势，在小范围内活动的共济失调与手足徐动症的患者特别有效，但对痉挛患者效果不佳，其原因是压力和阻力可以增加这类患者的协同收缩。

② 放置及保持　放置是将肢体按要求放在一定的位置上；保持是指肢体在无帮助情况下，停留在某一位置。因此，放置与保持常一起应用。例如，上肢弛缓性瘫痪患者，可以在仰卧位被动将上肢前屈 90°放置在伸肘的位置上。通过从腕部对肘及肩部反复多次挤压，让患者保持上肢前屈、伸肘这一位置。

③ 轻推　有以下几种手法。压迫性轻推：挤压关节，用来增加肌张力，以保持合乎要求的姿势。抑制性轻推：以诱发由于拮抗肌痉挛产生交互抑制的无力肌肉收缩。交替性轻推：用方向相反的手法轻推患者，如从前向后与从后向前，从左向右与由右向左，以引出平衡反应。

2) Rood 疗法

Rood 疗法认为运动模式基于先天的原始反射模式，经过不断利用和感觉的反馈调整，逐步在大脑皮质水平形成成熟的运动控制。Rood 疗法以此为基础通过施加在皮肤上的刺激来诱发或抑制骨骼肌运动，达到恢复肌肉正常运动模式的目的。基本方法如下。

（1）对肌肉的促进和抑制：

① 促进的方法　这些方法适用于弛缓性瘫痪、收缩力弱等情况。

a. 触觉刺激　用一头装有成束软毛的小型电动刷子，快速刷擦、刺激肌肉表面的皮肤或毛发 3～5 s，如 3～5 s 仍无反应，可重复刺激 3～5 次，亦可在相应的节段皮肤上刺激 5 s；或轻敲受刺激肌肉表面的皮肤，可促进梭外肌的反应；也可轻敲手背后指间、足背趾间皮肤或掌心、足底可引起肢体的回撤反应。

b. 温度刺激　主要应用冰（刚从冰箱内取出带有白雾，温度在－17～－12 ℃）刺激局部 3～5 s，可促进肌肉收缩。

c. 本体感觉刺激　快而轻地牵动肌肉、在肌腹上加压或推摩、轻叩肌腱或肌腹、在骨突上加压、有力地压缩关节等都可以促进肌肉收缩。

②抑制的方法　远端固定而近端运动适用于手足徐动症等。远端固定，如让患者采取手膝位，手膝的位置不动，在此位置上使躯干做前、后、左、右和对角线式的活动，如痉挛范围较局限，可慢慢地抚摸或擦拭肌肉表面的皮肤。此外，轻微挤压关节、在肌腱附着点上加压、持续的牵张等都可以抑制肌肉痉挛。

（2）按运动的发育顺序对运动功能的再训练：

① 从整体考虑　按仰卧屈曲、转体或滚动、俯卧伸展、颈肌协同收缩、俯卧屈肘、手膝位支撑、站位、行走的顺序进行训练。

② 从局部考虑　运动控制能力的发育一般是先屈曲后伸展，先内收后外展，先尺侧偏斜，后桡侧偏斜，最后是旋转。所以训练顺序应采取屈先于伸，内收先于外展，尺侧先于桡侧，最后才是旋转。对肢体远近端的训练顺序来说，应先近端关节固定，发展远端关节；然后远端固定，近端活动；最后进行技巧动作训练，即近端固定，远端活动。

（3）特殊的感觉刺激　视、听等刺激也可用来促进或抑制中枢神经系统，如节奏明快的音乐具有促进作用，节奏舒缓的音乐具有抑制作用；光线明亮、色彩鲜艳的环境可以产生促进效果等。

（二）理疗

理疗治疗的疾病涉及临床所有科室，且副作用少，与药物、手术等方式联合应用还可以大大缩短病程，减少并发症的发生。此外，理疗对人体还具有积极的锻炼作用，合理而适量的应用可促进人体各种生理活动，增强机体的调节功能，从而提高机体对外界各种刺激因素的适应能力。

1. 低频脉冲电疗法

低频脉冲电疗法是应用频率 1000 Hz 以下的脉冲电流治疗疾病的方法，具有兴奋神经肌肉组织、促进局部血液循环、镇痛等作用。常用的方法有经皮神经电刺激疗法、神经肌肉电刺激疗法、低周波脉冲电疗法等。

（1）适应证　神经炎、神经痛、软组织损伤、颈肩腰腿痛、周围神经损伤、瘫痪。

（2）禁忌证　出血倾向、心力衰竭、恶性肿瘤、急性化脓性疾病以及佩戴心脏起搏器者。

2. 中频电疗法

应用频率为 1000～100000 Hz 的正弦电流治疗疾病的方法称为中频电疗法。中频电疗法具有镇痛、促进血液循环、兴奋骨骼肌、软化瘢痕和松解粘连等作用。目前临床上常用的有干扰电疗法（图 3-8-102），调制中频电疗法（图 3-8-103）和等幅正弦中频（音频）电疗法等三种。

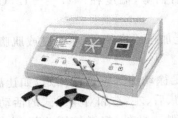

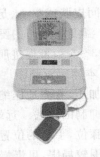

图 3-8-102　立体动态干扰电疗设备　　　　　　图 3-8-103　中频治疗设备

1）等幅中频电疗法（音频电疗法）

音频电疗设备常用频率为 2000Hz，有些治疗机在 100～5000 Hz 范围内连续可调。其电极由金属板或金属条（铜或铅）和一层绒布套组成。

（1）用法　当瘢痕较平时，可将电极并置在瘢痕上治疗；瘢痕表面高低不平时，可将电极放在瘢痕两侧健康皮肤上治疗；治疗肠粘连时可将电极置于痛区两侧，或腹部痛区与腰部对置。治疗强度以患者对振动能耐受和皮肤出现明显的"蚁走"感为宜。腹部治疗时有明显的"紧抓"感，剂量大时可见腹肌收缩，四肢治疗大剂量时有不适的束缚感。治疗中患者逐渐适应，感觉减弱时应随时增加输出以经常保持应有的感觉。每次治疗 20～40 min，每日 1 次，10 次为 1 个疗程，根据病情可连续进行 2～3 个疗程。

（2）适应证　术后早期应用有预防瘢痕增生的作用；因瘢痕而引起的痒痛于治疗数次或数十次后可减轻或消失；肥厚增生的瘢痕经数十次治疗可变软、变薄、缩小，因此临床上常用于各类瘢痕、粘连、声带小结等的治疗。

（3）禁忌证　感染性疾病、肿瘤、出血性疾病、局部有金属固定物、心前区、孕妇腹部以及佩戴心脏起搏器者。

2）干扰电疗法

干扰电疗法是将两种频率分别为 4000 Hz 和（4000±100）Hz 的正弦电流交叉地输入人体，在电场线的交叉部位形成干扰场，在深部组织内产生差频为 0～100 Hz 的低频调制中频电流以治疗疾病的一种方法。此法又名交叉电流疗法，或传统干扰电疗法，这种电疗法兼有低频电与中频电的特点，作用深、范围广。

（1）用法　立体动态干扰电疗法使用的是星状电极，有两种大小不同的电极，适合在不同部位治疗，每次治疗采用一对电极。每个星状电极上有排列成三角形的三个小电极，每对星状电极的左右两对小电极的方向是相反的。相应方向的三对小电极分成为三组，每组两个小电极连接治疗仪的一路电流输出。电极有两种放置方法。对置法：两个星状电极及其导线在治疗部位的上下或两侧反方向放置；立体动态干扰电疗法通常采用对置法，电流作用较深。并置法：两个星状电极及其导线在治疗部位表面同方向放置。并置法作用表浅，较少采用。治疗前需将电极套上湿润的衬垫，或在电极的导电面涂上导电胶。治疗时应注意使星状电极的各个小极均与皮肤良好接触，以使三路电流都能充分进入人体。根据需要选用 1～3 种差频,每种差频治疗 5～10 min,每次治疗 20 min,每日或隔日 1 次,10～15 次为 1 个疗程。

（2）适应证　常用于治疗各种软组织损伤、肩周炎、关节痛、肌肉痛、神经痛、局部血液循环障碍性疾病、肌肉萎缩、胃下垂以及习惯性便秘等疾病。

（3）禁忌证　急性化脓性炎症、出血倾向、恶性肿瘤、血栓性静脉炎、严重心脏病。

3）调制中频电疗法

调制中频电流是一种低频调制的中频电流,具有低、中频电流的特点和治疗作用。其频率为 2000～5000 Hz,调制频率为 10～150 Hz,调制深度为 0～100%。

（1）用法　设备由中频电疗机和硅胶质电极组成,半波整流电流由于有直流成分,电极为金属板。将电极外包干净、湿润的衬垫放在患部,电流强度以能够耐受为宜,时间、疗程与干扰电疗法相仿。

（2）适应证与禁忌证　与干扰电适应证相同。

3. 高频电疗法

应用频率为 100 kHz～300 000 MHz,波长 3000 m～1 mm 的高频电流或其形成的电场、磁场或电磁场治疗疾病的方法称为高频电疗法。高频电作用人体时,与低、中频电相比,具有无电解作用、无神经肌肉的兴奋作用、在组织内产生热效应和非热效应、治疗电极可以离开皮肤等特点。在临床上常用的高频电疗法有短波疗法,超短波疗法,微波疗法。

1）短波疗法

短波疗法是用波长范围为 100～10 m 的高频电流治疗疾病的方法。目前短波电流通常采用的频率为 13.56 MHz、波长为 22.12 m,或频率为 27.12 MHz、波长为 11.06 m。短波疗法产生的涡电流属传导电流,它能重点作用于肌肉、肝及肾等电阻小的组织,对脂肪及骨组织作用小,后者可采用电容电极法,通过调整皮肤与电极距离达到作用部位。

（1）治疗作用　①改善血液循环;②解痉、止痛;③消炎;④促进肾上腺皮质激素的分泌;⑤大功率短波治疗机还可治疗肿瘤。

（2）用法　常用短波治疗有线圈法、电容电场法两种,输出电压为 90～120 V（小功率机）和 300～400 V（大功率机）。短波治疗剂量一般根据患者治疗时的温热感觉确定,可分为无热量、微热量、温热量、热量。治疗急性伤病应用无热量,时间为 5～10 min;治疗亚急性伤病时应用微热量,时间为 10～20 min;治疗急性肾功能衰竭时采用温热量,时间为 30～60 min。一般每日 1～2 次,10～15 次为 1 个疗程。

2）超短波疗法

超短波疗法是将波长 10～1 m 的超高频交流电作用于人体,以达到治疗疾病的方法,亦称超高频电场疗法,其主要生物学效应是热效应及非热效应。

（1）治疗作用　①促进肉芽组织生长;②止痛;③消炎,可以针对不同阶段的炎症,特别是对急性化脓效果显著;④促进肾上腺皮质激素的分泌;⑤刺激胆汁、胃液的分泌。

（2）使用方法：

① 超短波更容易进入人体，其治疗主要采用电容电极法。电场的分布与电极放置方法、极板和皮肤间距大小密切相关，常用有双极法和体腔法。双极法分为对置法与并置法，前者用于治疗深部或内脏病灶，后者用于表浅或病变广泛而较浅表的部位，以使电场的密集电场线能通过靶物为原则。体腔法是双极法的一种特殊形式，特制的体腔电极（直肠、阴道等）置于相应的腔道内，另一板状或带状电极可置于腹部、腰骶或围绕骨盆周围。

② 治疗时患者采取舒适体位，选用适当电极，对准治疗部位，并根据病变深浅和病情确定垫物（间隙）厚度。一般病变部位浅表，间隙宜小，病变较深，间隙宜大。应用大功率治疗机时，间隙应加大；应用小功率治疗机时，间隙应缩小。一般小电极、小功率机治疗小部位时，间隙为 0.5～1 cm；大电极、大功率机治疗大部位，深部病变时，间隙为3～4 cm。对于表面高低不平的部位间隙宜大，以免作用不均。小儿头部慎用对置法，成人头部治疗时剂量不宜过大。用并置法时，两电极间距离不宜小于电极的直径，或至少不得小于电极的半径。

③ 超短波疗法的剂量分级与治疗剂量与短波疗法相同。

（3）适应证　主要用于治疗急性与亚急性炎症、损伤性疾病，如疖、痈、脓肿、蜂窝组织炎、烧伤、阑尾脓肿、术后伤口感染、急性化脓性乳腺炎、淋巴腺炎、淋巴管炎、关节炎、骨髓炎、化脓性鼻窦炎、中耳炎、扁桃体炎、喉炎、急性肺炎、支气管炎、胸膜炎、雷诺氏病、消化道痉挛、盆腔炎、附睾炎、扭挫伤、血肿以及各期冻伤；神经系统疾病，如神经痛、灼性神经痛、偏头痛、幻肢痛；皮肤疾病，如脓疱疹、带状疱疹、痤疮等。

（4）禁忌证　有出血倾向者、低血压、心力衰竭、活动性结核、恶性肿瘤、装起搏器及心瓣膜置换者。

3）微波疗法

微波疗法是将波长为 1 m～1 mm 的特高频电磁波作用于人体以治疗疾病的方法。微波呈定向电磁波辐射，具有弥漫性能，根据波长不同可将微波分为分米波、厘米波、毫米波。

（1）治疗作用　①镇痛、消炎；②扩张血管，加速血液流动；③促进组织生长；④增强人体免疫功能；⑤提高神经组织的兴奋性。

（2）使用方法　以辐射的形式进行治疗，应用剂量同超短波，但在实际工作中要注意加强对眼睛及生殖系统的防护，对血液循环和富于水分的组织应避免辐射过量。

（3）适应证　常用于治疗肌肉、关节及关节周围非化脓性炎症和损伤，如肌炎、腱鞘炎、肌腱周围炎、滑囊炎、肩周炎及关节和肌肉劳损等。

（4）禁忌证　活动性肺结核（胸部治疗）、出血及出血倾向、局部严重水肿、严重的心脏病（心区照射）、恶性肿瘤（小功率治疗），孕妇子宫区禁止辐射，在眼睛及睾丸附近照射时应将其屏蔽。

4. 超声波疗法

超声波是指频率在 20 000 Hz 以上，不能引起正常人听觉反应的机械振动波。将超声波作用于人体以达到治疗目的的方法称为超声波疗法。目前理疗中常用的频率一般为800～1 000 kHz。治疗方式除一般超声疗法外，还有超声药物透入疗法，超声雾化吸入疗法，超声复合疗法、超声治癌等。

（1）治疗作用　①降低神经兴奋性达到镇痛效果；②消炎、消肿；③促进骨痂形成；④软化瘢痕、松解粘连。

（2）使用方法　超声治疗设备常由超声治疗机（图3-8-104）、接触剂以及辅助设备组成。治疗方式常用接触移动法、接触固定法和水下法。接触移动法最常用，常用强度为0.5～1.5 W/cm²；接触固定法易产生过热而发生骨膜疼痛反应，故治疗剂量宜小，常用强度为0.2～0.5 W/cm²，时间为3～5 min；水下治疗（图3-8-105）时将超声波声头和治疗的肢体一起浸入36～38 ℃温开水中，声头与皮肤距离1～5 cm，剂量要比直接接触法稍大。

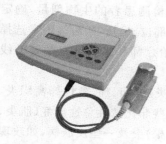

图3-8-104　超声治疗机

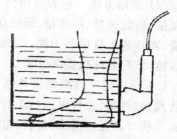

图3-8-105　水下超声治疗

（3）适应证　用于治疗软组织损伤疾病，如颈腰痛、肌肉痛、扭挫伤、肩周炎、颞颌关节功能紊乱、腱鞘炎、瘢痕增生、注射后硬结、血肿机化等；神经性疾病，如三叉神经痛、肋间神经痛、幻肢痛等；其他，如尿路结石、前列腺炎、肢体溃疡、慢性附件炎、带状疱疹、雷诺病等。

（4）禁忌证　活动性肺结核、严重心脏病、急性化脓性炎症、恶性肿瘤（超声治癌技术除外）、出血倾向、孕妇下腹部、小儿骨骺部位等。

5. 光疗法

光疗法是利用日光或人工光线（红外线、紫外线、可见光、激光）防治疾病和促进机体康复的方法。

1）红外线疗法

红外线疗法是指应用红外线（波长为0.76～400 μm）治疗疾病的方法。红外线治疗疾病的机制是温热作用。

（1）治疗作用　①改善血液循环；②促进吸收；③缓解痉挛；④消炎；⑤镇痛。

（2）使用方法　红外线光源有红外线辐射器、白炽灯、光浴装置三种。治疗时将红外线光源移至照射部位的上方或侧方，功率500 W以上，灯距应在50～60 cm以上；功率为250～300 W，灯距在30～40 cm；功率200 W以下，灯距在20 cm左右。每次照射15～30 min，每日1～2次，15～20次为1个疗程。

（3）适应证　各种慢性损伤，如肌肉劳损、扭挫伤等；各种慢性无菌性炎症，如风湿性关节炎、慢性支气管炎、神经根炎、神经炎、多发性末梢神经炎、冻伤、压疮、慢性静脉炎、注射后硬结、术后粘连、瘢痕挛缩、神经性皮炎、慢性胃炎、慢性肠炎等；各种慢性、亚急性感染性软组织炎症，如蜂窝织炎、慢性淋巴结炎、产后缺乳、慢性盆腔炎、湿疹、皮肤溃疡、烧伤创面。

（4）禁忌证　有出血倾向、高热、活动性肺结核、重度动脉硬化、闭塞性脉管炎等。

2）紫外线疗法

应用紫外线防治疾病的方法称为紫外线疗法。紫外线是不可见光，因光谱位于紫色光线的外侧而得名。

（1）治疗作用　①消炎作用；②镇痛作用；③杀菌作用；④可促进维生素 D 的形成；⑤脱敏作用；⑥促进伤口愈合；⑦调节机体免疫功能；⑧光致敏作用。

（2）使用方法　患者使用紫外线治疗之前一般首先检测患者的生物剂量，确定亚红斑量、弱红斑量、红斑量、强红斑量、超强红斑量。根据部位、病情、年龄等因素选择照射量，隔日或 1 日照射 1 次，10 次为 1 个疗程。照射时治疗师和患者需佩戴紫外线防护眼镜，非照射部位需要遮盖。

（3）适应证　红斑量紫外线常用于治疗急性化脓性炎症（疖、痈、急性蜂窝织炎、急性乳腺炎、丹毒、急性淋巴（腺）管炎、急性静脉炎）以及某些非化脓性急性炎症（肌炎、腱鞘炎）；伤口及慢性溃疡；急性风湿性关节炎、肌炎；神经（根）炎及一些皮肤病，如玫瑰糠疹、带状疱疹，脓疱状皮炎等。无红斑量紫外线常用于预防和治疗佝偻病、长期卧床导致的骨质疏松、流感、伤风感冒等。

（4）禁忌证　活动性肺结核、血小板减少性紫癜、血友病、恶性肿瘤、急性肾炎或其他肾病伴有重度肾功能不全、重度肝功能障碍、急性心肌炎以及对紫外线过敏的一些皮肤病（如急性湿疹、光过敏症、红斑狼疮的活动期等）。

3）激光疗法

激光具有方向性强、高亮度、单色性好、相干性好等特性。

（1）治疗作用　①小功率的激光器照射具有消炎、镇痛、脱敏、消肿、促进肉芽组织生长、加速溃疡以及烧伤愈合等的作用；②高功率激光主要引起热效应，可以进行组织止血、焊接、切割等治疗；③激光光敏治疗肿瘤。

（2）治疗技术　激光器有固体、液体、气体、半导体等类型，常用的有氦氖激光器、二氧化碳激光器。氦氖激光器照射距离一般为 30～100 cm（视病情及激光器功率而定）；激光束与被照射部位呈垂直照射，使光束准确地照射在病变部位；每个治疗部位照射 3～5 min，每次照射时间为 20～30 min，每日 1 次，10～15 次为 1 个疗程。二氧化碳激光器照射距离一般为 150～200 cm，以局部有舒适的温热感为宜；每次治疗 10～15 min，每日 1 次，5～10 次为 1 个疗程。光敏疗法一般在给光敏剂 48～72 h 后开始光照，用氩离子激光或 630 nm 大功率红光激光局部照射 20～30 h，一般照射 1～2 次，间隔 1 周方可再次照射。

（3）适应证　神经性疾病，如神经性头痛、神经根炎、面神经炎、三叉神经痛以及神经痛；炎性疾病，如慢性伤口、慢性溃疡、压疮、烧伤疮面、疖、淋巴腺炎、静脉炎、闭塞性脉管炎、腱鞘炎、滑囊炎、肱骨外上髁炎、慢性鼻炎、过敏性鼻炎、萎缩性鼻炎、咽炎、扁桃腺炎、喉炎、类风湿性关节炎、肺炎、支气管炎；皮肤疾病，如湿疹、皮炎、斑秃、带状疱疹、皮肤瘙痒症、神经皮炎、单纯疱疹；软组织损伤，如扭挫伤、肩周炎、颞颌关节功能紊乱；高强度激光治疗皮肤赘生物、切除肿瘤等；激光光敏疗法治疗体腔肿瘤。

（4）禁忌证　皮肤结核、活动性出血、心肾肺功能衰竭、脑出血等。

6. 传导热疗法

传导热疗法是以各种热源为介体，将热直接传导给机体从而达到治疗疾病的一种方法，有石蜡疗法、蒸汽疗法、沙疗法、泥疗法等。

1）石蜡疗法

石蜡疗法是以加热熔化的石蜡为温热介质直接作用于人体，将热能传至机体治疗疾病的方法，具有温热、机械、化学等生理作用。

（1）治疗方法　蜡疗的设备由恒温熔蜡机、石蜡以及辅助设备组成，此外还应单设熔蜡室。对石蜡的要求是：外观洁白、无杂质，熔点为 $50 \sim 60$ ℃（蜡浴时石蜡的熔点可低些），酸碱度为中性，不含有水溶性酸、碱物质，含油量不大于 0.9%，黏稠性良好。石蜡加热时温度不宜过高，一般可加温至 $60 \sim 65$ ℃，常用的石蜡治疗方法有蜡饼法、浸蜡法、刷蜡法、蜡袋法等。

（2）适应证　各种慢性软组织损伤，如各种类型的关节炎（非结核性）、扭挫伤、各种外伤性滑膜炎、滑囊炎、骨折术后恢复期、术后瘢痕以及关节功能障碍、肌纤维组织炎、皮肤溃疡、烧伤后遗症、冻伤、血栓性静脉炎、局部水肿；神经损伤疾病，如周围神经外伤、神经炎、神经痛等；内脏疾病，如胃炎、胃及十二指肠溃疡、胃肠功能紊乱、慢性附件炎、盆腔炎。

（3）禁忌证　恶性肿瘤、活动性结核、有出血倾向、体质虚弱及高热患者、心脏功能不全、急性传染病、甲状腺功能亢进、温热感觉障碍、婴儿等。

2）蒸汽疗法

蒸汽疗法是利用蒸汽作用于人体来防治疾病和促进机体康复的一种物理疗法。常用的方法主要有局部熏疗法、全身蒸汽浴。

（1）治疗作用　①热传导作用：热使局部毛细血管扩张、血液循环加速、加强巨噬细胞的吞噬能力，从而起到消炎、消肿的作用。②气流刺激作用：气流运动的机械刺激可以软化瘢痕、松解粘连、降低末梢神经的兴奋性，降低肌张力，从而起到解痉、止痛作用。③药物治疗作用：根据病情选择不同的中药配方，从而达到消炎、消肿、镇痛等治疗作用。

（2）治疗方法　全身蒸汽浴需要建立蒸疗室。根据中医辨证施治的原则配制中药，将配制好的中草药在蒸疗室内煎煮或蒸煮，使室内充满药气，蒸疗室内的温度保持在 $35 \sim 45$ ℃。患者裸体进入蒸疗室，每次可 $10 \sim 15$ 人同时蒸疗，每次蒸疗时间为 $30 \sim$

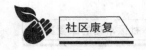

45 min。局部蒸疗法用于口鼻或患部,首先将配伍成方的中草药煮沸后先熏,然后再将药液洗擦局部,并可将药渣热敷局部。

（3）适应证　同蜡疗法。

（4）禁忌证　重症高血压、结核病、重症贫血、大失血、急腹症、孕妇、心脏病、重症精神病患者;年老、体弱者慎用。

7. 压力疗法

压力疗法是指通过对人体体表施加适当的压力,以预防或抑制皮肤瘢痕增生,防治肢体肿胀的治疗方法。压力疗法可分为正压疗法与负压疗法,或两种压力交替的正负压疗法。

（1）治疗作用　压力疗法通过改变机体的外部压力差,以达到促使血管内外物质交换的目的,具体有控制瘢痕增生、防治水肿、促进肢体塑形、预防关节挛缩和畸形、预防深静脉血栓以及防治下肢静脉曲张等作用。

（2）治疗技术:

① 压力衣(pressure garment)加压法　包括成品压力衣加压法和量身定做压力衣加压法。成品压力衣加压法的特点为做工良好,外形美观,使用方便及时,不需量身定做,适合不具备制作压力衣条件的单位使用。缺点为选择性少,合身性差,尤其是严重烧伤肢体变形者难以选择适合的压力衣。量身定做压力衣加压法是利用有一定弹力和张力的尼龙类织物,根据患者需加压的位置和肢体形态,通过准确测量和计算,制成头套、压力上衣、压力手套、压力肢套、压力裤等,具有匹配性好,压力充分的特点。

② 肢体压力疗法　目前广泛使用的方法是气囊式袖套或腿套正压治疗。治疗前将气囊内气体排空后将上肢或下肢套入其中。治疗时调节加压器,仪器会从肢体远端至近端有顺序地向各气囊充气加压,压力维持一定时间后再按顺序排气,可反复充气、排气,每次治疗 20～30 min,每日或隔日 1 次,15～20 次为 1 个疗程。

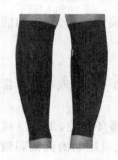

图 3-8-106　压力套

③ 局部压力疗法　一般治疗采用压力绷带、压力套(图 3-8-106)。使用时应根据松紧情况和肢体运动情况 4～6 h 更换一次。开始时压力不要过大,待患者适应后再加压力,以患者可耐受为限。治疗初愈创面时,内层要敷 1～2 层纱布,以减轻对皮肤的损伤。常用于肥厚性瘢痕的治疗,也可用于肢体水肿。一般在早期肉芽创面期和深度烧伤创面愈合后尚未形成瘢痕之前即开始使用压力疗法。在患者可耐受的情况下,若不影响肢体远端血液循环,压力越大越好,一般在 10～25 mmHg(1.33～3.33 kPa)为宜,压力疗法主张一天 24 h 连续加压,压迫治疗时间不得少于 3 个月,一般应达半年以上。

（3）适应证　各种原因所致的瘢痕、肢体水肿、截肢残端塑形、关节挛缩和畸形、下肢静脉曲张以及长期卧床的患者。

（4）禁忌证　急性软组织或骨关节感染、急性静脉炎、急性淋巴管炎、深静脉血栓已经形成、严重动脉循环障碍、肺水肿、心力衰竭、恶性肿瘤、骨折未愈合、急性创伤。

8. 理疗小结

常见疾病理疗技术见表 3-8-1。

表 3-8-1　常见疾病理疗技术

疾　病	治 疗 目 的	理 疗 方 法
急性炎症	止痛、消炎	紫外线、超短波、微波
亚急性炎症	吸收渗出、消肿止痛	激光、紫外线、超短波、微波
慢性炎症	恢复机体功能、改善血液循环	超声波、蜡疗、传导热、中频、红外线
软组织损伤	24 h 以内	冷疗、磁疗
	24 h 以后	超短波、中频电、红外线、蜡疗、超声波
	恢复期	传导热、中频电、超声波、红外线
神经痛	解痉、止痛	低频、中频
术后瘢痕	软化瘢痕、松解粘连	中频、超声波、传导热、红外线、压力疗法
关节韧带损伤	增加肌力、减轻水肿、防止粘连	超短波、超声波、低中频、红外线、蜡疗
骨质增生	镇痛、减轻症状	超声波、磁疗
直肠癌术后	促进愈合、止痛、消炎	微波
急性腰扭伤	促进渗出物吸收、止痛	磁疗、间动电、超短波、超声波
脑血管病偏瘫	诱发肌力、恢复肢体运动	中频、功能性电刺激
颈椎病	降低神经压迫刺激症状、消炎、解痉	磁疗、超短波、超声波、蜡疗

二、社区作业治疗

作业疗法(occupational therapy,OT)是通过指导患者进行某种特定作业课题,以诊断、评价、治疗患者身体功能障碍或心理障碍,使患者在社会生活中发挥最大功能的一种治疗方法。

在早期,作业疗法在某种程度上可以理解为利用劳动来治疗,它不仅是职业前的劳动,还是利用游戏、运动、手艺来使用肌肉和脑,从而对人类的健康产生影响的治疗方法。其中,劳动、运动和娱乐就是它的治疗手段。

(一) 作业疗法的对象

(1)神经科疾病　脑卒中,脊髓损伤,脑外伤,神经、肌肉疾病,周围神经病变,中枢神经系统退行性病变,帕金森病,老年性痴呆等。

(2)骨科疾病　骨折,腰腿病,截肢,手外伤,关节疾病等。

(3)外科疾病　外科手术后瘢痕,烧伤后瘢痕及关节挛缩、变形、功能受限等。

(4)儿科疾病　脑瘫,发育迟缓,小儿麻痹后遗症,学习困难或残疾,肌营养不良等。

(5)内科疾病　冠心病,心肌梗死,慢性阻塞性肺病,糖尿病等。

（6）精神科疾病　精神分裂症，情感性精神病，器质性精神病等。

（二）作业疗法的目的

（1）维持现有功能，最大限度地发挥残存的功能。帮助恢复局部的机体功能，如肌力、耐力、关节活动度、感觉与运动系统的协调。帮助有功能缺陷者达到最高限度的独立性，发挥其残存功能，改善生活环境，使其出院后尽可能在生活上、经济上独立。

（2）提高日常生活活动的自理能力。

（3）为患者设计及制作与日常生活活动相关的各种辅助用具。

（4）提供患者职业前技能训练。作为评价患者躯体功能和职业能力的一种方法为患者康复后能否胜任原工作、适合做什么工作提供科学根据。

（5）强化患者的自信心，辅助心理治疗。作业活动由于其实用性、创造性的特点可使患者产生兴趣，从而能集中注意力，提高解决问题的能力，正确认识视觉与空间的关系。作为预防措施维持患者一般健康状态、减轻苦闷情绪，减少各种并发症的发生。

（三）作业疗法的特征

（1）既作为治疗手段来使用，又可创造性地生产，具有促进患者适应家居生活、回归职业和社会的实际意义。

（2）作业治疗重视患者整体功能的恢复，使者通过治疗，在生理功能改善的同时，情绪也得到改善，能够乐观地承受残疾，愉快地生活。

（3）作业活动是以患者为主导的，重视吸引患者的兴趣，以调动患者自身的能力和积极性，使其主动地进行作业活动。

（4）由治疗人员对患者采取友好态度（以获得患者的信任与合作）、赞赏态度（对患者在训练中的进步及时表示赞赏以示鼓励）、亲切态度（是一种对待患者的基本态度，对心理上有问题的患者尤其重要）及认真态度（对训练的执行有严格的要求）等，这种"态度疗法"使患者乐于在治疗人员的指导下进行作业，并努力达到治疗的要求。

（5）作业治疗对认知功能进行评价和治疗，对职业能力进行评价和训练。

（四）作业治疗的种类及方式方法

作业疗法的种类包括身体功能性作业疗法、心理性作业疗法、日常生活动作训练、假手的装配、操作训练及利手交换训练、矫形具、生活辅助用具的制作、装配、职业评价和职业前训练、居室的评价与改造等。

（1）身体功能性作业疗法　采用适当的作业活动，如木工、木刻、纺织、刺绣、硅胶土和橡皮泥活动、磨砂等。

（2）心理性作业疗法　这是通过作业改善心理状态的一种作业疗法。以心理问题为对象，改善患者的心理状态是作业治疗的目的。利用游戏活动、皮革工艺、木工等，给予患者精神上的支持，减轻患者的不安和烦恼，并提供一个让其发泄愤恨和不满的环境及对象。

（3）日常生活动作训练　日常生活动作主要分为基本生活动作、移动动作和生活关联动作三大部分。其中,基本生活动作主要包括饮食、更衣、排泄、梳洗、语言交流等;移动动作主要包括步行、装支具步行、轮椅操纵、床上移动等;生活关联动作主要包括家务、看管孩子、购物等。

(4)辅助工具的装戴及训练　辅助工具是为了帮助身体障碍者完成日常生活动作而设计的简单工具。其中,一部分是为日常生活动作特意加工的;一部分是普通用具按特殊的使用目的改造的。使用辅助工具可以更好地进行功能活动,帮助患者从介助向自立过渡,逐步加强日常生活动作能力,增加患者的康复自信。

(5)儿童作业疗法　有发育障碍或其他残疾儿童患者,通过专门的训练、游戏、文娱活动、集体活动等,可促进他们的感觉运动技巧的发展,掌握日常生活活动技能,提高生活自理能力。在治疗中重视发挥父母的作用,重视应用各种矫形及辅助器械,重视使用玩具游戏作为治疗手段。

(6)老年人作业疗法　对老年病患者进行日常生活的教育和训练,教会他们使用辅助器械和适应性技巧,以代偿和弥补运动、视听等功能的缺陷,对记忆力、辨向力衰退的患者进行认知训练,并使用消遣疗法改善心理健康。

(7)职业前评价及训练　患者在医学康复结束后,需要进行社会、职业康复。从身体和精神能力等方面,对障碍的程度及对职业的适应能力进行再评价及训练,为患者重返社会,重返工作岗位创造条件。

(8)居室的评价与改造　为帮助患者回归家庭便利行走或驾驶轮椅,需指导家属对家居环境进行评价和改造。

三、社区言语治疗

言语治疗(speech therapy,ST)是由言语治疗专业人员对各类言语障碍者进行治疗或矫治的一门专业学科。其内容包括对各种言语障碍进行评定、诊断、治疗和研究,对象是存在各类言语障碍的成人和儿童。在医学临床中,凡影响通过视听途径的基本言语交际过程的病态现象均属言语障碍;而影响造句表意或理解他人言语含义等较高级过程的病态现象则为言语障碍。

(一)言语语言障碍的分类

(1)失语症　失语症是由于大脑损伤所引起的言语功能受损或丧失,是言语获得后的障碍,常常表现为听、说、读、写、计算等方面的障碍。成人和儿童均可发生。

(2)构音障碍　构音器官神经肌肉病变或形态结构异常引起构音器官的肌肉无力、瘫痪、或肌张力异常和运动不协调,而出现发声、发音、共鸣、韵律等异常称为构音障碍。

(3)听力障碍所致的言语障碍　这是由于耳聋造成不同程度的听力损失,导致言语功能障碍的一组疾病。

(4)儿童言语发育迟缓　儿童言语发育迟缓是指由于各种原因所致的儿童在生长发育过程中其言语发育落后于实际年龄的状态。最常见的病因有大脑功能发育不全、

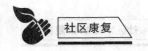

自闭症、脑瘫等。这类儿童通过言语训练虽然不能达到正常儿童的言语发育水平,但是,可以尽量发挥和促进被限制的言语能力,不仅言语障碍会有很大程度的改善,还能促进患儿的社会适应能力。

(5)口吃　口吃是言语的流畅性障碍。口吃的确切原因目前还不十分清楚,部分儿童是在言语发育过程中不慎学习了口吃,或与遗传以及心理障碍等因素在关。口吃可表现为重复说初始的单词或语音、停顿、拖音等。部分儿童可随着成长而自愈,没有自愈的口吃常常伴随至成年或终身,通过训练大多数可以得到改善。

(6)发声障碍　发声是指由喉头发出声波,通过喉头以上的共鸣腔产生声音,这里所指的"声"是嗓音。多数情况下,发声障碍是由于呼吸及喉头调节存在器质或功能异常引起的,常见于声带和喉的炎症、新生物以及神经的功能失调,发声异常作为喉头疾病的表现之一,在临床上具有重要意义。

(二)言语治疗的途径

(1)训练和指导　这是言语治疗的核心,包括听觉的应用,促进言语的理解和口语表达,恢复或改善构音功能,提高语音清晰度等言语治疗。指导主要包括对患者本人进行训练指导,也包括对患者的家属进行指导,特别是对重症患者的家属和患儿的家长进行训练,强调注意事项。

(2)手法介入　对一些言语障碍的患者可以利用传统医学的手法,帮助其改善言语产生的有关运动功能受限,此方法适合用于运动性构音障碍患者,特别是重症患者。也适用于重度神经性吞咽障碍的患者。

(3)辅助具　装配辅助具是为了补偿功能受限,如重度运动性构音障碍腭咽肌闭合不全时,可以给患者戴上腭托,以改善鼻音化构音。

(4)替代方式　当重度言语障碍很难达到正常的交流水平时,就要考虑使用替代交流方式,如手势、交流板和言语交流器等。

(三)言语治疗的原理

言语治疗就是治疗人员给予某种刺激,使患者作出反应,正确的反应要强化(正强化),错误的反应要加以更正(负强化),反复进行可以形成正确反应,纠正错误反应。

(1)基本过程:

① 出示事先准备好的刺激,比如图片、文字或实物等。

② 若患者反应正确(正反应),告诉他回答正确(正强化)。

③ 若患者反应不正确(错误反应),则告之错误(负强化)。

④ 患者和治疗师的努力,患者的正反应增多,并固定下来。

⑤ 正反应固定下来以后,则向上移一阶段的课题。

⑥ 反复进行,当达到目标阶段时结束。

(2)设定训练课题　按特定的目标而选择训练材料和规定顺序所实施的具体过程称为训练课题。设定训练课题之前,首先要对患者的言语障碍进行正确的评价和分型,了解言语障碍的各个侧面和程度,然后针对言语症状的各个方面,设定能使之改善的训练课题。若评价结果不准确,就会给患者设定出过于简单或过于难的课题。

（3）制定训练程序　明确了训练课题后,还要制定训练程序,也就是把训练课题分解成数个小步骤,训练程序制定正确与否会明显影响训练效果,因此必须注意。

（4）刺激与反应　在训练进行过程中,由于患者的障碍程度不同,反应也会多种多样。比如在患儿的面前摆上牙刷、手套和眼镜,训练者手中拿着一个小娃娃,治疗师说:"请你给小朋友刷刷牙"（刺激）,患者拿起牙刷放在小朋友的嘴前做出刷牙的动作（反应）。患者执行正确（正确反应）,执行不正确（错误反应）。这便是训练过程中的一种刺激-反应。

（5）强化与反馈　在训练过程中患者反应正确时,要使之知道正确并给予鼓励（正强化）,反之也要让其知道答错并一起表示遗憾（负强化）。向患者传递反应正误过程称为反馈。正确使用反馈在训练过程中非常重要,特别是对刚刚开始训练的患者,往往可以使患者配合训练,巩固训练成果。在强化和反馈的应用过程中,对儿童有时要给予奖励,但要考虑患者的年龄和兴趣合理应用,才能取得良好效果。

（6）升级与降级　在刺激-反应进行过程中,正反应会逐渐增加,当正反应能固定下来时,就可以考虑将训练上升一个阶段。当顺利达到训练目标时,训练即结束。但有时错误反应会增加,此时大多由于训练难度超出患者的水平,反而要降级。在下一阶段训练一段时间后,当有所改善时,还可以重新升级。

（四）言语治疗的要求

为了达到最佳治疗效果,要设法创造可能的条件,但这并不是要求所有的言语治疗都要机械地去苛求条件。

（1）训练场所选择　对于脑血管病急性期或脑外伤患者及个别重症脑瘫的患儿病情许可时,可以在床边进行训练。当患者可以借助轮椅活动时,可到训练室进行治疗。成人治疗的房间不要太大,一般 10 m² 即可,要能放下言语训练治疗机,一张床,教材柜子,轮椅能进即可。儿童训练室,要求较宽敞的房间,因为课桌上难以进行的课题往往就要在地板上进行,所以必须具有一定的宽度。要尽量避开视觉和听觉的干扰,最理想的是在有隔音设施的房间内进行,因为言语障碍患者音量一般来说都不高,言语欠清晰,在噪声下表达较吃力,另外,噪声情况下患者的注意力容易分散,心理承受会出现问题。

（2）训练室内尽量避免过多的视觉刺激　大部分言语障碍患者是脑损伤,其注意力极易分散,也极易疲劳,所以训练室内要简洁、安静、井然有序,墙壁上不要贴多彩的画报,语言训练治疗机要放在明亮之处。

（3）形式　原则上以一对一训练为主,有时要进行集体训练。①一对一训练:根据患者的具体情况,如病情的严重程度,障碍的侧重面,残余言语功能等,制定出个人训练计划并制定出具体言语训练内容,除了进行言语功能训练外,还要进行实际言语交流能力训练。②集体训练:将各种类型及不同程度的言语障碍患者召集在一起,以小组的形式进行言语治疗。其特点是能够改善言语障碍患者对社会的适应性,减少心理不安,提

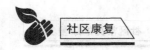

高交流欲望,也给言语障碍患者提供了一个交流的场所,对改善由言语障碍所致的二次性障碍问题,如心理方面的问题、情绪方面的问题、人际关系方面的问题等起到积极的作用。另外,通过集体训练,重症患者可以从轻症患者身上看到希望与信心,也为将来回归家庭与社会打下基础。还可以请心理治疗师、作业治疗师、社会工作者一起参加。这种训练可以增加患者的自信心和兴趣。

(4)治疗次数和时间 治疗次数可以根据治疗师和患者人数而定,每天的训练时间就由训练者以及诊治患者的人数决定,但至少应保证 0.5～1 h,幼儿可以是 20 min,住院患者每日一次,门诊患者可以时间间隔长一些。言语治疗尤其是检查,时间最好安排在上午,因为上午患者的精神比较饱满,头脑较为清醒,下午的耐受力较上午差。患者在训练期间精神较为集中,时间稍长会感到疲劳,因此在训练上要随时观察患者的身体情况,以防出现意外或原发疾病再次复发等情况发生。

(5)家属指导及自我训练:

① 要将患者言语障碍检查的结果以及将来对日常生活、职业生活所带来的影响向患者的家属及亲友讲清楚,以求得家属及亲友的理解,明白如何对待言语障碍患者的方法,从而促进家属对患者及其言语障碍的了解。根据具体情况也可以在治疗时让患者家属在旁边观察训练的情况,根据看到的言语障碍症状加以说明,使家属更容易理解。另外,还可以让治疗师观察患者家属与患者间的日常沟通交往,然后就交往的正确与否向家属反馈,为使患者更好地康复,还应对患者家属提供具体指导,要求患者本人及患者家属协助 5～6 h。

② 患者本人的训练是根据训练程序及每天训练内容,给患者留作业,这是一条很好的学习途径,通过作业,可以强化每天训练的内容,还可以使患者看到自己的进步,提高信心。家属可以通过作业的前后对比看到希望,语言治疗师可以根据作业发现面对面训练时发现不了的问题。另外,自习的内容可以扩展开来,让家庭成员参加,这样既可达到训练目的,又可使家庭成员之间更加亲密。

(6)卫生管理 训练时经常接触患者的身体和唾液,所以一定要注意预防传染病,手指有伤时要特别注意,训练前后要洗手,训练物品要定期消毒,直接接触患者口腔或皮肤的物品,要尽量用一次性的。构音障碍治疗前嘱家属为其清洁口腔。

(五)言语治疗的注意事项

(1)反馈的重要性 这里所说的"反馈"是指治疗过程中,患者对自己的反应有认识(如指出图片或发出声音等)。反馈有两种意义:一是对自己所进行的活动能有意识地客观地把握;二是能认识到反应正确与否。

(2)确保交流手段 言语是交流的工具,对于重症患者,首先要用手势、笔谈、交流板、言语障碍诊治仪等交流工具建立非语言的交流方式,特别对失语症患者有很大意义。

(3)要重视患者本人的训练 一般来说,训练效果与训练时间成正比,因此,要充分调动患者和其家属的积极性,配合训练。训练的课题和内容可以一样,让患者自己训练,但要变换形式。有些患者治疗时家属在场可能会影响治疗情绪,但治疗师还需要让家属观察到全部训练过程,使其加深对患者的了解,并掌握训练患者的方法,训练室最好设有观察窗口,观察窗口应使用单向玻璃,让家属能看到患者,而患者看不到家属。

（4）注意观察患者的异常反应 治疗前要了解患者原发病及并发症方面的资料以及可能出现的意外情况。另外要经常注意患者的身体情况、病房人员有多少人介入、运动疗法和作业疗法的训练内容等,特别要注意患者的疲劳表情。训练时如发现与平时状态不同,绝不要勉强进行。

（5）必须充分理解患者 与患者建立充分的信赖关系是将治疗引向成功的第一步。

（6）尊重患者的人格 对成年患者,应仍以成人或年长者看待,不要因为其行为表现有"返童倾向"等异常,就以对待小孩的态度处之,避免加重患者的心理不平衡,以及削弱训练欲望,影响训练效果等负面作用。同时要尊重患者的意见。对收集个人生活资料中涉及的个人私生活内容,应注意保密。

（7）让患者对自身的障碍有正确的认识 不要为了让患者一时高兴而说与事实不符的话,可将患者障碍的现状、恢复的预测及治疗计划等情况,根据患者不同的理解力和承受力,适当地直言相告,以利其尽早正视事实,接受自己。有时隐瞒真相,会影响治疗师与患者建立真诚的信赖关系。

（8）增强患者的自信心,提高训练欲望 注意正面引导,避免否定患者的言行。当患者强调自己的错误时,应在淡化其失败感的同时,努力向克服障碍的决心方面引导。对于患者细微的进步,也不要忘了鼓励,要使患者总是处在有可能成功的状态。

（9）心理治疗 言语障碍患者的心理障碍应视为由于语言障碍引起的继发障碍,所以也是言语治疗工作范围以内的内容。言语治疗的目的不仅是改善和恢复患者的语言功能,与此同时,也要设法使患者的心理-社会状态得到适应。

四、我国传统的康复疗法

早在两千多年前,我国就已采用推拿、导引与拳操等方法进行功能锻炼,经过不断的医疗实践,现已广泛地应用于我国的康复治疗体系中,形成了独具中国特色的疾病康复手段。中国传统康复疗法包括众多方法,这里只讲述在社区康复实践中应用方便而又简单的几种治疗手段。

（一）推拿疗法

推拿又名按摩,是在中医基础理论的指导下,施术者用手法作用于人体体表的特定部位从而达到防治疾病的一种方法。从性质上来说,推拿是一种物理治疗方法。推拿治疗疾病的历史悠久,推拿不但能够治疗内、外、妇、儿、五官等临床各科疾病,而且也是养生保健、康复治疗的重要手段。

1. 推拿的主要作用

（1）调节神经系统和内脏的功能 推拿是一种良性刺激,可以使神经系统兴奋或

抑制,反射性地影响机体各器官的功能。但手法急缓、用力轻重等不同,其作用也各不相同。如:轻缓地推摩头部可引起脑电波的改变,说明推拿对神经系统起到了调节作用;用拇指推揉脾俞、胃俞可使胃蠕动增强,而推揉足三里可减慢胃的蠕动。一般来说,扣打、重推摩有兴奋作用,而轻推摩、轻柔则有抑制作用。

(2)改善血液循环 推拿手法的压力作用于体表,促使周围末梢血管壁有节律地扩张,同时还可大量地去除血管壁上的脂类物质,改善血管的通畅性,从而可大大降低循环阻力,加速血液回流,减轻心脏负担。推拿能直接挤压淋巴管,改善淋巴循环,加速组织水肿及病理产物的吸收,对消除水肿具有良好的作用。推拿还能影响血液的重新分配,调整肌肉和内脏的血液流量,以适应肌肉紧张工作的需要。研究表明,健康人经过推拿之后,血液中的白细胞和血小板的数量有所增加,淋巴细胞比例升高,白细胞的吞噬能力增强。

(3)对皮肤有良好的刺激作用 推拿手法首先能够清除体表衰老的细胞,改善皮肤呼吸,促进皮肤腺体的分泌,其次能够产生调节人体血管和神经功能的相应物质,促进皮肤血管扩张,改善皮肤的营养,加速上皮细胞的生长,使皮肤饱满而有光泽。

(4)推拿对运动系统的作用 推拿能够促进肌肉的血液循环,使肌肉营养得到改善,从而加速损伤细胞的修复,同时可以将肌肉中的代谢产物及痛性物质加速排泄,进而消除疲劳、减轻疼痛。

2. 推拿的注意事项

(1)施术者双手要温暖、勤洗手,指甲要剪短。在治疗时手指不能佩戴首饰,以免擦伤皮肤。

(2)施术者注意力要集中,用力由轻到重,随时观察受术者的反应,如有不适,应立即调整,以免发生意外。

(3)推拿时应让受术者放松,选择合适且舒适的体位。

(4)房间光线充足,通风保暖。

(5)注意推拿的禁忌证,如遇以下情况禁用或慎用推拿治疗:

① 皮肤状况不佳,包括各种皮肤破损、恶性或良性肿瘤的病灶区;

② 出血性疾病,包括各种出血现象或出血倾向,以及推拿后可能会引发出血的疾病;

③ 感染性疾病,如急性炎症、脓肿、败血症或脓毒血症等应禁止推拿治疗;

④ 传染性疾病不宜推拿治疗,特别是病变的局部;

⑤ 骨折、脱位、扭伤的初期均不宜推拿治疗,特别是在损伤的局部,若有些损伤不能确诊,更不可轻易做出治疗方案;

⑥ 妇女月经期腰骶部、腹部,妊娠期或产后未恢复健康者不宜推拿;其他部位确需推拿治疗也应使用轻柔手法;

⑦ 严重疾病患者不做推拿治疗,如精神疾病、严重的心肺疾病、脑卒中、脊髓损伤、烧伤、全身症状不稳定者等;

⑧ 年老体弱、久病体虚、过饥过饱、过劳或酒醉者不宜推拿。

3. 推拿常用手法

（1）摩擦类手法 摩擦类手法是以手的不同部位紧贴皮肤（不带动皮肤）做直线或环旋摩擦移动的一类手法，包括摩法、推法、擦法、搓法和抹法。

① 摩法 摩法是用指面、掌根（或大、小鱼际）或全掌贴附体表的一定部位做环旋或直线往返抚摩动作，一般分为指摩法和掌摩法两种。指摩法是将食、中、无名和小指伸直并拢，将指面贴附一定的部位和腕部一起作有节律的环转或直线往返动作。掌摩法是用掌根部（或大、小鱼际）或全掌贴附一定的部位，通过连动前臂、腕关节作环转或直线往返动作。指摩速度稍快，掌摩宜稍重缓。摩法适用于全身各部，常配合揉法、推法应用，为达到满意的治疗效果，还可用滑石粉、姜葱汁、松节油、按摩乳等作为辅助药物。

② 擦法 擦法是用手掌（掌擦法）或大鱼际（鱼际擦法），小鱼际（侧擦法）着力于一定的部位上，进行快速的直线往返移动，使着力点下深层组织产生温热感的手法。擦法操作时要求动作稍快，用力均匀，腕关节不能活动，着力部位压力适中，往返路线或上下，或左右，不可歪斜。施术部位应暴露，速度宜先慢后快。擦法一般都是在治疗的最后应用，还可以配合使用一些具有润滑性质的药物。

③ 推法 推法是用拇指指腹、掌根或肘等部位着力于体表一定部位或穴位，做与肌肉、肌腱走行一致的单方向直线推移的手法，分为用拇指螺纹面的拇指平推法、用掌根着力的掌推法、用实拳的拳推法以及用肘关节鹰嘴突起部着力的肘推法。擦法和推法有相似之处，但擦法要比推法速度快，更主要的是擦法没有推法那样大的压力；而且推法多为单方向直线运动，而擦法多为直线往返动作。

④ 搓法 搓法是指两手自然伸直并拢，对称性地夹住施术部位，前臂和上臂主动用力做相反方向的快速搓动，同时缓慢地上下往返移动的手法。操作时两手夹持不宜太紧，搓动要快，移动要慢，用力均匀，不得间歇。

⑤ 抹法 抹法是使用拇指螺纹面或手掌着力，紧贴于体表一定部位做上下或左右或弧形曲线的往返抹动，分为指抹法、掌抹法。抹法不同于推法，常说"推之轻谓之抹也"，常用于足部和面部保健按摩。

（2）摆动类手法 摆动类手法是以手的摆动为主要特征的一类手法，主要包括滚法、一指禅推法和揉法。

① 滚法 滚法是用手背近小指侧部分或第2～5掌指关节背侧部分贴附于体表的一定部位，利用腕关节的伸屈和前臂的旋转，有节律地带动手背做往返的滚动。操作时推拿手应紧贴在治疗部位上，不宜拖动、跳动和摆动，压力、摆幅要均匀，动作要灵活。

② 一指禅推法 一指禅推法是指用拇指端、螺纹面着力于体表部位，利用前臂的主动运动带动腕关节进行有节律的左右摆动，产生轻重交替、持续不断的力作用在施术部位或穴位上的手法。操作时身体各部位要放松，前臂摆动频率较快，但拇指端、螺纹面移动较慢。一指禅推法适用于全身各部位，尤以头、腹最为常用。

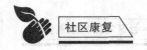

③ 揉法　揉法是以手掌或手指紧贴于皮肤或穴位上，带动吸定部位的组织，做轻柔和缓的环旋转动的一类手法，分为鱼际揉法、掌根揉法、中指揉法。揉法操作时压力适中，动作协调，速度不宜过快，着力点如电钻打孔带动组织运动，不能在体表形成摩擦。

（3）挤压类手法　挤压类手法是以对称挤压施术部位的一类手法，包括按法、捏法、拿法和拨法等。

① 按法　按法是用手掌或手指按压体表的方法，分为指按法和掌按法。指按时用拇指螺纹面着力于部位，其余四指自然助力，拇指主动垂直向下按压，达到一定的力度后稍停片刻，然后逐渐撤力，如此重复按压。掌按时用单手或双掌重叠置于施术部位，以肩关节为支点，利用身体上半部的重量垂直向下用力，力通过上肢传至手掌部进行按压。按法操作时着力部位要紧贴于体表，不可移动，用力要由轻而重，且逐渐向下用力，注意按而留之，不可用暴力猛烈按压。

② 点法　点法是用拇指端、屈曲的指间关节或肘尖垂直按压体表的方法。用拇指端点时，手握空拳，拇指伸直并用指端着力于施术部位或穴位上，逐渐垂直向下用力点压。屈食指点时，手握空拳，用屈曲的食指指间关节突起部着力于施术部位或穴位，逐渐用力垂直向下点压。肘点时，握拳屈肘，用肘尖着力作用于体表，另一手掌助力，利用身体前倾的力量逐渐垂直用力向下按压。操作时点压的方向垂直于施术部位，着力准确、平稳，由轻到重，不可久点。本法与按法的区别是：点法作用面积小，刺激量更大。

③ 捏法　捏法是用拇指和其他手指对合用力挤压施术部位的手法。要求上肢放松，拇指和手指握住施术部位，指面一齐用力做对称挤压。捏法可分为三指捏和五指捏两种。三指捏是用拇指与食指、中指两指夹住体表，相对用力挤压；五指捏是用拇指与其余四指夹住体表，相对用力挤压。操作时拇指与其余手指用力要对称，均匀柔和，用指腹挤压治疗部位。

④ 拿法　拿法是利用拇指和其他手指相对用力，有节律地提捏肌肤的手法。操作时拇指和其他手指指腹夹住施术部位，五指相对用力，捏住施术部位并逐渐收紧挤压、提起，然后放下，如此进行轻重交替、连续不断地有节奏的提捏。捏而提起谓之拿，拿捏的软组织宜多不宜少，不能用指甲或指端扣，要求动作灵活，用力由轻而重，动作缓和而有连贯性。

⑤ 拨法　拨法是指将手指按于体表一定的部位，适当用力做与肌纤维走行方向垂直的来回拨动手法，如弹拨琴弦。拇指拨时，拇指指腹应按于施治部位，做垂直于肌腱、肌腹、韧带方向的推动。肘拨时用近肘尖部位着力下压施术部位，肩部发力，做垂直于肌腹方向的推动。拨法操作下压用力应使患者有酸胀感，拨动频率均匀，刚中有柔。注意肘拨法不宜用尺骨鹰嘴着力操作。

⑥ 搓法　搓法是指用两手掌夹住肢体，做相反方向的来回搓动的手法。搓法要求两手手指自然并拢、伸直，用两手掌夹住施术部位，前臂和上臂主动用力做相反方向的快速来回搓动，同时缓慢地上下往返移动。操作时双手用力要对称，夹持不宜太紧，动

作应协调、连贯。手掌与皮肤间不要有明显的摩擦。

（4）振动类 振动类手法是以产生较高频率的节律性的轻重交替刺激,持续作用于人体的一类手法,包括抖法、振法等。

① 抖法 抖法是用双手握住肢体远端微用力做小幅度的上下连续的抖动,使关节有松动感的手法。操作时受术者肢体应充分放松,先牵引后抖动,抖动的幅度缓慢增大,频率要快,使抖动波从肢体远端传向近端。

② 振法 振法是用手指或手掌着力在体表做快速震颤的手法。用手指着力操作时称指振法,用手掌着力操作时称掌振法。操作时前臂不应摆动,力量集中于指端或手掌上,振动的幅度小、频率高。

（5）叩击类手法 叩击类手法是用手的不同部位或工具有节奏地击打体表的一类手法,包括拍法和击法。拍法是用虚掌拍打体表的手法,要求腕部放松,手掌和指面同时接触体表。击法可用手掌、拳背、小鱼际、指尖或棒状工具击打体表,要求击打用力平稳,动作连贯而有节奏并有反弹感。

（6）运动关节类手法 运动关节类手法是以作用于人体关节为主要特征的手法,包括摇法、扳法以及拔伸法等。

① 摇法 摇法是使关节做被动的环转运动的手法,具体摇动的关节有颈项部、肩关节、腕关节、腰部、髋关节、踝关节等。操作时要求受术者关节放松,施术者一手握住关节的近端肢体,另一手握住关节远端的肢体,然后同时用力作和缓的、顺时针或逆时针的环转摇动。操作时被摇动的关节要放松,幅度由小到大并控制在人体关节的生理活动范围内,或在患者能忍受的范围内。

② 扳法 扳法是指关节做被动的旋转、屈伸或收展等运动的手法,常应用于颈项部、胸背部、腰部、肩关节、肘关节、腕关节和踝关节等部位。操作时要求施术者两手分别固定受术者关节的两端,然后同时协调用力使扳动的关节产生旋转、屈伸或收展运动。扳法要求两手配合协调一致,用力平稳,扳动轻巧、果断而快速,幅度不超过各关节的生理活动范围。

③ 拔伸法 拔伸法是固定受术者关节或肢体的一端,沿纵轴牵拉另一端,应用对抗的力量使关节得到伸展的手法,常拔伸颈椎、腰椎、骶髂关节、肩关节、腕关节、手指、髋关节、膝关节、踝关节和脚趾等部位。拔伸的力量应随着患者关节的活动范围和耐受程度而定,用力平稳且维持足够的拔伸时间。

（二）八段锦

八段锦是一套在我国流传甚广而又极具特色的保健体操。整套体操由八组不同的动作编排而成,主要加强上下肢、胸部等肌肉的力量锻炼,可以防治脊柱疾病,同时又注意形神结合调动人体内脏功能,从而调整生命活动。八段锦动作简单、刚柔相济,非常适合社区中各种人群的健身锻炼。具体动作要领如下。

1. 两手托天理三焦

（1）身体自然站立,两足与肩同宽,两臂自然下垂轻贴大腿外侧,自然呼吸,目视

前方。

（2）两臂微屈，两手由体侧移至腹前丹田处交叉互握，掌心朝上。

（3）两掌随吸气沿身体缓缓上举，至头前时臂内旋，翻掌向上托举，同时双腿伸直，足跟上抬，头后仰，眼视手背。

（4）随后呼气，两臂从体侧下落，在腹前交叉，掌心向上，足跟也同时轻轻落地，目视前方。

练习时两手掌应用力上托，腰背充分伸展。本法吐故纳新，可使气血畅通，一托一落为一遍，共做6遍。

2. 左右开弓似射雕

（1）随吸气身体重心右移，左脚向左迈出，两臂屈肘。随后左手屈指成八字掌，并向左侧推出；右手屈臂屈指成"爪"，向右用力拉弓如满月，同时下肢下蹲成半马步，目视左手。

（2）随呼气两手变掌，从体侧下落至腹前交叉，掌心向上，同时左脚收回还原，目视前方。

（3）下一动作同上，但左右相反。

练习时拉弓的五指要屈紧并拢、拉平，尽量展臂扩胸。本法一左一右为1遍，共做3遍。

3. 调理脾胃须单举

（1）接上式。随吸气双腿慢慢挺膝伸直，同时左手掌经腹前、胸前、面前向上托，随后转动上举至头左上方，掌心向上，四指并拢向右，拇指分开；同时右臂内旋、伸肘，向下按掌至右髋侧，掌心向下，掌指向前，目视左手背。

（2）随呼气身体重心下降，微屈膝，同时左臂屈肘，掌心向上下降；右臂屈肘，掌心向上上移，最后两掌指尖相对，捧于腹前，目视前方。

（3）下一动作同上，但左右相反。

练习时两掌上撑下按，要挺胸直腰，拉长腰脊。

4. 五劳七伤往后瞧

（1）接上式，随吸气双腿慢慢挺膝伸直，同时两臂伸直，掌心向后，指尖朝下，目视前方。然后两臂充分外旋，掌心向外，头向左后转，目视左斜后方，略停。

（2）随呼气身体重心下降，膝微屈，身体缓缓回正，两臂内旋于体侧，掌心向下，目视前方。

（3）下一动作同上，但左右相反。

练习时与呼吸配合，伸头引颈，两脚不能移动，眼尽量向后望。本法一左一右为1遍，共做3遍。

5. 摇头摆尾去心火

（1）左脚向左平跨一步成马步，两臂内旋下落放于膝上，虎口朝内，目视前方。随吸气头和上身向左后弧形旋转，头尽量向左伸出，目视左脚，而臀部尽量向右顶出，右膝稍伸直。

（2）随呼吸还原成开始马步动作。

（3）下一动作同上，但左右相反。

练习时左右摆动要协调、轻松、自然，与呼吸配合一致。躯干保持直立，两脚始终不能移动。本法一左一右为1遍，共做3遍。

6. 两手攀足固肾腰

（1）接上动作。下肢自然挺直并拢，随吸气，肘关节伸直，两臂上抬举起，指尖向前，上身后仰，目视两手。

（2）随呼气两臂旋转掌心向下，屈肘下落，指尖相对；同时上身前俯深屈，两膝挺直，最后用手接触脚尖；头略抬起目视两手。

（3）随吸气身体缓缓抬起，同时两手经脚外侧移至脚跟，两掌心贴住两腿后面上行至背后，再用掌根按压在肾俞穴上，目视前方。

（4）随呼气两掌下落，最后两臂自然下垂，身体正直，目视前方。

7. 攒拳怒目增力气

（1）随吸气左脚向左侧跨出一步，慢慢屈膝半蹲成马步，同时握拳屈肘抱于腰间，拳眼朝上，目视前方。

（2）随呼气左臂内旋、转腰、肘伸展，左拳快速向前冲出，同时右肩向后牵拉，向左拳冲出方向瞪目。拳与肩平高，拳眼朝下，力达拳面。

（3）随吸气，左拳回收抱于腰间，拳眼向上，目视前方。

（4）以下动作同上，但左右相反。

完成后，身体重心右移，收回左脚自然站立，同时两拳变掌自然垂于体侧。练习时出拳要快速有力，并与呼气、瞪眼、怒目配合一致；收拳宜缓慢、轻柔。本法一左一右为1遍，共做3遍。

8. 背后七颠百病消

（1）自然站立，随吸气两臂屈肘后伸，两掌贴腰部脊柱两侧，按压在肾俞穴上，掌根着力，同时脚跟随之上提，头上顶，注视前方。

（2）随呼气脚跟轻轻下落着地，轻震地面。

练习时两腿并拢，脚跟尽量抬起并在顶点稍作停顿，脚跟下落要轻震地面。本法一起一落为1遍，共做6遍。

（三）太极拳

太极拳是我国传统的健身养生项目，有陈式、杨式、孙式、吴式以及武当等多种流派。经常练习太极拳，可调整人体中枢神经系统的兴奋和抑制过程，从而改善心肌供血、减轻心脏负担、增强肺通气和换气功能、调节肠胃功能、刺激人体运动器官、增强人体的平衡能力和协调性，因而太极拳对抵御疾病、延缓衰老以及治疗各种慢性疾病都有良好的作用。

1956年有关单位组织太极拳专家，以流传面和适应性最广泛的杨式太极拳为基

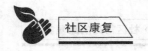

础,保留传统太极拳的主要技术内容及基本规格要领,删除繁难和重复动作,按照由简到繁、由易到难的原则进行改编,定型为 24 式太极拳。练习太极拳时要求呼吸均匀、松静自然;意气相合、意体相随,以腰为轴、周身协调,体现太极拳动作柔和、缓慢、灵活、连贯的特点。

整套动作由预备势开始,由起势、左右野马分鬃、白鹤亮翅、左右搂膝拗步、手挥琵琶、左右倒卷肱、左揽雀尾、右揽雀尾、单鞭、云手、单鞭、高探马、右蹬脚、双峰贯耳、转身左蹬脚、左下势独立、右下势独立、左右穿梭、海底针、闪通臂、转身搬拦拳、如封似闭、十字手、收势等 24 个动作组成,简练明确、易学易练。

五、社区心理康复

社区心理康复是应用心理学理论和方法,应用"生物-心理-社会模式"视角,对患者的生理病况、功能丧失情况和心理问题进行康复,提升患者的心理健康水平。从这个视角出发,社区康复师首先要辨识和评估患者生理问题,关注"心理"方面的问题(如人格、应对病情的能力、策略、智能水平和社会功能);其次,社区康复师还要了解他的社会处境(如家庭情况、同辈关系情况、社会互动关系等)对患者的影响。开展社区心理康复对于帮助患者(残疾人)恢复身体功能、克服障碍,以健康的心理充分平等地参与社会生活具有重要的意义。

社区心理康复的目标在于帮助患者度过情绪危机,鼓励他面对现实,在伤病存在的情况下进行康复训练,获得能力,适应社会,提升生活质量。康复的关键在于治疗患者所面临的心理障碍,改善社会偏差行为,帮助患者建立良好的社会关系,促进自身人格发展。

患者的心理反应活动包括悲观、失望、抑郁、焦虑、依赖、行为异常、否认等。

心理评定是对患者(残疾人)的心理障碍进行科学测查,从而评定其心理特点和心理障碍的性质及程度,为制定心理康复计划提供科学依据。通过心理评定,还可以观察与评价心理治疗的效果,检验心理康复的成果。在评定过程中,针对视力障碍人群,心理检查包括成就测验、智力测验、适应行为测验等方法;针对听力障碍人群,心理检查主要应用"希-内学习能力测验";针对智力障碍人群,心理检查主要应用检查性测量表、判断性测量表、适应行为量表等方法;针对肢体障碍人群的心理检查,主要应用"卡特尔16 项人格因素量表"等。

社区心理康复需要建立社区心理康复系统和进行心理治疗。

(一)建立社区心理康复系统

(1)建立个体心理调节机制 心理康复的过程是让残疾者建立个体心理调节机制的过程,让残疾人通过接受系统的心理干预,逐渐适应生活、学习、家庭或者工作等方面发生的变化,主要面对出现的各种困难,并在此基础上形成一种积极的心理调节机制,以应付可能出现的各种心理问题,保持心理的健康。

(2)建立有关人员协助支持系统 残疾人生活在一定的群体之中,相关人员的态度对其心理状态有着重要的影响,特别是家属、同事、病友等这样一些联系比较密切的人员的态度对于其心理状态的调节是十分重要的。因此,心理康复不仅要重视患者本身的心理及其变化,也要注意这些人员的心理辅导工作,让他们理解残疾造成的心理问题,并且要解除由于家庭与小团体中出现残疾患者而造成的心理压力,从而为残疾人的心理康复创造一种良好的心理氛围。

(3)建立专家协助支持机制 心理康复是一个长期的调节过程,残疾人在这个过程中要接受专家的指导与帮助,逐渐摆脱消极心理的影响,建立起积极的人生目标。心理医生是接受专门训练的人员,他们必须掌握心理咨询与治疗的理论与方法,拥有从事心理治疗的技能与临床经验,并且要有极为敏感的观察力与分析问题与解决问题的能力。心理治疗不同于其他临床医疗,有其特殊性的一面,只有经过专门训练的人员才能从事此项工作。

(4)建立社区辅助支持系统 残疾的康复过程常常是伴随残疾人一生的过程,当残疾人回到家庭与社会后,社区辅助系统的支持就显得非常重要。要发挥社区中有关专家与相关人员的作用,在残疾人出现心理问题的时候,随时给予必要的支持与帮助,从而能够更好地为残疾者的心理康复提供保障。

(二)心理治疗方法

1. 行为治疗法

1)放松疗法

放松疗法(relaxation therapy)又称松弛疗法、放松训练,它是按一定的练习程序,学习有意识地控制或调节自身的心理生理活动,以达到降低机体唤醒水平,调整那些因紧张刺激而紊乱了的功能的一种方法。实践表明,心理、生理的放松,均有利于身心健康。近年来放松训练发展了五大类型:渐进性肌肉放松、自生训练、自我催眠、静默、生物反馈辅助下的放松。虽然放松训练的原理及程序可以不一样,但都有共同的目的,就是降低交感神经系统的活动水平、减轻骨骼肌的紧张及减轻焦虑与紧张的主观状态。这里仅介绍最常见的肌肉放松和腹式呼吸放松。

(1)肌肉放松 先拉紧某部分肌肉,然后再放松它。在用力拉紧肌肉时,只要觉得用力(约八成力气)就可以了,不必一直增加力道。用力拉紧是为了感觉放松,所以放松时,要慢慢地松开肌肉,不是突然松开。放松时,要使肌肉慢慢地松开。步骤一:手臂用力向前伸、用力握紧拳头眉毛用力扬起,然后逐渐松开。步骤二:用力闭起眼睛、皱起鼻头、鼻子、嘴巴用力往中间挤,然后慢慢松开。步骤三:用力咬紧牙齿,舌头用力抵住下面门牙,再逐渐松开。步骤四:头往下压、肩膀往后拉、胸膛用力挺出来用力向后弯腰、头也尽力向后弯,再慢慢恢复到原位。

(2)腹式呼吸步骤 伸出两只手,一手放胸部,一手放腹部。步骤二:吸气时腹部隆起,肺下部充满气体后持续吸气至充满肺中部,胸部隆起,持续吸气至充满上肺部。步骤三:缓缓吐气,从肺的上部至下部,最后腹部用力将剩余的空气吐出。吐气同时放松,慢慢增加吐气时间,吐气时间最好为吸气时间的两倍,可在吸气时数到3,呼气时慢

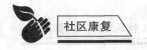

慢数到 6,在两者之间要有短暂停顿。

2) 系统脱敏

系统脱敏疗法(systematic desensitization)又称交互抑制法,这种方法主要是诱导患者缓慢地暴露出导致神经症焦虑的情境,并通过心理的放松状态来对抗这种焦虑情绪,从而达到消除神经症焦虑习惯的目的。采用系统脱敏疗法进行治疗应包括三个步骤。

(1) 建立恐怖或焦虑的等级层次,这是进行系统脱敏疗法的依据。

(2) 进行放松训练,一般需要 6~10 次练习,每次历时半小时,每天 1~2 次,以达到全身肌肉能够迅速进入松弛状态为合格。

(3) 要求康复患者在放松的情况下,按某一恐怖或焦虑的等级层次进行脱敏治疗。该疗法适用于康复患者的焦虑症或恐惧症。

3) 暴露疗法

暴露疗法又称满灌疗法(flooding therapy),与系统脱敏疗法正好相反,这种方法不需要经过任何放松训练,一开始就让患者进入最使他恐惧的情境中。一般采用想象的方式,鼓励患者想象最使他恐惧的场面,或者治疗者在旁反复地、甚至不厌其烦地讲述他最感害怕的情景中细节,或者用录像、幻灯片放映最使患者恐惧的镜头,以加深患者的焦虑程度,同时不允许患者采取堵耳朵、闭眼睛、喊等逃避措施。在反复的恐惧刺激下,可使患者因焦虑、紧张而出现心跳加剧、呼吸困难、面色发白、四肢冰冷等自主神经系统反应,患者最担心的可怕灾难并没有发生,焦虑反应也就相应地消退了。

另外一种方式是要患者直接进入他最感恐惧的情景,在那种他认为的可怕的情景里,居然并未发生他所担心的事件,从而就可使治疗获得成果。

暴露疗法因见效迅速,被广泛采用,适用于各种类型的恐惧症及有特定情景的惊恐发作和强迫性动作。

4) 厌恶疗法

厌恶疗法又称厌恶性条件法,是一种具体的行为治疗方法。其内容为:将欲戒除的目标行为(或症状)与某种不愉快的或惩罚性的刺激结合起来,通过厌恶性条件作用,而达到戒除或至少是减少目标行为的目的。

厌恶疗法常用于成瘾行为、性行为变态、强迫观念等。通过对患者的条件训练,使其形成一种新的条件行为,以此消除患者的不良行为。在治疗时,厌恶性刺激应该达到足够强度。通过刺激确能使患者产生痛苦或厌恶性反应,治疗持续的时间应为直到不良行为消失为止。另外,要求患者要有信心,主动配合治疗。当治疗有进步时医生要及时鼓励患者,必要时最好取得患者家人的配合,这样效果会更好。

5) 阳性强化法(positive reinforcement procedures)

阳性强化法也称为正性强化法,应用操作性条件反射原理,强调行为的改变是依据行为后果而定的,其目的在于矫正不良行为,训练与建立某种良好行为。即运用正性强化原则,每当个体出现所期望的心理与目标行为,或者在一种符合要求的良好行为之后,采取奖励办法,立刻强化,以增强此种行为出现的频率,故又称该法为奖励强化法。

该法适用于儿童。

在矫正中,医务人员或家长要用好奖赏品(也称"强化物")。强化物一般分五类:消费性强化物,如糖果、饮料等一次性消费物品;活动性强化物,如看电视、过生日、郊游等活动;操作性强化物,如涂颜色、跳绳、游戏等;拥有性强化物,如在一段时间内孩子拥有享受的东西(如属于自己的玩具等"私有财产");社会性强化物,如孩子喜欢接受的语言刺激或身体刺激(如点头、表扬等)。

运用该方法时应注意:要选择孩子喜欢、需求的强化物。"奖赏"时要立即兑现,要说明出现了哪一种"行为"后得到的奖励。强化物的数量不宜多。当达到期望的行为时,应逐步取消物质奖励,以赞扬、微笑代替。

2. 认知疗法(cognitive therapy)

认知疗法于 20 世纪六、七十年代在美国产生,它是根据人的认知过程会影响其情绪和行为的理论假设,通过认知和行为技术来改变求治者的不良认知,从而矫正并适应不良行为的心理治疗方法。

1)合理情绪行为疗法

合理情绪行为疗法(rational emotive behavior therapy,REBT)是美国临床心理学家艾尔伯特·艾利斯(Albert Ellis)在 20 世纪 50 年代提出的一种心理治疗方法。该方法强调认知、情绪、行为三者有明显的交互作用及因果关系,特别强调认知在其中的作用,所以归于认知疗法的一种。

该疗法的基本核心为 ABCDE 理论,A 代表诱发事件(activating events),B 代表信念(beliefs),是指个体对 A 的信念、认知、评价或看法,C 代表结果即症状(consequences)。艾利斯认为并非诱发事件 A 直接引起症状 C,A 与 C 之间还有中介因素在起作用,这个中介因素是个体对 A 的信念、认知、评价或看法,即是信念 B。艾利斯认为,个体总是带着或根据大量的已有信念、期待、价值观、意愿、欲求、动机、偏好等来待 A,而极少能够纯粹客观地知觉 A,因此,对 A 的看法总是主观的,因人而异的,不能的个体在同样的 A 的作用下会引起不同的 C,主要是因为他们的信念 B 不同。换言之,事件本身的刺激情景并非引起情绪反应的直接原因,而个体对刺激情景的认知解释和评价才是引起情绪反应的直接原因。D 代表治疗(disputing),通过 D 来影响 B,认识偏差纠正了,情绪和行为困扰就会在很大程度上解除或减轻,最后达到 E 效果(effects),负性情绪得到纠正(图 3-8-107)。

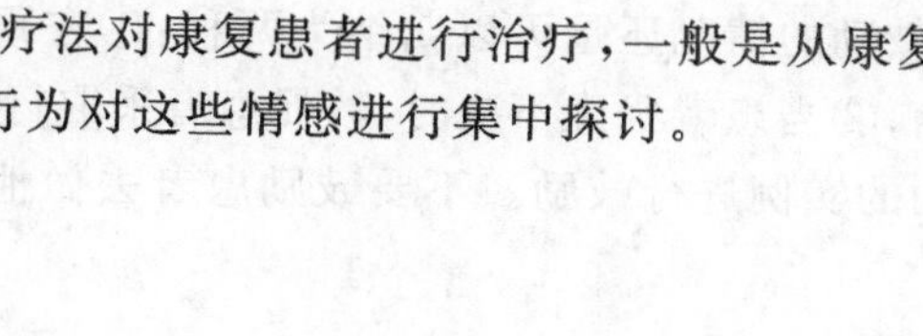

$$A(诱发性事件) \longrightarrow B(信念) \longrightarrow C(情绪和行为结果)$$
$$D(辩论干预) \longrightarrow E(效果)$$

图 3-8-107 ABCDE 理论

应用合理情绪行为疗法对康复患者进行治疗,一般是从康复患者的情感困扰开始的,然后结合其方法和行为对这些情感进行集中探讨。

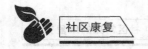

2）Beck 认知疗法（简称 CT）

通过训练患者根据行为后果检验其信念的可靠性，通过家庭作业、分配任务等方式，让患者看到与其信念对立的证据。这就是 Beck 于 1976 年创造的 Beck 认知疗法。

应用 Beck 认知疗法，治疗师并不太关心具体问题的实质，他们主要帮助患者对日常生活事件形成可供选择的不同解释感兴趣。治疗师通过检查患者的自动想法让个体意识到自己思维模式中存在的歪曲，并注意其可能有的错误推理，之后会帮其看到自己是如何得出一个结论，而这个结论并没有什么证据支持或者它是建立在对过去经验进行歪曲的信息之上的。

3. 支持疗法

支持疗法（supportive psychotherapy）又称支持性心理疗法、一般性心理治疗法，是一种以"支持"为主的特殊性心理治疗方法，该疗法由 Thorne 于 1950 年提出。支持疗法是治疗师应用心理学知识和方法，采取劝导、启发、鼓励、支持、共情、说服、消除疑虑、保证等方式，来帮助患者分析、认识当前所面临的问题，使其发挥自己最大的潜在能力和自身的优势，正确面对各种困难或心理压力，以度过心理危机并适应现实的治疗方法。

支持疗法通常采用的是一些能够给来访者提供心理支持、舒缓心理压力的一系列方法，具体如下。

（1）倾听　医务人员在任何情况下都要善于倾听患者的诉说。这不仅是了解患者情况的需要，也是建立良好医患关系的需要。医务人员要专心倾听患者诉述，让患者觉得其郑重其事地关心他们的疾苦，以便消除顾虑，增进信任感，从而树立起勇气和信心。此外，让患者尽情倾吐，也会使其感到轻松。

（2）解释　疾病对人是一种威胁或危害，同时，它又是不直接地以患者意志为转移的客观过程，患者往往多少有些不安全感。不安全感本身对患者构成一种新的危害。它可以破坏患者稳定而愉快的心情，造成焦虑、疑虑和恐惧，也为有关疾病的错误观念大开方便之门。不良的心情往往造成患者身体功能的紊乱，阻碍疾病的康复，它还使自我感觉恶化，使疼痛加剧。因此，在医患之间建立起信任关系，医务人员对患者问题的来龙去脉及其实质、患者所具备的潜能和条件有了充分了解后，可向患者提出切合实际的真诚的解释和劝告。患者常常记不清那么多，医生要用通俗易懂的语言，把解释和劝告多讲几次，以便患者能仔细领会。要注意的是，不论是保证还是解释都应该实事求是，言过其实即使暂时有效，将来迟早要出问题。另外，解释过多不仅没有必要，甚至还有害处。

（3）鼓励　大多数慢性病患者需要长期经常的鼓励，结合生活或康复训练中的具体处境和实际问题给予鼓励最为有效。含糊笼统的鼓励作用不大。尽管患者的病情和处境千差万别，但需要鼓励的情况还是可以归纳为两种：①在跟自卑作斗争的过程中，加强患者的自尊和自信；②当患者犹豫不决时，敦促患者采取行动。治疗师可以用自己的经验或患者过去成功的实例进行鼓励。不要鼓励患者去做他实际上办不到的事，它会挫伤患者积极性,降低患者的自信心,起相反的作用。

（4）建议 医务人员在患者心目中建立起权威后,他提出的建议是强有力的。但不能为患者包办、替患者自己作决定,而是要帮助患者分析问题,让患者了解问题的症结。医务人员提出意见和劝告,让患者自己找出解决问题的办法,并鼓励患者实施。医生提出的建议要谨慎,要有限度,有余地,否则,如果患者按建议尝试失败了,不仅对自己失去信心,而且对医生也失去了信心。而且建议也可以多方面的,比如说对疾病、对患者人际关系等。

（5）保证 在患者焦虑、苦恼时,尤其是患者处于危机时,给予保证是很有益的。但在对患者了解不够时,过早的保证就无法实施,弄不好患者还会认为受了欺骗,使治疗前功尽弃。所以,医务人员在做出保证前,一定要有足够的根据和把握,要使患者深信不疑。这种信任感是取得疗效的重要保证。如患者问及疾病的预后,医务人员有把握的话,应尽量向好的方向回答,同时附上几条希望,指导患者从哪些方面去努力,才能实现其愿望。

4. 生物反馈治疗

生物反馈疗法是利用现代生理科学仪器,通过人体内生理或病理信息的自身反馈,使患者经过特殊训练后,进行有意识的"意念"控制和心理训练,从而消除病理过程、恢复身心健康的新型心理治疗方法。由于此疗法训练目的明确、直观有效、指标精确,因而求治者无任何痛苦和副作用,深受广大患者欢迎。

此法适用于所有因过度紧张而致的心身疾病。对顽固性失眠、焦虑症、恐惧症、抑郁症、儿童多动症、抽动症（抽动-秽语综合征）、注意力不集中、学习障碍、品行障碍、紧张性头痛、血管性头痛、更年期综合征、高血压、偏头痛、冠心病、心脏神经官能症、甲状腺功能亢进、面肌痉挛、哮喘病、性功能障碍、胃肠神经官能症等疗效显著。

具体方法是让患者在安静的诊疗室里,躺在生物反馈仪旁,依法接上电极。首先进行肌感练习,以达到消除紧张的目的。患者一边注意听仪器发出的声调变化,一边注意训练部位的肌肉系统,逐步让其建立起肌感。同时在进行训练时,要采取被动注意的态度,患者能够利用反馈仪很快掌握这种技巧,迅速打破长期紧张的疾病模式而进入放松状态。然后,为了逐步扩大放松的成果,将仪器灵敏度减低,使患者适应性提高。这就是所谓的放松塑造法,放松塑造法能将放松水平提高到一个新的水平上。最后,患者学会在没有反馈仪的帮助下,也能运用放松塑造法来得心应手地处理所遇到的其他障碍。

5. 人际关系疗法

人际关系治疗的目标是帮助患者认识和改变不适应的人际交往,让患者领悟到当前不适的情感体验与人际交往的关系,通过适当调整和改善人际关系以减轻患者的不适。在这里,患者家属被提到相当重要的地位,患者的家属因各种原因可能很难理解患者的病情,从而使患者难以得到亲人和朋友的支持,这对于患者是不利的。因此,让患者家属和朋友了解患者的相关病情和理解患者的情感非常重要。治疗师在治疗初期要开展家庭教育,帮助患者家人正确认识患者的病情和他的抑郁、焦虑等情绪,从而让

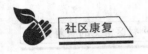

他们给予患者支持。

重要的工作内容有澄清沟通、行为重塑。澄清即治疗师需花时间来澄清人际关系中的互动细节，帮助患者看到自己的观点与发生的事情是否有出入。沟通即教会患者有效沟通的技巧。行为重塑，可以采用角色扮演的方式帮助患者学习新的行为，并且将这个新的行为运用到实际生活中去，改善人际关系，最终达到治疗效果。

6. 艺术疗法

（1）色彩疗法　　色彩可以用来治疗心理疲劳、调控情绪、抑制烦躁等行为。因此，了解各种颜色的生理作用，正确使用各种颜色，可以消除疲劳、抑制烦躁、控制情绪、调整和改善人的机体功能。如淡蓝色有助于退热、紫色有助于平静、粉红色可以平息愤怒等。

（2）音乐疗法　　这是通过生理和心理两个方面的途径来治疗疾病。优美悦耳的音乐可以改善神经系统、心血管系统、内分泌系统和消化系统的功能，促使人体分泌有利于身体健康的活性物质，起到调节作用。另一方面，音乐声波的频率和声压会引起心理上的反应。良性的音乐能提高大脑皮层的兴奋性，可以改善人们的情绪，激发人们的情感，振奋人们的精神。同时，音乐还有助于消除心理、社会因素所造成的紧张、焦虑、忧郁、恐怖等不良心理状态，提高应激能力。音乐疗法广泛适用于情绪障碍为主的患者、慢性病患者、伤残者、失眠者、焦虑不安者、心身疾病患者和神经症患者。音乐疗法在实施过程中应注意音量的控制、适用人群的选择、音乐的选择等。

（3）舞蹈疗法　　这是通过自我沟通，与他人沟通，从而达到自我控制、发泄、调整情绪的目的，该方法可用于集体治疗和个人治疗。有研究表明，舞蹈治疗对于精神分裂症的后期康复作用明显，可以帮助提高患者的社会康复功能。在实施过程中也要注意舞曲的选择应与患者心理相适应。

（4）游戏疗法　　此法适用于3～13岁的患者，它主要是通过游戏这个中间媒介或方式（如玩偶、绘画、泥塑）把有抑郁情绪的儿童潜意识的内心冲突和幻想轻松自由地投射出来。

7. 集体治疗

集体治疗是指治疗师同时对许多相同疾病的患者或者具有类似性质、共同心理问题的来访者结合在一起以集体的方式有组织、有计划地进行治疗的方法。治疗者运用讲解和启发的方式使来访者一方面接受治疗，另一方面也提供给他们相互帮助、与人交往，使他们能说出苦恼，改变不良行为的机会，从而有助于患者克服孤独感、隔离感，锻炼其合群心理，培养社会适应能力。

六、社区康复工程

康复工程是指工程技术人员与各个康复领域的工作者、患者、患者家属密切合作，以现代先进的科学技术为手段，帮助患者最大限度地开发潜能，使其恢复独立生活、学习、工作、参与社会活动能力的学科。康复工程包括康复工程学和康复工程产业两个方面,主要提供帮助残疾人独立生活、工作、社会交往的产品,即残疾人用具。

康复工程产品面对个人、家庭、社区、医院,大概有以下五种类型:功能检测与康复评定系统;面对康复治疗的康复训练器械;康复护理与防护设备;用于改善患者功能障碍或参与社会能力的辅助产品;康复保健器械。

(一)假肢与矫形器

1. 假肢

假肢也称义肢,是供截肢者使用以代偿缺损肢体部分功能的人造肢体,按照部位可以分上肢假肢和下肢假肢。以前假肢多用铝板、皮革、塑料等材料制作,而现在主要使用钛合金和碳素纤维等材料。

1)分类

上肢假肢按截肢部位分类主要有部分手假肢、腕离断假肢、前臂假肢、肘离断假肢、上臂假肢、肩离断假肢、肩胛胸廓假肢等。按假手的功能分类有机械手、外部动力手、装饰手和工具手等。下肢假肢按截肢的部位分类有部分足假肢、踝离断假肢、小腿假肢、膝离断假肢、大腿假肢、髋离断假肢、半骨盆截断假肢、半体假肢等。按装配假肢的时间分类可以分为术后即装下肢假肢、临时下肢假肢、正式下肢假肢等。

2)假肢构造

假肢通常由接受腔、连接部件、人造关节、仿真手(脚)四大部分组成(图3-8-108)。接受腔是指根据肢体形状而取型制作的且包容残端的物件。它是人体残肢部分与假肢连接的界

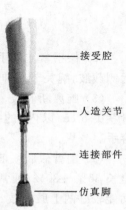

接受腔

人造关节

连接部件

仿真脚

图 3-8-108 假肢构造

面结构,对悬吊和支配假肢有重要作用,因而判断假肢质量的好坏很大程度上取决于接受腔。接受腔按其与残肢接触的形式分为全接触式、悬吊式。接受腔按开口的形状可分为四边形、梨状形等。为了分散残肢的力量,使用起来更加舒适,在接受腔还增加了由软性材料制作的内接受腔。

连接部件是连接接受腔与关节或假肢(手)的零部件,可分为壳体连接和管连接。不管哪种连接形式都必须能够承担残肢的外力。

凡有一个以上关节截肢都需要安装人造关节。人造关节能够使假肢完成生活、工作任务。

手和脚通常暴露在人的视野之内,一旦缺失不仅会给患者带来心理障碍,而且也极易引起人们感官的不舒服。仿真手(脚)主要是替代失去肢体外形的装置,现在多由高分子材料制成,能够满足对美观及运动性能的要求。

为了使假肢有良好的预期功能,合理地确定残肢接受腔、关节、假脚之间的相对位置关系,还必须有假肢的对线装置。部分对线装置附加在某些假肢的连接部件上,目前广泛使用的骨骼式假肢的四棱锥对线系统,使用、调整方便。

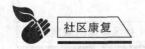

3）上肢假肢（图3-8-109）

（1）假手指　主要依据截除手指的情况来决定。截肢后要极力保住或通过拇指、食指、中指的活动锻炼恢复功能，后装配装饰性假手指。

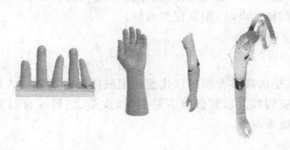

图3-8-109　上肢假肢

（2）假手掌　假手掌是一种特殊的功能手，适用于第1腕掌关节离断合并经掌骨远侧截肢，腕关节屈伸功能良好的患者。

（3）腕离断假肢　适用于腕关节离断及残肢长度保留了前臂80%以上（通常距尺骨茎突5 cm以内）的截肢者。这种假肢可安装索探式机械手、肌电手、电动手或美容手。

（4）前臂假肢　前臂假肢是指用于前臂截肢的假肢。适用范围：前臂残肢长度为全长35%～80%（通常为肘下8～18 cm）的前臂截肢者。这是一种装配数量最多、代偿功能较好的上肢假肢。

（5）肘离断假肢　适用于肘关节离断或上臂残肢长度在90%以上（通常为距肱骨外上髁5 cm以内）和前臂残肢长度小于前臂35%截肢的患者。

（6）上臂假肢　适用于上臂截肢，上臂残肢长度保留30%～90%（通常为肩峰下9～24 cm）的截肢者，其中，上臂残肢长度为肩峰下9～16 cm者，需安装上臂短残肢假肢。

（7）肩离断假肢　适用于肩关节离断、肩胛带截肢（肩胛骨和锁骨截肢）及上臂高位截肢、残肢长度小于30%（通常为肩峰下8 cm以内）的截肢患者。

4）下肢假肢（图3-8-110）

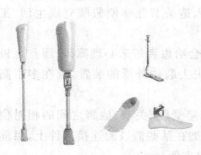

图3-8-110　下肢假肢

（1）足部假肢　它包括假足趾与假半脚，主要用于因创伤、疾病造成足部不同部位截肢，包括部分或全部足趾截肢，跖部截肢，跗跖关节离断（Lisfranc关节离断）、中跗关节离断（Chopatr关节离断）等截肢患者的假肢。

（2）小腿　假肢小腿假肢通常由假肢、踝关节、小腿部分、接受腔及悬吊装置组成。它可以分传统小腿假肢和现代小腿假肢两大类型。

（3）膝离断假肢　膝离断假肢（knee

prosthesis)用于膝关节离断的假肢,也适用于大腿残肢过长(距膝间隙8 cm以内)和小腿残肢过短(距膝间隙5 cm以内)的截肢患者。该假肢是由假肢、踝关节、小腿部分、膝铰链或膝关节、接受腔组成。

(4)大腿假肢　大腿假肢(above knee prosthesis)用于大腿截肢的假肢,适用于从坐骨结节下10 cm至膝关节间隙上8 cm范围内的截肢患者。

(5)髋离断假肢　髋离断假肢适用于半骨盆截肢、髋关节离断和大腿残肢过短的截肢患者(坐骨结节下5 cm以内)。世界各地当前使用的髋离断假肢基本上属于同一类型。

5)假肢的保养

(1)保持接受腔内的清洁　接受腔是直接与皮肤接触的部位。使用假肢时,接受腔内壁会被汗液等污垢污染,同时残肢由于受到压迫、摩擦、温度变化等因素的影响,皮肤也会出现色素沉着、小水疱、破溃、感染、过敏性皮炎等。每天睡觉前用布蘸中性洗涤剂或水将接受腔及内衬套擦干净,然后自然晾干,必要时可以更换内衬套,同时用肥皂水洗残肢,保持残肢的清洁和干燥。

(2)连接件的保养与维护　平时用布擦拭假肢,保持假肢的清洁干燥。假肢的关节及结合部分容易产生松动,应经常检查关节部位的螺丝、铆钉,如有松动及时固定。假肢出现声响异常,表明假肢部件破损,应及时查清原因,进行维修,必要时到假肢制作中心修理。对电动假肢还应保持电极表面的清洁,注意电线是否断开。假肢卸下后放在清洁、通气的地方,靠墙立放或平放在地面或桌面上,避免日光直射、高温、低温、湿度高的场所。

(3)定期检查、维修　每隔半年或一年应到假肢制作中心进行全面的检查、维修。

2. 矫形器

矫形器是指装配于人体四肢、躯干等部位,通过力的作用以预防、矫正畸形或治疗骨骼、关节、肌肉和神经疾病并补偿其功能的器械。制作矫形器的材料有金属、皮革、橡胶、塑料、纤维等。近年来,由于高分子材料、电子产品的迅猛发展和应用,使矫形器在结构、外观、重量方面有了快速发展。

对矫形器的基本要求首先是符合生物力学原理和具有良好的疗效,并尽可能结构简单、穿脱方便、轻便、耐用、安全可靠、无副作用、透气性能好、宜保持清洁、穿戴时不引人注意以及价格低廉等。

1)矫形器的基本作用

(1)稳定和支持　通过限制关节异常活动来保持关节的稳定性,恢复人体运动功能,并有利于承受体重。

(2)固定和保护　通过对病变肢体或关节的保护,促进病变痊愈。

(3)预防和矫正畸形　通过矫形器改变人体力线和力点,预防和矫正肢体畸形。

(4)产生动力　通过一定的装置来代偿失去的肌肉功能,使麻痹的肌肉产生运动。最简单而且有效的动力装置要算是橡皮筋或弹力带,例如,常用于足下垂患者的弹性拉

力带能在行走时得到改善。

　　2) 上肢常用的矫形器

　　(1) 肩矫形器(shoulder orthosis,SO):

　　① 肩外展固定性矫形器　可以保持肩关节外展 45°～80°,前屈 15°～30°,内旋约 15°,肘关节屈曲 90°位,且需以患侧的髂嵴和对侧肩部、胸廓作为支撑点(图3-8-111)。适用于肩袖断裂、肩关节骨折、臂丛神经损伤、急性肩周炎等患者。

　　② 上臂吊带　主要是对上肢关节给予支持和保护,适用于肩半脱位、臂丛神经损伤、腕管损伤、上臂外伤、肩部手术后等患者。上臂吊带种类较多,常用的吊带多为肘屈位与肘伸位两类,前者多见(图 3-8-112)。

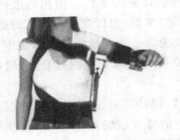　　　　　　　　　　　　　　　　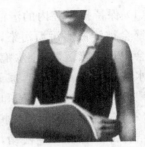

图 3-8-111　肩外展固定性矫形器　　　　　　　图 3-8-112　上臂吊带

　　③ 功能型上肢矫形器　通过健侧肩及躯干的运动,带动矫形器来牵动患侧,以代偿患侧肩关节、肘关节的屈曲运动、前臂的回旋运动及手指的夹持功能。主要用于全臂丛神经麻痹及上肢重度肌无力患者。

　　(2) 肘矫形器(elbow orthosis,EO):

　　① 肘关节固定性矫形器　肘关节固定在屈曲 90°,前臂中立位,保护关节和预防关节畸形(图 3-8-113),适用于辅助治疗肘关节结核、慢性关节炎症。

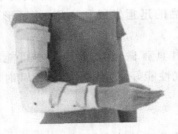　　　　　　　　　　　　　　　　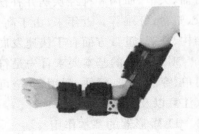

图 3-8-113　肘关节固定性矫形器　　　　　　　图 3-8-114　肘关节活动性矫形器

　　② 肘关节活动性矫形器(图 3-8-114)　常采用单副肘关节铰链,铰链有角度调节装置,以维持和增加伸展、屈曲的范围,如弹簧式屈曲肘关节矫形器。还有更为先进的气动肘关节功能性矫形器等,通常采用双侧金属支条及铰链制成,必要时增加弹簧或拉力装置。适用于肘关节屈肌无力者的功能代偿、关节不稳定者、前臂或上臂的骨不连接

者，或用于预防和矫正肘关节的挛缩畸形。

（3）腕手矫形器（wrist hand orthosis，WHO）：

① 腕手静态矫形器　腕手静态矫形器是将腕关节固定在功能位（背伸 20°～30°），允许手指活动，佩戴在掌横纹至前臂近端 2/3 的掌侧或背侧，有护腕、上翘式静态矫形器、邦内尔（Bunell）式腕手矫形器等类型。

a. 护腕用于固定腕部，限制腕关节的活动，掌指关节和指节间关节可以活动，适用于腕关节疼痛症以及腕关节固定术的患者（图 3-8-115）。

b. 上翘式静态矫形器将腕关节固定在功能位（背伸 20°～30°），适用于神经麻痹造成的痉挛手，腕手部骨折和术后固定等（图 3-8-116）。

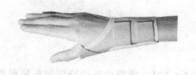

图 3-8-115　护腕

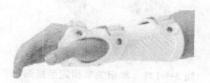

图 3-8-116　上翘式静态矫形器

c. 邦内尔（Bunell）式腕手矫形器适用于屈肌腱损伤、末梢神经缝合术后等（图 3-8-117）。

② 腕手动态矫形器　腕手动态矫形器是利用弹簧、橡皮筋等装置辅助腕关节、手指运动。主要作用于腕部，预防腕关节变形，或辅助腕关节进行屈伸运动。其具体有上翘式动态矫形器、托马斯（Thomas）式悬吊矫形器、奥本海默（Oppenheimer）式矫形器、恩根型（Engen）系列矫形器、组件式腕手动态矫形器等。托马斯式悬吊矫形器安装在前臂背侧的弹簧片和橡皮筋可以辅助掌指关节伸展运动（图 3-8-118）。奥本海默式矫形器可以使手掌保持在背伸位（图 3-8-119）。恩根型系列矫形器将拇指固定在对掌位，用带轴的支杆对食指、中指指进行支撑，同时保持掌指关节的可动性，有利于握持动作，可以预防屈腕屈指肌挛缩（图 3-8-120）。

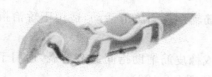

图 3-8-117　邦内尔（Bunell）式腕手矫形器

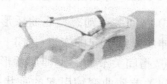

图 3-8-118　托马斯（Thomas）式悬吊矫形器

（4）手矫形器（hand orthosis，HO）：

① 掌指关节固定型矫形器　用热塑板材料制成，可将掌指关节固定在屈曲位，适用于矫治掌指关节伸展挛缩（图 3-8-121）。

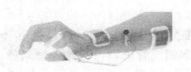

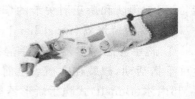

图 3-8-119　奥本海默(Oppenheimer)式矫形器　　　图 3-8-120　恩根型(Engen)系列矫形器

②　掌指关节动态型屈曲矫形器　利用橡皮筋辅助掌指关节保持在屈曲位,适用于矫治掌指关节伸展挛缩(图 3-8-122)。

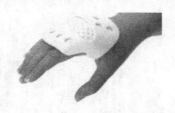

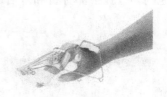

图 3-8-121　掌指关节固定型矫形器　　　　　图 3-8-122　掌指关节动态型屈曲矫形器

③　掌指关节动态型伸展矫形器　利用橡皮筋辅助掌指关节保持在伸展位,适用于矫治掌指关节的屈曲挛缩(图 3-8-123)。

④　指间关节固定型伸展矫形器　用于固定指间关节,可治疗指间关节屈曲挛缩引起的纽扣变形(图 3-8-124)。

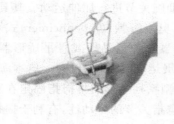

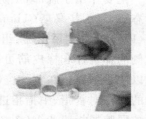

图 3-8-123　掌指关节动态型伸展矫形器　　　图 3-8-124　指间关节固定型伸展矫形器

⑤　指间关节动态型屈曲矫形器　利用橡皮筋辅助指间关节活动,适用于矫治指间关节伸展挛缩引起的变形(图 3-8-125)。

⑥　指间关节动态型伸展矫形器　利用弹簧或橡皮筋辅助指间关节伸展,适用于矫治指间关节屈曲挛缩引起的垂状指和纽扣指变形(图 3-8-126)。

⑦　对掌固定型矫形器　用热塑板和固定带制成,其使拇指保持在对掌位,适用于正中神经麻痹(图 3-8-127)。

3)　下肢常用的矫形器

(1)　足部矫形器(foot orthosis,FO)　这是治疗踝、足疾病而特制的矫形足垫、足套、鞋、靴等物品的总称(图 3-8-128、图 3-8-129)。应用足部矫形器可减轻疼痛的、溃烂

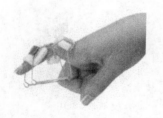

图 3-8-125　指间关节动态型屈曲矫形器

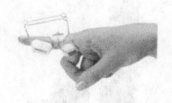

图 3-8-126　指间关节动态型伸展矫形器

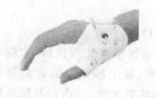

图 3-8-127　对掌固定型矫形器

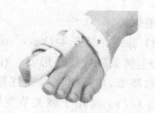

图 3-8-128　足部脚趾矫形器

的、瘢痕性的和老茧等区域的压力,支持较弱较平的足纵弓和横弓,控制足的位置,提供适当的或再分布的足底压力。适用于平足、跟骨骨刺、轻度足内翻、轻度足外翻、高弓足等足部畸形的矫正。

图 3-8-129　单尼斯·布朗型矫形器

（2）踝足矫形器(ankle foot orthosis,AFO)：

① 金属条踝足矫形器　由金属半月箍、环带、金属条、金属铰链和鞋或足套组成（图 3-8-130）。常用于预防或矫正关节挛缩,限制踝关节活动范围,减免负荷,纠正异常步态。

② 塑料踝足矫形器　多用热塑性塑料板按患足的石膏模型制成,常用品种包括后侧弹性塑料踝足矫形器、改进型后侧弹性塑料踝足矫形器、硬踝塑料踝足矫形器（图 3-8-131）。其特点是强度高、韧性好、穿着舒适轻便、易清洁,可以穿普通鞋等,可用于矫正踝关节内翻、外翻,防止踝关节背屈、跖屈,也可用于骨折的固定。

③ 金属弹簧式踝足矫形器　在鞋后跟的前方或侧方缠绕钢丝弹簧,钢丝的近端与膝下的金属箍相连,远端固定在鞋底,用以矫正垂足。其特点是轻便、简单,但不耐用,使用寿命约为半年。

④ 免荷式踝足矫形器　分成部分和完全免负荷两种。使用免荷式踝足矫形器时应适当垫高健侧肢体,训练患者在步行中不使用足尖蹬地。适用于小腿骨折、踝关节损

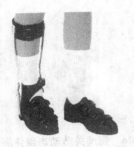

图 3-8-130　金属条踝足矫形器

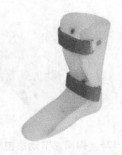

图 3-8-131　塑料踝足矫形器

伤、足跟痛等。

（3）膝踝足矫形器（knee ankle foot orthosis，KAFO）：

①金属条膝踝足矫形器　在踝足矫形器的基础上增加了膝关节铰链、大腿支条与半月箍、膝罩，步行时可以锁住膝关节，坐下时可以打开，装上膝垫后能起到矫正作用（图 3-8-132）。常用于膝关节变形、肌肉无力，如小儿麻痹后遗症、膝内翻及膝外翻等。

②塑料式膝踝足矫形器　全部由塑料制成，在 KO 的基础上把膝、踝、足部都包在内，适用于膝关节不稳的患者（图 3-8-133）。

③免荷式膝踝足矫形器　此种矫形器的坐骨结节接受腔与带自动锁的膝关节及双侧支条连接，足托使下肢完全离开地面（图 3-8-134）。人体的体重通过坐骨传到矫形器，再传到地面，减轻髋关节、膝关节的承重。适用于下肢骨折、关节与韧带损伤、肌肉无力、膝关节屈曲挛缩、下肢行走疼痛及其他需要免负荷的患者。

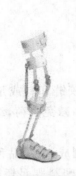
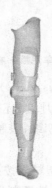
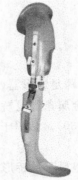

图 3-8-132　金属条膝踝足
矫形器　　**图 3-8-133　塑料式膝踝足**
矫形器　　**图 3-8-134　免荷式膝踝足**
矫形器

（4）髋膝踝足矫形器（hip knee ankle foot orthosis，HKAFO）　这是在金属膝踝足矫形器上增加髋关节铰链，有选择性地控制髋关节的运动，同时协助下肢支撑体重，满足不同患者治疗的需要。适用于臀部及大腿肌肉广泛瘫痪，髋膝踝关节不稳或伴有内外旋畸形的患者。

（5）髋关节矫形器（hip orthosis，HO）：

① 髋外展矫形器　由塑料骨盆座、双侧髋关节铰链、双侧大腿箍和环带组成，可以控制髋关节内收和外展的幅度，但髋关节可自由伸展、屈曲（图 3-8-135、图 3-8-136）。适用于痉挛型脑瘫引起的髋关节内收、内旋而呈剪刀步态的患者，或髋关节及其周围软组织损伤康复训练过程中早期站立的患者。

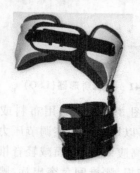
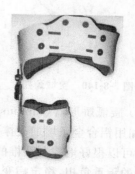

图 3-8-135　髋外展矫形器（前面）　　　　　图 3-8-136　髋外展矫形器（后面）

② 先天性髋关节脱位矫形器（图 3-8-137）　此种矫形器的类型较多，如温·罗森夹板、丹尼斯·布朗矫形器等。其原理是通过一根金属杆连接两个 L 型夹板，将髋关节控制在屈曲、外展、外旋位。常用于治疗先天性小儿髋关节脱位。

4）常用的脊柱矫形器

脊柱矫形器主要用于减轻躯干的局部疼痛，避免病变部位进一步受到伤害，支持麻痹的肌肉，预防、矫正畸形，通过对躯干的支持、运动限制以及对脊柱力线的再调整达到矫治躯干疾患的目的。

（1）颈矫形器（cervical orthosis，CO）：

① 软式颈托（图 3-8-138）　主要由棉套包裹橡胶海绵或泡沫塑料制成，可以限制颈椎屈伸运动，但对头部或胸部没有支持，因此对颈活动的限制是最小的。

② 硬式颈托（图 3-8-139）　由质韧的聚丙烯板加垫制成，也用尼龙搭扣联结，有固定式和可调式两种，其中可调式的高度和屈伸的角度可以根据需要进行调节。硬式颈托可以对颈椎的运动起到很好的限制作用，同时也大大减轻了颈椎的压力，制动效果比软式颈托明显。

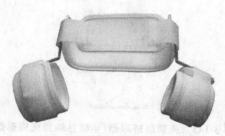
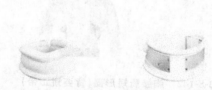

图 3-8-137　先天性髋关节脱位矫形器　　　图 3-8-138　软式颈托　　图 3-8-139　硬式颈托

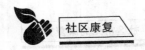
③ 费城颈托（图 3-8-140）　由聚乙烯泡沫和前后硬质塑料制成，固定范围广泛，可以限制颈部屈伸、侧屈和旋转活动。

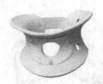

图 3-8-140　费城颈托

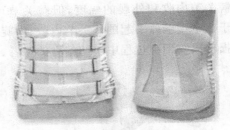

图 3-8-141　腰骶矫形器（LSO）

（2）腰骶矫形器（lumbus sacrum orthosis，LSO）（图 3-8-141）　用布料或软皮制成，并加用铝合金条增加支撑强度系在腰骶部，在腹部可以用皮带扣住调节压力。腰骶矫形器可以很好地控制腰椎的屈伸运动和侧屈能力，提高腹内压，从而减轻脊椎及其周围肌肉的承重负担，稳定病变，减轻疼痛。适用于腰肌劳损、腰椎间盘突出症、腰部肌无力的患者。

（3）胸腰骶矫形器（thorax lumbus sacrum orthosis，TLSO）（图 3-8-142 至图 3-8-146）　制作材料有金属条、布料、海绵、皮革、帆布带等，也可采用聚乙烯或聚丙烯热塑板制作。外形与腰骶矫形器相比上缘位置更高，并且还有肩带。通常矫形器的材料越坚固，包绕脊柱的节段越多，所提供的稳定性就越大，所以该矫形器可以较好地控制胸椎和上腰椎的活动，但须注意的是，颈椎、下腰椎和腰骶关节会出现代偿性活动的增加，同时也会降低呼吸功能，减慢步行的节律或减小步幅，在某些状况下患者还可能会出现难以忍受的现象。常用于脊柱骨折术后固定、辅助治疗老年人脊柱骨质疏松症、脊椎失稳。预防驼背畸形的矫形器适用于脊柱侧凸 Cobb 角小于 45°，特别是对青少年发育期的特发性侧弯有较好的治疗效果。

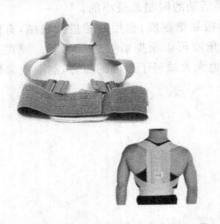

图 3-8-142　胸腰骶矫形器（背姿矫正带）

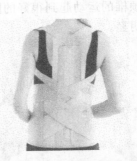

图 3-8-143　胸腰骶矫形器（半硬性胸腰骶矫形器）

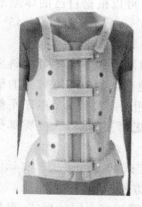

图 3-8-144 胸腰骶矫形器

（模塑式胸腰骶椎矫形器）

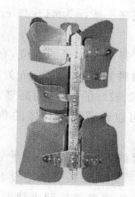

图 3-8-145 胸腰骶矫形器

（波士顿式矫形器，
用于矫治胸腰侧凸及旋转）

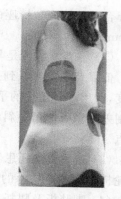

图 3-8-146 胸腰骶矫形器

（色努式矫形器，用于矫
治胸部中下段的侧凸及旋转）

（二）移乘辅助产品

1. 轮椅

轮椅是残疾人和行动不便老年人的重要代步工具。轮椅的使用直接影响他们的生活质量，对他们参与社会生活起着重要的作用。随着科技的发展，新的轮椅样式不断涌现，如电动轮椅、竞技轮椅、洗浴轮椅等，但使用最广泛的还是普通轮椅。

1）轮椅的结构

普通轮椅由身体支撑系统、驱动转向系统和制动系统三个部分组成。身体支撑系统包括椅座、靠背、扶手、车架、脚踏板及腿托。驱动转向系统包括大车轮、手轮圈、小车轮（即转向轮）。制动系统包括制动操作装置和传动装置（图 3-8-147）。

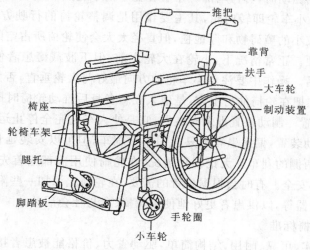

图 3-8-147 轮椅结构

（1）椅座　　椅座是支撑患者臀部的部位，材料质软。患者可以根据自己的体型来选择合适的椅座。椅座的尺寸规格一般深为 41～43 cm，宽 40～46 cm，距离地面 45～50 cm。

（2）靠背　　靠背是与患者后背部相接触的部位，有高和矮及可倾斜和不可倾斜之分。低靠背的上缘只到达患者肩胛骨下缘 2～3 cm 处，可以使患者的躯干有较大的活动度，适用于对躯干的平衡和控制较好的患者；而高靠背则适用于高位截瘫或躯干平衡控制差的患者。可倾斜的靠背可以调节患者身体的角度，让患者更舒适，改变臀部受力点。

（3）扶手　　支托患者者手臂的部分为扶手，扶手分为固定式和可拆卸式。实际使用轮椅时应注意扶手的高度，有些轮椅在扶手处还设上托板，方便用餐、书写等。

（4）脚踏板及腿托　　这是与支撑患者足和小腿的部位。腿托有不同的形式，根据需要选择。脚踏板一般可以向上翻起并向外活动或直接卸下，有利于患者身体移动或使轮椅最大限度地接近床、坐便器等。

（5）轮椅车架　　多为金属框架，有固定式和折叠式两种。固定式车架结构简单，强度和刚度好；折叠式车架可折叠，便于携带。

（6）大车轮　　大车轮即驱动轮，承载患者的重量并通过自身的转动转移患者。大车轮有大小之分，轮胎也有实心型、有内胎充气型和无内胎充气型三种类型，大多使用充气轮胎。实心型容易推动，在平地上行驶较快且不易爆破，但在不平坦道路上运动时会产生较大的振动；有内胎充气型的振动比实心的小，但容易被刺破；无内胎充气型因无内胎不会被刺破，而且内部也充气，坐起来舒服，但推移轮椅较费劲。

（7）手轮圈　　这是患者用手驱动轮椅的部位。若患者上肢功能欠佳，可进行如下改动：①在手轮圈表面增加橡皮等以增加摩擦力；②沿手轮圈四周增加推动短把手；③偏瘫患者用单手驱动时，可再增加一个直径更小的手轮圈。

（8）小车轮　　小车轮即转向轮，其主要作用是调整轮椅的行驶方向。直径较大的小车轮容易翻越较小的障碍物和厚地毯，但直径太大会使轮椅所占空间变大，特别是给转向活动带来不便。正常情况下，小轮在大轮之前，但下肢截瘫患者使用的轮椅，常将小轮放在大轮之后。操作中要注意小车轮的方向最好与大轮垂直，否则容易倾倒。

（9）推把　　推把在轮椅的后上方，是他人在患者身后推动轮椅时握持的部位。

（10）制动装置　　制动装置即刹车装置，它是使大车轮完全停止运动的装置。每侧大车轮均应有制动装置，偏瘫患者虽只能用单手刹车，但可以安装延长杆，使患者的健侧手能同时操纵两侧的刹车。无论哪种情况，在轮椅使用前都应首先检查制动装置的可靠性，保证患者安全。有时会根据患者的需要，在轮椅上添加一些附属设备，如坐垫、固定带、拐杖存放器等，以供患者更好地使用轮椅、参与社会活动。

2）选择的轮椅标准

轮椅应该结实、可靠、耐用，结构简单，驱动省力、价格能被患者接受。轮椅的尺寸应符合患者的身材，具体标准如下。

（1）座位宽度应为坐下时臀部最宽部位的尺寸加上 5 cm。

（2）座位长度应为患者坐好后小腿上段后方与垫子前缘之间有 5 cm 的距离。

（3）座高应为患者坐下时足跟（或鞋跟）至腘窝的距离再加 4 cm。

（4）脚踏板的高度的测量　先降低脚踏板，使患者的足跟恰好离开它，然后再上抬 1.3～1.5 cm。

（5）靠背的高度　①低靠背应是座面至腋窝的距离（一臂或两臂向前平伸），再减 10 cm；②高靠背应是座面至肩部或后枕部的实际高度。

（6）扶手高度　坐下时，上臂垂直，前臂平放于扶手上，椅面至前臂下缘的高度加 2～3 cm。

合适的轮椅应符合患者病情的需要，患者有一定的认知功能以及至少一侧上肢功能正常，推车手的力量能推动本人体重的 1/30～1/25，且能够比较熟练地操作轮椅。使用轮椅时，患者每隔 15～20 min 应给臀部减压。

3）轮椅的使用

（1）打开与收起　打开轮椅时，双手掌分别放在轮椅两边的横杆上（扶手下方），同时向下用力即可打开。收起时先将脚踏板翻起，然后双手握住坐垫前后缘，同时向上提拉即可。

（2）自己操纵轮持　向前推时先将刹车松开，身体向后坐下，眼看前方，双手后伸、屈肘，紧握轮环的后半部分。上身前倾，双上肢同时用力向前推并伸直肘关节，然后肘完全伸直后，放开轮环，如此重复进行。对一侧肢体功能正常，另一侧功能障碍者可以利用健侧下肢同时操纵轮椅，具体方法如下：先将健侧脚踏板翻起，健足放在地上，健手握住手轮。推动时，健足在地上向前踏步，与健手配合，将轮椅向前移动。上斜坡时，保持上身前倾，重心前移。如果上坡时轮椅后倾，很容易发生轮椅后翻。

（3）轮椅转移　见相关书籍的"体位转移训练"部分。

（4）推动轮椅的方法　推动轮椅时眼应看前方，注意前方路面，稳定前行，躯干不稳的患者应系好安全带。下马路堤时应让轮椅在后轮先下，上马路堤或越门槛时都应让轮椅前轮先上；上下一段楼梯需要两人合作完成，每次只能上、下一级，每上、下一级都应让轮椅后轮平衡好后，再上、下另一级。

2. 手杖

手杖（图 3-8-148）是单手扶持以助患者行走的工具，广泛用于各类残疾。手杖可以增大下肢的支撑面积，减少下肢的负荷，对于改善身体平衡、促进伤病恢复、提高人体运动能力具有重要意义。

单足手杖只有一个支撑点与地面接触，用木材或铝合金制成，适用于握力好、上肢支撑力强者。

多足手杖有多个有支撑点与地面接触。常见的是四足手杖，支承面广且稳定性好，多用于平衡能力欠佳、用单足手杖不够安全的患者。

现在使用的手杖高度多数是可调的，合适的手杖全长等于股骨大转子上缘至鞋后

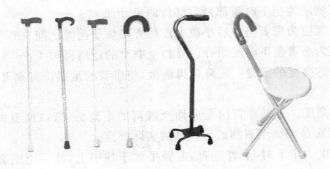

图 3-8-148　各种形状的手杖

跟底部的距离。患者使用手杖站立时,双肩持平,肘屈 20°～30°。

使用手杖进行步行训练的方法如下。

(1)三点步行　步行的顺序为先伸出手杖,然后迈出患足,最后迈出健足。此种方式适用于脑卒中患者早期的步态训练(图 3-8-149)。

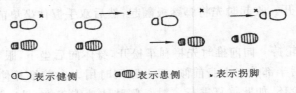

□□表示健侧　　▣▣表示患侧　　·表示拐脚

图 3-8-149　三点步行

(2)两点步行　即先同时伸出手杖和患足,然后再迈出健足。这种方法步行速度快,适合于偏瘫程度较轻、平衡功能好的患者(图 3-8-150)。

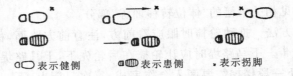

□□表示健侧　　▣▣表示患侧　　·表示拐脚

图 3-8-150　两点步行

3. 腋拐

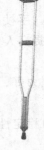

腋拐(图 3-8-151)也称为标准拐,由腋窝和手联合支撑,手柄和拐的高度都可调节。腋拐稳定度很高,可以减少患肢承重的 80%。适合使用单足、多足手杖和臂杖感觉稳定度不够的患者。使用时上肢和躯干必须要有一定程度的肌力,且关节活动范围较好,还应避免用腋窝支撑而造成腋窝的血管神经受压。腋拐的优点是可以改善平衡和侧向稳定性,为负重受限患者提供功能性步行,易调节,可用于爬楼梯。腋拐的缺点是使用腋拐时需三点站立,支撑面积增加,所以在狭小区域使用时会受到影响。腋拐的腋托的高度是从患者的腋前

图 3-8-151　腋拐

皱襞到足外侧 15 cm 处地面的距离或腋前皱襞垂直到地面的距离再加 5 cm,把手高度为伸腕握把手时肘部屈曲 30°,或手柄与股骨大转子持平。

使用腋拐进行步行训练的方法如下。

（1）拖地步行　先伸出左腋拐,再伸出右腋拐,或双拐同时向前伸出,身体前倾,双拐支撑体重,然后双足同时向前拖地到达拐脚附近(图 3-8-152)。

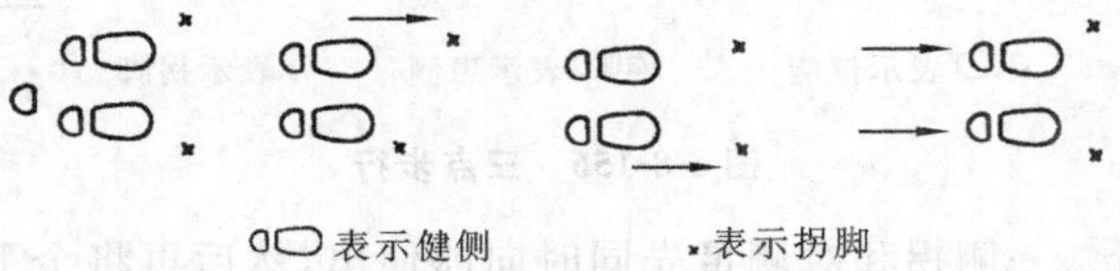

□○表示健侧　·表示拐脚

图 3-8-152　拖地步行

（2）摆至步　同时向前伸出两支拐,接着患者重心前移,利用上肢的支撑力使双足离地并同时摆动到拐脚附近着地。这种步行方式可以减少腰部及髋部肌群的用力,适用于双下肢完全瘫痪而无法交替移动的患者(图 3-8-153)。

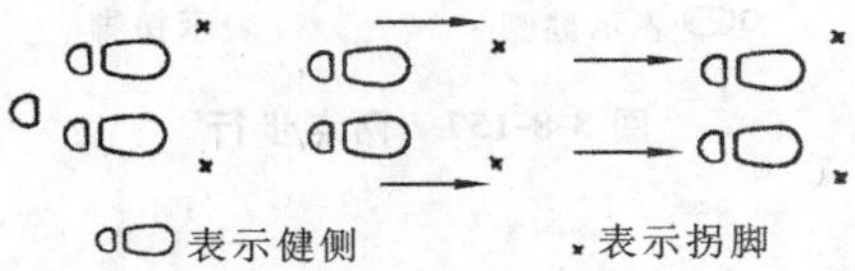

□○表示健侧　·表示拐脚

图 3-8-153　摆至步

（3）摆过步　双拐同时向前伸出,患者用手支撑使身体重心前移,接着利用上肢支撑力使双足离地,随后双足同时向前摆动,最后使双足落在超过拐脚的位置。摆过步的双足不拖地,而是在空中摆向前,故步幅大、速度快,适用于路面宽阔、行人较少的场所,同时患者的躯干和上肢控制力必须良好,否则容易跌倒(图 3-8-154)。

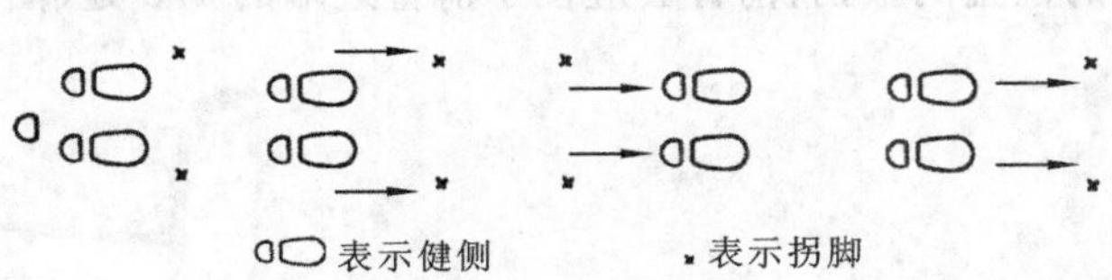

□○表示健侧　　·表示拐脚

图 3-8-154　摆过步

（4）四点步行　先伸出左拐,然后迈出右足,再伸出右拐,最后迈出左足。这是一种安全而缓慢的步行方式,适用于髋部肌力较好的双下肢运动障碍患者以及老人等(图 3-8-155)。

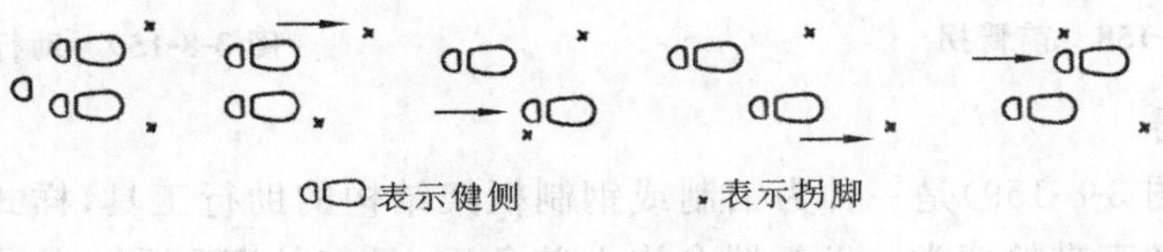

□○表示健侧　　·表示拐脚

图 3-8-155　四点步行

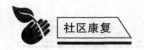
（5）三点步行　先将患侧下肢和双拐同时伸出,再将健侧向前伸出。若患侧完全不能负重,患腿则在步行时悬空。这种步行方式适合于一侧下肢功能障碍、不能负重或只能部分负重而另一侧功能正常的患者(图3-8-156)。

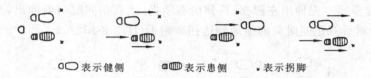

图 3-8-156　三点步行

（6）两点步行　一侧拐和对侧足先同时向前伸出,然后再将余下的拐和对侧足向前伸出。这种步行方式适用于一侧下肢疼痛需要借力的患者,或者是用于掌握四点步行后的训练(图3-8-157)。

图 3-8-157　两点步行

4. 前臂拐

前臂拐亦称洛氏拐(Lofstrand crutch)或加拿大拐,通常为铝制材料,其结构是在一根直棍上有一个前臂套和一把手柄,把手的位置和拐的长度可以调节。前臂拐用前臂和手联合支撑,稳定性比手杖高,可单用也可双用,适用于握力差、前臂较弱但又不必用腋拐者。其优点为轻便、美观,手可自由活动,可以避免因腋下承重而压迫腋下神经及动脉等不利情况。前臂拐的选择:站立位,拐的远端为足外侧 5 cm 和足前侧 14 cm 交会处,近端手柄的位置同腋拐;前臂套应位于前臂近端的 1/3 处(图3-8-158)。

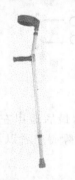

图 3-8-158　前臂拐

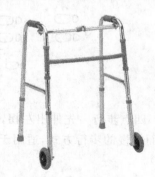

图 3-8-159　助行器

5. 助行器

助行器(图3-8-159)是一种为铝制或钢制框架结构的助行工具,样式可选,高度可调,常有带轮和不带轮两类。助行器允许上肢负重,具有较宽和稳定的支撑面,患者站在其中行走改善了前向和侧向稳定性,在辅助患者步行中提供了最大的稳定性,所以助行器的优点是稳定性较高,可给恐惧感强的患者提供安全感;助行器的缺点是较笨重,不便于在狭小的地方使用。助行器适合下肢有一定支撑能力和迈步能力,但因肌力很弱而且协调能力差、依靠各类拐杖不能行走的残疾人和老年人。助行器的高度选择方法同手杖一样。

使用助行器的步行方法:双手分别握住助行器两侧的扶手,提起助行器向前移动20～30 cm后迈出患侧下肢,最后向前迈出健侧下肢,如此反复前进。

（三）自助具

自助具是指为提高残疾人的生活能力,使其较省力、省时地完成一些原来无法完成的日常生活活动(ADL)而开发、生产的辅助装置。自助具涉及残疾人生存发展的众多领域,随着现代科学技术的发展及各学科领域的相互渗透,生活自助具也得到了相当快的发展,初步形成了衣、食、住、行、休闲娱乐、社会交往、教育、就业等全方位多层次回归社会的辅助器具体系。应用生活自助具常可达到以下目的:代偿因瘫痪、关节活动受限或肌肉无力所导致的部分身体功能障碍;以各种不同的体位支持患者站立或坐起;保持物体或器皿的稳定以便于单手使用;代偿不自主运动所导致的功能障碍;代偿感觉功能障碍;帮助患者进行信息交流等。

1. 衣着自助具

（1）穿衣棍　由一端装上倒钩,另一端装上胶塞的木棒制成,可使外衣、T恤衫易于在肩部穿脱,常用于关节活动受限的患者(图3-8-160)。

（2）系扣钩　可以帮助患者扣上衣服上的纽扣,方便手指不灵活的人穿衣(图3-8-161)。

（3）穿鞋用具　一端用手握持,另一端为薄扁弧形套鞋,常用于弯腰不方便的患者使用。

（4）穿袜用具　可用一张硬壳纸或软胶及2条绳带制成,适合大腿关节不灵活或不能举臂者使用。

2. 个人卫生用具

（1）长(粗)柄发梳、海绵或牙刷　将梳子或牙刷绑上木条加长或加粗即可,适用于上肢关节活动受限者。

（2）带底座的大指甲剪　使用时放在台面上单手操作,适用于只能单手活动的患者(图3-8-162)。

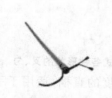

图 3-8-160　穿衣棍

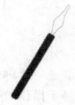

图 3-8-161　系扣钩

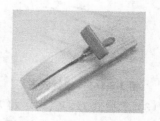

图 3-8-162　带底座的大指甲剪

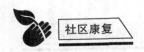
（3）坐便椅　椅座上铺有软垫,下方设有便盆,需如厕时可移开座位上的软垫,下面的便盆即可使用,适用于下肢关节活动障碍,无下蹲如厕能力的患者(图3-8-163)。

（4）便盆、集尿器　患者卧床期间使用的可以盛装排泄物的容器,适用于不能下床如厕的患者。

（5）厕所辅助器具　主要体现在特殊设计的马桶坐垫和马桶周边的扶手,如可套在马桶上的加高、加宽的软坐垫,专门设计的各种扶手和支架。这些可方便患者坐下和站起(图3-8-164)。

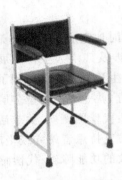

图3-8-163　坐便椅

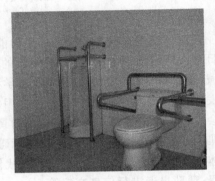

图3-8-164　厕所辅助器具

（6）淋浴坐椅　坐椅上带有扶手,方便患者支撑,适用于站立困难及平衡能力不佳的患者。

（7）双环毛巾　将毛巾两端加上双环,适用于双手抓握功能较差的患者。

（8）肥皂手套　适用于手抓握功能较差的患者。

3. 饮食辅助用具

（1）弹簧筷子　两根筷子之间装有弹簧片,易于开合,适用于手指功能受限或把握能力不佳者(图3-8-165)。

（2）粗柄勺、叉　将勺叉制成边缘平浅、粗柄易握的形状,适用于脑瘫儿童等把握能力不强的患者。

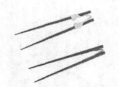

图3-8-165　弹簧筷子

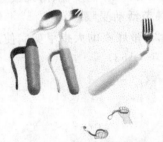

图3-8-166　掌握式各种形状的叉、勺

（3）掌握式刀、叉、勺　将刀叉加装手掌易于操作的有一定角度的直柄,适用于手屈曲痉挛、手指变形的患者(图3-8-166)。

（4）各种形状的刀、叉、勺　将刀、叉、勺设计成各种形状，如带角度的不同宽窄的，有的可弯折的手柄，适用于手部活动障碍者。

（5）免握餐具　可以套在手掌中使用，适用于手指不能握物的患者。

（6）双耳杯、斜口杯　适用于单手稳定和协调性较差者、吞咽困难者和颈部活动障碍者（图3-8-167）。

（7）固定器　将固定器置于杯沿，角度可调整，适用于协调能力较差的患者。

（8）开瓶、杯、罐器　可单手操作或只需很小的力量即可用来开启罐头、瓶盖、杯盖等。

（9）切菜和备食板　上面带有边缘或固定装置，可用单手切菜、切面包，或用于准备其他食物。

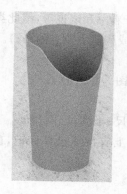
图 3-8-167　斜口杯

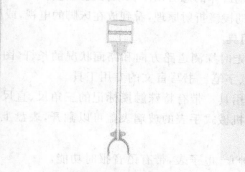
图 3-8-168　拾物器

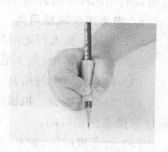
图 3-8-169　加粗笔

（10）升降式灶具　加装设备使灶具可以根据需要调节高度，适用于不能站立的患者。

4. 家居用品

（1）稳定板　用木板和针钉制成，在底部加装防滑胶垫，可协助单手活动者在削瓜果皮时使用。

（2）单手托盘　表面附有防滑垫，使里面的东西不会倾倒。

（3）水龙头开关器　帮助手部有缺陷者开关水龙头。

（4）拾物器　患者在地上拾物体时无需弯腰，适用于坐在轮椅上的患者拾物（图3-8-168）。

（5）床上方悬吊的横杆　可以让躺在床上的截瘫患者双手抓住横杆坐起来，独立起床或移动体位。

5. 书写辅助用具

（1）加粗笔　可用橡皮圈绑上笔杆，或在笔杆上穿上一块乳胶、泡沫胶、练习用的高尔夫球、小横杆、弹性布条、黏土等，将笔杆加粗可方便握持有困难患者使用（图3-8-169）。

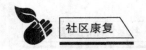

（2）握笔器　将笔套在附着在自动粘贴带上的小袋中，再绑于手掌上，可帮助手指软弱者使用。

（3）打字辅助器（加长的指套）　经过特殊设计的打字辅助器适用于手的握力丧失、手指活动受限患者操作电脑。

（4）鼠标辅助器　在电脑桌上安装一个可以调节的前臂托板，方便上肢肌力麻痹的患者使用。

（5）鼠标辅具　经过特殊设计的鼠标辅具，适用于手指活动受限者操作电脑。

（6）手抓式电脑操作辅具　适用于手握力不足、手指活动受限者操作电脑。

（7）翻页器　手指功能不佳的患者，翻书页时常会有困难，此时可给食指套一小半截橡皮指套。如果手指完全丧失了功能，翻书页的动作可以由腕操纵，C形夹再插入一橡皮头棒来完成。

（8）棱片眼镜　长期卧床的患者由于长期仰视天花板，难于看书和电视等，但此类患者可以利用此种眼镜借助棱镜折射原理，看到放在床脚的电视，或胸前书架上的书籍。

6．视力残疾辅助用具

（1）盲杖　盲人行走时探测道路方向和路面状况的长杆（图 3-8-170）。

（2）盲文点字板、点字笔　书写盲文的专用工具。

（3）盲人专用学习用具　带有特殊触摸标记的三角尺、直尺、半圆仪、圆规等。

（4）触摸式盲表　机械式手表的玻璃表盖可以翻开，表盘上有特殊触摸标记，盲人通过触摸来感知时间。

（5）语音报时表（钟）　电子表，带有语音报时功能。

（6）光学助视器　能够改善和提高低视力患者视觉能力，适用于低视力患者。

除以上物品外，还有供视力障碍者使用的发声交通灯、报时钟表、有声读物、盲用手机、大字读物、液体高度提示器、穿针器、近用或远用光学性辅助产品等。

7．听力残疾辅助用品

市面上有售的听力残疾辅助用品主要有助听器、FM 无线调频系统、骨导电话机、聋人用可视电话、音量增大器、闪光来电显示、震动闹铃等。其中最重要、应用最广泛的是助听器。助听器是一种能够将声音放大，用于补偿人耳听力损失的小型扩音器，主要由传声器、放大电路、受话器（耳机）构成。

1）助听器的种类

（1）盒式助听器　样式、体积如同香烟盒，可以挂在胸前小袋内或衣袋内，外观如同一个微型收音机佩戴在身前，有一根导线将声音传送到耳机。优点是价格低廉、调节方便、性能稳定、易于维护，适用于严重耳聋的儿童和手指活动不灵活的老人使用。缺点是有导线存在，既不美观又不方便，同时导线和助听器的盒子与衣物摩擦，可以产生干扰噪声（图 3-8-171）。

（2）眼镜式助听器　在眼镜腿上装有助听器的麦克风和受话器。但如果镜片和助听器的某一部件出现问题，视和听将同时受到影响。

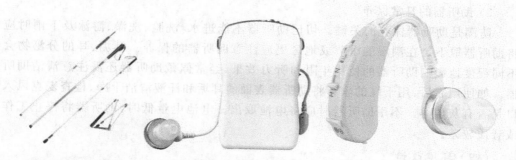

图 3-8-170　盲杖　　　　图 3-8-171　盒式助听器　　　　图 3-8-172　耳背式助听器

（3）耳背式助听器　现在使用率最高的助听器。外形纤巧，弯曲成半圆形，挂在耳后。受话器开口与硬质塑料管制成的导声钩连接，放大后的声音经耳钩通过一根塑胶管和耳模耳塞放进耳甲腔及耳道口助听。输出功率有大、中、小，适用于不同听力损失程度的患者。优点是适用于各种程度的听力损失（轻度至极重度），功率大、选择范围广、可调节、不易被他人发现；缺点是助听器的佩戴和取下都较困难（图 3-8-172）。

（4）耳内式助听器　耳内式助听器又分为耳甲腔式、耳道式和深耳道式。根据患者耳样制作外形，按照耳聋患者的听力曲线设计放大器，使用时直接放在耳甲腔或耳道内，不需要任何电线或软管，十分隐蔽。优点是体积小、隐蔽性好、佩戴舒适，能充分利用外耳的声音收集功能，可以以正常的方式来接听电话。缺点是由于受到体积的限制，不能安装太多的微调功率，适用于重度以下的听力损失患者。

（5）骨导助听器　适用于先天性外耳发育不全（如外耳道闭锁、耳部畸形）的患者及某些患者外耳、中耳疾病（如化脓性中耳炎经常流脓）而不能佩戴气导助听器的患者。

2）助听器的选配

失聪患者需先经过医治，手术无效后病变已完全稳定才考虑配用助听器。对于新近发生的耳聋或处于活动期者可在稳定 1 年后再作决定，而遗传性缓慢进行的听力障碍患者应慎用助听器。

助听器是一项专业性很强的工作。如果选配了不合适的助听器，很有可能会对听力造成新的损伤，所以一般应在具有一定听力学专业资质的人员指导下来选择助听器。选配时要做相应的听力评估，并且要遵照国家颁布的相应规定来执行。选配时不要希望马上就可以听到清楚的声音，这时要配合专业人员进行初期的调试，包括在各种环境下的测试。佩戴者要认真体会测试过程中的效果和差异，以便选择适合自己的助听器。选购助听器时佩戴者要向专业人员详细了解助听器的原理特性，以及不同线路、不同品牌的助听器的优缺点。

一般来说，平均听力损失在 41～80 dB/HL 的听障者，借助助听器可以获得满意的听力效果；平均听力损失在 81～90 dB/HL 的听障者，借助助听器也可以获得较为满意的听力效果；平均听力损失大于 90 dB/HL 的听障者，应首选人工耳蜗植入。如果手术

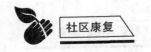

条件不具备,应及时选配特大功率助听器。

3) 助听器的日常保养

防潮是助听器保养的关键。切记助听器不能进水,洗脸、洗澡、游泳及下雨时应将助听器取下。在潮湿的季节或地区更应注意助听器的保养。耳垢、耳的分泌物会不同程度地影响助听器的使用年限和听力效果,经常佩戴助听器还需注意清洁助听器。如使用完后,用干燥的软布将助听器表面的耳垢和汗液清洁干净、检查麦克风入口是否有灰尘等。不用助听器时应将电池取出。电池电量低时,助听器将停止工作或音质较差。

（四）环境改造

为了给广大残疾人提供一个平等、参与的社会环境,需要对原有生活环境进行改造,建立无障碍设施。建立无障碍设施是残疾人参与社会生活的基本条件,也是方便老年人、妇女、儿童和其他社会成员的重要措施,是社会文明、进步的重要标志。由建设部、民政部、中国残疾人联合会共同编制的《方便残疾人使用的城市道路和建筑物设计规范(试行)》是在我国范围内实施的强制性规范,是进行环境改造的主要依据。

1. 城市道路设计

1) 音响交通信号的设置

在城市人行交通繁忙的路口和主要商业街,应设音响交通信号系统(图3-8-173)。绿灯设置的时间应按残疾人通过街道时的步行速度 0.50 m/s 计算。

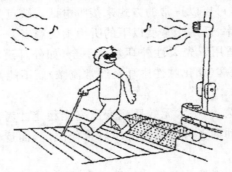

图 3-8-173 音响交通信号系统

2) 触感材料的设置

商业街和重要公共设施附近的人行道应设为残疾人引路的触感块材。触感块材宜为深黄色,分为带凸条形指示行进方向的导向块材和带圆点形指示前方障碍的停步块材(图3-8-174、图3-8-175)。从人行道到建筑物时,应在人行道中央沿人行道铺装导向块材,在路口缘石前铺装停步块材,铺装宽度不小于 0.60 m(图3-8-176、图3-8-177)。人行横道处的触感块材距缘石 0.30 m 或隔一块人行道方砖铺装停步块材;导向块材与停步块材成垂直向铺装,宽度不小于 0.60 m(图3-8-178)。在公共汽车停车站应距缘石 0.30 m 或隔一块人行道方砖铺装导向块材,临时站牌设停步块材。停步块材与导向块材成垂直向铺装,铺装宽度不得小于 0.60 m(图 3-8-179)。

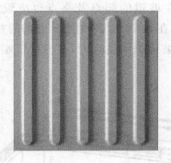

图 3-8-174 导向块材

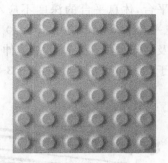

图 3-8-175 停步块材

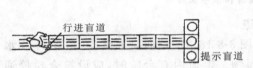

图 3-8-176 行进盲道与终点提示盲道

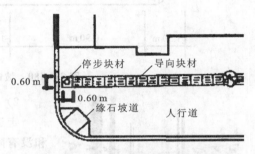

图 3-8-177 人行道中的触感块材布置

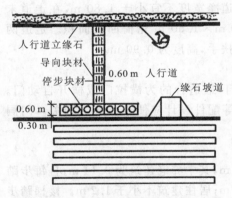

图 3-8-178 人行横道处的触感块材布置

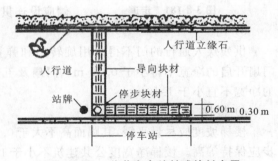

图 3-8-179 公共汽车站触感块材布置

2. 建筑物设计

1)出入口

供残疾人使用的出入口,应设在通行方便和安全的地段。室内设有电梯时,该出入口宜靠近候梯厅,且出入口的室内外地面宜相平。

室内外地面有高度差时,门内外应留有不小于 1.50 m×1.50 m 平坦的轮椅回转面积,然后接防滑的斜坡,宽度不应小于 0.90 m。每段坡道的坡度、允许最大高度和水平长度应符合以下规定:坡道坡高(高/长)比例为 1:12;每段坡道允许高度 0.75 m;每

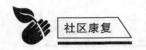
段坡道允许水平长度 9.00 m。每段坡道的高度和水平长度超过规定时,应在坡道中间设休息平台,休息平台的深度不应小于 1.20 m。在坡道的起点及终点也应设休息平台,休息平台的深度不应小于 1.50 m。坡道两侧应在 0.90 m 高度处设连贯的扶手,坡道起点及终点处的扶手应水平延伸 0.30 m 以上。坡道侧面凌空时,在栏杆下端宜设高度不小于 50 mm 的安全围栏(图 3-8-180)。

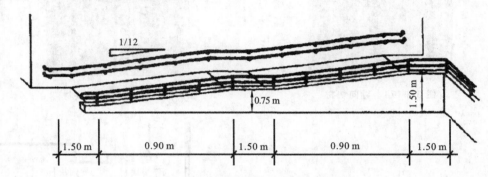

图 3-8-180 坡道高度和水平长度

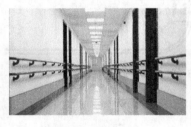

图 3-8-181 走道

2) 走道

走道(图 3-8-181)的地面应平整、不光滑、不积水和没有障碍物。走道内有台阶时,应设符合轮椅通行的坡道。走道净宽度不应小于 1.20 m,若两辆轮椅同时使用走道净宽度不宜小于 1.80 m,在走道末端应设有 1.50 m×1.50 m 轮椅回旋面积。走道两侧应设连贯的扶手,高度为 0.90 m。

3) 门

供残疾人通行的门不得采用旋转门和弹簧门,最适合的为横拉门或横开自动门。门扇开启的净宽不得小于 0.80 m。门扇及五金等配件设计应便于残疾人开关。门洞的净宽不宜小于 1.10 m。

4) 楼梯

楼梯坡度应尽量平缓,其踢面高不大于 0.15 m,其中养老建筑为 0.14 m,且每步踏步应保持等高。楼梯净宽度公共建筑不小于 1.5 m;居住建筑不小于 1.2 m。楼梯踏步无直角突缘,也不得无踢面。楼梯两侧应有挡板以防拐杖滑出,同时两侧 0.90 m 高度处应设连贯的扶手,设上下两层扶手时,上层扶手高度为 0.90 m,下层扶手高度为 0.65 m。扶手的形状要易于抓握,应安装坚固,且能承受身体重量,在公共建筑的扶手起点与终点应设盲文说明牌。扶手起点与终点处延伸应大于或等于 0.30 m;扶手末端应向内拐到墙面或向下延伸 0.10 m;栏杆式扶手应向下成弧形或延伸到地面上固定(图 3-8-182)。

5) 电梯

电梯候梯厅的面积不应小于 1.50 m×1.50 m。电梯门开启后的净宽不得小于

0.80 m。电梯轿厢面积不得小于1.40 m×1.10 m，电梯均需另设供坐轮椅残疾人使用的低位开关或按钮（图3-8-183）。

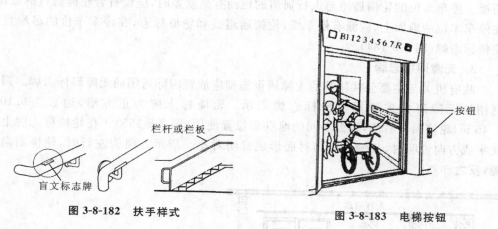

图3-8-182　扶手样式　　　　　　　　　图3-8-183　电梯按钮

6）地面

室内外通路及坡道的地面应平整，地面宜选用不滑及不易松动的表面材料。入口处擦鞋垫的厚度和卫生间室内外地面高差不得大于20 mm。室外通路及入口处的雨水铁箅子的孔洞不得大于20 mm×20 mm。供视力残疾者使用的出入口、踏步的起止点和电梯门前，宜铺设有触感提示的地面块材。

7）房间

残疾人的房间宜靠近低层部位、安全出入口及公共活动区。若残疾人使用轮椅，应在床位一侧留有不小于1.50 m×1.50 m的轮椅回转面积。该房间的门窗、家具及电气设施等，应考虑残疾人使用尺度和安全要求。

8）厕所

公共厕所应设残疾人厕位，安装坐式大便器，与其他部分之间宜采用活动帘子或隔间加以分隔；厕所内应留有1.50 m×1.50 m轮椅回转面积；隔间的门向外开时，隔间内的轮椅面积不应小于1.20 m×0.80 m。厕所应设低位洗手盆、洗手液盒，在大便器、小便器临近的墙壁上应安装能承受身体重量的直径为30～40 mm的安全抓杆。男厕所还应设残疾人小便器。专用厕所无障碍设施要求设计求助呼叫按钮，距地面0.40～0.50 m处，同时还需要考虑在卫生间门上方设置声光报警显示屏。

9）浴室

浴室隔间门向外开。公共浴室应在出入方便的位置设残疾人浴位，在靠近浴位处应留有轮椅回转面积；残疾人的浴位与其他部分之间应采用活动帘子或隔断间加以分隔。在浴盆及淋浴临近的墙壁上应安装安全抓杆，沐浴宜采用冷热水混合器；在浴盆的一端宜设宽0.30 m的洗浴禁台。在沐浴室喷头的下方，应设可移动或墙挂折叠式的安全坐椅。

10）停车车位

在建筑物出入口最近的地段和在停车场（楼）出入最方便的地段，应设残疾人的小

汽车和三轮机动车专用的停车车位(一辆小汽车的停车位置可停放两辆三轮机动车)。在专用停车车位的一侧应留有宽度不小于1.20 m的轮椅通道,轮椅通道应与人行通道衔接。停车车位的轮椅通道与人行通道的地面有高度差时,应设符合轮椅通行的坡道。在停车车位的地面上,应涂有停车线、轮椅通道线和轮椅标志,在停车车位的尽端宜设轮椅标志牌(图3-8-184)。

3. 无障碍标志牌

政府机关与主要公共建筑的无障碍设施都应放置国际通用的无障碍标志牌。国际通用的无障碍标志牌用轮椅标志牌表示。轮椅标志牌为正方形,边长为0.10～0.45 m,轮椅面向右侧,根据不同的地点和位置使用(图3-8-185)。在轮椅标志牌上加文字或方向说明时,其颜色应与衬底形成鲜明对比。所示方向为左行时,轮椅面向左侧,反之亦然。

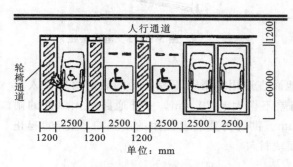

图 3-8-184　残疾人停车车位

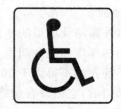

图 3-8-185　国际通用无障碍标志牌

轮椅标志牌的位置和高度要适中,制作要精细,安装要坚固。凡符合无障碍建筑标准的建筑物和服务设施及室外通道,都应在显著的位置安装轮椅标志牌(图3-8-186)。轮椅标志牌为残疾人提供以下信息。

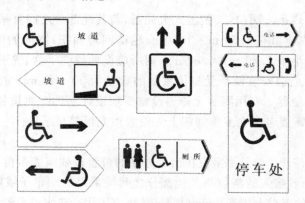

图 3-8-186　各类无障碍设施标识

(1) 为乘轮椅者指引建筑物的位置和建筑物的入口。

(2) 为乘轮椅者指引可行进的室外通路和建筑物的室内走向。

（3）告知残疾人可使用的坡道、服务台、电梯、电话、轮椅席、厕所、浴室、客房及停车车位等各种服务设施。

七、社区康复护理

康复护理是康复医学的基本内容之一，是康复医学的重要组成部分，是康复护理人员紧密配合康复医师、康复治疗师以及其他康复专业人员，对病、伤、残而造成的各种功能障碍的患者所进行的除基础护理以外的功能促进护理。其任务是运用康复护理技术并与其他康复专业人员共同协作，对患者施行符合康复要求的专业护理和必要的功能训练，以预防并发症，防止继发性残疾，提高生活质量。

（一）康复护理的对象

康复护理的对象主要是残疾者（肢体残疾、视觉障碍、听觉障碍、语言障碍、智力残疾、精神残疾、多重残疾及其他残疾）和有某种功能障碍而影响正常生活、学习、工作的慢性病患者和老年患者，以及疾病恢复期患者。这些患者存在不同程度的病、损、残以及由此造成的各种功能障碍，存在着生活、工作和社会交往等的不适应。

（二）康复护理的目的

（1）防止患者机体因疾病因素和制动引起的功能障碍，或促进功能的恢复。

（2）防止因疾病或病室环境造成的运动缺乏引起的压疮、肺炎、深静脉血栓形成等合并症。

（3）保持各系统器官及代谢的功能水平，维持整体健康。

（4）最大限度地恢复患者生活和活动能力，使患者尽快回归家庭、回归社会，提高生活质量。

（三）康复护理的流程

护理人员从病、伤、残者的整体需要出发，按照评估、计划、实施、评价的康复护理基本程序解决患者的健康及康复问题。康复护理流程见图 3-8-187。

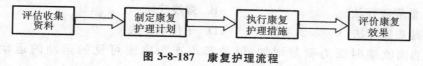

图 3-8-187 康复护理流程

（四）康复护理内容

（1）**基础护理** 基础护理包括皮肤护理、口腔护理、呼吸道护理、饮食护理、排泄护理等。

（2）**家庭环境改建** 居室环境房间的墙面为中色调，光线充足且通风情况良好。地面要求防滑地板（不允许打蜡）或塑胶地。床、椅的高度 60 cm 左右。地面无物品摆放，不设门槛，以便轮椅通过。墙面距地面 1 m 高处安装水平扶手杆。门廊至户外阶梯以 3～4 阶为宜，或修成无阶斜坡。盥洗室安装长把水龙头开关、坐便器、坐式淋浴室、

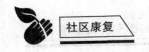

防滑地面等生活设施以安全、自由空间大、功能齐全为准则。

（3）功能训练治疗　针对病伤残者不同性质、不同程度的功能障碍，可采用适当的物理疗法、运动疗法、作业疗法、言语疗法等。

（4）辅助具和矫形器的使用指导　训练穿脱假肢、矫形鞋、背心，安全驱动轮椅、使用餐具、自助具等。

（5）心理护理　残疾者的心理障碍一般比较严重，从而影响其健康状况及康复训练的进行。在进行各项康复护理的同时，社区护士必须进行耐心细致的心理护理，使病伤残者达到心理康复。

（6）预防并发症　病伤残者在伤病过程中常伴随一些并发症，如直立性低血压、压疮、呼吸系统感染、骨折、尿路和皮肤感染、关节韧带僵直、挛缩，抑郁症等。

（7）健康教育　社区护士应对病伤残者进行有关自我护理及康复训练的指导和教育，从而充分调动病伤残者的积极性，发挥其主动性。

（尚经轩　李　莉　苏　红）

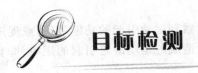
目标检测

一、名词解释

作业疗法；康复工程；矫形器；康复护理；构音障碍。

二、单选题

1. 下列不属于物理疗法的是（　　）。

A. 电疗法　　　B. 认知疗法　　　C. 蜡疗法　　　D. 运动疗法

2. 下列属于中频电疗法的是（　　）。

A. 低周波疗法　　　　　　B. 微波疗法

C. 超短波疗法　　　　　　D. 干扰电疗法

3. 肌肉收缩时张力明显增加，但关节不产生肉眼可见的运动的运动类型属于（　　）。

A. 等张运动　　　B. 等长运动　　　C. 等速运动　　　D. 放松运动

4. 超声波接触移动法常用的治疗强度是（　　）。

A. 小于 3 W/cm²　　　　　B. 3～5 W/cm²

C. 0.5～1.5 W/cm²　　　　D. 小于 1 W/cm²

5. 下列属于中频电流特点的是（　　）。

A. 能作用到更深的组织　　　B. 对皮肤刺激作用较大

C. 促进血液循环的作用较弱　D. 不会引起肌肉收缩

188

6. 超声波的频率范围是（　　）。

A. 频率在 20～20000 Hz 之间　　　B. 频率低于 20 Hz

C. 频率高于 20000 Hz　　　D. 没有具体的频率范围

7. 套圈作业的主要作用为（　　）。

A. 增强肌力　　　B. 增加身体平衡

C. 提高认知能力　　　D. 改善心肺功能

8. 合适的腋拐应是（　　）。

A. 腋拐的高度是从腋前皱襞到足外侧 5 cm 处地面的距离，把手高度伸腕握住把手时肘部屈曲 30°。

B. 腋拐的高度是从腋前皱襞垂直到地面的距离再加 15 cm，把手高度伸腕握住把手时肘部屈曲 30°。

C. 腋拐的高度是从腋前皱襞到足外侧 15 cm 处地面的距离，把手高度伸腕握住把手时肘部屈曲 50°。

D. 腋拐的高度是从腋前皱襞垂直到地面的距离再加 5 cm，把手高度伸腕握住把手时，肘部屈曲 30°。

三、问答题

1. 按摩的注意事项有哪些？

2. 紫外线的治疗作用有哪些？

3. 康复心理治疗的分类？

4. 行为疗法的分类及各疗法的主要内容。

5. 合理情绪疗法的主要内容。

6. Beck 认知疗法的三种主要方法是什么？

7. 阐述身体功能性作业疗法的内容。

8. 如何预防和护理肺部感染？

9. 如何安排言语治疗的次数和时间？

任务 9　社 会 康 复

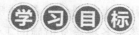

知识目标

1. 能熟练地运用适宜的社会康复方法。

2. 能熟练地对患者进行社会康复评估。

3. 针对不同的康复对象，开展社会康复工作。

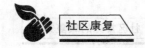

能力目标

1. 能阐述社会康复方法的相关知识。
2. 认识社会康复中社会工作的相应角色并在临床上正确应用。
3. 应用社会康复方法对患者进行全面康复。

康复的最终目标是使患者回归社会、重新参与社会活动。因此,应重视患者回归社会前需要解决的各种社会问题和家庭问题,由此产生了社会康复这一新的社会工作模式。社会康复(social rehabilitation)是患者全面康复的组成部分之一,是指从社会的角度进一步推进医疗康复、教育康复、职业康复等工作向社区方面发展,采取各种有效措施为患者创造一个适合其生活、发展、实现自身价值的环境,使他们能够享受与健康人同等的权利,平等地参与各项社会生活并充分发挥自己的潜能,达到全面参与社会活动的目的。

现代医学进入 20 世纪中期,逐渐有了全面康复的知识系统。在中国,随着康复事业的迅速发展,依照国外医务社会工作的模式,20 世纪 80 年代出现了康复医学与社会学交流与融合的产物,这就是社会康复学。在现代医学逐步实现从生物医学向"生物—心理—社会"模式转变的过程中,社会康复学理论指导下的患者(残疾人)社会工作即全面康复服务,成为康复医学临床实践和社区康复工作中不可忽视的重要内容。

随着现代康复学的不断发展,社会康复工作与医疗、职业、教育等几方面康复服务共同配合,协调发展,逐渐形成了自己的一套比较完善的理论体系和技术实践方法。从事这项服务的社会工作者,既要熟悉社会工作的基本理论和方法,也要运用专业价值观来指导实践,并熟悉患者(残疾人)及其家庭的特点,了解他们的问题与需求,充分利用各种社会力量和有效的工作方式,在康复机构和家庭、社区康复服务中开展工作,为广大患者(残疾人)回归社会作出贡献。

社会康复是社区康复的主要方法和基本模式。疾病、伤残与社会学之间的联系是客观存在的必然联系,社会康复工作理论的产生与发展都是建立在这种联系之上的。康复医学体系中的社会康复,既是现代"生理—心理—社会医学模式"发展的必然结果,也是社会学研究中一个很有生命力的新领域。采取社会康复的措施帮助患者(残疾人)全面康复、回归社会是患者(残疾人)社会工作中一项长期而艰巨的任务。

社会康复与社区康复的区别是:社会康复是患者(残疾人)康复事业中的一个重要组成部分,是现代康复医学的一个环节,主要是指在康复机构和社区都应该采取的措施中有关社会生活方面的内容;而社区康复则是患者(残疾人)康复工作的一种具体形式和途径,是在一定地域和范围内落实各项康复措施的工作,这些措施中也包含社会康复的措施。无论是社会康复还是社区康复,都是康复医学和社会康复学理论指导下的康复社会工作模式。

例如,在社区康复工作中,要建立社会化康复服务的网络;要开展社区康复调查,包括:社区概况、社区地理环境、社区人口情况、可利用的社区机构和网络、社区人群对患者(残疾人)所持态度和患者(残疾人)住户分布等,以及社区内康复对象的调查;要开展社区康复服务人员的挑选和有计划的培训;提供社区康复服务或提供全方位的转介服务;普及健康知识并传授康复技术;进行社区康复评估等。

社会康复在机构中开展,并不完全需要上述"社区"工作,重要的是个案管理工作。社区康复工作是依托社区、充分利用社区资源力量为患者(残疾人)服务,是社区建设的重要组成部分,是我国患者(残疾人)事业为适应经济和社会发展新开辟的业务领域。而社会康复是以在机构中为患者(残疾人)服务为主的。

不过,社区中的康复社会工作与机构中开展的社会康复工作有些是相同或交叉的,如政策咨询、法律援助、组织各种活动、社会网络的资源利用和组织志愿者服务等。

一、社会康复的概念与内容

社会康复的概念:从社会的角度采取各种有效措施为患者(残疾人)创造一种适合其生存、创造、发展、实现自身价值的环境,并使患者(残疾人)享受与健全人同等的权利,达到全面参与社会生活的目的。

社会康复工作的目标是广泛运用社会工作的专业知识帮助患者(残疾人),使患者(残疾人)的功能丧失降低到最低限度,防止患者(残疾人)可能增加的损伤,最大限度地提高患者(残疾人)的生理功能,增进患者(残疾人)的自我照顾能力以及向他人倾诉和沟通的能力。与此同时,社会康复工作还要使患者(残疾人)获得充分的情绪支持,并培养其社会适应能力;提高患者(残疾人)的职业技能,发挥其潜能,增强其社会生活能力,并最终使患者(残疾人)对社会也有所贡献。

具体而言,机构和社区中针对患者(残疾人)的社会康复方案包括五个方面的内容。其一,协助康复医师正确地诊断、有效地医治,以维持患者(残疾人)康复后的健康状况和自我照顾能力。其二,要考虑患者(残疾人)康复后应有的基本医疗设施,包括地方性的医疗单位、残疾老年人、残疾儿童的疗养所及福利机构的设施。其三,家庭照顾方案的实施。康复社会工作者要与康复医师、护士等定期到患者(残疾人)家庭探访,提供康复指导。其四,要与有关机构协调,开展一切必要的和可能的社会服务项目,促使患者(残疾人)有效利用医疗设施,同时补充医疗服务的不足。其五,提供社会工作的专业服务,包括合法权益的维护及提供职业培训和特殊教育的机会与条件,切实解决患者(残疾人)的社会适应问题,满足他们的社会福利需求,帮助他们重新参与社会生活。

二、社会康复的措施

根据社会康复的内涵,开展具体工作的措施如下。

(1) 协助政府机构制定法律、法规和各种政策来保护患者(残疾人)的合法权益,使其享有同健全人一样的物质生活条件和文化成果。

(2) 保障患者(残疾人)生存的权利,使其在住房、食物、婚姻家庭方面得到公平的待遇,有适合其生存的必需条件。

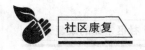

（3）为患者（残疾人）自身的发展提供帮助，使其有接受教育和培训的机会，提高其生活自理能力、就业能力和参与社会的能力。

（4）消除家庭中、社区里和社会上的物理性障碍，使患者（残疾人）获得生活起居的方便，并享受社会的公共设施服务。

（5）大力提倡和实现人道主义精神，消除社会上对患者（残疾人）的歧视和偏见，激励患者（残疾人）树立自强自立精神，建立一种和谐的社会生活环境。

（6）组织患者（残疾人）与健全人一起参加社会文化、体育和娱乐活动，支持患者（残疾人）自己的社团活动，通过交往，形成全社会理解、尊重、关心和帮助患者（残疾人）的良好风尚。

（7）帮助患者（残疾人）实现经济自立，或提高其经济自立能力，保障其在经济生活中不受歧视；对于不能实现经济自立的重度患者（残疾人），帮助他们得到社会给予的经济保障。

（8）鼓励和促进患者（残疾人）参与社会的政治生活，保障其政治权利。

三、社会工作者在社会康复中的角色

社会工作者在社会康复中应承担不同的服务角色。

（1）治疗者，即社会工作者临床工作角色。社会工作者通过分析患者面临的困难或问题，为其提供直接的具体的帮助，激发其潜能，使患者已经受到损害的功能得以恢复，如对患者术后心理疑虑进行心理辅导。

（2）沟通者，向患者征询意见，了解其愿望和要求，共同探讨在出院后如何适应家庭生活和回归社会等问题，并及时向患者进行解释、鼓励和说服。同时也应向患者家属和单位做同样的征询意见和解释说服工作。

（3）支持者，社会工作者通过专业的工作技巧和价值观，对患者的困难予以心理上的理解和支持，并且在服务过程中鼓励、帮助服务对象，与他们一同面对困难。

（4）指导者，社会工作者通过分析服务对象的问题，指导、协助患者分析自己的困境、认清自身的问题，最后让服务对象自己作出决定。

（5）咨询者，为患者提供医务咨询和治疗技术咨询，使其以正确的心理接受治疗，早日康复并回到正常的社会生活中。

（6）政策影响者，在社会康复实务过程中，社会工作者会发觉社会政策层面存在的问题，如社会资源的不足，患者的被忽视等，他们会本着公平正义的信念，以充分的资料和具体的目标来争取政府的了解和支持，最终促成社会政策的变革。

（7）谈判者，当患者与医务方发生冲突或矛盾时，社会工作者运用专业技巧，把双方召集起来，并代表某一方的利益，调节争执，化解分歧，使双方达成一致的认识。

（8）经纪人，社会工作者把那些需要服务患者而又不知道在何处寻找社会资源的患者与其所需的资源联系起来。

（9）协调者，社会工作者为解决患者的多重问题，如医疗保险、医疗费用、意外医疗

赔偿等协调相关机构、组织所提供的服务,避免服务的重复和服务对象求助的困惑。

四、社会康复的流程

在社会康复过程中,社会工作者要按照个案工作的方法来接案、预估、作出工作计划、进行介入服务,并进行科学评估和结案。如针对一名因交通事故致残而住院的患者,在开展这一系列工作的过程中,社会工作者在接案时要尽可能直接见到与案主有关的当事人,包括家属(或监护人)、目击者、警察、肇事者、单位负责人、首诊医生和护士,及时面谈并做好记录。预估过程中要充分利用现代通信工具和其他方法,核实接案时所了解的内容,去伪存真,补充修正不足,同时尽量收集证据和资料,如"交通事故责任认定书"、"诊断证明书"、伤残等级的法医学"鉴定书",案主和相关者的文字、照片及影像录音证明材料,以便正确地作出判断。计划中要有近期要解决的问题和此后的打算,既要考虑到可能遇到的问题,也要考虑可能出现的转介程序,还要在制定计划时与其他专业人员沟通,包括医生、护士、工程技术人员、心理工作者和康复技术人员。进行介入服务,要充分考虑患者(残疾人)的心理变化、家庭经济承受能力、家属的态度和伦理困惑、肇事方的责任与利益、单位的照顾问题、日常生活护理问题、案主的文化特征和性格特点等,工作记录十分重要。最后,因为伤残者在机构中的停留时间是有限的和变化的,结案也不能拘泥于形式,评估则更要注意反思工作过程的步骤和细节,以利于后来的工作。

(郭小建)

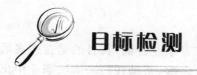

目标检测

一、名词解释

社会康复。

二、问答题

1. 社会工作者的角色有哪些?

2. 社会康复的具体措施有哪些?

三、单选题

1. 社会工作者把那些需要服务而又不知道在何处寻找社会资源的患者与其所需的资源联系起来,社会工作者承担的角色是(　　　)。

A. 经纪人　　　　B. 咨询者　　　　C. 协调者　　　　D. 沟通者

2. 社会工作者通过分析服务对象的问题,指导、协助患者分析自己的困境、认清自身的问题,最后让服务对象自己作出决定,社会工作者承担的角色是(　　　)。

A. 倡导者　　　　B. 咨询者　　　　C. 指导者　　　　D. 协调者

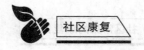

任务 10 职业康复模式

知识目标

1. 能熟练地运用适宜的职业康复方法。

2. 能熟练地对患者进行职业咨询、职业评估、职业培训、就业指导。

3. 针对不同的康复对象,开展职业康复工作。

能力目标

1. 能阐述职业康复方法的相关知识。

2. 正确应用职业康复的相关技能。

3. 应用职业康复方法对患者进行全面康复。

职业康复是残疾人全面康复中的重要环节,是为残疾人获得并保持适当的职业,使其重新参与社会生活而进行帮助的方式,也是残疾人社会工作的一种特殊方法。职业康复的主要内容包括职业咨询、职业评估、职业培训和职业指导。一般来说,医疗康复是基础,社会康复是残疾人回归社会的保证,教育康复旨在提高残疾人的自身素质,职业康复则是残疾人从病床走向社会的桥梁。

一、职业咨询

职业康复方法的第一个环节是职业咨询,其目的是在接案后针对残疾人的特殊情况和与就业相关的问题进行综合考察,帮助残疾人解决职业中出现的问题。针对残疾人的职业咨询活动与对健全人职业咨询服务的主要区别,在于要求考虑到残疾与障碍对个体职业活动的影响和限制,同时由于残疾人职业选择的领域比较狭窄,所以更要注意他们对其职业的适应能力。

二、职业评估

职业评估通常称为职业评定,是职业康复措施的第二个环节,也就是个案工作的预估。其目的是为了评定残疾人的作业水平和适应职业的可能性。职业评定是一个综合的过程,涉及身体、心理和职业适应性三个方面,包括对残疾者的兴趣、个性、气质、价值观、态度、身体能力、耐力、学习和工作的适应性等的评定。通过职业评定活动,可以诊断、指导和预测残疾人的职业发展的可能性,并为科学的职业指导、训练与制定职业康复计划提供依据。

三、职业培训

帮助残疾人有效地从事职业活动的有效措施,是社会工作者与职业指导师一起对残疾人进行就业前培训和上岗前培训。就业前的培训,是指受训者掌握与特定职业相关的基础知识技能,这些知识与技能是从事特定职业活动的基础,具有广泛性,其重点是让受训者掌握从事职业活动所必需的能力和态度。上岗前的培训要求残疾人掌握即将从事的职业所要求的知识和作业技能,从而适应职业活动的要求。

职业培训是开发残疾人职业潜能,促进残疾人就业的有效措施和方法。通过接受不同形式的职业培训,可以使残疾人掌握一定的工作知识和技能,并培养积极的工作态度。

四、就业指导

职业康复措施的第四个环节,是根据残疾人的实际情况,提供劳动市场、就业方向等信息以及具体的就业指导意见和建议。在有条件的情况下,还要针对残疾人职业工作领域中出现的问题提供跟踪服务。职业指导要求对残疾人的情况有一个全面深入的了解,并向残疾人提供有关方面的信息。

残疾人职业指导的目的,在于帮助残障者选择职业、选择职业课程、介绍就业、增进职业效率。

就业指导的内涵包括如下几点。

(1)帮助残疾人了解某几类职业的情形,包括职业的性质、对于社会的贡献、职务、报酬等,使残疾人能够作出明确合理的选择。

(2)使残疾人了解某些职业所需要的一般能力和特殊能力,以及所限定的资格,如年龄、性别、教育程度等。

(3)使残疾人在学校内选择若干探索性的职业科目,并在校外参加实践,以便获得职业经验,了解职业信息,由此可以帮助残疾人发现自己的能力,扩展兴趣范围。

(4)使残疾人形成一种观念,即一切正常的工作都是重要的、社会所需要的。选择职业的主要标准在于本人能够从事哪一种工作和本人具有哪一种职业所需要的能力。

(5)帮助残疾人学习分析职业信息的方法,并且在决定从事某种职业之前,养成科学分析职业信息的习惯。

(6)帮助残疾人了解自己的一般能力、特殊能力、职业兴趣等特点,作为选择职业的依据。

(7)帮助家庭贫穷的残疾人在接受义务教育后,向有关部门申请奖学金或者其他经济补助,以便能够继续求学,完成职业教育计划。

(8)帮助残疾人收集各种职业学校的资料,使他们了解各种职业学校的设备、课程、入学资格、修业期限、求学费用等。

(9)帮助已就业的残疾人适应其职业生活,了解本职工作和其他部门工作的关系

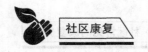
与有关职业的关系,以及对社会的关系。

职业康复方法的实施是通过帮助残疾人就业来促进他们康复和个人发展。通过就业,残疾人不但获得独立的经济地位和收入,而且可以通过劳动使残疾人原已失去的某些器官的能力得到某种程度的恢复。此外,就业还可以增强残疾人的成就感和自信心,使他们融入社会生活。因此,职业康复是一种有综合意义的对残疾人进行康复和帮助其发展的方法与措施,在方法取向上也是治疗和发展的统一或整合。

目前,我国一些大中城市的街道和社区都陆续建立起残疾人"职业康复站",参与这种服务和管理的社会工作者应该学习职业康复方法,帮助残疾人提高职业技能,从而更好地参与社会生活。

（郭小建）

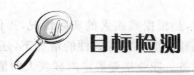

一、名词解释

职业康复。

二、问答题

职业康复的步骤有哪些?

三、选择题

1. 职业康复不包括（　　）步骤。

A. 职业咨询　　　　B. 职业培训　　　　C. 就业指导　　　　D. 就业评估

2. 职业评估包括评估残疾人的（　　）。

A. 个性　　　　　　B. 价值观　　　　　C. 工作的适应性　D. 兴趣

任务 11　教 育 康 复

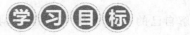

知识目标

1. 能熟练地运用适宜的教育康复方法。

2. 能熟练地对脑瘫患者进行引导式教育。

3. 针对不同的康复对象,选择不同的教育方法进行社区康复工作。

能力目标

1. 能阐述教育康复方法的相关知识。
2. 正确应用教育康复的相关技能。
3. 应用教育康复方法对患者进行全面康复。

教育康复是全面康复的重要组成部分,是教育和康复相结合的产物,通过教育及康复结合的手段,提升康复对象的能力,使其能生活自理、融入社会。教育康复的主要对象是残疾儿童,主要针对残疾儿童开展特殊教育。

教育康复的主要对象是机构中和城乡社区的各类残疾人,残疾类型包括肢体残疾、智力残疾、听力残疾、语言残疾、视力残疾等,残疾人按年龄分为残疾婴幼儿、学龄前到学龄期残疾儿童、残疾青少年、残疾成年人(含老年人)。教育康复的重点是从出生到入学年龄前的残疾婴幼儿和残疾少年儿童的早期干预,以及义务教育阶段后的与职业康复、就业安置等工作相关的教育工作。

一、社会工作者如何配合教育康复工作

社会工作者应该与学校配合,共同创造有利于残疾儿童成长的环境,教育家长和社会人士一同做好特殊教育工作。其中包括教育康复工作、社区资源与学校资源在特殊教育方面的共享。残疾人以及为残疾人服务的人都应接受相关的特殊教育、咨询或辅导。

在运用特殊教育方法时,社会工作者本身虽然不能代替从事特殊教育服务的教师,但是可以全面介入这项工作的过程。

1. 针对残疾人本人

要配合特殊教育工作者进行针对残疾人科学文化知识及劳动、职业技能的训练,加强对学龄前和学龄期残疾儿童身心全面发展的课外训练。社会工作者在专门的特殊教育机构或培训中心一方面要有选择性地开展个案工作,及时开展小组工作;另一方面要对不能到专门机构的残疾人开展咨询服务或各种专门的辅导。

2. 针对残疾儿童的父母、家属

社会工作者要使他们正确认识和对待残疾人。残疾儿童的父母及家属中有相当一部分人不能正确认识和对待残疾,把残疾看成是"羞耻"、"倒霉",甚至有负罪感,或过分自责,出现歧视残疾儿童、不平等地对待残疾儿童,或过分溺爱、关照残疾儿童等情况。家庭成员对残疾儿童的康复和发展没有信心,一些人抱着"养活"、"给口饭吃"的态度。社会上也存在歧视、蔑视残疾人或过分呵护、怜悯两种极端的认识和态度。这些都不利于残疾人的康复。家庭和社会不正确的认识和态度反过来也会从负面影响残疾人自身对残障的认识和态度,使他们更消极、自卑、退缩,从而不利于康复和自身能力的提高,也不利于社会地位及家庭地位的改善。在这种情况下,教育康复还有矫正这些不当行为和进行心理疏导的工作。

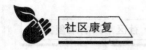

3. 针对社会组织、服务机构和其他残疾人康复工作者

社会工作者在帮助残疾儿童和家属的同时，还要促使社会组织、服务机构和其他残疾人康复工作者掌握有关知识，并使各种专业人员的知识、技能不断提高。

二、教育康复的途径

(一) 残健结合的一体化教育

此种教育主要针对轻度残疾儿童，在普通学校的普通班级进行。残疾儿童与正常儿童并肩在一起学习和活动，有利于残疾儿童与正常儿童从儿童时代就建立起彼此相互了解、相互关心、相互尊重、相互帮助的新型人际关系。我国所采取的方式主要是随班就读。根据需求，可同时采用如下模式。①资源教室模式：即特殊需求的儿童部分时间去资源教室得到补充教育。②教育配对模式：即将特殊需求儿童的教室与普通儿童的教室相配对，两班教师共同负责教育彼此的学生，两班同学的上课有分有合。③咨询教师或辅助者模式：即为特殊需求儿童配备咨询教师或辅助者，保护和帮助这些儿童受到良好的教育。④混合服务模式：即教育与其他服务相结合。如脑瘫患儿在接受教育的同时，得到所需要的各类服务及康复治疗和训练。此种教学方式，要求教师要经过必要的特殊培训，具有教育特殊需求儿童的方法和技能。

(二) 特殊教育

由于特殊需求儿童自身条件以及客观条件所限，在不可能实现残健结合一体化教学的情况下，在患儿及家人的意愿下，采取特殊教育的途径对残疾儿童进行教育。特殊教育实质上是用一般的或经过特别设计的课程、教材、教法、教学设备和教学组成，对特殊需求的儿童进行达到一般和特殊培养目的的教育。特殊教育可采用如下方式。①特殊班的教育：即在普通学校内设立特殊班，特殊需求儿童的全部学习和活动在班内进行，由经过特殊教育训练的专业教师任教。这种方式不仅使这些儿童有较多的机会与同班级的同学相互交往，也可以使其有较多的机会与正常儿童相互交往和一起活动。学校还可以将部分课程实现一体化教学。此外，学校应针对学生的需求，创造条件开展康复训练。②特殊学校的教育：即专门为残疾儿童设立的学校，主要适合中、重度残疾，伴有适应困难的儿童。此类学校的设施比较完备，师资力量比较雄厚，具有完整的规划和系统的教学方法，具有综合性的看护、教育和康复训练条件与措施。有条件的学校，应提供走读和住宿条件。由于特殊学校的学生接触正常儿童的机会较少，对其适应正常社会生活不利，因此应努力创造与正常儿童交往、形成参与式社会活动等。

(三) 康复机构的教育

我国儿童康复仍以康复机构的康复为主，包括住院康复、日间康复或门诊康复等不同形式。儿童正是身心发育和学习知识的关键时期，如何将医疗康复与教育康复紧密结合，在康复机构中针对不同需求，配备教师，开展不同层次和不同形式的特殊教育或普通教育，是康复机构所面对的重要课题。

（四）社区教育

充分利用社区的资源和力量，建立社区康复与教育场所，有规划地在开展社区康复的同时开展教育。社区教育的方式通常是：①社区康复站的日间教育，即在社区康复站配备教学设施和教师，开展特殊教育或普通教育；②上门服务或家庭式组织，即在社区设立家庭顾问，定期到特殊需求儿童家庭，帮助父母制定有效的教育与训练方案和计划，指导家长通过不同的方法和活动，对患儿进行教育。上门服务的对象多为小年龄段的患儿。还可以建立一些类似家庭教育方式的组织，以家庭化的观点进行管理，开展康复与教育，使特殊需求儿童具有强烈的归属感，增强康复与教育的效果。

（五）其他形式的教育

除上述教育方法、途径外，还可以举办短期家长培训班，设立巡回的特教老师、辅导员，设立玩具图书馆等，对残疾儿童和特殊需求儿童进行教育。

三、教育康复的主要方法

对于残疾儿童的教育并不是简单地传授知识与技巧，应当根据具体情况，灵活运用多种方法。

（1）诊疗教学法（clinical teaching）　这是一种典型的个性化教学法，根据教学诊断资料，为个别患儿设计适合其独特需要的教学方案。最常见的方法有三种：①个别指导，即一对一的指导；②小组教学，即将相类似或接近的儿童组成小组进行教学；③独立学习，即在老师的指导、帮助下进行自学。

（2）任务分析法　运用行为分析技巧，将教学任务作详细分析，分解为一连串的步骤进行教学，最终完成学习任务。主要方法有连锁法、塑型法、辨别学习法、渐消法、行为正法等。

（3）主题单元教学法　把课程分解为小型的具有逻辑顺序的学习单元，循序渐进地进行教学。

（4）感觉统合训练（senso intergration）　这是当今教育训练精神发育迟滞以及其他问题儿童的一种训练方法，它能使受训者将感觉器官的感觉信息组合起来，经过脑的统合作用，对身体内外知觉做出反应。

（5）引导式教育（conductive education）　这是当今较为倡导的应用教育学习的主动形式，对患者日常生活给予各种课题刺激，用教育的概念体系进行康复治疗，使功能障碍者的功能得到改善甚至恢复正常。此法适用于各种原因引起的运动功能障碍，以及并发的智力低下、语言障碍、行为异常等。引导式教育重视功能障碍者人格的形成、认知能力、日常生活动作、人际交往等能力的提高。

（6）行为矫正　由于一些残疾儿童在智力、情绪、性格、行为等方面存在心理障碍，因此需要行为矫治，以矫正或消除不合适的行为情绪问题及功能障碍，建立和发展正常的行为。

（7）教育与音乐治疗相结合　大部分残疾儿童对音乐表现出浓厚的兴趣，迟钝呆

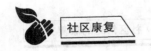

滞的小儿在欢快的乐曲中变得活泼好动,而注意力涣散的好动小儿却在节奏优美的乐曲中安静下来变得神情专注。音乐的节奏与乐调对小儿有特殊的感染力。教育与音乐治疗相结合,可以在优美旋律的引导下,学习发音、唱歌、文化知识。小儿随着节奏学会动手、动腿,从而能增强患儿四肢协调的能力,同时提高他们学习发音、语言表达及运动技巧的兴趣与积极性。

总之,教育康复是综合康复的重要组成部分,对于儿童尤为重要。教育康复的开展需要学校、康复机构、社区、家长以及全社会共同关注、支持和参与。

四、引导式教育在脑瘫儿童康复中的应用

脑瘫儿童最主要的问题是学习困难,学习困难使脑瘫儿童不能发展适应或控制周围环境的能力。脑损伤是客观存在的,但不能因此认为脑瘫儿童是低能儿或存在一系列问题的儿童。脑瘫儿童与正常儿童一样,都是通过同样的方法去学习,存在着智力、情绪、社交、性格和体能等各方面同步发展的要求。而人的大脑有一定的可塑性,因此要克服脑瘫儿童的学习困难,要给他适当的指引和指导,不应改变环境来迁就脑瘫儿童,而是让他们去努力适应环境。

引导式教育不是单纯的康复技巧或治疗方法,而是一个以教与学互动为本,从而达到功能康复的复杂而完整的体系。它主张一个患儿所需的各种学习训练和教育应由同一个人、在同一个环境中给予,这个人被称为引导员(conductor)。在学习训练时,引导员要全面负责患儿的运动功能、感觉、理解和自助技能等全面的康复训练,以及行为规范和社会化等的特殊教育。

脑瘫儿童的康复需要多方面和复杂的经验,引导式教育就是根据学习的复杂性原则,用循序渐进的方法将各方面的功能串联起来,形成一个复杂、有序的整体。在引导式教育中,要像处理学习问题那样去处理脑瘫儿童的所有问题,教育的目的是以有效的功能(ortho function)替代原有的功能障碍(dysfunction),恢复运动控制达到实用功能康复的目的。

在以往的观点中,脑瘫儿童被认为是能力低下的残障者,他们存在着运动、语言、智力和神经行为等的异常。这些异常主要是由于中枢神经系统损伤导致的,是不可逆的。而 Peto 认为脑瘫的儿童仍是完整的个体,需要一些引导方法来帮助他们学习如何掌握自己的身体功能,从而能像常人一样地生活。

要克服这种学习困难就需要专业的引导员,需要创造最佳的学习环境,其中节律性口令和音乐、游戏等能起到相当重要的作用。引导式教育以循序渐进的方法把语言与动作贯穿起来,融为一组习作课程,应用丰富多彩的引导式内容和手段,调动儿童的兴趣,激发他们的主动学习热情,让他们在整个学习过程中保持轻松愉快的情绪。引导式教育体系中,最重要的就是引导式教育这一概念,所谓的引导式教育,就是要通过引导式教育的方式使功能障碍者的异常功能得到改善或恢复正常,也就是将教育这一概念引入到康复医学中,应用教育的概念体系进行康复治疗。

引导式教育这一词汇是全新的,它强调了引导主动性学习这一概念。引导(conduction)的意思是诱导,引导式教育就是要通过一定的手段诱导出预想和设定的目标,引导出功能障碍者学习各种技能动作的一种互动过程。这种技能动作的学习并不是单纯地通过外力的协助使功能障碍者完成某种技能动作,而是要通过功能障碍者本身的内在因素与外界环境的相互作用,使其主动地相对独立地完成技能动作。引导的方式是以适当的目的为媒介,通过复杂的引导者与功能障碍者的整体互动,诱发功能障碍者本身的神经系统形成组织化和协调性效果。换言之,引导式教育体系中所说的康复,并不是仅仅促进功能障碍者的功能障碍本身发生变化,而是同时要使人格、个性发生变化,即智能、认知、人际交往等能力得以提高,进而又促进功能障碍的改善。这一目的的达成,必须通过神经系统的传入、传出神经,经过中枢神经的调节来实现。神经系统可以把欲达目的之途径体系化,当一个人欲达一定目的时,首先将这种要求通过传入神经传达到脑,使其在脑中意识化,然后由脑发出指令,再由传出神经达到执行命令的器官,产生特定的功能效应,达到预想目的。

引导式教育认为,脑瘫儿童康复训练成绩的好坏与他的情绪密切相关,特别是他有没有主动学习的意愿更为重要。因为主观意愿可以激发孩子的学习动力,帮助他们克服困难,迎接挑战。为了培养儿童学习的积极性,引导式教育通过创造丰富多彩的环境,采用引导、诱发和节律性意向等引导式方法,调动儿童的兴趣,激发他们的主动学习热情,让他们在整个学习过程中保持轻松愉快的情绪,学习的内容贯穿于 24 h 的日常生活与活动中。

脑瘫儿童的智能和性格的发展会帮助其战胜自己的行动障碍,人际关系、情绪、决心、意志、意识、经验和期望等会影响其整个人生和全部行为,包括在体能方面的表现。引导式教育的目的是使脑瘫患儿在体能、语言、智力及社会交往各个方面得到同步发展。

由于脑瘫儿童行动受到限制,其参加集体活动和社会交流的机会减少,容易形成性格、行为的异常,出现自卑、孤僻、敏感等性格行为问题。为了改善这一状况,引导式教育强调按不同的年龄,将不同的功能障碍的儿童分成小组,强调与其他儿童合作,互相比赛,激发兴趣,以改善他们的自卑、孤僻、敏感等性格行为问题。

为了提高患儿的信心,也为了易于训练,引导式教育把一些复杂的、难以完成的基本动作模式,拆解成一系列细小的步骤,这一过程称为习作分析(task-analysis)。然后借助节律性口令性语言,将一系列习作程序组合起来,融入 24 h 日常生活的活动之中,这一连串的习作程序组合称为引导日课。

综上所述,引导式教育是一种以教与学为本,比较完整而全面的系统。它有别于其他康复方法的根本原理是应用丰富多彩的引导式内容和手段,如节律性意向、音乐和游戏等调动儿童的兴趣,激发他们的主动学习热情,以适当的目的为媒介,提供意识指令性诱导,通过复杂的引导者与功能障碍者的整体互动,诱发功能障碍者本身的神经系统形成组织化和协调性,达到功能康复,功能康复的同时反过来促进脑组织的生物学康

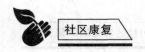

复。同时强调良好的心志、性格、人际关系、情绪、决心、意志、意识、经验和期望等，以帮助他们战胜自己的行动障碍和促进全面的功能康复。

 知识链接

引导式教育疗法

　　引导式教育疗法又称 Peto 疗法，是国际公认的治疗小儿脑瘫最有效的方法之一，其显著特点是最大限度地引导调动患儿自主运动的潜力，以娱乐性和节律性意向激发患儿的兴趣及参与意识。通过引导员不断地给予科学的诱导、意识供给或口令，让患儿主动地进行训练，与科学的被动训练相结合，大大地提高了康复效果；同时将运动、语言、理解、智力开发、社会交往和行为矫正等有机地结合在一起进行全面的康复训练，使患儿在德、智、体、个性气质培养和行为塑造等方面得到全面的康复和发展。近年来，发达国家将幼儿园、中小学文化课教育和康复训练融为一体的引导式教育模式，深受家长和社会的欢迎。在欧洲、日本、美国及我国香港等发达国家和地区非常盛行。

　　引导式教育疗法除能有效地对小儿脑瘫进行康复外，还可以对小儿单纯性运动发育迟缓、语言发育迟缓、智力低下、孤独症、成人偏瘫和帕金森病等进行康复治疗。此外，对缺氧缺血性脑病、早产儿、新生儿窒息、胆红素脑病等高危儿，以及各种脑病后遗症均有很好的早期干预和康复效果。

　　引导式教育的基本态度：① 相信孩子拥有前进的能力，认为即使不对孩子做指示或命令，孩子也能自己行动；② 杜绝指责和抱怨，要建设性地看待问题。

　　引导式教育坚持的原则：① 每个人都有无限的可能性原则；② 相信孩子原则；③ 工作者或父母的作用只是帮助孩子找出答案的原则。

（郭小建）

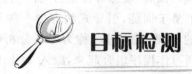 **目标检测**

一、名词解释
引导式教育。

二、问答题
1. 教育康复的途径有哪些？
2. 简要分析社会康复的目标。

三、病例检测

患者,男,12 岁。10 岁时因车祸失去了左腿和左手,经过 1 年半的治疗,基本能够自理,给他配备了假肢后,他开始步入学校,但是同学们经常嘲笑他,给他取名为"独脚龙"、"断臂大侠"等,导致他现在沉默寡言、经常逃课。

问答题:

1. 如何对该患者进行社区康复评定?

2. 对该患者应采取哪些社会康复手段?

常见疾病的社区康复

任务 12　脑卒中的社区康复

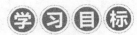

知识目标

1. 能阐述偏瘫的社区常见康复治疗方法。
2. 能说出 Brunnstrom 的治疗规律。
3. 能说出主要的社区康复评定方法。

能力目标

1. 能熟练地运用适宜的社区康复技术进行偏瘫康复治疗。
2. 能熟练地对社区偏瘫患者进行功能评定及活动能力评定。
3. 能在社区进行偏瘫预防知识的宣传。

案例引导

　　患者,男,60 岁,因突发右侧肢体无力 2 天入院。目前患者病情稳定。体格检查:血压 130/80 mmHg,神志清,构音障碍,右侧鼻唇沟稍浅,伸舌偏左,咽反射减弱,心肺检查无异常,右上肢肌张力稍低,右侧肩关节和肘关节屈伸肌群肌力 2 级,右下肢髋关节和膝关节屈伸肌群肌力 3 级,右侧肢体生理反射存在,左巴氏征(＋)。脑 CT 示:左侧内囊区脑梗死。请思考:

　　1. 该患者应进行哪些社区康复评定?

　　2. 该患者应采取哪些适宜的社区康复训练方法?

一、脑卒中概述

(一) 定义

　　脑卒中又称脑血管意外。它是指起病迅速由脑血管病变引起的局限性脑功能障碍持续时间超过 24 h 或引起死亡的临床综合征。临床上将其分为两大类:缺血性脑卒中和出血性脑卒中。缺血性脑卒中包括短暂性脑缺血发作、脑血栓形成、脑栓塞、腔隙性脑梗死。出血性脑卒中包括脑出血和蛛网膜下腔出血。脑卒中常见后遗症为肢体一侧瘫痪，即偏瘫。偏瘫是指同侧上下肢随意运动不全或完全丧失为主要临床表现的综合征。在偏瘫患者中 90％ 以上为脑卒中（俗称中风）所致，脊髓血管病、脑和脊髓的外伤、肿瘤等也可能造成偏瘫。

（二）病因

脑卒中是我国的多发病，死亡率和致残率高。其常见的病因为高血压、动脉硬化、心脏病、血液成分及血液流变学改变、先天性血管畸形等。

脑卒中的危险因素如下。

1. 不可干预的危险因素

（1）年龄　年龄是重要的独立的脑卒中危险因素之一。脑卒中发病率随年龄增加，55 岁后每 10 年增加 1 倍。脑卒中大多数发生于 65 岁以上。脑卒中发生率由高到低依次为：老年人、中年人、青年人。

（2）性别　脑卒中发生率男性比女性大约高 30％。

（3）家族史　脑血管病家族史是易发生脑卒中的一个因素。父母双方直系亲属发生脑卒中或心脏病时小于 60 岁即为有脑卒中家族史。

（4）种族　不同种族的脑卒中发病率不同，有色人种脑卒中发病率高于白色人种。

2. 可干预的危险因素

脑卒中可干预的危险因素包括高血压、糖尿病、血脂异常、吸烟、饮酒、肥胖、缺少体育锻炼、脑动脉狭窄、心脏病变。其他危险因素有动脉夹层、卵圆孔未闭、高同型半胱氨酸血症、血液高凝状态、脑静脉窦血栓形成、妇女激素替代治疗、脑血栓后抗凝药物的不合理使用等。

（三）主要功能障碍

脑卒中幸存者中 70％～80％ 残留有不同程度的多种功能障碍：感觉和运动功能障碍，如偏瘫、半身浅感觉和深感觉丧失或减退等；言语和交流功能障碍，如失语症、构音障碍、言语失用等；感知和认知功能障碍，如记忆、计算、推理障碍、失认症、单侧视觉忽略症、失用症等；情感和心理障碍；吞咽障碍；二便控制障碍；交感和副交感神经功能障碍以及性功能障碍等。

由于大部分脑卒中患者在经过急性期的抢救和治疗（住院 2～4 周）后即出院，多数患者由于缺乏连续性的早期康复治疗而导致功能障碍不能继续得到改善，生活不能自理。因此，为脑卒中偏瘫患者提供立足于家庭和社区的方便、连续、综合、价廉的社区康复服务，对于帮助和加快其受损功能的恢复，完成各项日常生活活动，最大程度地减轻残疾的影响，提高生活质量，乃至促进其回归家庭和社会至关重要。

二、脑卒中的社区康复评定

脑卒中康复评定的目的是通过采集病史和体格检查，了解患者的脑卒中严重程度、

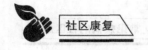

功能状况及社会背景等情况,制定社区康复计划。康复评定应采用标准化的有效的评定工具。

（一）一般情况评定

一般情况评定包括家庭情况和可利用的社区资源等社会背景资料、伴发病、营养状况、脑卒中类型与部位、脑卒中的危险因素等。

（二）异常运动模式

运动功能障碍是脑卒中发生率最高、最常见的症状。脑卒中使高级中枢神经元受损,低级中枢失去了高级中枢的控制,于是就会出现脊髓反射的异常亢进,一些被高级中枢抑制着的原始反射被释放出来,此外,外界环境的各种刺激对皮质下中枢的易化系统作用增强,导致输入信号强化,肢体失去了正常的功能,表现为粗大异常的运动模式。联合反应（associated reaction）、共同运动（synergic movement）、姿势反射（posture reaction）、痉挛模式和特定姿势是最常见的表现形式。

（1）联合反应 偏瘫时当健侧肌肉用力收缩时,其兴奋波及患侧可引起患侧肌肉的收缩,这称为联合反应。联合反应是与随意运动不同的异常反射活动,表现为肌肉活动失去意识控制,并伴随着痉挛的出现。痉挛程度越高,联合反应就越强。在偏瘫的早期明显,但在恢复的中、后期逐渐减弱,并常以固定的模式出现（表4-12-1）。

表 4-12-1 联合反应

1. 对称性联合反应	（1）上肢（对称性）健侧屈曲→患肢屈曲,健肢伸展→患肢伸展; （2）下肢（对称性）健肢内收内旋→患肢内收内旋、健肢外展外旋→患肢外展外旋; （3）下肢（相反性）健肢屈曲→患肢伸展,健肢伸展→患肢屈曲
2. 同侧性联合反应	上肢屈曲→下肢屈曲,下肢伸展→上肢伸展

（2）共同运动（又称连带运动） 偏瘫患肢期望完成某项活动时所引发的一种组合活动称为共同运动。但它们是定型的,无论从事哪种活动,参与活动的肌肉及肌肉反应的强度都是相同的,没有选择性运动。也就是说,它是由意志诱发而又不随意改变的一种固定的运动模式,即屈肌共同运动和伸肌共同运动模式（表4-12-2）。

表 4-12-2 共同运动

上肢部位	屈肌共同运动	伸肌共同运动	下肢部位	屈肌共同运动	伸肌共同运动
肩胛骨	上提、后缩	前伸	骨盆	上提	
肩关节	外展、外旋	内旋、内收*	髋关节	屈曲*、外展、外旋	伸展内收*、内旋
肘关节	屈曲	伸展	膝关节	屈曲	伸展*
前臂	旋后	旋前*	踝关节	背屈、内收	跖屈*、内收
腕关节	屈曲	伸展	趾关节	背屈	跖屈

上肢部位	屈肌共同运动	伸肌共同运动	下肢部位	屈肌共同运动	伸肌共同运动
指关节	屈曲	伸展			
拇指	屈曲、内收	伸展			

注：＊指最强的成分偏瘫患者主要表现为上肢屈肌共同运动模式和下肢伸肌共同运动模式。这种模式的存在严重妨碍了肢体功能活动的完成。例如，当偏瘫患者抬起上肢肩关节主动屈曲时，会引发上肢诸关节产生共同屈曲动作，使上肢无法伸肘。

（3）**姿势反射**　由体位改变导致四肢屈肌、伸肌张力按一定模式运动的一种反射称为姿势反射。这种反射由脑干和脊髓所控制，是中枢性瘫痪的一种特征，见于偏瘫恢复的早期。随着病情的好转，共同运动减弱，分离运动出现，姿势反射也逐渐减弱，但不能完全消失。姿势反射主要包括紧张性迷路反射、紧张性颈反射、紧张性腰反射、阳性支撑反射、对侧伸肌反射及抓握反射等。

综上所述，脑卒中所造成的运动障碍是中枢神经运动区及其传导路径受损，其本质是一种上运动神经元受损，使相应的运动系统失去其高位中枢神经的控制，从而使原始的被上位中枢抑制神经的皮质以下中枢的运动反射释放，从而引起运动模式异常，表现为肌张力异常、肌群间协调紊乱，并出现异常的反射活动，即共同运动、联合反应和紧张性反射脊髓水平的运动形式。也就是说，上运动神经元损害引起的一群肌肉的瘫痪不仅表现在力的上面，更表现在肌群的协调性、空间控制能力方面。这使脑卒中患者运动功能障碍的评定观念发生了根本改变，即以运动模式为主，而评价痉挛情况存在下的相对肌无力，单纯应用肌力评定是不适用的。

（三）运动功能的评定

目前有许多有关偏瘫运动功能的评定方法，常用的有 Brunnstrom 评定法、Fugl-Meyer 评定法、Bobath 评定法、上田敏评定法等。

（1）**Brunnstrom 评定法**　在偏瘫恢复的过程中 Brunnstrom 提出偏瘫恢复的六阶段理论是 Brunnstrom 评定法的基础。Brunnstrom 评定法（表 4-12-3）简便并客观地反映了中枢性瘫痪的本质及恢复过程。该评定内容精简，使用方法省时。其不足是等级评定，不能发现肌力的细微变化，也易忽略协调的提高，所以敏感度较差。

（2）**Fugl-Meyer 评定法**　此法是在 Brunnstrom 的基础上进一步量化而来的。由四部分组成：即运动、平衡、感觉、关节活动度及疼痛，总分为 226 分，其中运动占 100 分（其中上肢 66 分、下肢 34 分），平衡占 14 分，感觉占 24 分，关节活动度及疼痛占 88 分。临床上可根据需要选择。Fugl-Meyer 评定法的优点是内容详细并使用功能障碍的评定量化，从而提高了评定信度和敏感度，有利于学术交流和科研。但不足之处是项目过多，费时。此法在科研中应用较多。

（3）**Bobath 评定法**　此法主要检测患者是否能做特定的动作，内容包括动作模式，平衡及其他自发性保护反应的检测。动作模式质量检测有：上肢肩胛带的运动模式、腕

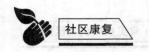

及手指的运动模式和髋下肢及足的运动模式质量检测。平衡反应监测包括：患者俯卧位用前臂支撑、坐在治疗床边脚底支撑、患者爬行位、膝立位、单膝立位、双足平站立和单足站立（不用支撑）。上肢的保护性伸展和支撑的检测等项。Bobath 的评定费时繁琐。

（4）上田敏评定法　此法是在 Brunnstrom 评定法的基础上，将其六个阶段细分为12 个阶段。Brunnstrom Ⅰ、Ⅱ、Ⅲ、Ⅳ、Ⅴ、Ⅵ 期分别相当于上田敏的（1、2），（3、4、5、6），（7、8），（9、10、11），12 期。因此，上田敏评定法和 Brunnstrom 评定法本质上是相同的。

表 4-12-3　Brunnstrom 评定法

阶段	前　臂	手	下　肢
Ⅰ	无任何运动，肌张力低迟缓	无任何运动，肌张力低迟缓	无任何运动，肌张力低迟缓
Ⅱ	开始出现痉挛，肢体出现共同运动	仅有轻微的屈曲	出现小范围的随意运动
Ⅲ	痉挛明显，可随意引起共同运动，并有一定的关节运动	能勉止屈曲，呈半握拳状，手指不能伸直	随意引起共同运动，再战为何坐位时，有髋、膝、踝的共同性屈曲
Ⅳ	痉挛开始减弱，出现一些脱离共同运动的分离运动：①手能置于腰后部；②肩在0°，前臂可旋前旋后；③在肘关节伸直的情况下，肩关节可前屈90°	能侧捏及松开拇指，手指可有半随意的小范围的伸展	在坐位时，可屈膝90°以上，可使足滑到椅子下方。在足根不离地的情况下能做足背屈
Ⅴ	痉挛明显减弱，基本脱离共同运动，能完成比较复杂的分离运动：①肘伸直肩关节可外展90°；②在肘关节伸直，肩关节前屈30°～90°时，前臂可旋前和旋后；③肘关节伸直、前臂中立位，臂可上举过头	手能抓握球状物和圆柱状物，手指可能集体伸展，但不能单独伸展	能完成更复杂的分离运动：①直立位，髋伸展位，能屈膝；②直立位，膝伸直，足可背屈
Ⅵ	痉挛基本消失，分离运动正常或接近正常，但速度比健侧慢（小于或等于 5 s）	能进行各种抓握动作，但比健侧稍差	分离运动大致正常，髋、膝、踝关节各种运动能做出

三、脑卒中社区康复措施

脑卒中的康复目标是通过以运动疗法、作业疗法为主的综合措施，最大限度地促进功能障碍的恢复，防治失用和误用综合征，减轻后遗症，防止脑卒中复发；充分强化和发挥残余功能，通过代偿和使用辅助工具等，以争取患者达到生活自理；通过生活环境改造、精神心理再适应等使患者最大限度地回归家庭和社会。

（一）急性期康复

过去认为康复在脑卒中患者治疗过程的介入，只针对经过临床治疗后遗留的功能障碍。目前，大多数学者认为康复治疗开始的时间越早越好，一般指发病后一周，即只要患者病情稳定即可开始。脑卒中急性期的治疗应由提供脑卒中后治疗方面经验丰富的综合治疗学科组进行，以确保治疗的一致性和降低并发症的风险。因此急性期康复也称为床边训练阶段（病房）。

临床特点：①腱反射减弱或消失；②肌张力低下；③随意运动丧失。

康复目标：①配合临床医生抢救治疗；②预防合并症，如关节挛缩、肩关节半脱位、压疮、肺炎等；③为康复训练创造条件。

训练方法如下。

1. 良肢位摆放

所谓良肢位是指防止或对抗痉挛模式的出现，保护肩关节以及早期诱发分离运动而设计的一种治疗体位。偏瘫患者典型的痉挛模式表现为：肩关节内收、内旋、下坠后缩；肘关节屈曲；前臂旋前；腕关节掌屈、尺偏；手指屈曲。下肢髋关节内收、内旋；膝关节伸展，踝关节跖屈、内翻。早期要注意使偏瘫患者在床上保持正确体位，这样有助于预防和减轻上述痉挛模式的出现和发展。在此阶段，治疗师必须取得家属的配合，并教会他们如何帮助患者翻身及保持各种正确的体位。

（1）良肢位的姿势要点：

① 为防止上肢内收、内旋、挛缩和手的水肿，仰卧位时将患者上肢置于枕上，使其保持轻度外展位，手高于心脏的位置。

② 为防止肩关节半脱位，处于迟缓阶段的患者仰卧位时，患者肩关节下垫一小枕，可以起到预防肩关节下坠、后缩的作用。

③ 为防止骨盆向前旋转、髋关节屈曲外旋、膝关节过伸展，仰卧位时可在患者臀部垫一个大枕可使骨盆向后倾、后缩。

④ 为防止上肢屈曲痉挛模式的发生与发展，患者取侧卧位时上肢尽量向前，并且置于枕上。

⑤ 为防止下肢伸展痉挛模式的发生和发展，患者取侧卧位时下肢应取髋、膝关节屈曲位置于枕上。

（2）卧床期常采用的体位：

① 仰卧位（图4-12-1） 头下置枕，不宜过高，躯干平直，患侧肩胛下放一枕头使其前伸，防止肩胛骨后缩，患侧上肢放在体侧的枕上，远端比近端略抬高。前臂旋后，掌心向上，手指伸展。患侧臀部和大腿下面放一长枕头，使骨盆向前并防患腿外旋。膝下放一小枕头令其微屈。足底避免接触任何支撑物，预防阳性支撑反射所引起的足下垂。

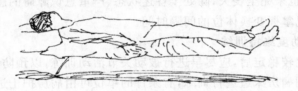

图 4-12-1 仰卧位

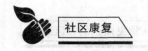
②患侧在上的侧卧位(图 4-12-2)　健侧在下,患侧在上。头枕不宜过高,患侧上肢下垫一个枕头,使患侧肩部前伸、肘关节伸展、前臂旋前、腕关节背伸。患侧骨盆旋前、髋关节呈自然半屈曲位,置于枕上。健侧下肢平放床上,轻度伸髋、稍屈膝。

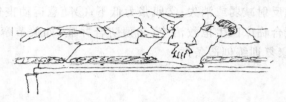

图 4-12-2　患侧在上的侧卧位

③患侧在下的侧卧位(图 4-12-3)　患侧在下,健侧在上。患侧上肢前伸,使肩部向前,肘关节伸展,手指张开,掌心向上。健侧上肢自然放在身上或身后枕上,避免前伸引起患侧肩胛骨相对后缩。健侧下肢呈迈步位,髋膝向前屈曲置于体前,患髋伸直,预防髋屈曲性挛缩,为今后的站立和步行训练创造条件。患侧卧位时,康复人员应注意患肩、患髋不能压陷在身体下面。

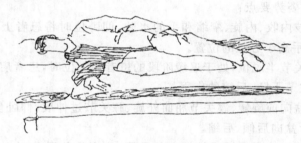

图 4-12-3　患侧在下的侧卧位

2. 体位变换

偏瘫康复中的良肢位与骨科的功能位不同,功能位是从功能需要的角度出发设计的永久性体位,即使出现了关节的挛缩或强直也可以发挥肢体的最佳功能状态。而良肢位是从治疗的角度出发设计的临时性体位,如果在这种状态下出现关节挛缩将会严重地影响患者的运动功能。因此,为了防止关节的挛缩和维持某一种体位时间过长而导致的压疮,应及时变换体位。

为了预防压疮,应隔 2 h 变换一次体位。但是,由于偏瘫患者只有一侧肢体丧失运动功能,而其感觉也未完全丧失,除处于昏迷状态、严重意识障碍的患者外,一般可以根据患者的具体情况掌握变换体位的间隔时间。

3. 关节的活动度维持训练

当生命体征比较稳定后,应尽早进行被动关节活动训练,以预防关节的挛缩。一般情况是由治疗师到病房床边进行训练,有条件的单位可由病房护士进行,训练时为了防止出现误用综合征,应注意以下几点。

（1）在绝对无痛状态下训练　治疗师、护士应在熟悉解剖学和功能解剖学的基础上进行手法治疗，杜绝粗暴手法。对伴有关节疼痛的患者，训练前可做热敷或止痛治疗，手法应在无痛范围内进行，防止出现肩关节脱位、肩手综合征和痉挛加重。

（2）动作宜缓慢　预防挛缩，在必要时可进行充分的牵引，但快速运动往往无效，还会加重痉挛。一般上肢完成一个动作以默数 3～5 下，下肢以默数 5～10 下的速度为宜。每一个动作模式做 5～10 次即可达到预防挛缩的效果。

（3）特别注意保护肩关节　在弛缓阶段肩关节很容易伴有半脱位，同时因肩胛骨运动受限，早期肩关节活动应在正常活动范围的 50％，随着肩胛胸廓关节的改善可逐渐扩大关节活动范围，一般情况下严禁使用牵引手法。

（4）鼓励患者自我训练　治疗师告诉患者活动的部位、方向和会收缩的肌肉，然后缓慢地进行 2～3 次被动运动，使患者体会运动的感觉，在逐渐减少辅助量的前提下进行辅助主动运动，并教会患者利用健侧肢体辅助患肢运动。

（5）防止运动过量　患者出现随意运动后，往往会出现焦急的心态，过多地用力会导致运动过量。疼痛、疲劳都会使痉挛加重，治疗师应向患者及家属说明。

（6）急性期以后的活动度维持训练　随意运动出现后，虽然可以利用主动运动进行关节活动度的训练，但是，由于痉挛和连带运动的影响，部分关节不能完成全关节活动范围的运动，所以仍坚持辅助主动运动训练，尤其是肘关节伸展、前臂旋后、腕关节背伸、膝关节屈曲、踝关节背屈等。

4. 体位性低血压的适应性训练

对一般情况良好、症状较轻的患者，可以在医生指导下尽早地进行体位变化的适应性训练。利用起立床或可调节角度的病床，从倾斜 45°、训练 5 min 开始，每日增加起立床倾斜的角度 10°～15°，维持时间 5～15 min，两项交替增长。一般情况下，可在 10 日内达到 80°，维持 30 min。在此基础上增加坐位训练的次数，尽早离开病床到训练室训练。

（二）恢复期的康复

脑血管意外急性期后即进入恢复期，它是康复治疗和各种功能恢复最重要的时期。包括三个阶段，即床上动作训练阶段（训练室）、步行准备阶段和步行训练阶段。

1. 床上动作训练阶段（训练室）

患者病情稳定，神经系统症状不再进展，可以维持坐位 30 min 时，即可转入本阶段的治疗。

临床特点：①腱反射亢进；②出现联合反应；③肌张力增高。

康复目标：①辅助患者体验躯干与上肢双侧对称性功能活动，建立健侧与患侧必要的和可能的相互作用；②协助患者向患侧转移体重，使患者掌握身体的平衡功能；③预防或破坏患者利用健侧调整代偿丧失的患侧功能和患侧的忽略；④抑制痉挛、原始反射和异常运动模式；⑤易化正常的运动模式。

训练方法如下。

1) 双手交叉上举训练

患者仰卧位,练习用健手将患手拿到胸前,双手交叉,患侧拇指在上方,健手手指分别插入患手指间,手掌相对握手。本动作是 Bobath 训练中常用的健手带动患手的方法。在治疗师的辅助或口头指导下反复练习,让患者熟练掌握,以免在将来的训练中因完成困难导致患者急躁使痉挛加重。

然后,练习以健手带动患手向天花板做上举动作,即双侧肩关节屈曲,肘关节伸展前臂中立稍呈旋后位,双上肢尽量上伸,停留片刻缓慢地返回到胸前。每日数回,每回10 次,直至患侧上肢可独立完成上举动作为止。

本训练可以培养患者恢复身体对称性运动模式,可有效地抑制健侧上肢的代偿动作。双手手指交叉、患侧拇指在上方可以抑制患手手指屈曲内收痉挛,上举动作可抑制上肢肩屈曲、肘关节屈曲、前臂旋前、腕关节掌屈尺偏的屈曲痉挛模式,因此是反射性抑制运动,可有效地抑制痉挛,诱发上肢分离运动。

2) 双手交叉摆动训练

这是进行上举后向左、右两侧摆动的训练。摆动的速度不宜过快,但幅度应逐渐加大并伴随躯干的旋转。

3) 利用健侧下肢辅助的抬腿训练

患者仰卧,用健侧足从患侧腘窝处插入并沿患侧小腿伸展,将患足置于健足上方。治疗师辅助患者利用健侧下肢将患侧下肢抬起,尽量抬高,然后缓慢放回床面。患侧下肢膝关节不得屈曲,如此反复练习,治疗师随着患者动作的熟练逐渐减少辅助,直至患者可以独立完成。

4) 翻身训练

(1) 从仰卧位到患侧侧卧位　患者仰卧,治疗师立于患侧,令患者健侧上、下肢抬起并伸向治疗师方向,与此同时躯干向患侧旋转(图 4-12-4 至图 4-12-6)。

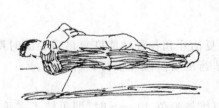

图 4-12-4　从仰卧位到患侧侧卧位(一)

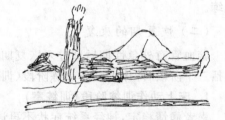

图 4-12-5　从仰卧位到患侧侧卧位(二)

(2) 从仰卧位到健侧侧卧位　患者仰卧,利用上一步训练"3)"的方法将健足置于患足下方,利用训练"2)"的方法双侧上肢左右摆动,利用躯干的旋转和上肢摆动的惯性向患侧翻身(图 4-12-7 至图 4-12-9)

5) 桥式训练

(1) 双腿搭桥训练　患者仰卧,双侧下肢屈髋、屈膝,双足全脚掌着床,双手于胸前交叉。令患者进行抬臀训练,治疗师根据患者功能状况分别予以辅助,或协助控制患侧

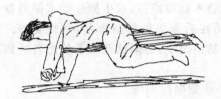

图 4-12-6 从仰卧位到患侧侧卧位(三)

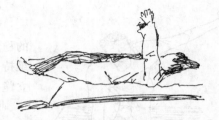

图 4-12-7 从仰卧位到健侧侧卧位(一)

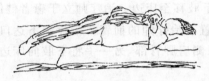

图 4-12-8 从仰卧位到健侧侧卧位(二)

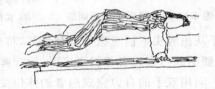

图 4-12-9 从仰卧位到健侧侧卧位(三)

下肢,或协助骨盆上抬。动作宜缓慢,臀部尽量抬高,使髋关节充分伸展,膝关节屈曲(图 4-12-10)。

(2)单腿搭桥训练 当患者掌握了双腿搭桥动作以后,可以改为健侧下肢抬起,脚离开床面,膝关节伸展,维持患侧足单脚支撑的搭桥动作,再将健侧下肢膝关节屈曲放在患侧腿上(图 4-12-11)。

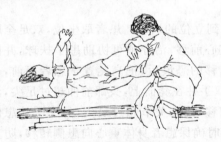

图 4-12-10 双腿搭桥训练

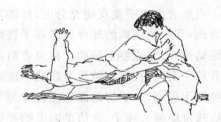

图 4-12-11 单腿搭桥训练

6)坐位平衡训练

(1)坐位平衡反应诱发训练 患者取端坐位(椅坐位),利用训练球在治疗师的保护下进行向前、后、左、右方向推球训练,完成躯干的屈曲、伸展及左右侧屈运动。

(2)侧方肘支撑调整训练 患者坐在治疗台上,治疗师站在台前,患者身体向一侧倾斜,直至肘关节支撑在台上,然后用自己的力量返回直立坐位。

7)膝手位平衡训练

患者取膝手位,在能控制静止姿势的情况下,完成中心向前、向后的移动。此法能较好地控制膝手位后,练习三点支撑(图 4-12-12)、两点支撑(将一侧上肢和另一侧下肢抬起),保持姿势稳定。治疗师可根据患者情况予以辅助,诱发患者的调整反应,使患者侧躯干成主动伸展运动。

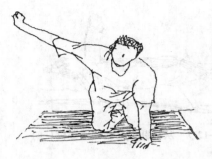

图 4-12-12　膝手位平衡训练

8）跪位平衡训练

让患者在肋木前取跪位，双手握住肋木保持身体的稳定，治疗师在后面协助控制骨盆，调整姿势。在维持正确姿势的情况下，逐渐放开双手使患者达到独立跪位。

9）从仰卧位到坐位训练

（1）治疗师辅助患者坐起的方法　患者仰卧，治疗师指示患者双手交叉，健足置于患足下方并利用健侧下肢将患侧下肢移至床边。治疗师立于患者健侧，将手从患者头下插至患侧肩胛骨部，将患者头部置于治疗师的前臂。治疗师下达口令"双腿抬起"，当患者双腿离床时，治疗师一手抬患侧肩胛骨部，另一手将下肢向床边移动。利用双手的合力完成患者的体位变换。

（2）从健侧坐起训练　患者利用自己掌握的动作将患者移到床边，从仰卧位转换成健侧在下方的侧卧位，然后双手交叉用健侧前臂支撑，完成坐起动作。如有困难，治疗师从健侧向患侧推其头部辅助完成。

（3）从患侧坐起训练　动作要领与上法相同。难度较从健侧坐起稍大。要点是双手交叉，移动双下肢至床缘，或下垂于床缘，然后翻身成患侧在下方的侧卧位，利用患肢前臂支撑完成坐起，治疗师在其头部予以帮助。

10）从坐位到立位的训练

当患者坐位平衡反应充分后，可练习从坐位到立位的训练。患者取坐位，双足全脚掌着地，开始利用训练球令患者双手扶球身体重心前移，治疗师可协助患手扶球，并向前滚动球体，完成躯干屈曲。待患者消除重心前移的恐惧后，把高凳置于患者面前，令患者双手交叉，在双侧髋关节屈曲下重心前移，双手挂在凳面上，头部前伸超过足尖，治疗师立于患侧，一手协助固定患侧膝关节并向前移，使膝关节超过足尖，另一手从患侧腰后扶持健侧大转子，在协助向上抬起臀部的同时确保患者身体重心向患侧转移，防止健侧代偿。待以上动作均能较好完成后，撤掉面前的高凳，放开交叉双手，双上肢自然下垂，练习身体对称重心前移的姿势下伸展躯干完成起立动作（图 4-12-13 至图 4-12-15）。

2. 步行准备训练阶段

在患者具备立位平衡训练的基本条件和下肢具备自我控制能力时，方可进入本阶段的训练。否则患者就会因下肢缺乏负重控制能力而惧怕跌倒，使痉挛加重，诱发出联合反应和异常的运动模式，甚至造成关节及软组织损伤。因此，掌握本阶段的训练时机是偏瘫患者运动功能恢复的关键。

临床特点：①坐位、膝手位、跪位平衡反应正常；②在床上具有随意控制下肢的能力；③能独立完成从坐位到立位的动作。

康复目标：①诱发和提高立位平衡反应；②提高骨盆控制能力；③掌握立位的下肢

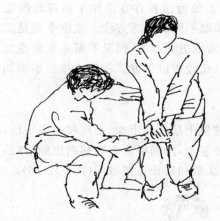

图 4-12-13 从坐位到立位的训练(一)

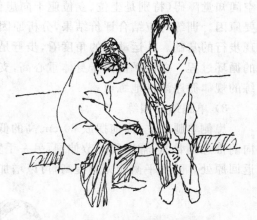

图 4-12-14 从坐位到立位的训练(二)

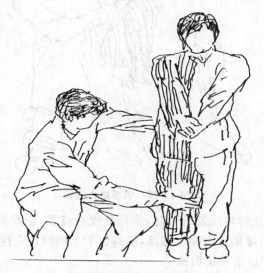

图 4-12-15 从坐位到立位的训练(三)

分离运动;④掌握双下肢站立相和迈步相的分解动作。

训练方法如下。

1) 立位平衡训练

患者立于平衡杠内,双下肢支撑体重,双膝关节轻度屈曲(约 15°),治疗师用双膝控制患者的下肢使其呈外展、外旋。

治疗师一手置于患者臀部,另一手置于其下腹部,协助完成骨盆前后倾运动。随着骨盆前后倾运动幅度的加大,重心逐渐向患侧下肢转移,在患侧骨盆、髋关节、踝关节获得较好控制能力时慢慢将患侧下肢抬起。

2) 平衡杠内重心转移训练

患侧下肢瘫痪;躯干一侧瘫痪;平衡反应障碍;体力低下,健侧下肢废用性肌萎缩;

空间知觉障碍(特别是坐位、立位躯干向患侧倾斜)是偏瘫患者存在立位平衡障碍的主要原因。训练时应结合评价结果,分析原因,分别采取不同的训练方法。立位平衡是实现步行的基础。从运动学的角度看,步行是平衡不断地遭到破坏,而又不断地重新建立的循环过程。立位平衡由于身体重心高,支撑面小,比较难以掌握。一般应按照平衡训练的规律循序渐进地练习。

3) 单腿站立训练

患侧单腿站立,面前摆放 20 cm 高的低凳,将健侧下肢踏在上面,治疗师一手下压,向前推患侧骨盆,辅助髋关节伸展,另一手置于健侧躯干,协助将重心转移到患侧,然后返回原处。随着平衡能力的提高,可以增加踏凳的次数和延长负重时间(图4-12-16)。

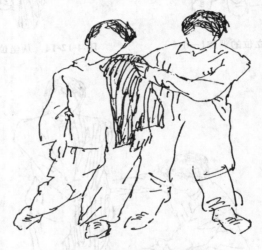

图 4-12-16 单腿站立训练

当以上动作可以正确地反复进行时,将低凳换成高凳,治疗师一手置于患者背部,另一手置于胸骨下方,辅助患者躯干伸展,提高躯干上部的稳定性。

4) 立位下肢分离运动易化训练

步行作用较大的分离运动主要有:髋关节伸展状态下的膝关节屈曲;髋关节伸展、膝关节屈曲状态下的踝关节背屈;髋关节屈曲,膝关节伸展状态下的踝关节背屈等。以上分离运动的水平是决定步态的重要条件。

(1) 髋关节伸展、膝关节屈曲易化训练 患者取俯卧位,治疗师位于患侧,一手置于患者臀部通过手感判断髋关节有无屈曲,另一手扶持患侧踝关节上方辅助其进行膝关节屈曲运动。运动速度宜缓慢,让患者认真体会在髋关节伸展状态下膝关节保持屈曲的运动感觉,反复练习,当患者能熟练掌握时变换为平行杠内立位训练。患者立于平行杠内双手扶杠,治疗师位于患侧坐在 PT 凳上,一手置于患侧膝关节上方辅助控制髋关节保持伸展位,另一手扶持患侧踝关节上方辅助其进行膝关节屈曲运动,反复练习,至熟练掌握。此运动模式对行走中正确地将患肢从支撑期(站立相)向摆动期(迈步相)过渡具有重要作用。

（2）髋关节伸展、膝关节屈曲、踝关节背屈　患者立于平行杠外，用健手扶杠。双脚前后分开，患侧在后方。当患侧下肢向前摆动时，为了防止骨盆上抬和下肢"画圈"步态，必须练习髋关节伸展状态下膝关节在尽量靠近健侧膝关节的同时屈曲放松，骨盆向下，踝关节背屈，前脚掌着地。

（3）髋关节屈曲、膝关节伸展、踝关节背屈　髋关节屈曲、膝关节伸展、踝关节背屈是患侧下肢从摆动中期到摆动后期的主要运动模式。而下肢的伸肌痉挛模式妨碍了踝关节及前足部的背屈，导致患者在立位和步行时踝关节出现跖屈、内翻，部分患者甚至达到足趾被踩在脚下的程度。这种膝关节与踝关节不能分离的现象严重地妨碍了患侧下肢步行的摆动期和支撑期的足跟着地以及体重从足跟向前脚掌的移动。治疗师将手置于患足踇趾趾腹并将前足部向上抬起，使踝关节背屈足跟着地，维持前足部不出现跖屈动作。治疗师指示患者重心向前移动，髋关节充分伸展，膝关节不得出现过伸展。

3. 步行训练阶段

进入本阶段的患者应具备良好的立位平衡反应，以及立位的下肢分离运动。偏瘫患者80％以上可以获得步行能力，但是，如何掌握良好的步态或尽量接近正常水平的步行能力，对康复具有重要意义。年纪较大的患者可以将康复目标确定在室内安全独立步行的水平，但年龄较小或基本条件较好的年长患者，仍应将矫正异常步态作为本阶段的康复目标。为此，应严格掌握各训练阶段的时机、临床特点及训练内容的质量。

临床特点：①平行杠内重心转移良好；②可以维持单腿站立；③具有骨盆运动控制能力；④立位下肢分离运动充分。

康复目标：①拄拐独立步行；②徒手独立步行；③室内独立安全步行；④上下阶梯；⑤复杂地面的独立步行；⑥室外独立步行。

训练方法如下。

1）平行杠内步行训练

本训练的目的是将第三阶段步行分解动作及各项分离运动的基本训练应用到步行能力上。因此，训练的重点不是步行，而是正确动作的应用。首先将平行杠高度调节在与患者股骨大转子相同的位置上。步行模式一般采用两点支撑步行。患者立于平行杠内，伸出健手握住平行杠，向前迈出患足，利用健手、患足两点支撑迈出健足。即健手→患足→健足，按三个动作的程序练习，同时注意握杠的手从握杠变为扶杠再变成手指伸展用手掌按压平行杠。步幅也应从小到大，即从不超过患足的"后型"到与患足平齐的"平型"，最后为超过患肢的"前型"，为过渡到拄拐步行打好基础。

2）拄拐步行训练

当在平行杠内步行稳定后应转换为拄拐步行，具体方法与平行杠内步行相同。区别在于平行杠是稳定的支持物，患者用健手抓握平行杠可以向前后、左右、上下各个方向用力，以保持身体平衡，而手杖稳定性差只能向下按压。因此，必须是平衡功能良好，步行稳定的患者才能转换为拄拐步行训练。常采用方式有"杖→患足→健足"和"杖、患

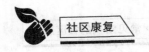

足→健足"两种。健侧足跨步的大小可分为前型(超过患足)、后型(在患足后方)、平型(与患足对齐)三种。手杖也可根据稳定性从大到小依次分为肘拐、四脚拐、手杖三种。

3)控制双肩步行训练

治疗师位于患者身后,双手轻轻搭在患者肩上(拇指在后,四指在前),当患肢处于支撑期,健侧下肢摆动时,在足跟着地前肩胛骨向后方旋转可以防止足外旋。当患肢处于摆动期时,治疗师诱发患者双上肢呈对角线方向有节奏地自然摆动可使躯干旋转,为出现正常步态创造条件。

4)控制骨盆步行训练

治疗师双手置于患者骨盆两侧,用拇指或掌根抵住臀部,使髋关节伸展、骨盆后倾。在健侧下肢处于摆动期时,治疗师协助将体重转移到患足,防止膝关节过伸展,并维持患肢稳定的支撑,同时协助患者将重心缓慢地向前方移动。当患侧下肢处于摆动期时,髋、膝关节放松,足跟向内侧倾斜,即髋关节外旋。治疗师将患侧骨盆向前下方加压,防止骨盆上抬,并协助其向前方旋转。

5)特殊步行练习

(1)向患侧横向迈步训练 治疗师立于患侧,一手置于患侧腋窝,使患侧躯干伸展,另一手置于健侧骨盆,使患者身体重心移向患肢,然后嘱患者健侧下肢从患肢前方横向迈出。患侧下肢从健侧下肢后方,向患侧方向迈出。治疗师可用旋转患侧躯干和骨盆的方法协助动作的完成,当步行能力改善时,逐渐减小旋转的角度。当患者能控制骨盆和下肢时,治疗师双手置于患者肩部,根据患者的能力给予辅助,或施加外力破坏患者的平衡以增加步行难度。

(2)向健侧横向迈步训练 治疗师一手置于患侧骨盆,另一手放在健侧肩部,前者协助调整躯干的姿势,后者协助身体重心的转移。令患侧下肢在健侧下肢前方横向迈步,迈出的患足要与健足平行(足尖方向一致)。再将健侧下肢向健侧方向迈出。治疗师也可以将双手置于骨盆处,协助控制身体的平衡和重心的转移,用上肢协助患者控制躯干的伸展。

(3)倒退步训练 患者一手扶于治疗台上,将患侧下肢放松,由治疗师辅助,将膝关节、踝关节屈曲向后方迈一步。如此反复练习,当无抵抗感达到稍加辅助就可以完成的水平时,开始学习倒退步行,治疗师一手置于下腹部使躯干前屈,另一手置于骨盆的后面保持骨盆水平,并将重心向后诱导,患者按以上要领完成倒退步练习(图4-12-17)。

6)上下阶梯训练

上下阶梯比平地步行难度大,但是从利用扶手步行与拄拐步行的角度相比较,上下阶梯又显得比较容易。经过上下阶梯训练的患者,更容易掌握平地步行,因此常常将这两项训练同时进行。

上阶梯训练的要领是先练两足一阶法:①健手抓住扶手;②健足上阶梯;③利用健手与健足将身体重心引向上一层台阶;④患侧下肢尽量以内收内旋的状态上抬,与健足

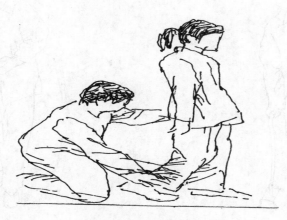

图 4-12-17　倒退步练习

站在同一层台阶上；⑤治疗师在患者身后予以保护。当患者熟练掌握后，或为了练习重心转移、患侧支撑等，可训练一足一阶法，方法同上。主要区别是患足不与健足站在同一层台阶上，治疗师的辅助重点是协助患肢上抬的正确模式及患肢支撑的稳定性（图4-12-18、图 4-12-19）。

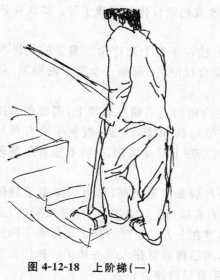

图 4-12-18　上阶梯（一）

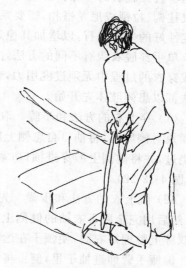

图 4-12-19　上阶梯（二）

下阶梯训练的要领是先练两足一阶法：①健手握前下方的扶手；②利用健侧手足支撑身体，患足先下一层台阶；③再将健足下到与患足同一层台阶上；④治疗师在患者前方进行保护。当患者熟练掌握后，或为了练习重心转移、患侧支撑，可训练一足一阶法，方法同上；区别是患足不与健足站在同一层台阶上，治疗师的辅助重点是协助身体重心向患肢转移及患肢支撑的稳定性（图 4-12-20、图 4-12-21）。

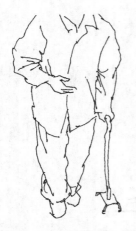

图 4-12-20　下阶梯（一）

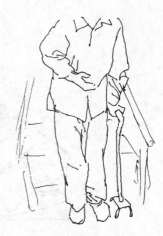

图 4-12-21　下阶梯（二）

4. 日常生活活动能力的训练

1）穿脱衣裤的训练

在进行穿脱衣训练时,首先要选用宽松、简单的衣服,以便使患者能够更容易、更快捷地学会穿脱衣的步骤。必要时可对现有的服装略加修改以帮助患者穿脱。如将纽扣换成挂钩、拉锁或尼龙搭扣,需要系皮带的裤子改成松紧口休闲式裤子等。其次应选择稳定性好的坐凳进行,以增加其稳定性。

单手穿脱衣服有不同的方法,决定用什么方法在于各个治疗师。重要的是患者在完成穿衣的过程中无须过度用力,也不要出现联合反应,并遵循一个简单的原则,各种方法都以患侧肢体先开始。

（1）穿上衣的方法和步骤　取坐位,将衣服内面朝上平铺在双膝上;用健侧手抓住衣领及对侧肩部,将袖口自患侧上肢穿过,并将领口部分拉至肩部;健侧手沿衣领从头后绕过,并将健侧上肢穿进袖口;系纽扣、拉拉链或黏上尼龙搭扣,并将衣服各部整理平整（图 4-12-22）。

（2）脱上衣的方法和步骤　先将患侧衣服自肩部退至肘部,再自肩部退下健侧衣服,然后用完全脱下衣袖的健侧上肢脱掉患侧的衣服（图 4-12-23）。穿套头衫时,患者在双膝上整理好衣服,使领子在远端,颈部的标签在上方。患臂的袖子还是垂于两膝之间。偏瘫手臂伸进袖子里,健手将袖子拉到肩,然后将健臂穿入另一袖子。抓住头套头衫的背面套过自己的头,同时身体前倾使患侧手臂保持伸直。

（3）长坐位-仰卧位下穿脱裤子的方法和步骤　长坐位,用健侧手先将患侧下肢穿进裤腿,并拉至膝部上方;健侧下肢穿入另一侧裤腿;改长坐位为仰卧位,健侧膝关节屈曲,努力向上抬起骨盆,同时用健侧手向上提拉裤子至髋,最后系纽扣、拉拉锁和整理。对女性而言,穿戴胸罩比较麻烦。可以在胸罩后面缝上一条有弹性的松紧带代替纽扣或搭钩,然后像穿套头衫那样穿上胸罩。还可以将安装在胸罩后面的纽扣或搭钩安放到胸罩前面以方便患者穿戴。对于由于认知障碍不能正确判断衣服正反、内侧外侧的

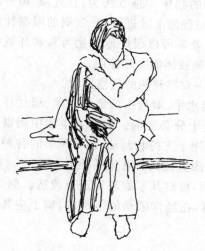

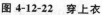

图 4-12-22　穿上衣

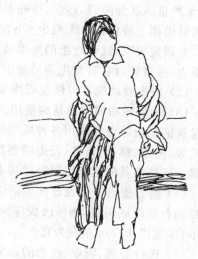

图 4-12-23　脱上衣

患者,可以在服装的特殊部位设置明显的标志。例如,用红色水笔在服装内侧的缝边上画上明显的记号,告知患者必须把有红色记号的一面穿在里面。另外,脱掉衣服后把衣服放好,也应包括在患者的训练程序中。

2) 穿袜子的方法

患者叉握双手,将患侧下肢抬起交叉放置在健腿上;用健侧拇指和食指张开袜口,套袜子之前患者要使自己的患侧手臂向前,肩前伸并伸肘,向前倾斜身体把袜子套在脚上;穿健侧下肢时用同样的程序。

3) 洗漱动作

洗漱动作包括每日例行的洗脸、刷牙、洗手、剪指甲、洗澡等动作。洗脸动作最大的困难是如何拧干毛巾,利用水龙头单手拧毛巾的方法,可以借鉴使用。对于抓握功能不充分的患者,可以将牙刷手柄加粗,便于抓握。一般情况下,大部分患者很难使用普通的指甲刀。但是,只需对指甲刀进行简单的改装,患者就能够独立完成这个动作了。

（三）后遗症期

此期开始的时间,目前尚无统一的认识。但按照世界卫生组织规定,患病 8 个月后则为后遗症期。我国现通用的以 1 年后为后遗症期。此期的患者不同程度地留下了各种后遗症,如瘫痪、痉挛、挛缩畸形、肌力减退、姿势异常、共济失调等。此时的康复目标是继续训练和利用患者残存的功能,防止功能退化,充分发挥健侧的潜能,并尽可能改善患者周围的环境以适应残疾,争取最大程度的功能独立性。康复治疗包括如下几点。

（1）继续强化患侧的康复训练,以防止功能退化,提高日常生活活动能力。值得一提的是强制运动疗法的应用。目前选择的该方法主要应用于慢性期脑卒中患者（发病半年以上）的上肢治疗。患肢至少具备主动伸腕 10°,拇指掌侧或桡侧外展 10°,其余四指中任意两指的掌指和指间关节可以伸 10°患者没有明显的平衡障碍,能自己穿戴吊

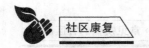

带,无严重的认知障碍、痉挛、疼痛及并发症。主要的临床干预方法为:在连续 10～15 天内对患侧上肢保持每天至少 6 h 的训练量,同时对健侧上肢进行 2～3 周的限制性使用。有研究表明,这种疗法的突出效果在于其治疗效果可以很好地转化为真实环境中的能力,患者可以在日常生活活动中大幅度增加患侧肢体的实际使用。

(2) 对患侧功能不可恢复或恢复很差的,应允许发挥健侧的代偿作用。

(3) 矫形器和辅助器具的使用。针对患者功能水平、对残疾的适应程度、居住环境与建筑情况指导患者使用各种矫形器、辅助器具是十分必要的。如日常生活中用以帮助吃饭、洗澡、穿衣、修饰、行走的器具和轮椅,以及用于支持和制动、预防畸形的各种矫形器。这些器具的运用可以补偿患者的功能,帮助患者提高日常生活能力。

(4) 为方便患者完成日常生活活动和预防跌倒,可对其家庭环境进行改造。例如,门槛和台阶改成斜坡,厕所改成座厕或设凳式便器,在经常活动的范围内,墙上应装上扶手,床铺以 40 cm 左右为宜。

(5) 进行心理、职业、社会的康复。

(6) 传统康复方法治疗　脑卒中后遗症期,中医的主要病因是气虚血瘀、脉络痹阻。治疗应以益气活血为原则。方拟补阳还五汤加减。在这一时期针刺以阳明经为主,以补益气血,促进脾胃运化以加强肌肉功能,促进肢体功能的恢复。

(四) 并发症的治疗

1. 肩部并发症

肩部问题是脑卒中患者常见的并发症之一,主要表现有肩痛、肩关节半脱位和肩手综合征等。

(1) 肩痛　肩痛是肩部并发症最主要的临床表现之一。有文献报道,脑卒中偏瘫患者肩痛的发生率为 70%～80%。肩痛使患者上肢肌肉主动活动减少,患者不能集中精力学习新技能,阻碍了功能恢复和整体康复进程,从而影响了脑卒中患者的生活质量。肩痛的发生至今仍缺乏一个一致性的解释。肩锁关节的退行性改变、滑囊炎、喙突炎、冈上肌腱炎、肩关节半脱位等均可以引起肩痛。早期预防和正确治疗可以防治肩痛等肩部问题,从而可为改善脑卒中患者上肢功能,促进其独立功能活动能力的提高创造条件。特别要注意患者卧床及坐轮椅的体位;上肢在进行各种运动之前应进行肩胛骨的充分松动;任何引起疼痛的体位或运动应调整,以无痛的方式进行。若疼痛发生,可以用周围关节松动术、干扰电或经皮神经电刺激来处理。此外可以选用腕踝针,其止痛疗效确切。患侧取腕 4、腕 5 为进针点,长时间留针,亦可带针回家。留针期间可配合患侧肩关节被动活动,同时按摩肩关节周围软组织。如果存在慢性炎症,热疗或超声波治疗可促进其正常修复。

(2) 肩关节半脱位　肩关节半脱位就是盂肱关节半脱位,是偏瘫患者的常见并发症之一。早期康复预防是防止肩关节半脱位发生的主要手段。应注意尽量使上肢处于抗痉挛体位;多向患侧翻身;坐起时让患侧上肢在抗痉挛模式中负重和将上肢伸向前、伸肘、对掌、十指交叉握手放在一张适当高度的桌子上。一旦发生肩关节半脱位,治疗原则主要是：①通过修正肩关节和肱盂窝的位置恢复肩关节的正常固锁机制；②刺激和激活肩周围的稳定肌；③在不损伤肩关节及其周围的结构的情况下保持充分的无痛的关节范围内的活动。治疗方法可采用按摩、拍打、挤压、快速或早期负重等增加肩周肌肉的肌力的方法，以进一步改善肩关节的正常固锁机制，恢复肩胛骨的正常位置，也可用功能性电刺激治疗。在转移和活动其他部位时也可通过配肩悬吊带保护。

（3）肩手综合征　肩手综合征又称反射性交感神经营养不良。多在发病后1～3个月内发生。临床分为三期：第一期，患手的背部开始出现水肿，有柔软感及膨胀感，指间关节肿胀明显，终止于腕关节，手的颜色发生改变，呈橘红色或紫色，手有微热及潮湿感，指甲显得苍白及不透明，常伴有患肩及腕的疼痛，关节活动范围明显受限，积极治疗可治愈；第二期，手的症状更加明显，疼痛难忍，但肩痛及运动障碍和手的水肿减轻，患手皮肤和肌肉出现萎缩，X线示患手呈骨质疏松的表现，预后不良；第三期，水肿、疼痛完全消失，造成永久性后遗症，患手成为失用手。进行良肢位摆放，做患侧上肢负重训练时注意训练的强度与时间，尽量不在患手背进行静脉滴注，防止患手遭受外伤，可以预防肩手综合征的发生。一旦发生肩手综合征，治疗原则在于首先尽快减轻水肿，然后是减轻疼痛和强直。治疗方法应使腕关节处于背屈位，必要时可使用夹板，直到水肿消失、肤色正常为止。用夹板期间患者仍能作自助的保持关节活动度的活动。向心性缠绕压迫手指的方法也可以减轻水肿。用直径1～2 mm的绳子从远端向近端缠绕患手每一根手指及手掌至腕关节，然后再一一解开绳子，可每天重复进行。此外，冰水浸泡法、冷水温水交替浸泡法也可用。与此同时，还应鼓励患者做患手的主动运动，如不能完成可用健手协助完成主动运动；禁止做患侧上肢体重负重训练。被动运动法要在无痛的情况下进行。止痛的方法参见本节肩关节并发症中的"肩痛的处理"内容。

2. 吞咽功能障碍

吞咽功能障碍（swallow dysphagia）是脑卒中常见的合并症之一，可导致水和其他营养成分摄入不足，易出现吸入性肺炎，甚至窒息。吞咽功能障碍主要见于延髓性麻痹（球麻痹）和假性延髓麻痹（假性球麻痹）。

（1）间接的吞咽训练　患者意识清楚，可取坐位者，即可开始本训练，包括口腔颜面肌及颈部屈肌等与吞咽有关的肌力强化，颈部及下颌关节活动度训练，改善运动及降低有关肌肉和全身肌肉痉挛的训练。可用冷冻的湿棉签等反复刺激软腭及咽后壁改善咽反射的训练来达到促进吞咽动作的产生与完成等。

（2）进食训练　患者神志清楚、病情稳定、有咽反射，并可随意充分地咳嗽时，可进行进食练习。进食的体位：躯干后倾位误咽少，程度轻，故刚开始练习进食时，以躯干后倾轻度颈前屈位进食为好。偏瘫者健侧在下的侧卧位，颈部稍前屈易引起咽反射，多可减少误咽。另外，颈部向患侧旋转可减少梨状隐窝残留食物。阶段性进食训练：选择训练用食物要考虑到食物形态、黏度、表面光滑度、湿度、流动性、需咀嚼程度、营养成分含量及患者的喜好等。液状食物易于在口腔移动，但对咽刺激弱，易出现误咽。固态食物需充分咀嚼、搅拌，不易移至咽部，易加重口腔期障碍，但易于刺激咽反射，误咽少。既

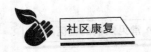

容易在口腔内移动又不易出现误咽的是均质胶冻状或糊状食物,如蛋糕、面糊、果冻等。一般选用上述种类的食物进行训练,逐渐过渡到普食和水。一口进食量以1小汤匙为宜,进食速度不宜过快,应定时进行口腔护理,防止吸入性肺炎。

3. 其他并发症

痉挛等并发症的处理参见相关章节。

(五)脑卒中社区康复护理

脑卒中患者存在着不同程度的神经功能受损,自理能力差或不能自理,甚至因意识和精神障碍而影响救治,故其护理十分重要。除了仔细观察病情变化、执行治疗医嘱和进行一般性基础护理外,还应针对神经功能障碍进行相应的专业性护理,才能提高脑血管病的治疗效果。在社区康复护理上主要重视下面两方面的护理。

1. 瘫痪的护理

瘫痪是脑卒中患者最常见的症状,正确护理有利于预防并发症和肢体功能的恢复。

1)偏瘫的护理

(1)根据患者偏瘫侧肢体肌力的情况制定护理等级,注意偏瘫侧肢体的正确体位,保持大关节和手的功能位。

(2)肌力在Ⅳ级左右的患者,可以在扶持下行走,给予一级护理扶持如厕,并注意预防摔跤。

(3)肌力在Ⅲ级以下的卧床患者需放置床挡,以防患者自行翻身或坐起时坠床。

(4)对偏瘫侧肢体肌力Ⅲ级以下的患者,应定时协助翻身和进行肢体被动运动。

(5)对意识清楚患者,每日协助保持坐位数次,如为右侧肢体偏瘫患者,应训练左手使用餐具或练习写字。

(6)根据患者意识和肌力情况可在发病数天后进行肢体功能锻炼;脑出血患者一般应严格卧床2～4周,在发病1周左右,如病情允许,可在床上进行肢体康复训练。

(7)对于合并失语的患者每日可进行简单的言语训练。

(8)对于情绪低落的患者应积极开展心理护理,鼓励患者进行肢体功能锻炼,并训练生活自理能力。

2)四肢瘫痪的护理

(1)保持正确的体位,平卧时在肩部和髋部放置枕头或棉垫,侧卧位时使上肢呈肩关节外展、肘关节和腕关节伸直的姿势,下肢稍屈髋、屈膝和踝关节背屈。

(2)每1～2 h翻身1次,定时对骨隆起部位皮肤进行按摩。

(3)吞咽困难的患者给予鼻饲流质饮食,保证充足热量和水分的摄入。

(4)尿潴留或失禁者给予留置尿管,每4 h开放1次,每日冲洗膀胱1～2次,每周更换一次性尿袋2次。

(5)合并意识障碍的患者,注意头偏向一侧,做到定时扣背和吸痰,防止口腔内分泌物或呕吐物误吸。

（6）每日上午、下午对患者的肢体进行被动活动各 1 次，每个关节活动 3～5 次，每次活动 10～20 min。

（7）意识清楚的患者每日可进行坐位训练数次，并根据患者的病情进行四肢瘫的早期康复训练。

3）球麻痹的护理

（1）对于构音障碍者，应耐心听其表达意思，必要时请其用文字表达。

（2）对于呛咳者，应教会患者或其家属如何进食，如用吸管饮水，进食糊状食物，在坐位下饮水或进食。

（3）对于吞咽困难者，应留置胃管给药和进食；在恢复期训练进食。

（4）口腔和鼻咽部分泌物较多者，应及时协助吐出或吸出。

（5）每 2～4 周更换鼻饲管 1 次。

2. 压疮的护理

压疮是脑卒中患者因护理不当最常发生的并发症，易在发病后 24 h 之内和 2～4 周发生，可引起严重感染加重病情。因此防治压疮对于护理来讲尤为重要。

1）预防压疮的皮肤护理

（1）对于偏瘫或四肢瘫痪的患者严格执行 1～2 h 翻身 1 次的制度，做到动作轻柔，严禁在床上拖拉患者，以免发生皮肤擦伤。

（2）保持床单平整，做到无皱褶、无渣屑，及时更换被尿便污染的尿布或中单。

（3）保持皮肤清洁，每日上午、下午背部护理 1 次，每周床上擦澡 1～2 次，在翻身时对骶尾部和骨隆起部位进行按摩。

（4）对于易受压部位或骨隆起部位可放置气枕或气圈，有条件者可使用气垫床或自动翻身床。

2）压疮的护理

（1）当受压部位出现皮肤发红、肿胀变硬时，应避免该部位继续受压，局部涂以 2% 的碘酒或 0.5% 的碘伏，每日数次。

（2）当皮肤发红区出现水疱时，在无菌操作下抽出水疱内液体，保持表皮完整贴敷，局部涂以 0.5% 的碘伏，每日数次，保持创面干燥。

（3）当水疱部位出现表皮破损时，局部涂以 0.5% 的碘伏，每 4 h 1 次；创面可用新鲜鸡蛋内皮贴敷，促进表皮愈合，并给予红外线灯照射，上午、下午各 1 次，每次 15～20 min。

（4）当表皮出现坏死，形成溃疡，面积逐渐扩大，并深达皮下组织时，局部给予 3% 双氧水去除腐烂组织，再用生理盐水清洁创面，局部涂以 0.5% 的碘伏，保持创面干燥。每日换药 1 次，每次换药时用 75% 酒精消毒周围皮肤。

（5）当溃疡深达肌肉组织时，需做局部清创手术，术前对创面分泌物做细菌培养和药物敏感试验，术后全身应用抗生素，创面用凡士林油纱覆盖，每日定时换药。

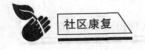

四、家庭康复

(一) 康复预后

脑卒中患者的康复效果与病情的轻重、并发症、康复介入时间和介入方式的不同、患者对康复治疗的积极性以及社会和家庭的支持程度等多种因素有关。一般认为,瘫痪恢复的次序为先下肢后上肢,先近端大关节,后远端小关节。康复治疗时间开始得越早越好,即只要患者神志清醒,生命体征稳定即可开始。发病后 6 个月都是有效康复期,但运动功能康复的最佳时间是在发病后 3 个月内,这个时期进行康复,恢复的效果最好。病程 1 年以上,康复的效果和肢体功能恢复的速度都会降低。此外,表 4-12-4、表 4-12-5 列出了康复预后的预测。

表 4-12-4　发病时下肢功能与康复预后的预测

发病初期仰卧位可能的下肢运动	程度预测
患肢抬起,膝可屈伸	90%能步行,其中 60%～70%独立步行,20%～30%需辅助步行,10%左右不能步行
患肢伸直,可上抬离床,膝略屈曲	90%能步行,其中 45%～55%独立步行,35%～45%需辅助步行,10%左右不能步行
患肢能保持膝立位 2～3 s	90%能步行,其中 25%～35%独立步行,55%～65%需辅助步行,10%左右不能步行

表 4-12-5　发病后不同时间手功能状态与康复的预测

手指屈伸功能可能的时间	恢复程度预测
发病当日	几乎可全部恢复至正常手
发病后 1 个月	大部分恢复至正常手,少数停留在辅助手
发病后 3 个月	部分恢复至辅助手,大部分为失用手
发病后 3 个月仅部分可能	全部为失用手

(二) 康复宣教

要积极控制相关疾病。调查资料显示,高血压、冠心病、糖尿病等与脑卒中密切相关,并随年龄增大,发病率呈上升趋势。这些并发症还可以影响患者的康复训练,如患者在康复训练中可出现胸闷、气急、体力下降、眩晕等心功能下降的表现而要暂停或中止康复训练治疗。如果并发症未得到很好控制,不仅影响康复进度,还易导致脑卒中的复发。所以要加强对这些疾病的健康教育,做到早检查、早治疗。

在社区定期举行健康教育讲座,请专家和高年资执业医师进行预防脑卒中和脑卒中后的康复知识的教育宣传,普及预防脑卒中措施和脑卒中后的康复知识。组织和开展脑卒中患者家属家庭护理的培训和交流,组织能外出活动的脑卒中患者交流康复体会,为不能外出者提供健康教育。应重视患者脑卒中后 6 个月内的积极康复治疗,使家属、社区都能在脑卒中的最佳康复期内主动向患者提供康复服务,减轻残疾程度和降低残疾率。

(三)自我训练

1. 训练安排

训练安排见表4-12-6。

表4-12-6　偏瘫患者(Brunnstorm评定法)家庭训练计划

计划(阶段)	序号	训练内容	次数/次
计划1阶段 (Brunnstrom 评定法 Ⅰ～Ⅱ阶段)	1	双手交叉,上举	5～10
	2	双手交叉,上举,左右摆动	5～10
	3	双手交叉,上举,触胸	5～10
	4	健足插入患足下方上抬	5～10
	5	膝立位,双手上举,躯干左右摆动	5～10
	6	搭桥训练	5～10
	7	向健侧翻身及返回动作训练	5～10
	8	向患侧翻身及返回动作训练	5～10
	9	患腿屈膝,健腿伸直抬高	5～10
	10	下肢内收,外展训练	5～10
计划2阶段 (Brunnstrom 评定法 Ⅱ～Ⅳ阶段)	1	端坐位,躯干保持正直,骨盆前倾、后倾、左右侧倾训练	10～20
	2	端坐位,腰椎前屈、后伸,左右侧弯及旋转	10～20
	3	双手交叉,肘伸展,左右摆动	10～20
	4	双手交叉,肘伸展,触地	10～20
	5	双手交叉,肘伸展,上举触头、触胸	10～20
	6	双肩关节交替后伸传递物品	10～20
	7	桌子上推毛巾	10～20
	8	双肘支撑在桌子上,双手交叉,肘关节屈曲触鼻	10～20
	9	端坐位患手支撑训练	10～20
	10	端坐位双膝关节交替伸展	10～20
	11	双下肢交替提腿跨步	10～20
	12	双下肢交叉控制训练	10～20

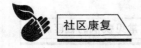

续表

计划(阶段)	序号	训 练 内 容	次数/次
计划 3 阶段 (Brunnstrom 评定法 Ⅳ～Ⅵ阶段)	1	端坐位,躯干保持正直,骨盆前倾、后倾、 左右侧倾训练腰椎前屈、后伸,左右侧弯及旋转	10～20
	2	肩关节屈曲,肘关节伸展推墙训练	10～20
	3	肩关节外展,肘关节伸展推墙训练	10～20
	4	患手摸肩、梳头训练	10～20
	5	患手模拟照镜子训练	10～20
	6	患手持杯喝水训练	10～20
	7	患手翻牌训练	10～20
	8	站立位患手前支撑、侧支撑、后支撑训练	10～20
	9	坐位或站立位交替提足跟、抬脚尖训练	10～20
	10	扶持位原地踏步→独立原地踏步	10～20
	11	扶持位单腿站立训练→独立单腿站立训练	10～20
	12	扶持位蹲起训练→独立蹲起训练	10～20

2. 注意事项

(1) 运动量不宜过大,以第 2 天不出现疲劳为度,训练宜循序渐进。

(2) 训练频率至少每周 2～3 次,最好 1～2 次/天,每次约半小时。

(3) 训练过程中若出现血压偏高(高于 180/110 mmHg),心率超过 110 次/分,或心绞痛者,或严重心律失常者,应暂停训练,及时就诊。

(4) 结合日常生活进行训练,鼓励患者独立更衣、梳洗、进食等。

(5) 注意按时服药,规律起居,合理饮食,保持情绪平稳和胸怀开阔。

五、脑卒中患者的转介服务

偏瘫的康复是一个全面的、长期的系统工程,急性期要住院做急诊和早期的医学处理,并尽可能早地开始医学的康复处理,如在脑卒中单元病房中对偏瘫患者进行医学康复。恢复早期要在康复机构住院或在门诊继续进行康复医疗;恢复后期和后遗症期,回到社区和家庭仍然要坚持康复训练,有的甚至要坚持一生。当复发时需要根据情况的变化,将患者转送到适当的机构(如医院或康复中心等),即实施对患者的转介服务。

转介的标准是:医学情况稳定前应在医院中;医学情况稳定后的功能恢复应在康复机构中或在医院的康复门诊中进行;生活基本自理后应转回家中;功能恢复速度很慢或预计难以恢复功能而不得不进行长期的生活护理照顾者,应转介到中间设施中去。这些转介根据具体情况应是双向进行的。

知识链接

误用综合征

训练不恰当造成的误用综合征(如严重的上肢挎篮、下肢画圈的偏瘫步态),首先要恢复关节活动度,同时采取一系列抗痉挛措施,对抗偏瘫步态,建立正常的运动模式。然后循序渐进地按照患者具体的功能改善情况制定长期和短期康复目标和康复计划。

(先元涛)

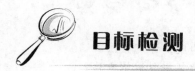

目标检测

一、名词解释

1. 联合反应。

2. 误用综合征。

二、问答题

1. 脑卒中恢复期患者有哪些康复措施?

2. 家庭自我训练的注意事项有哪些?

三、病例检测

患者,男,50岁,因右侧肢体无力5天入院,入院诊断为左侧脑梗死、右侧偏瘫。CT示左侧基底节区低密度阴影。如患者入院后神志清醒且无进行性脑卒中表现,可尽早开始康复治疗。问题:

1. 该患者应进行哪些社区康复评定?

2. 该患者应采取哪些适宜的社区康复训练方法,并进行具体操作。

四、单选题

1. 将偏瘫后随意运动恢复分为六阶段的神经促进疗法是( )。

A. Bobath 疗法   B. Brunnstrom 疗法

C. PNF 疗法   D. Rood 疗法

2. 属于上肢 Brunnstrom 四级的动作是( )。

A. 手背触及腰骶部   B. 肘伸直外展呈 90°

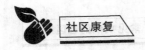

C. 手指鼻较好

D. 可随意发起的随意运动

3. 偏瘫患者踝关节的伸肌共同运动为( )。

A. 背屈,外旋

B. 跖屈,内翻

C. 背屈,内翻

D. 跖屈,外旋

五、多选题

1. 偏瘫患者常用的日常活动能力评定方法包括( )。

A. Katz 指数

B. 上田敏分级

C. Barthel 指数

D. FIM

任务 13　脊髓损伤的社区康复

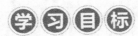

知识目标

1. 能说出对脊髓损伤程度的康复评定方法。

2. 能阐述脊髓损伤的社区常见康复训练方法。

3. 能说出脊髓损伤常用术语的含义。

能力目标

1. 能熟练地对脊髓损伤患者进行功能评定。

2. 能熟练地运用适宜的社区康复技术对脊髓损伤进行康复训练。

3. 能在社区进行脊髓损伤预防知识的宣传。

案例引导

　　某患者,男,30 岁,撞伤导致双下肢活动受限 3 个月。查体:双上肢正常,上肢本体感觉存在,下肢本体感觉无。双侧膝反射、髌阵挛、踝阵挛均为阴性。各关节活动度正常。坐位平衡 3 级,站位平衡 2 级;髂腰肌肌力左侧 5 级,右侧 4 级,股四头肌肌力左侧 4 级,右侧 3 级;胫前肌肌力左侧 2 级,右侧 1 级,球肛反射阳性。请思考:

　　1. 该患者的损伤平面在哪里?

　　2. 应为该患者采取哪些社区康复的方法进行训练?

一、脊髓损伤的基础知识

　　脊髓损伤(spinal cord injury,SCI)是指由于各种原因(如外伤、疾病和先天性因素等)引起的脊髓结构、功能损害,导致损伤神经平面以下出现各种运动、感觉、自主神经功能和括约肌功能障碍或丧失,肌张力异常及病理反射等的相应改变,患者丧失部分或全部活动能力、生活自理能力和工作能力,严重者造成患者终身残疾。

脊髓损伤的发病率,发达国家为每年 20～60/百万人口;我国无脊髓损伤登记制度,无准确统计。北京调查资料显示,年患病率为 6.7/百万人口,明显低于发达国家,随着交通业和工矿业的发展,近年来其发病率呈上升趋势。2005 年北京市脊髓损伤流行病学初步调查研究,脊髓损伤常见病因是交通事故,占 46.9%;其次是劳动灾害,占 33.1%。脊髓损伤伴发颈、胸椎骨折较多见,分别占 31.9%和 21.3%;不完全性损伤占 46.9%。与脊髓损伤死亡相关的因素有肺部感染、上颈髓损伤、与脊髓损伤相关的外伤、泌尿系感染和衰竭、败血症、压疮等。所以针对脊髓损伤的急诊、诊断、治疗及康复显得十分重要。本任务在介绍脊髓损伤的基本常识基础上,重点阐述脊髓损伤的社区康复。

二、脊髓损伤的分类

(一)脊髓损伤程度分类

按照不同的分类方法,脊髓损伤的分类有多种,按脊髓损伤程度,脊髓损伤可分为完全性脊髓损伤与不完全性脊髓损伤。

完全性脊髓损伤是指外力直接或间接作用于脊髓所造成的损伤,为损伤平面脊髓解剖和生理功能的横断。损伤平面以下所有感觉、运动和括约肌功能均消失,脊髓功能完全丧失,截瘫不可恢复。

不完全性脊髓损伤是指外力所造成的脊髓水肿、椎管内小血管出血形成血肿、压缩性骨折以及破碎的椎间盘组织等压迫脊髓造成的脊髓进一步损害。在脊髓损伤平面以下仍保留有部分感觉、运动和括约肌功能,伤后数周多数患者脊髓功能可逐渐部分恢复或完全恢复。

(二)脊柱骨折部位分类

上颈段脊柱骨折($C_1 \sim C_4$):脊髓损伤为颈 1～颈 4 节段。

下颈段脊柱骨折($C_5 \sim C_7$):脊髓损伤为颈 5～颈 7 节段。

胸段脊柱骨折($T_1 \sim T_{10}$):脊髓损伤为胸 1～腰 1 节段。

胸腰段脊柱骨折($T_{11} \sim L_2$):脊髓损伤为腰 2～尾 1 节段,以及马尾神经上部。

腰骶段脊柱骨折($L_3 \sim$ 骶骨):马尾神经下部损伤。

三、脊髓损伤程度评定

根据国际上统一规定,脊髓损伤的水平是指脊髓具有身体双侧正常感觉、运动功能的最低节段。确定的方法是以运动损伤平面为主要依据,因 T_2 至 L_1 运动损伤平面难以确定,故结合以感觉损伤平面来确定。

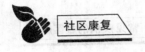

1. ASIA 标准

1992 年美国脊髓损伤学会（America spinal injury association, ASIA）制定了脊髓损伤神经功能标准，简称 92′ASIA 标准（表 4-13-1）。2000 年在临床应用的基础上对其做了个别修正。该标准概念明确，指标客观，可重复性强，成为目前国际广泛应用的脊髓损伤分级指标。

表 4-13-1　脊髓功能损伤分级（92′ASIA 标准）

A	完全性损伤	骶段无感觉或运动功能
B	不完全性损伤	神经平面以下包括骶段（$S_4 \sim S_5$）有感觉功能，无运动功能
C	不完全性损伤	神经平面以下有运动功能，大部分关键肌肌力小于 3 级
D	不完全性损伤	神经平面以下有运动功能，大部分关键肌肌力大于或等于 3 级
E	正常	感觉或运动功能正常，但肌肉张力增高

需要注意的是，单纯 A、B、C、D、E 残损指数分级并不能全面反映患者功能损伤程度的差别。如对同一患者比较：经治疗后的 A 级损伤患者可有运动感觉评分增加，但只要鞍区感觉运动无恢复仍属 A 级，它不能完全反映功能的改善。因此，单独应用 ASIA 指数评价脊髓损伤是片面的，应同时运用运动评分和感觉评分。

2. 运动平面

脊髓损伤后，保持运动功能（肌力 3 级或以上的关键肌）的最低脊髓神经节段为运动损伤平面，该平面以上节段支配的关键肌的肌力应为正常（5 级），身体两侧的运动水平可以不同。由于每个脊髓节段的神经根常常支配一块以上的肌肉，为了简化检查过程，ASIA 标准将最具有神经平面代表性的人体左右各 10 块肌肉作为关键肌（key muscle）（表 4-13-2），运动积分是将肌力 0～5 级作为分值，如 1 级肌力评为 1 分，5 级肌力评为 5 分，各关键肌所得分值相加，正常两侧运动平面总分为 100 分。

表 4-13-2　运动关键肌

平面	关　键　肌	平面	关　键　肌
C_5	屈肘肌（肱二头肌、旋前圆肌）	L_2	屈髋肌（髂腰肌）
C_6	伸腕肌（桡侧伸腕长肌及短肌）	L_3	伸膝肌（股四头肌）
C_7	伸肘肌（肱三头肌）	L_4	踝背伸肌（胫前肌）
C_8	中指屈指肌（中指末节指屈肌）	L_5	长伸趾肌（趾长伸肌）
T_1	小指外展肌	S_1	踝跖屈肌（腓肠肌、比目鱼肌）

3. 感觉平面

脊髓损伤后，左右两侧的感觉水平可有不同，损伤水平以下的皮肤感觉可能减退或消失，也可能是感觉异常。ASIA 标准确定人体左右各有 28 个感觉关键点（key point）（表 4-13-3），每个关键点要检查针刺觉（痛觉）和轻触觉，并按三个等级评定给分。感觉评分（sensory score），正常感觉功能评 2 分，异常（部分障碍或感觉改变，包括感觉过敏)1分,消失0分,NT为无法检查。每一脊髓节段一侧正常4分,正常感觉总评分为224分。28个感觉关键点见表4-13-3。

表4-13-3 感觉关键点

平面	部 位	平面	部 位
C_2	枕骨粗隆	T_8	第八肋间
C_3	锁骨上窝	T_9	第九肋间
C_4	肩锁关节的顶部	T_{10}	第十肋间(脐水平)
C_5	肘前窝外侧面	T_{11}	第十一肋间($T_{10} \sim T_{12}$)
C_6	拇指	T_{12}	腹股沟韧带中点
C_7	中指	L_1	T_{12}与L_2之间的上1/3处
C_8	小指	L_2	大腿前中部
T_1	肘前窝尺侧面	L_3	股骨内上髁
T_2	腋窝	L_4	内踝
T_3	第三肋间	L_5	足背第三跖趾关节
T_4	第四肋间(乳线)	S_1	足跟外侧
T_5	第五肋间	S_2	腘窝中点
T_6	第六肋间(剑突水平)	S_3	坐骨结节
T_7	第七肋间	$S_4 \sim S_5$	肛门周围

4. 脊髓损伤平面与社区康复目标

根据脊髓损伤的水平、横贯性损伤的完全性程度不同,通过采取综合康复措施,解决患者功能障碍问题,达到与其损伤程度相适应的最大功能状态,提高患者的生活质量,最终目的是重返社会。详细见表4-13-4。

表4-13-4 脊髓损伤平面与功能恢复的关系

脊髓损伤水平	康复目标
C_5	桌上动作自理,其他需帮助
C_6	日常生活活动部分自理、需中等量帮助
C_7	日常生活活动基本自理、移乘轮椅活动
$C_8 \sim T_4$	日常生活活动自理、轮椅活动支具站立
$T_5 \sim T_8$	日常生活活动自理、可应用支具治疗性步行
$T_9 \sim T_{12}$	日常生活活动自理、长下肢支具治疗性步行
L_1	日常生活活动自理、家庭内支具功能性步行
L_2	日常生活活动自理、社区内支具功能性步行
L_3	日常生活活动自理、肘拐社区内支具功能性步行

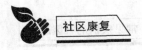
续表

脊髓损伤水平	康 复 目 标
L_4	日常生活活动自理、可驾驶汽车可不需轮椅
$L_5 \sim S_1$	无拐足托功能性步行及驾驶汽车

四、社区康复措施

(一)制定康复训练计划

在对脊髓损伤患者尽早进行康复训练前,先应根据其损伤水平和存在的功能障碍问题为中心制定全面康复训练计划。同时根据患者的具体情况有针对性地制定出阶段性短期康复目标,并明确在某一阶段内具体的康复手段和训练目标,通过一个个短期目标的实现,最终达到预期的目标(图 4-13-1)。

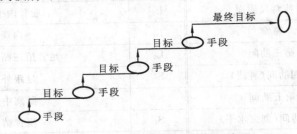

图 4-13-1　康复训练计划目标示意图

为了使脊髓损伤患者尽快改善功能障碍,提高生活质量,重返社会,一方面需要充分发挥患者的主观能动性,使其主动积极参与训练,提高训练效果,同时还需要家庭、志愿者和社区等的共同关心和参与。

制定计划时,对于不完全性脊髓损伤患者,应尽量恢复损伤平面以下的各种功能,而对于完全性脊髓损伤患者,则应制定以代偿功能恢复为主的训练计划。不管是哪种计划,都应安全、可行,这样才能实现拟定的康复目标。不同部位损伤的完全性脊髓损伤患者训练计划见表 4-13-5。

表 4-13-5　不同部位损伤的脊髓损伤患者训练计划

损伤部位	训练措施	训练目标
下颈段 ($C_5 \sim T_2$)	上肢的肌力训练	争取上肢活动能力的恢复(如进食)
	关节活动度训练	预防关节挛缩畸形
	翻身起坐训练	能自己翻身坐起
	坐位训练	能保持坐位和双手支撑下的平衡
	转移训练	能完成床、轮椅、坐便间的转移
	穿脱衣服训练	能自己穿脱衣服
	轮椅操纵训练	可依靠轮椅恢复活动能力
	二便管理训练	自己管理二便,保持清洁卫生

续表

损伤部位	训 练 措 施	训 练 目 标
胸段 ($T_3 \sim T_{12}$)	生活自理训练	达到轮椅上的全部生活自理
	治疗性步行训练	依靠长腿支具在平行杠内步行
	高级轮椅训练	可后轮平衡和上下马路，可外出
腰段 ($L_1 \sim L_5$)	实用性步行训练	依靠长腿支具和腋杖在室内步行
	安全跌倒爬起训练	为独立外出打好基础
	上下楼梯训练	为独立外出活动打好基础
	室内和社区内步行训练	恢复家庭和社会(职业)活动

（二）社区康复训练

脊髓损伤一旦发生，在临床治疗同时就要及早进行康复干预，预防并发症和减轻残疾程度。脊髓损伤康复一般分为早期康复和中后期康复。康复的原则是，一旦生命体征稳定就应该尽早开始康复介入。

1. 呼吸功能训练

呼吸功能训练包括胸式呼吸(胸腰段损伤)和腹式呼吸(颈段损伤)训练及排痰训练。

呼吸衰竭与呼吸道感染是颈脊髓损伤的严重并发症，由于呼吸肌力量不足，呼吸非常费力，使呼吸道的阻力相应增加，呼吸道的分泌物不易排出，久卧者容易产生坠积性肺炎，一般在一周内便可发生呼吸道感染，伤者常因呼吸道感染难以控制，或痰液堵塞气管窒息而死亡。所以急性高位脊髓损伤后的呼吸训练和排痰训练尤其重要，应鼓励患者使用腹式呼吸，同时可以采用轻叩击胸部和体位引流的方法促进排痰。

2. 关节活动度(ROM)训练

生命体征稳定后就应开始全身各关节的被动活动训练，1～2次/天，每一关节活动时间 5 min 左右，以防止关节挛缩。被动活动时要注意动作缓慢、轻柔、有节奏，活动范围可达到最大生理范围，严禁超关节运动，以防拉伤肌肉和韧带。在脊柱不稳定时，对影响脊柱稳定的肩、髋关节应限制活动。对颈椎不稳定者，肩关节外展不应超过 90°，对胸腰椎不稳定者，髋关节不应超过 90°。

3. 残留肌肌力的加强

主要是三角肌、肱二头肌、肱三头肌、背阔肌、斜方肌和腹肌等的训练。采用抗阻训练、渐进性抗阻训练。训练强度和时间视患者体力和病况而定。如对完全性截瘫患者应着重训练肩带、背部和上肢的肌力，如截瘫平面较低，则应多训练腹肌和腰背肌。肌力训练可加强上肢支撑力和维持坐、立姿势的能力，为日后手控制轮椅或用拐杖步行打下基础。

4. 翻身训练

脊髓损伤后患者的卧床时间明显增加，为了预防压疮，减少痉挛，防止畸形，保持关节活动度、保持正确体位摆放和及时的翻身是脊髓损伤患者必不可少的一项训练。通常采用平卧位或侧卧位，要求床褥平整柔软，身体全部均匀地与床接触，可用气垫床或

减压床,皮肤要保持清洁干燥,每 2～3 h 翻身一次,日夜坚持,对骨隆突部分每日用 50％酒精擦洗,滑石粉按摩,以减少压疮的发生。翻身训练分为借助辅助具和不用辅助具两种。

（1）借助辅助具翻身 可用窗栏扶手等作为辅助具,先将一侧上肢固定于将要翻身转向侧,另一侧上肢向同侧摆动,头、躯干协同摆动即可完成翻身。

（2）不用辅助具翻身 双上肢伸直,头、躯干协同向两侧摇摆,摆动幅度足够大时,再向希望翻身的一侧用力摆动,利用甩动时产生的惯性完成翻身。

5. 坐位训练

坐位训练包括坐起训练、坐位平衡训练和支撑训练等。

（1）坐起训练 脊髓损伤患者长时间卧床易造成严重的"废用"状态,出现全身肌肉萎缩、关节挛缩、体位性低血压、压疮等。如患者脊柱稳定性好,允许坐起,即可开始坐起训练。为预防体位性低血压,应逐渐从卧位转向半卧位或坐位,根据患者的适应情况,每天逐渐增加倾斜高度,以患者无头晕等不适为度。从平卧位到直立位约需一周的时间适应,如果患者适应困难,可用下肢弹力绷带、腹带,减轻血液瘀积,增加回心血量。坐起训练可以利用床尾的绳子或床上方的吊带。利用床尾之绳坐起,开始平卧位,通过拉绳和弯曲肘关节慢慢抬起上半身,再将撑在床上的肘关节慢慢向床尾移动,同时另一手拉绳并缓慢向前滑动以协助抬起上半身（图 4-13-2）。利用床上方的吊带坐起,开始平卧位,一侧上肢套上吊带,上半身从床上抬起,另一侧肘部撑在床上,接着将上肢套入第二个吊带,上半身继续抬起的同时,另一手伸直向后,再将上肢套入第三个吊带,支撑的手前移即完成坐起（图 4-13-3）。

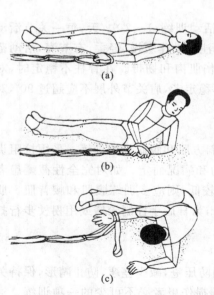

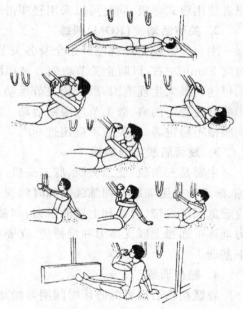

图 4-13-2 利用床尾之绳坐起　　　　　图 4-13-3 利用床上方的吊带坐起

床上坐位包括长腿坐位(髋关节屈曲 90°,膝关节伸直)和短腿坐位(膝关节屈曲)。只有实现长腿坐位才能进行床上转移训练、穿裤、袜和鞋的训练。其前提是膝关节应该完全伸展(腘绳肌、腰背肌),髋关节活动超过 90°。

(2)坐位平衡训练 坐起后还要进行坐位平衡训练和躯干向前、后、左、右侧的平衡及旋转活动时的平衡训练。详见脑卒中患者的平衡训练。

(3)支撑训练 练习双上肢伸直、双手支撑床面、抬臀等支撑动作,锻炼上肢的支撑能力,使三角肌、背阔肌、胸大肌有接近正常的肌力,肩关节、肘关节及髋关节的活动接近正常。在此基础上再训练上肢支撑向前方、侧方移动。

6. 转移训练

(1)利用辅助具转移 利用滑板进行转移,将固定好的轮椅与床成 30°~60°,滑板架在轮椅和床之间,患者利用上肢的支撑动作,向床(或轮椅)移动(图 4-13-4)。

(2)不用辅助具转移 适用于活动能力较好的患者。固定轮椅在床边,一手撑在轮椅扶手上,一手撑在床上,头向下,头和躯干向床的反向摆动,提起臀部向床移动,完成轮椅到床的移动(图 4-13-5)。同方法完成床到轮椅的移动。

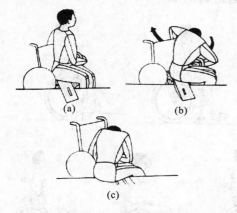

图 4-13-4 利用辅助具转移

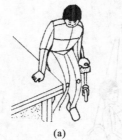
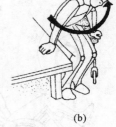

图 4-13-5 不用辅助具转移

7. 驱动轮椅训练

前提是上肢有良好的力量及耐力。

(1)指导患者用后轮保持平衡的训练 这一技巧包含四个基本动作:第一步,指导患者用后轮保持平衡位;第二步,轮椅向前驱动时,轮椅向后倾(前轮离地、后轮着地);第三步,向后拉轮椅时,轮椅回到直立位,保持轮椅后轮的平衡;第四步,让患者反复体会非接触性保护下的平衡,掌握平衡要领(图 4-13-6)。

(2)用安全装置让患者独自练习用后轮保持平衡 方法同(1)的第二步~第四步(图 4-13-7)。

(3)轮椅上下路堤训练 从静止位上路堤时,依靠轮椅后轮的支撑力翘起前轮置于路堤并将后轮退到路堤边缘,双手放在约 10 点处握住驱动环,向前驱动后轮,完成上路堤(图 4-13-8)。为了顺利完成这项操作,应注意正确放置前后轮的位置,使后轮和前

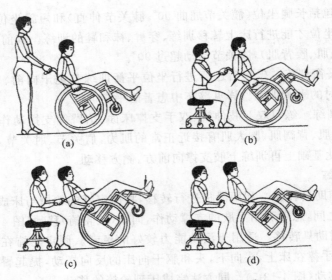

图 4-13-6　指导患者用后轮保持平衡

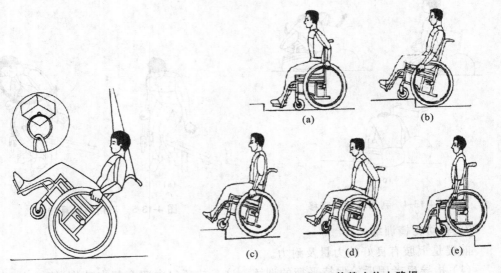

图 4-13-7　用安全装置练习
用后轮保持平衡

图 4-13-8　从静止位上路堤

轮置于路堤间的距离最大，才能确保上路堤时获得较大的冲力（图 4-13-9）。向后退下路堤时，先将轮椅后轮退到路堤边缘，转动轮椅后退，注意控制轮椅下降速度，直至轮椅前轮从路堤上放下，才算完成此项操作（图 4-13-10）。亦可用后轮保持平衡，面对前方下台阶（图 4-13-11）。

（4）轮椅地面转移训练：

① 地-轮椅侧方转移训练：第一步，开始坐在轮椅侧方；第二步，一手撑着轮椅，将

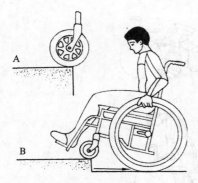

图 4-13-9　正确放置前后轮
注:A—前轮正确位置;B—前后轮正确位置。

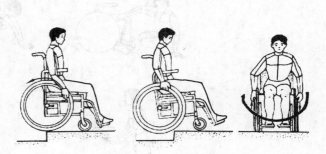

图 4-13-10　向后退下路堤

臀部抬起置于轮椅坐垫边缘上;第三步,手在腿上自下而上移动,同时转动身体,靠近轮椅;第四步,双手撑在轮椅上坐直(图 4-13-12)。

②地-轮椅前方转移训练:第一步,开始坐在轮椅前方,面向轮椅;第二步,一手扶着轮椅,一手撑着地,将臀部慢慢提起;第三步,挺起胸腰部,跪在轮椅前面;第四步,用双手撑在轮椅扶手上将身体提起,然后放松一只手,扭转身体坐在轮椅上(图 4-13-13)。

③地-轮椅后方转移训练:第一步,开始坐在轮椅前方,背向轮椅;第二步,双手撑着轮椅扶手,抬起臀部置于轮椅坐垫边缘上;第三步,身体前倾,向椅背挪动臀部,直至整个臀部坐在轮椅上(图 4-13-14)。反之亦然。

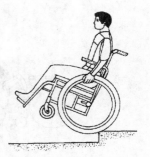

**图 4-13-11　用后轮保持
平衡下台阶**

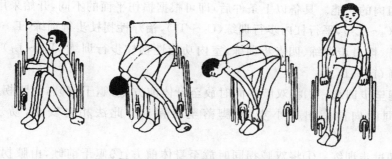

图 4-13-12　地-轮椅侧方转移

8. 步行训练

进行步行训练不仅能预防和减轻体位性低血压,改善全身血液循环,防止下肢关节挛缩,减轻骨质疏松,减轻肌肉萎缩,减少压疮发生,促进排尿排便,还能改善患者的心

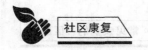
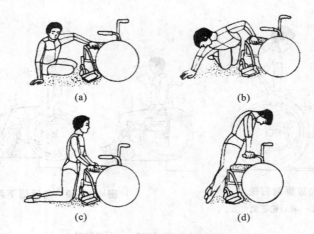

图 4-13-13　地-轮椅前方转移

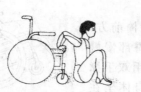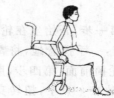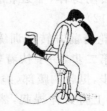

图 4-13-14　地-轮椅后方转移

理状态,减少对他人的依赖性,增强康复的信心。完全性脊髓损伤患者步行的前提是上肢功能完好,即脊髓损伤平面应该在胸或胸以下。不完全性脊髓损伤患者则应根据残留肌力确定训练目标和预后。坐位和站立位平衡训练、重心转移训练和髋、膝、踝关节控制能力训练是步行训练的基础,上述关节控制肌的肌力小于 3 级,则要使用适当的支具以代偿肌肉的功能。具备以上条件后,即可根据损伤平面的不同,开始采用平行杠内站立训练($C_5 \sim C_7$),平行杠内步行训练($C_7 \sim T_5$),治疗性拐杖步行训练($T_6 \sim T_9$),包括摆至步训练、摆过步训练、四点步训练,室内功能性拐杖步行训练($T_{10} \sim L_1$),社区功能性步行训练($L_3 \sim L_5$)。

(1) 摆至步训练　①将双腋拐同时放至身体前方;②躯干前倾,由腋拐支撑体重;③将双足同时向前摆出一小步,双脚落至腋拐处。此法相对安全,易于掌握(图4-13-15)。

(2) 摆过步训练　①将双腋拐同时放至身体前方;②躯干前倾,由腋拐支撑体重;③将双足同时向前摆出一小步,双脚超过腋拐,落在腋拐前方(图 4-13-16)。

(3) 四点步训练　按照以下顺序行走:一侧拐→对侧下肢→另一侧拐→另一侧下肢(图 4-13-17)。

(4) 两点步行　①将一侧拐和对侧下肢一起向前一步;②再将另一侧拐和下肢向

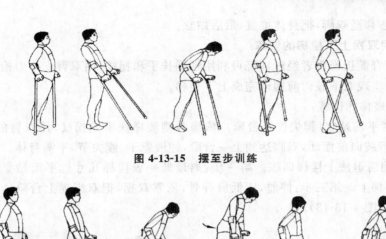

图 4-13-15 摆至步训练

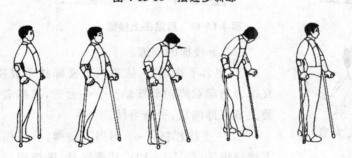

图 4-13-16 摆过步训练

图 4-13-17 四点步训练

前一步。

步行训练的目标,社区功能性步行要求:①终日穿带支具并能耐受;②能自己上下楼梯;③能独立进行日常生活活动;④能连续行走 900 m 左右。家庭功能性步行要求:能完成前 3 项活动,行走距离不到 900 m。治疗性步行要求:上述 4 项均达不到,可借助支具进行短暂步行。

(5)使用双拐安全跌倒和重新爬起的训练:①使用双拐安全跌倒训练:双拐轮流前移,移动双拐至躯干和髋关节屈曲时,手掌可触及在垫子上时,一手用拐杖保持平衡,另一手放开拐杖撑在地面,然后交替训练;然后双拐轮流前移到屈髋一定程度,迅速扔掉双拐,双手呈降落伞状伸出触地。②患者跌倒后重新站起的训练:可进行情景模拟训练,如选择某一个特定的场合,模拟患者使用拐杖行走时突然摔倒,着地后双腿俯卧位,双拐置于合适地方,双掌撑在地上;然后身体摆跪行位,屈臂用双掌支地;充分提起骨盆,抓住第一根拐杖,用一根拐平衡,同时抓住第二根拐杖,放好前臂套环,双拐撑起后移,并将重心移至双脚,把身体推直,最后站立。

9. 使用双拐上下楼梯的训练

L₂以下脊髓损伤患者经过训练可利用楼梯扶手和拐杖,用双臂支撑力抬起身体,利用重心移动实现双下肢向前摆动完成上下楼梯。

(1)上楼梯的训练:

① 患者平衡站立(脚尖位于台阶),依靠两侧楼梯扶手或拐杖,用双臂的支撑力抬起臀部,双下肢向前摆动,双脚达到上一台阶,伸展躯干、髋关节,平衡身体。

② 使用后退法上楼梯训练。第一步:离最低一级楼梯几寸远平衡站立。第二步:双拐置于楼梯上。第三步:伸肘,压低肩胛骨,依靠双拐,把双脚提上台阶。第四步:重获平衡站姿(图 4-13-18)。

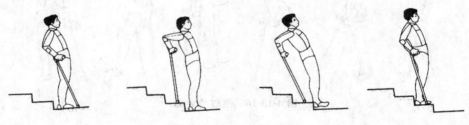

图 4-13-18 后退法上楼梯

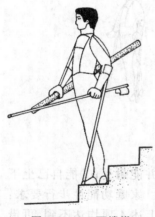

图 4-13-19 下楼梯

(2)下楼梯的训练:

① 患者平衡站立,依靠两侧楼梯扶手或拐杖,用双臂的支撑力抬起双脚向前摆动至下一台阶,双脚着地后立即过伸髋关节肩部向后,平衡身体。

② 一手扶栏杆,一手用拐下楼梯,另一拐拿在手里进行下楼梯训练(图 4-13-19),其顺序是,先迈拐,再迈患腿,再迈健腿,同时躯干前屈抬臀,将双脚放至下一级楼梯上。

10. 进食训练

C₄及以上患者,两上肢瘫痪,需依靠他人,C₄及以下患者,可自行完成进食活动。对极少数肩肘关节尚有活动但手臂肌力较差的患者,可借助辅助用具完成进食任务。

11. 自我照料训练

包括进行更衣、进餐、如厕、修饰及个人卫生等的训练。C₄及C₄以上损伤的患者,在有条件的情况下可训练环境控制系统(ECU)的使用,即供在床上或轮椅上的全瘫患者靠吹气或下颌活动等开关电灯、电视、电话等。C₆以下可重点训练进食、梳洗、穿衣;C₈以下则可训练进食、梳洗、穿衣、大小便。

(1)穿脱衣物 一般四肢瘫须依靠他人,截瘫穿上衣不成问题。如对于C₆损伤的患者,其屈肘功能正常,伸腕功能受影响,没有独立的手指功能,故应尽量训练利用伸腕动作脱衣,并将衣扣改为尼龙搭扣或带子,以便患者自己穿脱衣物。

（2）穿脱裤子　患者如能坐起,则应训练自己穿脱裤子。可先将一条裤腿套在脚上,使膝部屈曲,将裤子向上拉至大腿;再用同样的方法穿另一条裤腿,最后分别用一侧肘部轮流支撑身体将裤子向上提至腰部即可。

（3）洗漱训练　四肢瘫须依靠他人,对于截瘫患者,可改造洗澡间,加用长把刷子等自助具。

（4）如厕训练　双上肢功能良好患者,则应进行如厕训练,使患者能自己管理二便。

① 厕所改造　坐便器应与轮椅等高,上方或两侧装有扶手,便于患者抓握。

② 如厕　轮椅与坐便器成 30°,固定轮椅后旋开足托板,向前稍弯腰部,一手抓住坐便器上的扶手,另一手脱裤子,用健手支撑身体并转身坐在坐便器上。

③ 清洁　如厕结束后,患者要学会使用手纸和清洗,同样的方法穿裤子,注意保持平衡。

12. 日常家务训练

可结合平时个人爱好,根据患者情况选择合适的家务活动进行训练。必要时可改造厨房用具,使患者坐在轮椅上就可以操作。

13. 参加社会生活训练

同偏瘫。

（三）训练评估

训练评估的方法同偏瘫。正常、轻度（他人帮助占 25％以下）、中度（他人帮助占 25％～49％）、重度（他人帮助占 50％～95％）、完全不能（他人帮助占 96％～100％）。

五、脊髓损伤患者的康复教育

由于脊髓损伤患者的残疾程度严重,在医院和社区接受康复训练的同时,应结合康复教育,这样可以帮助他们了解和掌握预防各种并发症的知识和自我护理的方法以及家庭训练的方法,不但可以明显降低患者的再次住院率,还可以增强他们对疾病恢复的信心,减轻家庭和社会负担,提高患者回归家庭和社会以后的生活质量。教育的方式很多,一方面可以通过集体讲解,如每周定时举办健康教育一次,向患者讲解如何预防脊髓损伤和脊髓损伤的健康常识,同时还可举行娱乐活动,如轮椅篮球比赛、掰手腕比赛等,在娱乐的基础上完成功能锻炼,提高训练效果。亦可选择有代表性的已经成功回归家庭和社会的患者,通过这位患者自己的亲身经历,向其他患者介绍所患疾病的治疗、康复训练和护理等,以激发其他患者治疗护理的信心。同时要充分发挥社区的作用,可以采取书面教育,把有关内容编写成健康教育宣传页发放给患者,编写资料时要做到内容具体明确。另外可在社区显眼地方均设有宣传栏,以宣传健康教育知识。

在实施康复教育的过程中,由于患者的文化水平参差不齐,因此要充分考虑低文化水平患者的理解能力,有针对性地加强个别辅导,可结合患者的病情、家庭情况和生活

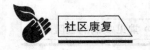
条件制定出个体化方案对患者进行健康指导和操作演示。

六、脊髓损伤的转介服务

脊髓损伤患者造成的残疾程度轻重不一,治疗和康复难度较大,有的还出现许多并发症,包括高位截瘫者长期出现的呼吸困难、排痰困难、血压控制异常,有的可出现疼痛、幻肢痛、勃起功能障碍、月经失调等,当地不具备条件时应进行转介。

(1)需特殊检查和治疗、出现严重并发症、训练中脊髓损伤平面上升和功能障碍加重等情况时,应向上级医疗单位或康复机构专介。

(2)需轮椅、矫形器、生活自助具及其他用品的辅助康复时,如社区条件有限,应将此信息转介至专业生产部门或供应部门、服务部门,以寻求帮助和尽早解决。

知识链接

脊髓损伤常用术语

(1)完全性损伤(complete injury):损伤神经平面以下感觉与运动完全消失。

(2)不完全性损伤(incomplete injury):损伤神经平面以下包括最低位的骶段保留部分感觉或运动功能。

(3)四肢瘫(quadriplegia):脊髓颈段损伤导致四肢运动与感觉功能的损害和丧失。

(4)截瘫(paraplegia):脊髓胸、腰或骶段损伤导致躯干盆腔脏器和下肢运动与感觉功能损害或丧失(包括马尾和圆锥的损伤,不包括腰骶丛病变或椎骨外周围神经的损伤)。

(5)部分保留区(zone of partial preservation,ZZP):完全性脊髓损伤的患者,在损伤平面以下保留部分神经支配的区域,一般不超过2~3个神经节段。

(6)骶段保留(sacral sparing):脊髓损伤时最低的保留区域为会阴部的组织边缘,该处的感觉由最低的骶段神经支配。完全性脊髓损伤患者,损伤平面以下的感觉完全丧失,因而没有鞍区感觉和肛门外括约肌的自主收缩。

(7)神经根逃逸(nerve root escape):脊髓损伤至某脊髓节段并涉及上一节段的神经根,而该神经根却有可能通过外周神经纤维的生长得到恢复,出现完全性脊髓损伤患者神经平面"下移"的现象,这种情况称为神经根逃逸。

(8)脊髓休克(spinal shock):脊髓损伤之后短时间内脊髓功能,包括躯体感觉、内脏感觉、运动功能、肌张力和神经平面以下的反射完全消失,这样的症状可持续几小时到几周,通过球肛反射可以判断脊髓休克期是否结束。

(高莉萍)

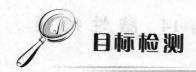

目标检测

一、名词解释

1. 四肢瘫。

2. 部分保留区。

二、问答题

1. 简述脊髓损伤患者驱动轮椅的康复训练方法。

2. 简述脊髓损伤患者步行训练的分类和方法。

三、病例检测

某患者,男,30岁,撞伤导致双下肢活动受限2个月。查体:双上肢正常,髂腰肌肌力左侧5级,右侧4级,股四头肌肌力左侧4级,右侧3级;胫前肌肌力左侧2级,右侧1级,球肛反射阳性。根据情况,写出该患者的可能诊断、损伤平面、训练方法。

四、单选题

1. 检查脊髓损伤平面为 C_8 的运动关键肌是(　　)。

A. 屈肘肌 　　　　　　　　　　　B. 伸腕肌

C. 伸肘肌 　　　　　　　　　　　D. 中指屈指肌

E. 小指外展肌

2. 在(　　)以下损伤的脊髓损伤患者可自行完成进食活动。

A. C_4 　　　　　　　　　　　　B. C_5

C. C_6 　　　　　　　　　　　　D. C_7

E. T_1

3. 正确的独立坐是进行转移、轮椅和步行训练的前提。实现长坐位的要求是(　　)。

A. 髋关节屈曲60°,用双手支撑床面,膝关节完全伸展

B. 髋关节屈曲60°,用双手支撑床面,膝关节屈曲60°

C. 髋关节屈曲90°,用双手支撑床面,膝关节完全伸展

D. 髋关节屈曲90°,用双手支撑床面,膝关节屈曲90°

E. 以上都不对

4. 患者如果达到终日穿戴支具并能耐受,能自己上下楼梯,能独立进行日常生活活动,行走距离不到900 m的为(　　)。

A. 治疗性步行 　　　　　　　　　B. 家庭功能性行走

C. 社区功能性行走 　　　　　　　D. 平行杠内步行训练

E. 正常行走

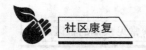

任务 14 脑 性 瘫 痪

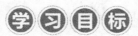

知识目标

1. 能说出脑性瘫痪各类型的临床特征。
2. 能说出脑性瘫痪主要的社区康复评定方法。
3. 能阐述脑性瘫痪的康复治疗措施。

能力目标

1. 能熟练地对社区脑性瘫痪患儿进行功能评定。
2. 能熟练地运用适宜的社区康复技术进行脑性瘫痪康复治疗。
3. 能在社区进行脑性瘫痪预防知识的宣传。

案例引导

患儿杨某,男,2岁,因"运动发育落后"于 2010 年 3 月 20 日以"小儿脑性瘫痪"入院治疗。患儿系第一胎第一产,孕 33 周顺产,出生体重 1.9 kg,有新生儿缺血缺氧性脑病史。出生后患儿运动、智力发育一直落后于正常同龄儿童,入院时检查患儿只能手支撑坐,身体前倾,翻身时呈"棒状",未见躯干及四肢的分离运动,不能手膝爬、独站及独行。查体:双下肢伸肌张力增高,被动活动髋、膝、踝关节时阻力较大,关节活动度较差,均不能达到正常关节活动范围。扶站时,双侧髋、膝关节屈曲,尖足,双下肢呈剪刀状。患儿腰背部及臀部肌力较差,双侧髋关节负重及控制能力差。辅助检查:头部 MRI 示脑白质发育不良。脑电图示未见明显异常。

请思考:

1. 该患儿应进行哪些社区康复评定?
2. 该患儿应采取哪些适宜的社区康复训练方法?

一、脑性瘫痪的基础知识

(一)脑性瘫痪的定义

脑性瘫痪(cerebral palsy,CP)简称脑瘫,是以运动功能障碍为主的致残性疾病,是在脑的发育阶段因各种原因所致的非进行性脑损伤综合征,其主要表现为中枢性运动障碍和姿势异常,可伴有不同程度的智力低下、语言障碍、癫痫及视觉、听觉、感知觉和行为异常等。脑瘫是具有不同临床表现的一组综合征,而不是一种单一的疾病。

2006 年长沙第八届脑性瘫痪康复会议对脑瘫提出了新定义:脑瘫是自受孕开始至婴儿期非进行性脑损伤和发育缺陷所导致的综合征,主要表现为运动障碍及姿势异常。脑瘫患儿可伴有脑组织其他部分的损伤,常见的有癫痫、学习障碍、行为异常、语言障碍或弱智。

(二)脑瘫的发病情况

脑瘫是使小儿致残的主要疾病之一,WHO(1993)数据显示每出生 1000 个婴儿有 2～3 个人患脑瘫。据有关资料报道,其发病率在发达国家为 0.15%～0.25%;美国 1949 年为 0.59%,到 1957 年为 0.06%;日本 1951 年为 0.10%,到 1991 年为 0.10%～0.15%;我国 1988 年为 0.18%～0.40%,1998 年 0～6 岁的脑瘫发病率为 0.186%。

(三)脑瘫的病因

脑瘫的直接病因是脑损伤和脑发育缺陷。传统观念认为,妊娠期的原因约占 20%,围生期的原因约占 70%,出生后的原因约占 10%。但近年来对这一观点提出了质疑。研究发现,出生前导致脑瘫因素的比例显著增高。发达国家和发展中国家各阶段的比例应有所不同。

(1)**妊娠期** ①母体因素:孕母大量吸烟、酗酒、吸毒、用药、重度贫血、营养不良、妊娠期感染、先兆流产、妊娠高血压、妊娠糖尿病及母亲本身患有脑瘫、智力低下、癫痫等。②遗传因素:遗传因素在产前就可明显导致脑瘫,与小儿脑瘫相关的遗传疾病已确认的有痉挛-舞蹈症、共济失调症等。③其他因素:所有的物理因素、化学因素、放射性物质照射都可致胎儿脑损伤。

(2)**围生期** 早产、胎心过快或过慢、滞产、前置胎盘、胎盘早剥、臀位产、产钳助产、各种难产、双胎或多胎、胎龄小于 32 周或大于 42 周、出生体重小于 2500 g 的低出生体重儿或大于 4000 g 的巨大儿等。

(3)**出生后因素** 小儿从新生儿期到婴儿期到幼儿期,发生脑瘫的机会较多,病因也是多种多样的,但绝大部分都可查到明显的致病因素,所以应把这种出生后因素所致的脑瘫统称为获得性脑瘫。主要有:新生儿期惊厥、新生儿呼吸窘迫综合征、吸入性肺炎、缺血缺氧性脑病、胆红素脑病、脑部感染及脑外伤等。

在我国,目前临床上造成脑瘫的最常见三大原因为窒息、早产和核黄疸。

(四)发病机制及病理改变

脑瘫是在脑的发育期由多种原因所致,因此其病理没有固定的表现,归纳起来主要有以下四种。

(1)大脑的缺氧、缺血是本病的主要发病机制,其基本的病理改变有:脑水肿、脑组织坏死、缺氧性颅内出血等。

(2)核黄疸或迁延性黄疸所致的脑瘫:可见基底节部分异常的髓鞘形成过多,可称为大理石状态,用肉眼可见基底节核的黄疸色沉着。此种情况多见于低出生体重儿,呼吸窘迫综合征,缺氧、酸中毒及感染的婴儿。

（3）产伤与脑瘫:产伤是指胎儿在分娩过程中所遭受的损伤,而颅脑损伤的主要原因是产道异常、胎位不正或胎头异常、手术操作不当、产程过短或过长。其中颅内损伤中的硬膜下血肿及脑缺血性梗死与脑瘫关系密切。

（4）先天因素与脑瘫:包括有中枢神经系统先天性畸形和先天性感染,而后者是中枢神经系统主要的致畸因素。引起感染的主要病原体为弓形虫、风疹病毒、巨细胞病毒等。

（五）脑瘫的分类

根据临床特点,脑瘫可分为:①痉挛型;②手足徐动型;③肌张力低下型;④强直型;⑤共济失调型;⑥震颤型;⑦混合型;⑧不可分类型。

根据瘫痪部位,脑瘫可分为:①四肢瘫,指四肢躯干瘫痪,四肢瘫痪程度无大的差别;②双瘫,是四肢瘫的一种类型,双下肢瘫痪较重,双上肢和躯干瘫痪较轻;③截瘫,指双下肢瘫痪;④偏瘫,指一侧上下肢瘫痪;⑤重复偏瘫,也称双重偏瘫,是指四肢瘫痪,双上肢重于双下肢,有时左右严重程度也不一致;⑥三肢瘫,指三个肢体的瘫痪,多数为双下肢与一侧上肢的瘫痪;⑦单瘫,指一个肢体的瘫痪。具体见图4-14-1。

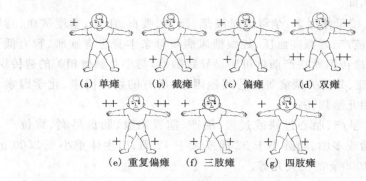

（a）单瘫　（b）截瘫　（c）偏瘫　（d）双瘫

（e）重复偏瘫　（f）三肢瘫　（g）四肢瘫

图4-14-1　脑瘫的分类

根据运动障碍程度,脑瘫可分为:①轻度,症状轻微,不需要借助辅助具,日后不需要依赖他人照顾,可独立完成一切日常生活活动;②中度,症状较重,康复治疗后仍需要辅助具才能进行日常生活活动;③重度,有严重的运动功能障碍,且合并多种其他障碍,康复治疗非常困难,必须终身接受照顾。

（六）脑瘫的临床表现

1. 早期临床表现

在新生儿期和婴儿早期（1～6个月）,由于损伤原因和程度轻重的不同,其表现出的早期症状多种多样,归纳起来主要表现如下:哺乳困难,易呛奶、吐奶,过分安静或无缘由持续哭闹,肌张力增强或降低,自发运动减少,姿势异常,抽搐,四肢运动不对称及反应迟钝,追视等。

2. 各型脑瘫的临床特征

（1）痉挛型　本型占脑瘫患儿的 60%～70%，其主要特点是肌张力增高，关节运动范围变小，运动障碍、姿势异常。上肢多表现为肩关节内收，肘关节屈曲，前臂旋前，腕关节屈曲，手指关节掌屈，拇指内收，手握拳。下肢多表现为髋关节屈曲、内收、内旋，膝关节屈曲，足内翻或外翻，尖足，行走时典型的剪刀步态。临床检查可见腱反射亢进、锥体束征阳性、踝阵挛阳性。

（2）手足徐动型　本型约占脑瘫患儿的 20%，其主要特点是难以用意志控制的全身性不随意运动，缓慢不随意的运动以颜面、手、足等末梢部位为主。当进行有意识、有目的的运动时，表现出不随意运动增多，非对称性姿势及肌张力的异常变化，但在安静时消失。此类患儿常伴有流涎、咀嚼吞咽困难和语言障碍等，另外，用力时张口也是本类型的特征性症状。

（3）肌张力低下型　此型特点为肌张力低下，四肢呈瘫软状，自主运动减少，蛙状肢位、W 状上肢、对折状态。

（4）强直型　患儿肌张力增强，肌肉的被动性低下，肢体僵硬，被动运动时伸肌和屈肌都有持续抵抗，出现铅管、齿轮现象，腱反射引出困难。

（5）共济失调型　此型是因小脑损伤引起，主要表现为以平衡功能障碍为主的小脑症状。可见肌张力低下，躯干摇摆，立位时两下肢外展、基地面加宽，行走时步态蹒跚，容易跌倒，呈醉酒步态。语言缺少抑扬声调，且表现不连贯。眼球震颤在此类型极为常见。

（6）震颤型　这是极少见的一型，多为静止性的震颤，表现为身体某部分在一个平面内呈不随意的、节律性的摇动。

（7）混合型　上述六种类型中任何两种或两种以上类型的症状体征同时出现在一个患儿身上，称为混合型。多见的为痉挛型与手足徐动型混合。

（8）不可分类型　患儿表现复杂，不能归于上述七种类型中的任何一类者。

（七）脑瘫的合并障碍

（1）智力障碍　脑瘫儿童中约有 25% 智力正常，约 50% 出现轻度或中度智力障碍，其余 25% 为重度智力障碍。

（2）视力障碍　主要表现为内斜视、外斜视，视神经萎缩，动眼神经麻痹，眼球震颤及皮质盲。其中以斜视最为常见，若早期发现，可通过手术或间断戴眼罩的方法矫治。

（3）听力障碍　约有 15% 的患儿伴有听觉障碍，多见于手足徐动型患儿。

（4）语言障碍　脑瘫患儿 60%～70% 伴有语言障碍，其程度不一，轻者仅有障碍而不影响自己意志的表达及与他人的交流。手足徐动型患儿中语言障碍的比率较高。

（5）癫痫　脑瘫患儿的癫痫发病率各地报道差异很大，最低为 15%，高者可达到60%。多见于痉挛型患儿，频繁的发作会影响患儿的智力发展，降低学习能力甚至造成脑的继发性损伤。

（6）情绪及行为障碍　脑瘫儿童容易因挫折而发怒，自控能力低，依赖性强，易冲

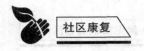

动,攻击性强等。

此外,脑瘫患儿还可伴有流涎,饮食困难,牙齿问题,直肠和膀胱的问题及感染的问题等。所以在对脑瘫患儿进行康复治疗时应对这些合并障碍予以适当的治疗,保证患儿得到全面康复。

（八）脑瘫的诊断及鉴别诊断

婴幼儿时期是脑发育最旺盛的时期,脑的可塑性强,代偿性强,如能早期发现,早期干预治疗则预后较好。目前认为,出生后3个月内做出的诊断为超早期诊断;出生后6个月到1岁前做出的诊断为早期诊断;最迟应在1岁左右做出诊断。

1. 诊断脑瘫的主要依据

（1）在出生前及婴儿期有致脑损伤的高危因素;

（2）在新生儿及婴儿期出现脑损伤的早期症状;

（3）有脑损伤的发育神经学异常;

（4）有不同类型脑瘫的临床表现;

（5）可同时伴有其他方面的障碍;

（6）辅助检查。

2. 诊断脑瘫的四大要素

（1）运动发育的迟滞和解离　运动发育的迟滞主要表现在粗大运动和精细运动两方面,发育迟滞的标准是发育落后于正常发育阶段3个月以上。而所谓解离是指在与发育相关的各个领域上的发育阶段有明显异常。例如,脑瘫患儿运动发育与精神发育的阶段并不均衡,出现两者解离。

（2）肌张力的异常　表现为患儿肌张力增高或降低,或者患儿的肌张力在静止时无明显增高,而在有意识活动时增高等。

（3）姿势异常　脑瘫患儿异常姿势多种多样,与肌张力异常和原始反射延迟消失有关。

（4）反射异常　主要表现为原始反射延缓消失,保护性反射减弱或延缓出现,各类平衡反应延缓出现。

3. 脑瘫的辅助检查

脑瘫的诊断主要依靠病史、症状及体征的检查,辅助检查可以作为诊断的佐证。目前,运用于脑瘫诊断的辅助检查主要有:头部CT及核磁共振、脑电图、肌电图、诱发电位等。头部CT及核磁共振可以了解颅脑的结构有无异常以及确定异常的部位和性质;脑电图的检查主要是诊断脑瘫患儿是否合并有癫痫,以便于指导临床治疗;肌电图的检查可以区分肌源性及神经源性疾病,常在脑瘫鉴别诊断中起到参考作用;诱发电位中的脑干听觉诱发电位对脑瘫患儿不仅可以早期检出是否存在听路损害,还可区分听力障碍性质及损害程度。

4. 鉴别诊断

脑瘫应与以下疾病进行鉴别:①精神运动发育迟滞;②一过性运动障碍;③颅内感染性疾病后遗症;④脑部肿瘤所致的运动功能障碍;⑤智力低下所致的运动发育落后;

⑥肌张力低下型脑瘫应与进行性肌营养不良、脊髓进行性肌萎缩、先天性肌病、良性先天性肌张力低下等疾病相鉴别。

二、脑瘫的评定

（一）康复评定的目的和原则

1. 评定的目的

脑瘫的康复评定又称为评价或评估，是脑瘫患儿康复训练的重要环节，通过系统评估可较好地了解患儿现存的障碍程度、功能缺陷和发展潜能，为康复治疗方案的设计提供依据；训练过程中定期的评估可掌握患儿整体情况的变化，为下一阶段康复训练方案的设计提出指导性建议。

2. 评定的原则

（1）将患儿作为一个整体进行全面评估，不仅要对运动功能障碍情况进行评定，还要对患儿的整体发育、智能、语言等各方面进行评定。

（2）不仅要评定患儿现存的障碍、缺陷，还要注意其能力和潜能。

（3）结合患儿所处的家庭和社区情况进行评定。

（二）康复评定的具体内容

1. 肌力的测定

脑瘫患儿的肌力检查受到肌张力、痉挛及患儿配合与否等因素影响，故一般不作为主要参考资料。通常采用徒手肌力检查（MMT）的六级分级标准法。

2. 肌张力的测定

肌张力是维持身体各种姿势和正常运动的基础。脑瘫儿童肌张力异常是常见表现，肌张力的变化可反映神经系统的成熟度和损伤程度。目前，多采用改良的Ashworth痉挛等级评价法进行脑瘫儿童肌张力的评定。

3. 关节活动度的测定

被动关节活动度的评定是在被动运动下对关节活动范围的测定。脑瘫患儿由于肌张力的异常容易造成关节的挛缩和变形，所以关节活动度的测量对脑瘫患儿也是非常重要的。目前，对于1岁以内小儿通常采用关节伸展度的测量（即被动伸屈关节时观察伸展、屈曲角度）来初步判定小儿肌张力的变化。小于1岁正常小儿关节伸展度正常标准见表4-14-1。

表4-14-1　小于1岁正常小儿的关节伸展度正常标准

	1～3个月	4～6个月	7～9个月	10～12个月
内收肌角	40°～80°	70°～110°	100°～140°	130°～150°
腘窝角	80°～100°	90°～120°	110°～160°	150°～170°
足背屈角	60°～70°	60°～70°	60°～70°	60°～70°
足跟耳试验	80°～100°	90°～130°	120°～150°	140°～170°

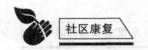

（1）内收肌角　小儿仰卧位,检查者握住小儿膝部,使两下肢伸直,并向外展开,观察两大腿之间的角度。

（2）腘窝角　小儿仰卧位,使一侧下肢屈曲,大腿贴近腹部,伸直膝关节,观察小腿与大腿之间的角度。

（3）足背屈角　检查者用手按压小儿足部,使其尽量向小腿方向背屈,观察足背与小腿之间的角度。

（4）足耳跟试验　小儿仰卧位,检查者拉扯小儿一侧足,使其尽量向同侧耳部靠拢,观察足部、臀部连线与检查台面形成的角度。

如表 4-14-1 所示,若大于表中内收肌角、腘窝角及足跟耳角度,提示肌张力偏低;小于表中所列角度,则提示肌张力偏高。足背屈角则相反,大于 70°为肌张力增高,小于 60°为肌张力减低。

4. 反射发育的评定

神经反射的发育情况能十分准确地反映出小儿中枢神经系统的发育水平,是脑瘫诊断和评定的重要手段之一。正常的神经反射分为两类:仅存在于婴幼儿期的原始反射和终身存在的反射。如出现神经反射左右不对称,该消失时不消失、该出现时没出现,或出现病理反射等情况,均提示神经系统发育异常或受损。现将小儿重要的反射及反应列入表 4-14-2 中。

表 4-14-2　小儿的重要反射及反应

反射	正常持续时间	刺　激	反　应
侧弯反射	0～3 个月	刺激背部脊柱旁 2 cm	身体向刺激一侧弯曲
吸吮反射	0～3 个月	把指头放入小儿口中	唇腭出现吸吮动作
握持反射	0～3 个月	将手指从小儿手的尺侧伸进掌心	该侧手紧握检查者手指
拥抱反射	0～6 个月	小儿平躺,将头及上半身扶起,突然放手使头部往后掉	小儿惊吓,两上肢向外伸展,两手张开
非对称性颈紧张反射	0～6 个月	小儿平躺,头保持中立,手脚伸直,然后将头转向一侧	与脸部同侧之手脚伸直,对侧手脚屈曲
对称性颈紧张反射	0～6 个月	小儿趴于检查者膝上,将小儿头部向下压(前屈);姿势如上,将头部往上抬起(后仰)	头前屈时上肢屈曲,下肢伸展;头后仰时上肢伸展,下肢屈曲
坐位平衡	7～10 个月	小儿取坐位,向一侧轻推小儿身体,使其失去平衡	倾斜侧上下肢向外伸展保持身体平衡

5. Vojta 姿势反射检查

Vojta 姿势反射是指婴儿身体的位置在空间发生变化时所采取的应答反应和自发动作。中枢性协调障碍(ZKS)是德国学者 Vojta 首先提出用于小儿脑瘫早期诊断的代名词。而 Vojta 姿势反射可用于中枢性协调障碍的早期诊断及分度(表 4-14-3),早期发现运动发育迟滞,判定脑瘫患儿病情轻重程度及治疗前后疗效的对比。

表 4-14-3 中枢性协调障碍分度

中枢性协调障碍分度	Vojta 姿势反射异常数	发生脑瘫百分率/(%)
极轻度	1～3	7
轻度	4～5	22
中度	6～7	80
重度	7＋肌张力异常	100

6. 运动功能评定

小儿的运动发育包括粗大运动和精细运动两方面。粗大运动是指由大肌群参与的躯体的移动;精细运动是指由小肌群参与的手指的活动。

1) 粗大运动

(1) 0～3 个月　仰卧位时头常偏向一侧,不规则的肢体活动。俯卧位时头开始稍能抬起,稍转向一侧。

(2) 3～6 个月　仰卧位时头于中线位,两侧身体对称;双手放在胸前,偶尔把手放到嘴边;双腿交替蹬踏。俯卧位能抬头,并转动;双上肢能持重,用双肘支撑抬起上胸;能从仰卧位翻转到俯卧位;扶持下能坐稳或独坐。

(3) 6～9 个月　仰卧位时头能抬起;把玩自己的脚并将脚趾放入嘴里;能向一侧翻身;能用双上肢支撑身体;能从俯卧位翻身至仰卧;可腹爬;坐位时可躯干伸直,头左右转动;扶站时双腿跳动。

(4) 9～12 个月　能四点爬;坐位时能左右转动身体;可扶物下从坐位转换为站立位;可扶家具横着行走。

(5) 1～1.5 岁　能爬上成人椅子;能独立行走;可扶扶手两步一级上楼梯;能笨拙地跑。

(6) 1.5～2 岁　行走中可急停,并蹲下来捡东西;一手扶扶手可两步一级上下楼梯;能在急促跑的过程中躲避障碍物;能踢球。

2) 精细运动

(1) 0～3 个月　手常握拳,拇指被握在其余四指里。

(2) 3～6 个月　手常张开,把玩具放在手掌的尺侧时能有抓握(尺侧抓握)。

(3) 6～9 个月　能用手掌抓握,没有主动放开的活动。开始能把玩具从一只手递给另一只手。

(4) 9～12 个月　能用食指指点物品。抓握时用拇指(桡侧抓握)。能用拇指和食指捏拿细小的物品。能放开玩具。

(5) 1～1.5 岁　手指能灵巧地捏拿物体。建立惯用手。用拳握的方法握笔涂鸦。

(6) 1.5～2 岁　能拾起滚动的球。能把小玩具放到容器内;能把容器内的物体倒出来。可模仿画直线。

7. 日常生活活动能力的评定

日常生活活动(ADL)是指人们为了维持生存及适应生存环境而每天必须反复进

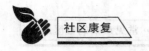

行的最基本的最具有共性的活动。日常生活活动能力包括运动能力、自理能力、交流能力和游戏能力。针对脑瘫儿童生活自理能力的测试内容主要包括以下几个方面:进食、个人卫生、更衣、排便、器具使用、认识交流等。

三、脑瘫的康复治疗

1. 脑瘫康复的目标

通过综合运用各种康复治疗手段改善患儿运动功能以达到最佳功能状态;提高生活自理能力;改善和发展认知能力;提高交流和社会适应能力,为患儿接受学校教育及融入社会生活做准备。

2. 脑瘫康复治疗原则

(1) 早期发现和早期康复治疗。

(2) 抑制异常反射、姿势和运动模式,促进正常运动发育。

(3) 采取综合康复治疗手段,将治疗与日常生活相结合,寓治疗于游戏中。

(4) 医疗机构康复治疗要与社区康复训练和家庭训练相结合。

3. 具体治疗措施

(1) 运动疗法 通过徒手或借助器械抑制或减弱异常反射、姿势和运动模式,促进正常运动的发育。

(2) 作业疗法 在运动疗法的基础上对患儿进行各种精细运动的训练,以恢复和学习各种精细协调动作,解决生活、学习、工作及社交中所遇到的困难,取得一定程度的独立性和适应性。

(3) 语言训练 主要包括咀嚼吞咽、进食、发音、听力及语言交流等能力的训练。

(4) 药物治疗 药物治疗目前仍属于脑瘫的辅助性治疗,常用的有促进脑组织发育类药物、改善肌张力药物、改善锥体外系症状类药物和控制癫痫的药物等,主要是针对脑瘫患儿的伴随症状和合并症。

(5) 中医学传统康复疗法。

(6) 手术治疗。

(7) 其他:如高压氧、水疗、电疗等。

四、脑瘫的社区康复技术

(一) 康复训练流程

具体流程:康复医生接诊患儿→进行诊断和初期评估→填写评估报告和训练登记表→制定康复训练目标和训练计划→进行康复训练→中期康复评估→修订康复训练计划→继续康复训练→出院前康复评估、总结,给出出院后的康复指导意见。

(二) 康复训练计划的制定

由于脑瘫儿童年龄、类型、障碍程度各不相同,每个孩子都需要一套自己的训练方案。因此,康复训练计划应在评估脑瘫儿童现存障碍的程度、功能缺陷与可开发潜能的基础上,根据每位患儿所处的年龄阶段和不同类型脑瘫训练的原则及特点制定。制定出的康复训练计划实施后,由训练人员及时记录训练情况,定期评估训练效果,及时地对训练计划进行修改和调整。

1. 根据各年龄阶段制定康复训练计划的总体方向

(1)0~3 岁的训练计划　促进运动发育,改善运动功能,学会翻身、坐、爬、站、行等;矫正异常姿势及运动模式;促进语言、认知等方面的发育。

(2)学龄前儿童的训练计划　防止继发的挛缩畸形;学会与日常生活活动相关的运动,必要时学会借助辅助具;提高语言交往能力,为入学做准备。

(3)年长儿的训练计划　提高生活自理能力和社会适应能力。

2. 根据脑瘫的不同类型制定康复训练计划的总体方向

(1)痉挛型　尽量避免引起肌张力增高和异常姿势的运动;通过推拿按摩及牵拉等方法放松痉挛、僵硬的肌肉,降低肌肉的张力;扩大各关节活动范围,预防挛缩畸形的发生;增加躯干及四肢的肌肉力量;促进躯干、四肢的分离运动,提高平衡和运动能力。

(2)肌张力低下型　通过叩击、拍打肌肉及对关节进行施压等刺激,提高肌张力,促进肌肉的持续性共同收缩;利用多种姿势提高抗重力的能力;强化主动运动,提高运动能力。

(3)手足徐动型　实施压迫、负重、抵抗等方法,减少运动中的不自主动作;增强头、颈、躯干、四肢在运动中对称性的控制;给予适当的感觉统合训练,提高平衡能力。

(4)共济失调型　对肌肉进行一定程度的叩打、拍击,提高肌张力和收缩力;持续姿势控制训练;反复进行感觉统合训练及距离测定能力的训练,提高平衡能力;改善跪、站及行走时的辨距能力,提高稳定性;控制不稳定的抖动。

(三)康复训练方法

1. 头部控制能力的训练

头部的控制能力是正常儿童运动发育过程中最先需要掌握的技能之一。如果小儿不能充分地控制自己的头部,将会阻碍高一级运动功能的学习,并可因为头部的异常姿势和运动而导致全身的异常姿势和运动。

(1)头部异常姿势的纠正:

① 角弓反张　患儿取仰卧位,治疗师用双前臂向下压患儿双肩的同时双手扶持其头部向前倾,但不能把手放在患儿的枕后部向上抬,以免加重痉挛(图 4-14-2(a))。

② 头后仰　患儿取仰卧位,治疗师双手用力握住其双肩,两大拇指压住胸部,使双肩关节内旋,肩胛带前伸;或将其双肩关节内收、内旋,双上肢伸展放于身体前,按住其胸部,使头向前倾(图 4-14-2(b)、(c))。

(2)眼球追视的训练　患儿取仰卧位,治疗师用颜色鲜艳且带声响的玩具在距患儿眼睛 30 cm 处的水平位置缓慢地上下左右移动,训练时要注意移动速度的均匀、缓慢。

(3)俯卧位抬头的训练　患儿可俯卧于楔形垫上或治疗师握住患儿双肘关节使其

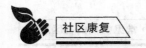

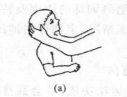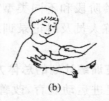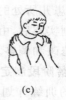

图 4-14-2　头部异常姿势的纠正

在 PT 垫上、Bobath 球上呈肘支撑位或手支撑位,用鲜艳且带声响的玩具吸引患儿主动抬头,并可诱导患儿将抬起的头左右转动。若患儿背部肌肉力量较差,主动抬头困难,治疗师可用手指用力叩击颈胸段脊柱两侧的肌肉,刺激患儿抬头。也可使患儿俯卧于治疗师胸前,以面对面的游戏来诱发患儿抬头以训练头部的控制(图 4-14-3)。

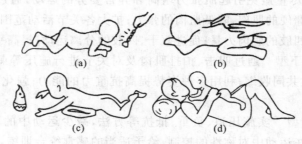

图 4-14-3　俯卧位抬头的训练

(4)仰卧位抬头的训练　患儿取仰卧位,治疗师用双腿夹住患儿的骨盆和双下肢,双手握住患儿双肩,慢慢地将患儿拉起坐至 45°,停留片刻。在这一过程中,治疗师要诱导患儿将头部上抬;若患儿主动抬头困难,治疗师可用双拇指按压患儿胸骨上段两侧位置以刺激患儿抬头(图 4-14-2)。

2. 翻身训练

翻身训练是指在患儿获得较好头部控制能力后立即开始训练。

(1)主动诱发翻身的训练　患儿在俯卧位时,用带声响的玩具在其前面吸引他的注意力,然后将玩具移至侧方,鼓励向侧方伸手取玩具,再将玩具逐渐抬高,吸引其转身至侧卧位直至仰卧位。反之可诱发患儿由仰卧位翻身至俯卧位(图 4-14-4)。

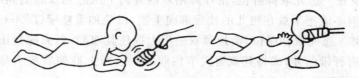

图 4-14-4　主动诱发翻身训练

(2)被动诱发翻身的训练:

① Vojta 反射性翻身训练　患儿取仰卧位,使头部转向一侧 90°,颜面侧上下肢伸展,头后侧上下肢屈曲,呈非对称性紧张性颈反射肢位。治疗师一手固定患儿下颌,另

一手拇指在患儿颜面侧乳头下两横指处给予一个压迫性刺激以诱导患儿反射性翻身（图4-14-5(a)）。

② 利用上肢诱发翻身的训练　患儿仰卧位，治疗师用双手分别握住患儿两上臂并上举过头，将两臂左右交叉，从而带动患儿身体转动完成翻身动作（图4-14-5(b)）。

③ 利用下肢诱发翻身训练　患儿仰卧位，治疗师双手分别握住患儿双踝关节处，一侧下肢伸直，另一侧下肢屈曲、内收、内旋至对侧，以带动骨盆、躯干旋转从而完成翻身动作。此法若在巴氏球上完成，在诱发患儿翻身的同时还能更好地促进患儿头部的控制能力增强（图4-14-5(c)）。

④ 利用楔形垫诱发翻身训练　将患儿横躺于楔形垫的斜面上，通过利用斜面的坡度来辅助患儿的躯干旋转，从而完成翻身动作。

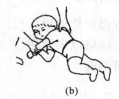

(a)　　　　　　　　(b)　　　　　　　　(c)

图4-14-5　被动诱发翻身训练

3. 坐位训练

（1）仰卧位至坐位的训练　该训练包括了正、侧方"仰卧起坐"两方面。正侧"仰卧起坐"：患儿仰卧位，治疗师用双腿控制其双下肢，双手握住患儿两前臂，将其由仰卧位缓慢拉起至坐位，这一过程中治疗师要提示患儿主动用力配合完成，以达到训练腹部肌群肌力的目的。侧方"仰卧起坐"：患儿仰卧位，治疗师用双腿控制其双下肢，若向左侧坐起则治疗师一手握住患儿右侧前臂，另一手将患儿左上肢外展约30°，前臂旋前放置于垫上，然后治疗师将患儿右上肢内收至对侧，并缓慢向上拉起患儿，使左肘关节屈曲，将重心转移至左上肢，而后患儿通过利用左侧上肢的支撑和右侧腹肌的力量完成坐起，左右两侧"仰卧起坐"可达到训练两侧腹肌肌力和双上肢支撑的目的。

（2）长坐位的训练　治疗师坐于患儿身后将其两腿分开，用治疗师的腘窝处向下按压患儿双膝关节，保持膝关节伸展，若是低张力患儿或有膝反张的患儿应在其双膝关节下垫一软垫，治疗师双手扶住患儿骨盆并用两拇指按压患儿骶髂关节处以刺激其躯干的主动伸展；或用带声响的玩具诱导患儿将躯干抬起并左右转动；或让患儿用一侧上肢将玩具由一侧拿起放至对侧。以达到在训练长坐位的同时对躯干的伸展和旋转的训练（图4-14-6）。

（3）侧（横）坐位训练　患儿取坐位，双下肢屈曲，躯干向一侧偏移，由同侧上肢负重支撑于地面，将身体重量转至同侧坐骨结节和该上肢上（图4-14-7）。

（4）坐位平衡的训练　治疗师将患儿骑跨于滚筒上或坐于平衡板上，双手扶住患儿腋下或髋部，左右晃动滚筒或平衡板，使患儿的重心缓慢地左右转移，让其自身主动

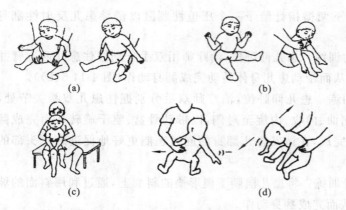

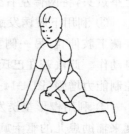

图 4-14-6　长坐位的训练

图 4-14-7　侧坐位训练

调节维持身体平衡,并诱发出侧方保护性伸展反应。同样,若将患儿坐于巴氏球上,不仅可以左右方向转移患儿的重心,还可以向前后、左前、左后等多个方向转移患儿的重心,使患儿坐位下的平衡得到充分训练。

4. 爬行训练

爬行是婴幼儿运动发育的重要阶段,不仅可以促进全身协调性控制能力的发展以及为将来直立行走打下基础,还可促进婴幼儿认知能力的发展。

1) 腹爬的训练

(1) 腹爬基本模式刺激(蛙式)　患儿取俯卧位,两治疗师单膝跪立于患儿两侧,分别握住患儿一侧前臂和小腿,然后同时进行伸展左侧肢体和屈曲右侧肢体交替进行的运动。反复进行该模式的刺激,给患儿一个正确爬行的固定模式。

(2) 反射性腹爬训练　患儿取俯卧位,双上肢屈曲置于身体两侧,治疗师双手握住患儿双足,拇指置于跟骨上,将一侧下肢伸展,另一侧下肢充分屈曲,在治疗师给出"蹬"的指令的同时,拇指用力从后上方向床面压迫刺激屈曲侧下肢跟骨,诱发患儿该下肢出现"蹬"的动作,然后左右两侧相互交替进行。

2) 手膝爬训练

(1) 手膝支撑训练　将患儿双手和双膝同时着地,双上肢和大腿垂直于地面,髋、膝关节屈曲 90°角,呈手膝位。治疗师可同时在患儿双肩或骨盆处给予负重训练(图4-14-8)。

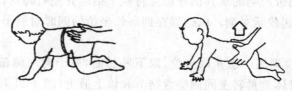

图 4-14-8　手膝支撑训练

（2）手膝位重心转移训练　在患儿独立完成手膝支撑较好的情况下可给予重心转移训练，为手膝爬行做准备。患儿呈手膝位，治疗师在患儿骨盆处给予一个向前、后、左、右等各方向的推拉刺激，令患儿保持身体的平稳。另外，治疗师可令其抬起一侧上肢扶住前方的梯背架，然后放下，左右两侧交替进行，治疗师还可令其交替抬起左右两侧下肢呈三点支撑位，达到训练重心的转移（图4-14-9）。

（3）爬行训练　患儿呈手膝位，治疗师握住患儿双踝关节，令患儿向前伸出一侧上肢支撑后，辅助患儿将对侧小腿向前送，帮助患儿体验完成完整的手膝爬模式（图4-14-10）。

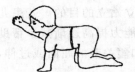 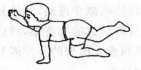 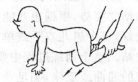

图 4-14-9　手膝位重心转移训练　　　　　　　图 4-14-10　爬行

5. 膝立位训练

膝立位是婴幼儿由爬行运动向独站运动移行过程中的过渡体位，是站和行走运动的基础。

（1）双膝立（跪）位训练　患儿双膝关节屈曲90°跪地，双髋关节充分伸展，躯干垂直于地面。患儿可双手或单手扶住放置于前方的梯背架或由治疗师扶持患儿两侧髋部以帮助患儿完成双膝立位的训练。若患儿可独立较好地完成双膝立位后，治疗师可在患儿骨盆两侧分别向对侧给予一定推力，在破坏患儿已有平衡的同时鼓励患儿尽量维持好跪姿，从而训练患儿双膝立位的平衡能力（图4-14-11（a）、（b））。

（2）单膝立位训练　患儿在一侧腿跪地的同时将另一侧下肢抬起并全足着地，形成单膝立位，其训练方法同双膝立位，可先在帮助下完成，然后逐渐减少各种帮助，使患儿能独立完成该动作（图4-14-11（c））。

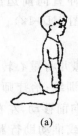 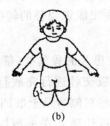 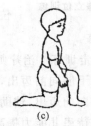

(a)　　　　　　　　(b)　　　　　　　　(c)

图 4-14-11　单膝立位训练

（3）单、双膝立位转换的训练　在上述能力的基础上，患儿取双膝立位，治疗师令患儿将重心转移至身体的一侧，然后将另一侧下肢抬起，髋、膝关节屈曲呈90°角，全足着地支撑呈单膝立位，然后再放下该侧下肢呈双膝立位，两侧下肢相互交替，从而完成

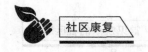

单、双膝立位的转换训练。若患儿能力较差，可双手或单手扶住置于身体前方的梯背架，或由治疗师给予帮助，辅助完成单、双膝立位转换的训练。

（4）膝立位行走训练　患儿取膝立位，双上肢推动身体前方的滚筒、助行器、巴氏球等，治疗师握住患儿双踝关节处，交替地将双下肢向前送出，辅助患儿向前移动膝关节，完成膝立位行走，待患儿能力提高后达到独立完成膝立位行走的目的。

6. 站立训练

直立行走是人类抗重力伸展姿势的最高阶段，而站立是行走的基础，正确的站立姿势为：双下肢直立，双足踩平，头部居中，躯干伸展，双肩和双髋处于同一平面。

（1）扶站→独站的训练　治疗师位于患儿前方，双手扶持患儿骨盆处使患儿处于正确的站立姿势，根据患儿能力的提高逐渐减少帮助，以达到独立站立的目的。若患儿能力较好，可令患儿双手或单手扶住身体前方的梯背架，然后随能力提高逐渐减少帮助达到独站。整个训练过程中要注意控制患儿出现的异常姿势，如髋关节的屈曲或过伸，膝关节的屈曲或反张，尖足及内、外翻足等。

（2）立位平衡训练　在患儿独立站立完成较好的情况下，将患儿站立于平衡板上，双下肢左右分开同肩宽，治疗师可先扶住患儿骨盆处，缓慢而有节律地摇动平衡板，鼓励患儿保持良好的站姿，待患儿适应后，治疗师放开双手，让患儿自己调节维持身体平衡，达到立位下侧方平衡的训练。同样可将患儿双下肢前后分开站立于平衡板上，以上述方式训练，达到立位下前后方平衡的训练。

（3）坐位→站立位的训练　患儿坐于凳子上，治疗师令患儿躯干尽量前倾，将重心前移，患儿双脚稍向后移，使膝关节屈曲大于90°，然后再诱导患儿慢慢向前、向上抬高腰部和躯干，双下肢逐渐由屈曲到伸直，使身体呈立位，从而完成该姿势的转换。

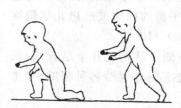

图 4-14-12　单膝立位训练

（4）单膝立位→站立位的训练　患儿取单膝立位，先令患儿将身体重心前移至前下肢，身体前倾，继续将重心前移直至前下肢脚掌前侧，同时将躯干、腰、骨盆向前方上抬，后侧跪位的下肢慢慢伸直向前迈出，使身体呈立位，从而完成该姿势的转换（图 4-14-12）。

7. 行走训练

（1）平地行走训练　治疗师扶住患儿的骨盆处，帮助患儿将重心转移至一侧下肢，诱导其将另一侧下肢向前迈出，双下肢交替进行完成行走训练；治疗师扶住患儿双肩，随患儿一侧下肢向前迈出，辅助患儿将对侧肩及上肢同时向前移动，左右两侧交替进行完成行走训练。待患儿能力提高后，可让患儿在平衡杠中或推动助行器中进行行走训练，直至患儿能独立行走。

（2）上下楼梯训练　患儿可双手扶住训练用楼梯的扶手先学习两步一阶上下楼梯，再逐渐过渡到单手扶持或不用扶持完成两步一阶上下楼梯，最终达到独立一步一阶上下楼梯。在整个训练过程中，治疗师要注意保护患儿，给予其足够的安全感。

五、脑瘫的康复教育

脑瘫可发生在出生前、出生时和出生后一年内的任何时期,对于本病的发生预防非常重要。要防止脑瘫的发生,及时预防导致脑瘫的各种感染、外伤、缺血缺氧、药物等致病因素,尤其更要注意孕期的各种保健和防止各种损伤的发生。脑瘫早期的诊断和干预治疗对于患儿同样有非常重要的意义,家长一旦发现孩子出现一些与正常孩子不同的表现时就要及时就医,采取积极的态度,早期排查、诊断和干预治疗。婴幼儿期中枢神经系统功能尚未发育成熟,可塑性强,脑瘫患儿年龄越小其治疗效果越好,若能抓住这一时期积极进行综合康复治疗,大部分患儿都能取得满意的效果。

大力开展社会宣传,定期在社区举行健康教育讲座,积极地宣传脑瘫的相关知识,提高脑瘫的早期识别率,让家长认识到该病的可治性、危害性。脑瘫的康复治疗是一个长期的过程,需要康复医生、治疗师及家庭成员共同参与,因此,积极推广简单易行的早期干预技术和组织开展脑瘫患儿家庭成员康复训练方法的培训和经验交流,保障脑瘫患儿的康复治疗,实现脑瘫患儿社区家庭康复模式。

六、脑瘫患儿的转介服务

脑瘫的康复治疗是一个长期的、全面的、系统的工程,其康复的最终目标是让患儿能够生活自理、走向校园、回归社会。但是,对于一些中重度的脑瘫患儿更是需要 24 h 的终生的康复治疗,因此,在经过了一段时期的医疗机构康复治疗后,患儿最终要回到社区和家庭,康复训练将在社区和家庭中延续。当随着年龄的增长,患儿情况有所变化时,可将患儿转送到适当的机构(如医院或康复中心等)进行系统的康复训练,即实施对脑瘫患儿的转介服务,这些转介应是根据患儿的具体情况双向进行的。

 知识链接

反射:与意识无关的对刺激的应答。

反应:伴随着意识现象的对刺激的应答。

随意运动:通过人的意识控制的有目的的骨骼肌收缩而产生的运动。

过度共同收缩:屈肌和伸肌(或者叫主动肌和拮抗肌)都痉挛。

互补性痉挛:身体的某一部分弯曲而另一部分伸展(典型特征)。

(张　靳)

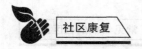

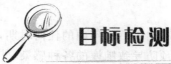

目标检测

一、名词解释

脑瘫。

二、问答题

1. 脑瘫康复评定的内容有哪些？

2. 脑瘫的四大要素是什么？请简要阐述。

三、单选题

1. 四肢躯干瘫痪，四肢瘫痪程度无大的差别属于下列哪一型脑性瘫痪？（　　）

A. 四肢瘫
B. 偏瘫
C. 重复偏瘫
D. 双瘫

2. 以下哪一型脑瘫的特点是肌张力增高、关节运动范围变小、运动障碍、姿势异常？（　　）

A. 迟缓型
B. 徐动型
C. 痉挛型
D. 强直型

3. 脑瘫在什么时候做出的诊断称为早期诊断？（　　）

A. 3个月内
B. 6个月内
C. 9个月内
D. 6个月~1岁

4. 下列哪一类型的脑瘫训练计划总体方向是：通过叩击、拍打肌肉及对关节进行施压等刺激，提高肌张力，促进肌肉的持续性共同收缩；利用多种姿势提高抗重力的能力；强化主动运动，提高运动能力？（　　）

A. 痉挛型
B. 徐动型
C. 迟缓型
D. 共济失调型

四、多选题

1. 脑瘫可合并的障碍有（　　）。

A. 智力障碍
B. 语言障碍
C. 视力障碍
D. 情绪及行为障碍

2. 脑瘫的诊断依据包含下列哪几项？（　　）

A. 在出生前及婴儿期有致脑损伤的高危因素
B. 在新生儿及婴儿期出现脑损伤的早期症状
C. 有脑损伤的发育神经学异常
D. 有不同类型脑瘫的临床表现

任务 15　周围神经损伤的社区康复

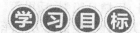

知识目标

1. 能阐述周围神经损伤患者的社区康复措施。

2. 能说出周围神经损伤患者在日常生活活动中的安全知识。

3. 能说出常见的周围神经损伤的临床表现。

能力目标

1. 能熟练地对社区周围神经损伤患者进行评定。

2. 能熟练地运用适宜的社区康复技术进行周围神经损伤康复治疗。

3. 能在社区进行周围神经损伤安全知识的宣传。

案例引导

某男,26岁,与朋友聚会饮酒后在沙发上休息,次日醒来发现走路时踝关节不能背伸、脚尖上抬困难。请结合本例思考以下问题:

1. 该患者是什么疾病?

2. 对该患者应行哪些检查和康复评定?

3. 结合社区的条件应该进行怎样的康复治疗?

一、周围神经损伤的基础知识

周围神经损伤是指神经丛或神经干或其分支受外力作用而发生的损伤。常见的周围神经损伤有:臂丛神经损伤、桡神经损伤、正中神经损伤、尺神经损伤、腓神经损伤、胫神经损伤等。

1. 病因

周围神经损伤的常见原因分为开放伤(切割伤、火器伤、撕裂伤等)和闭合伤(牵拉伤、卡压伤、挫伤、慢性磨损、骨折脱位、缺血性损伤、药物性损伤、电击伤及放射性损伤等)。

2. 功能和能力障碍

(1)运动障碍　受损神经所支配的肌肉呈迟缓性瘫痪,肌张力降低或消失,肌萎缩,关节挛缩和畸形。

(2)感觉障碍　感觉障碍呈明显节段性、纵行条带状或片状分布。表现为感觉异

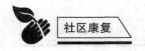

常(如局部麻木、麻刺感、冷热感、刺痛、跳痛、胀痛、酸痛、放射性疼痛等,尤其是在夜晚)、感觉减退或缺失、感觉过敏(以痛觉过敏最多见,其次是温度觉过敏)。

(3)反射异常　腱反射减弱或消失。

(4)自主神经功能障碍　局部皮肤营养变化(如皮肤干燥、苍白、角化过度、溃疡)、血管舒缩和出汗功能改变、指(趾)甲糙且脆裂、反甲等。

日常生活活动能力、职业能力和社会生活能力下降。

　知识链接

Seddon 根据神经损伤后的病理改变、临床表现及预后把周围神经损伤分为三类。

(1)神经失用　神经纤维无明显解剖及形态异常,受损神经远端纤维不出现变性,神经传导功能多为暂时性的阻断。一般于数日至数周自行恢复。

(2)轴索断裂　神经轴突在鞘内发生断裂、神经鞘膜完整、受损神经远端纤维发生变性。恢复时间取决于病损部位、患者的年龄和身体状况等。

(3)神经断裂:神经束或神经干的完全断裂。需通过手术吻合神经,否则,神经功能无法恢复,仅在局部形成神经瘤。

二、周围神经损伤的社区康复评定

(1)特殊畸形观察。

(2)Tinal 征:叩击损伤平面或修复平面,出现神经分布区反射痛或过电感为阳性。定期重复该检查可了解神经再生的速度。

(3)运动功能的评定:徒手肌力检查、关节活动范围测定、患肢周径的测量等。

(4)感觉检查:常用的有触觉、痛觉检查,两点辨别觉检查和皱纹测试等。

(5)自主神经功能检查:常用发汗试验检查。

(6)周围神经损伤严重程度的评定采用 Sunderland 的分度。Sunderland 对周围神经损伤严重程度的分度内容如下。

Ⅰ°　受损局部出现暂时性传导阻滞,纤维完整性无损,无变性,常于 3~4 周内完全恢复。

Ⅱ°　轴突中断,但轴突周围结构完好,轴突可以以每日 1~2 mm 的速度再生。

Ⅲ°　轴突中断伴部分缺失,神经束膜尚完整,虽可自行恢复,但恢复不完整。

Ⅳ°　比Ⅲ°更严重,轴突数量明显减少,神经束膜广泛受累,瘢痕化严重,不能自行恢复,需手术切除瘢痕后重新缝接吻合。

Ⅴ°　神经干完全断裂,两端完全分离,需手术才能修复。

(7)电生理学评定:直流-感应电检查(表 4-15-1)、强度-时间曲线检查、肌电图检查、神经传导速度的测定和体感诱发电位等。

表 4-15-1 直流-感应电检查对变性反应的判断表

	感应电流	直流电流	恢复所需时间
部分变性反应	反应弱	反应弱,可能 ACC≥CCC	3～6 个月
完全变性反应	无反应	收缩极迟缓,ACC＞CCC	1 年以上,或不能恢复
绝对变性反应	无反应	无反应	不能恢复

注:ACC、CCC 分别代表直流电流双极刺激肌肉时阳极、阴极通电所引起的肌肉收缩强度。

（8）运动和感觉功能恢复的评定（表 4-15-2、表 4-15-3）。

表 4-15-2 周围神经损伤后的运动功能恢复等级

恢复等级	评 定 标 准
0 级（M_0）	肌肉无收缩
1 级（M_1）	近端肌肉可见收缩
2 级（M_2）	近、远端肌肉均可见收缩
3 级（M_3）	所有重要肌肉能抗阻力收缩
4 级（M_4）	能进行所有运动,包括独立的或协同的
5 级（M_5）	完全正常

表 4-15-3 周围神经损伤后的感觉功能恢复等级

恢复等级	评 定 标 准
0 级（S_0）	感觉无恢复
1 级（S_1）	支配区皮肤深感觉恢复
2 级（S_2）	支配区浅感觉和触觉部分恢复
3 级（S_3）	皮肤痛觉和触觉恢复,但有感觉过敏
4 级（S_4）	感觉达到 S_3 水平外,两点辨别觉部分恢复
5 级（S_5）	完全恢复

三、周围神经损伤患者的社区康复措施

对周围神经损伤的患者的社区康复应从以下几方面着手:预防和治疗合并症;促进受损神经再生;促进运动和感觉功能的恢复,最大限度地恢复生活和工作能力。

（一）预防和治疗合并症

（1）局部水肿 局部循环障碍和组织液渗出过多可导致局部水肿。局部水肿是导致挛缩的原因之一。可采用抬高患肢、用弹力绷带压迫、对患肢进行被动运动与向心性按摩、热敷、磁片敷贴、温水浴、蜡浴、红外线、超短波、微波、激光等方法来改善局部的血液循环,促进水肿的吸收。

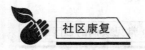
（2）肢体挛缩和变形　水肿、疼痛、肢体位置不当及肌力失去平衡等原因，常易引起肌肉、肌腱的挛缩和肢体变形。损伤后除可以采用防治局部水肿的方法外，还应进行被动牵伸、水疗及水中运动等运动疗法。也可以用矫形器将患肢保持在功能位（图4-15-1），以预防和减轻挛缩。

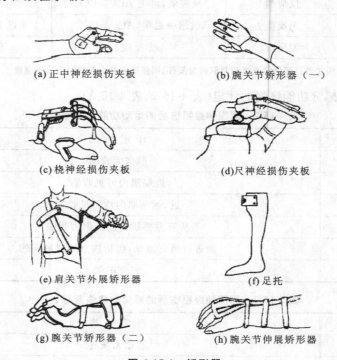

(a) 正中神经损伤夹板　　　　　(b) 腕关节矫形器（一）

(c) 桡神经损伤夹板　　　　　(d) 尺神经损伤夹板

(e) 肩关节外展矫形器　　　　　(f) 足托

(g) 腕关节矫形器（二）　　　　(h) 腕关节伸展矫形器

图 4-15-1　矫形器

（3）继发性外伤　损伤神经分布区的感觉障碍和受损神经的肌肉运动障碍，缺乏对外界伤害的防御能力，容易遭受外伤，而且外伤后，局部营养发生障碍不利于痊愈。对感觉丧失的手足可穿戴手套、袜子进行保护，并保持局部卫生。

（二）促进受损神经再生

（1）药物　损伤早期应用神经生长因子制剂、B 族维生素、烟酸、辅酶 A、ATP 等神经营养药物可以促进神经的再生。

（2）神经肌肉电刺激疗法　在运动点进行电刺激，可以延迟和减轻肌萎缩、抑制肌肉的纤维化、促进神经的再生和恢复。

（3）物理疗法　对保守治疗或神经修复术后的患者，早期应用超短波、微波、超声波、磁疗、红外线、激光、水疗等治疗来改善局部组织的营养，将有利于损伤神经的再生和神经功能的恢复。

（三）促进运动功能的恢复

（1）生物反馈疗法　对于肌肉收缩力弱，可进行肌肉兴奋性反馈训练来促进肌力的恢复。

（2）运动疗法　进行运动训练是维持和改善关节活动范围、增强肌力和耐力的必需手段。肌力训练可根据肌力情况及时地进行等长运动、等张运动（主动-助力运动、主动运动和抗阻运动）、水中运动、PNF疗法等训练来增强肌力。肌力训练的原则是大重量、少重复。

（3）作业疗法　根据周围神经损伤后功能障碍的部位、损伤程度，以及患者的性别、兴趣等选择进行组装、编织、刺绣、捏橡皮泥、木工、钳工、缝纫、踏自行车等练习来改善患者的日常生活活动能力和就业能力。

（4）矫形器的应用　对于未完全恢复或不能恢复的功能，可根据患者的具体情况选择合适的矫形器进行代偿（图4-15-1）。

（5）文体疗法　根据患者的年龄、爱好等选择乒乓球、羽毛球、绘画书法、关节体操等文体活动来改善关节的活动范围、增强肌力。

（四）促进感觉功能的恢复

尽早采用感觉重建训练法对感觉减退或消失者、实体觉缺失者进行训练。对有麻木和异常感觉的患者可采用电疗、针刺等进行治疗。

四、周围神经损伤患者的康复教育

周围神经损伤后的恢复过程一般较长，应使患者对此有充分的心理准备。可采用医学宣教、心理咨询、集体治疗、患者示范等方式来消除或减轻患者的心理障碍，发挥其主观能动性，积极地进行治疗。

由于患者的感觉缺失，要教会患者在日常生活活动中的安全知识。Callahan给缺乏保护性感觉的周围神经损伤功能障碍的患者提出以下指南。①避免将受累区域暴露于热、冷和锐利的物体上。②当抓握一个工具和物体时，有意识地用比需要的更小的力。③应小心，越小的把柄，压力在抓握表面分布越小。通过加粗把柄来避免小把柄，或在可能的情况下用不同的工具。④避免长时间使用一种工具的工作，尤其是避免手不能通过改变抓握方式来适应的工作。⑤工作时频繁地改变工具以使受压组织休息。⑥观察皮肤受压的情况，若过分受力或重复受压后出现红斑、水肿、发热，要暂停使用患手。⑦如果有水疱、破溃或其他创伤发生，尽力治疗，以免引起皮肤进一步损伤和感染。⑧保持皮肤的柔韧性，要遵循皮肤的日常护理程序，包括浸渍、油按摩，避免紧闭潮湿。

五、周围神经损伤患者的转介服务

对于闭合性损伤和神经缝接吻合术后的患者，要密切观察其神经功能恢复的情况，若3～6个月无明显改善，则应考虑手术治疗，否则会贻误手术时机，妨碍神经恢复。

六、常见周围神经损伤的康复

1. 臂丛神经损伤

臂丛神经损伤可由上肢过度伸展、锁骨骨折、肩关节脱位、颈部手术时及产伤等引起。根据受伤部位的高低分为三个类型。

（1）上臂型　①功能障碍：上肢外侧皮肤感觉大部缺失，拇指感觉减退；肩关节外展和上举障碍；肘关节屈曲困难；肱二头肌反射及桡骨膜反射减弱或消失。②康复治疗：采用外展支架来预防肩关节内收、内旋及拇指内收挛缩，并进行肩关节外展和上举、肘关节屈曲等运动。

（2）前臂型　①功能障碍：上臂内侧、前臂和手的尺侧皮肤感觉缺失；手内在肌瘫痪，呈扁平手畸形（图4-15-2），手指不能屈伸；颈交感神经节受损时出现霍纳氏综合征。②康复治疗：使用矫形器将腕关节保持在功能位及充分对腕关节、指间关节、掌指关节进行屈伸运动。

（3）全臂型　①功能障碍：可引起整个上肢运动和感觉功能障碍、腱反射消失、肌萎缩、自主神经功能障碍及霍纳氏综合征。②康复治疗：综合应用上述方法进行治疗仍不能使患肢功能恢复，应训练健肢进行功能代偿。

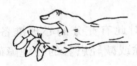

图4-15-2　扁平手

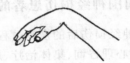

图4-15-3　垂腕

2. 桡神经损伤

桡神经损伤可由肱骨干骨折、肱骨的手术、肩后部撞击伤、肘部穿通伤、桡骨小头脱位、腋拐使用不当、不良的睡姿等引起。

（1）功能障碍　手背桡侧感觉障碍；运动障碍在肱三头肌分支以上受损时，上肢各伸肌瘫痪；在肱三头肌分支以下受损时，前臂部伸肌瘫痪，典型症状是腕、掌指关节不能伸直而表现为"垂腕"（图4-15-3）；前臂中1/3以下损伤仅伸指瘫痪而无"垂腕"；桡骨膜反射、肱三头肌反射减弱或消失。

（2）康复治疗　使用伸腕伸指矫形器维持伸腕伸指位。进行关节的被动活动以预防关节挛缩；进行以伸腕、伸指为重点的运动。

3. 正中神经损伤

康复治疗可由肱骨髁上骨折、肩肘关节脱位、腕管综合征、腕部外伤等引起。

（1）功能障碍　桡侧手掌及拇指、食指、中指掌面和食指、中指末节背面感觉障碍；上臂受损时前臂不能旋前，屈腕力弱，拇指、食指和中指不能屈曲，握拳无力，不能对指，不能捏物，大鱼际肌萎缩，状若"猿手"（图4-15-4）。前臂中或下1/3损伤时，感觉障碍同上，运动障碍仅限于拇指外展、屈曲和对掌。桡骨膜反射减弱或消失。

（2）康复治疗　使用矫形器固定掌指关节及指间关节于半屈曲位，并进行前臂旋前、屈腕、屈手指运动、拇指对掌等运动。

4. 尺神经损伤

尺神经损伤可由肘部支撑受压、肘管综合征、尺骨鹰嘴骨折等骨折、外伤引起。

（1）功能障碍　手背尺侧半、小鱼际、小指及无名指尺侧半感觉障碍；手向桡侧偏斜，拇指外展，屈腕困难，小鱼际平坦，骨间肌萎缩凹陷，手指不能内收、外展，无名指和小指不能伸直呈屈曲位，状若"爪形"（图4-15-5）。

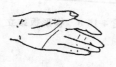

图 4-15-4　猿手

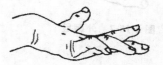

图 4-15-5　爪形手

（2）康复治疗　佩戴矫形器或分指板使手指伸展，并进行屈腕运动、手指的屈伸和分合运动。

5. 腓神经损伤

腓神经损伤可由膝关节外侧脱位、腓骨头骨折、小腿石膏或夹板固定太紧、臀部肌内注射等引起。

（1）功能障碍　小腿前外侧和足背部感觉障碍。足和足趾背屈、外翻功能障碍，足内翻下垂畸形，步行时呈跨阈步态，晚期形成"马蹄内翻足"（图4-15-6）。

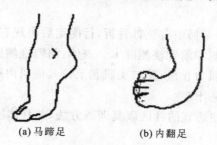

(a) 马蹄足　　(b) 内翻足

图 4-15-6　马蹄内翻足

（2）康复治疗　穿矫形鞋或左右脚反穿高腰运动鞋、佩戴踝背屈矫形器或足托矫正足下垂内翻。进行楔形板站立和下蹲训练牵伸跟腱及踝背屈、足趾伸展、足跟着地足尖提起练习等运动。

6. 胫神经损伤

胫神经损伤可由膝关节脱位、股骨髁上或胫骨上端骨折等引起。

（1）功能障碍　足底部感觉障碍。足和足趾不能跖屈，足内翻和内收力弱，呈"外翻足"（图4-15-7），足尖行走困难。跟腱反射消失。

（2）康复治疗　用踝关节扣带或外侧缘加厚的鞋等矫正外翻足。进行足跖屈及足尖着地足跟提起练习、楔形板站立（图4-15-8）和下蹲等运动。

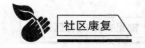

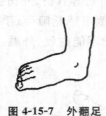

图 4-15-7　外翻足

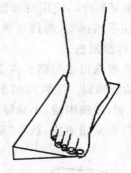

图 4-15-8　楔形板站立

（周国庆）

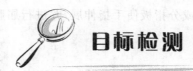

一、问答题

1. 周围神经损伤患者有哪些康复措施？

2. 周围神经损伤患者有哪些功能和能力障碍？

二、病例检测

某男,37 岁,1 个月前车祸中右肱骨骨折,行固定后出现右手腕和手指不能上抬,上臂疼痛明显,右手拇指背侧和前臂桡侧麻木。查体:前臂桡侧感觉减退,伸腕、伸指肌力Ⅱ级,前臂旋前位时屈肘肌力Ⅳ级,肱二头肌和上臂其他肌肉肌力正常。

1. 该患者初步诊断是什么？

2. 该患者应采取哪些适宜的社区康复训练方法,并具体操作。

三、单选题

1. 下列关于周围神经损伤的康复,正确的是（　　　）。

A. 周围神经损伤的康复评定不包括日常生活活动能力评定

B. 周围神经损伤的电诊断检查包括直流-感应电检查、强度-时间曲线检查、肌电图检查、神经传导速度的测定和体感诱发电位

C. 周围神经损伤,康复治疗的目的是早期限制受损神经发生瓦勒氏变性

D. 周围神经损伤的康复评定包括运动、复合感觉、感觉功能评定

2. 腓神经损伤后进行踝关节屈伸的作业训练是（　　　）。

A. 踏缝纫机　　　　　　　　　B. 拉锯

C. 刨木　　　　　　　　　　　D. 和面

3. 下列关于臂丛神经损伤说法错误的是（　　　）。

A. 是一种产伤

B. 患侧上臂呈外展外旋位

C. 下臂丛神经损伤常伴霍纳氏综合征

D. 患侧手不能活动

4. 某男,20岁,有手腕割伤2h。查体:右手垂腕、垂指畸形,手背桡侧感觉减退,腕关节不能背伸。其康复治疗不正确的是(　　)。

A. 右手腕固定于功能位

B. 超短波治疗帮助消除局部水肿

C. 肌力训练的原则是小重量、多重复

D. 功能评定包括畸形、关节活动范围测量、日常生活活动能力的评定等

(5~9题共用备选答案)

A. 肌皮神经　　　　　　　　B. 桡神经

C. 尺神经　　　　　　　　　D. 正中神经

5. 肱骨中部骨折易损伤(　　)。

6. 肱骨内上髁骨折易损伤(　　)。

7. "垂腕"见于哪种神经损伤?(　　)

8. "猿手"见于哪种神经损伤?(　　)

9. "爪形手"见于哪种神经损伤?(　　)

任务 16　骨关节疾病的社区康复

任务 16-1　骨折的社区康复

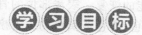

知识目标

1. 掌握常见四肢骨折及脊柱骨折的社区康复治疗方法。

2. 熟悉骨折的社区康复评定方法。

3. 了解骨折的中药疗法及社区饮食调理方法。

能力目标

1. 能熟练对骨折患者进行功能评定。

2. 能运用社区条件对骨折患者进行康复治疗;能指导患者进行康复训练。

3. 能很好地与患者沟通,治疗程序规范,社区康复资源运用得当。

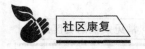

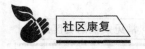

案例引导

　　患者陈某,男,46 岁,干部。1 个月前因车祸致伤右肩部肿痛,活动受限入院治疗。

　　当时查体:右肩部外侧肿胀,压痛明显,纵轴叩击痛阳性,可扪及骨擦感,右肩关节活动受限,余未见异常。现患者肩关节前屈、外展、内收功能障碍。请结合本例思考以下问题:

　　1. 该患者是什么疾病?

　　2. 结合社区的条件应该进行怎样的康复治疗?

　　3. 骨折康复自我训练方案是怎样的?

一、骨折的概述

　　骨质的连续性发生完全或部分性中断称骨折。根据骨折稳定程度可分为稳定性骨折和不稳定性骨折。根据骨折周围软组织损伤情况可分开放性骨折和闭合性骨折。根据造成骨折的原因可分为外伤性骨折和病理性骨折。根据骨折的程度可分为完全性骨折和不完全性骨折。本节重点介绍常见的四肢骨折及脊柱骨折的社区康复。

　　(一)临床表现及诊断

　　(1)疼痛和压痛　　骨折多因暴力所致,除骨组织受损外,周围软组织也受挫伤,故骨折处有疼痛和压痛。经妥善固定后疼痛可减轻或逐渐消失,若有持续性剧烈疼痛,且进行性加剧,是骨筋膜室综合征的早期症状;超过骨折愈合期后仍有疼痛或压痛,提示骨折愈合欠佳。

　　(2)局部肿胀和瘀斑　　骨折时,骨髓、骨膜及周围软组织内的血管破裂出血,在骨折周围形成血肿,同时软组织因受伤而发生水肿,患肢显著肿胀。持续两星期以上的肿胀,易形成纤维化,有碍运动功能的恢复。表浅部位的骨折,血肿表浅,受伤 1～2 日后,由于血红蛋白的分解,可变为紫色、青色或黄色的皮下瘀斑。

　　(3)畸形　　骨折端移位后,受伤体部的形状改变,或骨折愈合的位置未达到功能复位的要求,有成角畸形、旋转畸形或重叠畸形。畸形较轻,如成角畸形不超过 10°,不影响功能,畸形严重则影响肢体运动功能。

　　(4)功能障碍　　骨折后由于肢体内部支架断裂和疼痛、肿胀等,使肢体丧失部分或全部运动功能(不全骨折可有部分运动功能)。骨折畸形愈合、肢体长期固定而缺乏功能锻炼均可导致关节僵硬和肌肉萎缩,骨折损伤周围神经或形成创伤性关节炎,均可引起肢体运动功能障碍。

　　(5)全身性表现:

　　① 休克　　多见于多发性骨折、股骨骨折、骨盆骨折、脊椎骨折和严重的开放性骨

折。患者常因广泛的软组织损伤、大量出血、剧烈疼痛或并发内脏损伤等引起休克。

② 体温改变 一般骨折后体温正常,只有在严重损伤(如股骨骨折、骨盆骨折)时有大量内出血,血肿吸收时,体温略有升高,通常不超过 38 ℃。开放性骨折如患者体温升高,应考虑患者可能发生了感染。

(6)影像检查 X线摄片是骨折的常规检查,它对了解骨折的类型、移位情况、复位固定和骨折愈合情况等,均有重要的价值。X线摄片需包括正、侧位和邻近关节,有时还需加摄特定位置或健侧相应部位的对比 X 线摄片。

(二)骨折的愈合

1. 临床愈合标准

临床愈合标准包括:①局部无压痛及纵向叩击痛。②局部无反常活动。③X线摄片显示骨折线模糊,有连续性骨痂通过骨折线。④外固定解除后受伤肢体能满足以下要求。a.上肢能向前平举 1 kg 重量达 1 min。b.下肢能不扶拐在平地连续步行 3 min,并不少于 30 步。⑤连续观察 2 周骨折处不变形。

从观察开始之日起到最后一次复位的日期所经历的时间为临床愈合所需时间。②、④两项的测定必须慎重,可先练习数日,然后测定,以不损伤骨痂发生再骨折为原则。

2. 常见骨折愈合的时间

骨折愈合的时间与患者年龄和体质及骨折部位关系密切,具体时间见表 4-16-1-1。

表 4-16-1-1 成人常见骨折临床愈合时间

骨折部位	愈合时间/周	骨折部位	愈合时间/周
指骨、掌骨	4~8	骨盆	6~10
趾骨、跖骨	6~8	股骨颈	12~24
腕舟骨	>10	股骨粗隆间	6~10
尺桡骨干	8~12	股骨干	8~14
桡骨远端	3~4	—	小儿 3~5
肱骨髁上	3~4	胫骨上端	
肱骨干	5~8	胫骨干	8~12
肱骨外科颈	4~6	跟骨	6
锁骨	5~7	脊柱	10~12

二、骨折的社区康复评定

骨折患者的康复必须建立在正确的康复评估的基础上,评估主要包括患者有价值资料收集,包括体征、症状和功能障碍情况。重点询问骨折部位、时间、血液回流状况等。主要评定内容如下。

(1)关节活动度和肌肉肌力的评定。

（2）对下肢骨折患者，需进行步态分析和评定。

（3）对骨折肢体的周径和长度进行对比性测量。

（4）脊柱骨折的功能评定：脊柱具有支持保护胸、腹、盆内脏器，保护脊髓，以及进行多种运动的功能。因此，脊柱骨折后一方面要恢复其稳定性，同时要保持它一定的活动范围。正常颈部活动范围是前屈 60°，后伸 50°，左右侧屈各 50°，左右旋转各 70°。正常胸腰段活动范围是前屈 45°，后伸 20°，左右侧屈 35°，旋转 45°。

三、骨折的社区康复

（一）上下肢骨折的运动疗法

上下肢骨折的运动疗法主要包括外伤炎症期、骨痂形成期、临床愈合期的治疗。本病训练强度开始为每日训练 3 次，训练时间一般为 5～10 min，以后可适当延长；在外伤炎症期做关节主动、被动运动时，应逐渐增加活动量，但应避免影响骨断端的稳定性；在未固定关节的训练中，尤其要加强易发生挛缩关节的训练活动，如肩关节外展、外旋，掌指关节屈伸以及踝关节背屈等活动。

1. 外伤炎症期的运动疗法

（1）作患肢肌肉等长收缩，每次训练量以不引起肌肉过劳为度。

（2）患肢非固定关节主动及被动关节活动训练，在伤后第 2 天即可开始患肢未被石膏固定的关节活动（包括主动活动和被动活动）。

（3）健肢正常活动训练，以防止卧床综合征发生。

2. 骨痂形成期的运动疗法

在外伤炎症期基础上加大运动量，增加运动时间。此期重点恢复关节活动度训练。运动疗法训练每日上午、下午各 1 次，每次时间不少于 20 min。

3. 临床愈合期的运动疗法

（1）主动运动　受累关节进行各方向的主动活动，尽量牵伸挛缩、粘连的组织。运动幅度应逐渐增大，以不引起明显疼痛为度，每一动作可重复多遍，每日练习数次。

（2）助力运动和被动运动　动作应平稳、柔和，不应引起明显疼痛，切忌暴力引起新的组织损伤。

（3）关节松动术　主要针对僵硬的关节，具体操作为：治疗师一手固定关节近端，另一手握住关节的远端，在轻度牵引下，按其远端需要的方向（前/后、内/外、外展/内收、旋前/旋后）松动。对于中度或重度关节挛缩者，可在运动与牵引的间歇期，配合使用夹板，以减少纤维组织的回缩，维持治疗效果。

（4）关节功能牵引　对比较僵硬的关节，可进行关节功能牵引治疗，操作时固定关节近端，在其远端施加适当力量的牵引，根据治疗需要决定牵引方向为屈、伸、内收、外展、内旋、外旋等。牵引重量以引起患者可耐受的酸痛感觉，又不产生肌肉痉挛为宜。在热疗下牵引治疗效果更好。

（5）恢复肌力训练　具体方案：①当肌力为 1 级时，可采用水疗、按摩、低频脉冲电刺激、被动运动、助力运动等，并在做被动运动时进行传递冲动的训练；②当肌力为 2～3 级时，以主动运动为主，辅以助力运动、摆动运动、水中运动等，做助力运动时助力应小，以防止被动运动干扰了患者自主训练的主动运动；③当肌力达 4 级时，应进行抗阻运动，以促进肌力最大限度地恢复。

（二）上下肢骨折的推拿治疗

骨折推拿的目的主要是促进骨折部位血液循环，促进骨痂生长，但必须在保证骨折部位稳定的前提下操作，主要操作步骤如下。

（1）用轻柔的滚法在患肢操作 2～3 遍。

（2）用揉法从患肢的肢体远端向心性操作 2～3 遍。

（3）用按揉法和点法点按上、下肢阳明经的腧穴，每穴点按 1～2 min。

（4）点按膀胱经脾俞、胃俞、肾俞，每穴点按 1～2 min。

（5）点按绝骨、血海等穴，每穴点按 1～2 min。

（6）用搓法搓患肢 1～2 遍作为结束手法。

（三）上下肢骨折的超短波治疗

超短波疗法也可促进骨折部位血液循环，从而有利于骨折的愈合。深部骨折适用于超短波，较浅的骨折应用低频率磁场疗法，剂量一般为 0.02～0.03 T。进行超短波疗法时注意询问患者体内是否有金属物或体外是否有金属物。若体内有金属物不宜进行理疗，若体外有金属物应拿开后再做。

（四）脊柱骨折的运动疗法

脊柱骨折后可导致脊柱稳定性差，容易引起慢性腰背痛，严重的骨折伴椎体脱位患者常引起脊髓损伤。康复治疗本病的目的是恢复脊柱的稳定性，防止慢性腰痛，最大限度地恢复脊柱的功能，消除卧床和固定对机体的不利影响。

1. 无需石膏固定的脊柱骨折

（1）维持过伸位　伤后仰卧木板床，在骨折部位垫 10 cm 高的枕头，使脊柱处于过伸位。

（2）伤后一周内病情允许时，即可开始腰部肌肉训练。可按如下四步循序渐进地进行，训练时应避免脊柱前屈及旋转，注意保持脊柱稳定性。

① 五点支撑法　患者用头、双肘及双足撑起全身，腰部前挺、尽力腾空后伸。

② 三点支撑法　在患者五点支撑法可顺利完成的基础上，两臂交叉放于胸前，用头及双足三点支撑使全身腾空后伸。

③ 弓桥支撑法　在三点支撑可顺利完成的基础上，让患者练习用两手及双足撑于床面，两上肢尽量伸直，全身腾空呈一桥状。

④ 飞燕点水法　患者在熟练掌握上述三法后，腹肌及腰背肌肌力较强时，可让患者在俯卧位，上肢、下肢伸直后伸，挺腹，腹部着床，腰尽量后伸，头胸后仰，呈一弧形。

（3）伤后 3～4 周，可增加翻身训练：翻身时，腰部应维持伸展位，注意使肩与骨盆

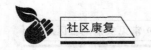

同步翻转，避免脊柱屈曲与旋转。翻身后进行俯卧位的背肌训练。具体方法：①双臂支撑抬起上身与头，髋部不离床；②双下肢交替后伸，膝关节保持伸直；③不用上肢支撑，抬起上身与头；④双下肢同时后伸，上体保持不动；⑤飞燕点水动作。

（4）伤后 2～3 个月，训练患者俯卧位下床：患者翻身俯卧后，一腿下地，用双手撑起上体，待躯干接近直立时，再移下另一条腿，应注意避免脊柱前屈。此期间患者可在直立位做脊柱后伸、侧弯和旋转的训练，但不可做前屈的动作。

2. 需石膏固定的脊柱骨折

在石膏干燥后进行卧位背伸肌等长收缩训练。1～2 周后，局部无疼痛时，可起床活动行走，并可增加颈部活动、上肢活动及下肢后伸、足尖站立等活动。石膏固定 2～3 个月后拆除，开始腰部活动训练。

3. 脊柱骨折恢复期的康复训练

本期主要是增强脊柱活动范围及腰背肌训练。训练脊柱活动范围时，患者应骑坐在体操凳上，练习脊柱的各方向活动，以防止用髋关节代替腰部活动。

四、骨折的转介服务

骨折的危害不仅仅是功能的障碍，更严重的是并发症，根据社区康复条件，对于有严重并发症及不能复位或固定的患者应及时实施转介服务。根据情况转介至上级医院抢救室、骨外科或康复科。

转介的标准是：骨折伴有休克、严重感染、内脏器官的损伤、脊髓损伤、脂肪栓塞等应及时转到上级医院抢救室，脊髓损伤稳定后可转回社区治疗；发生缺血性骨坏死患者；应过度牵引或康复锻炼不当导致骨折移位需手术的患者。

 知识链接

骨折的中药治疗与饮食指导

（一）骨折的中药治疗

中药在骨折的内治法中效果显著，并能加快骨折的愈合。中药治疗骨折分为早、中、后三期辨证施治，分别采用相应的攻、和、补三大治法。

早期治疗时应治血与理气兼顾，常用攻下逐瘀、行气活血、清热凉血等法治疗，代表方剂：复原活血汤。该方主要组成：柴胡、当归尾、红花、穿山甲、酒大黄、酒桃仁、天花粉。可根据患者年龄、性别、体质灵活掌握。

损伤中期，瘀未尽去，筋骨未连接，宜采用和法，以和营生新、接骨续筋为主，采用和营止痛、接骨续筋、舒筋活络等法治疗，代表方剂：接骨紫金丹。接骨紫金丹主要组成：土鳖虫、乳香、没药、自然铜、骨碎补、大黄、血竭、硼砂、当归。可用续骨活血汤，该方主要组成:当归、赤芍、白芍、生地黄、红花、骨碎补、土鳖虫、煅自然铜、续断、落得打、乳香、没药。

损伤后期，气血损耗，多为虚象，采用补法，常用补气养血、补益肝肾法，代表方剂：十全大补汤。该方主要组成:党参、白术、茯苓、炙甘草、当归、川芎、熟地黄、白芍、黄芪、肉桂。也可选用健步虎潜丸，该方主要组成:鹿角、龟胶、何首乌、川牛膝、杜仲、锁阳等。

（二）骨折的饮食指导

1. 骨折的正确膳食

（1）骨折早期膳食要求（指骨折后1～2周）：

① 现代医学认为，患者骨折后有伤口痛、食欲差、活动少、消化能力弱的特点，以补充高蛋白、高维生素、低脂肪为主。多安排些含水分多、易消化、无刺激的清淡食物，如瘦肉、牛奶、鸡蛋、鸡汤、鲜鱼、青菜、水果等。主食可吃稀饭、面汤，尽量采用少量多餐法，以利于消化吸收。

② 中医认为，受伤部位瘀血肿胀，经络不通，气血阻滞，此期治疗以活血化瘀，行气消散为主。传统医学观点认为，瘀不去则骨不生，瘀去则新骨生。消肿散瘀为骨折愈合的关键。饮食配合原则上以清淡为主，如蔬菜、蛋类、豆制品、水果、鱼汤、瘦肉等，忌食酸辣、燥热、油腻，尤不可过早施以肥腻滋补之品，如骨头汤、肥鸡、炖水鱼等，否则瘀血积滞，难以消散，必致拖延病程，使骨痂生长迟缓，影响日后关节功能的恢复。

（2）骨折中期膳食要求（指骨折后2～4周）：

① 现代医学认为，患者在此期心情和情绪趋于稳定，机体也开始修复。此时患者食欲会逐渐增加，而且身体本身也需要较多的营养以帮助损伤的组织尽快恢复，这时饮食应在患病初期营养的基础上再增加碳水化合物、蛋白质、脂肪和维生素。

② 中医认为，此期瘀肿大部分吸收，治疗以和营止痛、祛瘀生新、接骨续筋为主。饮食上由清淡转为适当的高营养补充，以满足骨痂生长的需要，可在初期的食谱上加以骨头汤、田七煲鸡、动物肝脏之类，以补给更多的维生素 A、D、钙及蛋白质。

（3）骨折后期膳食要求（指骨折5周以上）　受伤5周以后，骨折部瘀肿基本吸收，已经开始有骨痂生长，治疗宜补。通过补益肝肾、气血，以促进更牢固的骨痂生成，以及舒筋活络，使骨折部的邻近关节能自由灵活运动，恢复往日的功能。饮食上可以解除禁忌，食谱可再配以老母鸡汤、猪骨汤、羊骨汤、鹿筋汤、炖水鱼等，能饮酒者可选用杜仲骨碎补酒、鸡血藤酒等。

2. 骨折患者膳食误区

（1）盲目补钙　有人认为，补钙会加速断骨的愈合。但据临床研究发现，增加钙的摄入量并不能加速断骨的愈合，而对于长期卧床的骨折患者，还有引起血钙增高的潜在危险，而同时伴有血磷降低。所以，骨折并不意味着身体中缺乏钙质，只要根据病情和按医生嘱咐，加强功能锻炼和尽早活动，就能促进骨对钙的吸收利用，加速断骨的愈合。但有两类人群是可以补钙的，一类是老年人由骨质疏松导致的骨折，另一类是早期有过胃切除疾病的患者。

（2）盲目多吃肉和骨头　一些人认为，吃哪补哪，所以发生骨折时就多吃带肉骨

头,认为可以让骨折尽快愈合。其实不然,据调查,骨折患者多吃带肉骨头,非但不能早期愈合,反而会使骨折愈合时间推迟。主要原因:受到损伤后骨头想再生长,主要是依靠骨膜、骨髓的作用,而骨膜、骨髓只有在增加骨胶原的条件下,才能更好地发挥作用,而带肉骨头的成分主要是磷和钙。如果骨折后大量摄入磷和钙,就会促使骨质内无机质成分增高,导致骨质内有机质的比例失调,所以,就会对骨折的早期愈合产生阻碍作用。

(3)盲目饮活血酒和长期服用三七片 骨折初中期不建议饮酒,因为饮酒不利于骨折愈合和患者对营养物质的吸收。长期服用三七片,骨折初期局部发生内出血,积血瘀滞,出现肿胀、疼痛。此时服用三七片能收缩局部血管,缩短凝血时间,增加凝血酶,非常恰当。但骨折整复一周以后,出血已停,被损组织开始修复,而修复需要大量的血液供应,若继续服用三七片,局部的血管处于收缩状态,血液运行就不畅,从而就对骨折愈合不利。

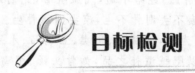

目标检测

1. 简述 Colles 骨折的各期运动疗法?

2. 请给该病例作出诊断,并按照评估、计划、实施、评价环节制定早、中、后期的康复方案,并模拟康复治疗操作。

患者,女,61 岁。

现病史:2011 年 6 月 7 日平地摔倒,臀部触地,致右髋疼痛,不能行,活动受限。在当地医院做右髋正、轴位 X 片检查显示:右股骨颈骨折(经颈型),对位对线可。

既往史:胃下垂十余年,每日仅食一小碗粥,面容苍白,极度消瘦,平素行走蹒跚。

专科检查:右髋无明显红肿,腹股沟中点、环跳穴皆压痛,足跟、大转子纵轴叩击痛,髋部活动受限。

(叶新强)

任务 16-2 类风湿性关节炎的社区康复

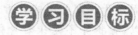

学习目标

知识目标

1. 掌握风湿性关节炎的社区康复治疗方法。

2. 熟悉类风湿性关节炎的常用社区康复评定方法。

3. 了解类风湿性关节炎的诊断标准。

能力目标

1. 能熟练对类风湿性关节炎的患者进行四肢关节评定。

2. 能运用社区条件对类风湿性关节炎患者进行康复治疗；能指导患者进行康复训练。

3. 具有在社区宣讲类风湿性关节炎及预防本病的能力。

4. 能很好地与患者沟通,治疗程序规范,社区康复资源运用得当。

案例引导

患者刘某,男,56岁,工人。主诉:四肢大小关节肿痛7个月。

现病史:患者于2010年11月出现左肩关节疼痛,晨起时抬肩困难,曾在当地诊所按摩后好转。1个月后再次出现双肩关节疼痛,在当地县医院就诊未明确诊断,经口服双氯灭痛片后症状减轻。后因自行拔罐双肩疼痛加重,并累及双手近掌指关节及双腕、双膝、双踝等四肢大小关节。症见关节肿胀、疼痛,局部灼热,活动不利,晨僵明显。

查体:脊柱生理曲度存在,双手食指、中指、无名指近掌指关节Ⅱ度肿胀,屈伸活动受限,皮温略高,背伸30°,掌屈40°,双肘关节Ⅰ度肿胀,皮温略高,活动正常;双肩关节前屈上举90°,外展60°,内收20°;双膝关节Ⅱ度肿胀,皮温高,浮髌试验(+),伸0°,屈曲100°。舌体胖舌质红,苔黄腻,脉滑。

辅助检查:血沉38 mm/h,类风湿因子1:80,ASO≤200,C-反应蛋白高于20 mg/L。

结合本例思考以下问题:

1. 该患者是什么疾病?

2. 结合社区的条件应该进行怎样的康复治疗?

3. 怎样在社区预防本病的发生?

一、类风湿性关节炎的基础知识

类风湿性关节炎是指以关节病变引起肢体严重畸形,关节滑膜炎及浆膜、心肺、皮肤、眼、血管等结缔组织广泛性炎症为主要表现的慢性全身性自身免疫性疾病。

类风湿性关节炎致残率高,发病呈隐袭性或急性,可持续数月,然后缓解。也可以是周期性的,关节受累的程度也不一致。持续时间短者数天,长者数年。一旦罹患,终身延续。后期产生关节功能障碍,影响日常生活。

(一)诊断标准

(1) 晨僵持续1 h(每天),病程至少6周。

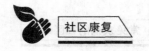

（2）有 3 个或 3 个以上的关节肿,至少 6 周。

（3）腕、掌指、近指关节肿,至少 6 周。

（4）对称性关节肿,至少 6 周。

（5）有皮下结节。

（6）手 X 线片改变(至少有骨质疏松和关节间隙的狭窄)。

（7）类风湿因子阳性。

符合上述 7 项者为典型的类风湿性关节炎;符合上述 4 项者为肯定的类风湿性关节炎;符合上述 3 项者为可能的类风湿性关节炎;符合上述标准不足 2 项而具备下列标准 2 项以上者(①晨僵;②持续的或反复的关节压痛或活动时疼痛至少 6 周;③现在或过去曾发生关节肿大;④皮下结节;⑤血沉增快或 C 反应蛋白阳性;⑥虹膜炎)为可疑的类风湿性关节炎。

（二）类风湿性关节炎功能活动分级

Ⅰ级:关节功能完整,一般活动无障碍。

Ⅱ级:有关节不适或障碍,但尚能完成一般活动。

Ⅲ级:功能活动明显受限,但大部分生活可自理。

Ⅳ级:生活不能自理或卧床。

二、类风湿性关节炎的社区康复评定

（1）问诊及体格检查　重点询问有无晨僵及晨僵的时间;关节是否有肿胀及关节功能障碍情况;更为重要的是关注累及的关节是否呈对称性。

（2）关节肌肉功能评定:

① 关节症状　对称性两侧近端指间关节、掌指关节、腕关节肿胀、疼痛、压痛、僵硬、绞锁。早期梭形肿胀,后期关节半脱位,挛缩形成鹅颈畸形、纽扣花畸形、蛇形手、爪形手、槌状指、尺侧偏斜、桡侧偏斜、拇指 Z 字形畸形等。受累及的肢体其他关节也可出现肿胀、疼痛和压痛。

② 关节活动范围测定　主要是采用关节量角器测量病变关节的活动范围。

③ 肌肉萎缩的评定　肌肉萎缩的程度可用肢体周径表示,通过测量肢体周径可进行对比性分析。

④ 肌力测定　肌力测定用徒手肌力试验法,常用握力计。由于手指畸形一般握力计难以准确显示,目前普遍采用血压计预先充气测定,其方法是将水银血压计的轴带卷褶充气,使水银汞柱保持于 4 kPa 处,让患者用力握充气的轴带,握测 2～3 次,取其平均值。注意在测量时,患者前臂要空悬无支托。

（3）实验室检查　血常规有轻度贫血,活动期血沉,C 反应蛋白、IgG、IgA、IgM 升高,α_1、α_2、β、γ 球蛋白升高,补体 C_3、C_4 降低,类风湿因子大多呈阳性,抗核抗体可呈阳性。滑液多为炎性、非化脓性、呈淡黄色、黏度降低。膝关节腔积液可达 30～50 mL,蛋白测定值升高。细胞数可达 10 万/mL,中性粒细胞计数小于 75%。细菌涂片与培养呈阴性。

（4）关节 X 线平片或 CT（分 4 期）：

① Ⅰ 期：软组织肿胀，骨质疏松。

② Ⅱ 期：软骨下骨轻度侵蚀，关节间隙稍狭窄。

③ Ⅲ 期：软骨下骨明显侵蚀，破坏，囊性变，关节间隙明显狭窄。

④ Ⅳ 期：关节半脱位，关节间隙纤维性、骨性融合。

三、类风湿性关节炎的社区康复

（一）运动治疗

类风湿性关节炎的运动疗法宗旨是增加和保持肌力、耐力，维持关节活动范围，增加骨密度。

本病运动强度，要求开始时 1 次/日，每个动作重复 2～3 次。一周后 2 次/日，每个动作重复 10 次。

（1）手和腕部的运动疗法（以患者主动训练为主，治疗师被动训练为辅）：

① 手指向桡侧逐一展开；

② 手指做屈伸练习；

③ 做指间关节伸直掌指关节屈曲练习；

④ 做指间关节轻度屈曲位掌指关节伸展练习；

⑤ 做腕关节屈伸练习；

⑥ 做腕关节向桡侧屈曲运动。

（2）下肢的运动疗法：

① 患者仰卧位做髋、膝屈伸训练，应左右交替进行；

② 患者仰卧位交替做直腿抬高训练；

③ 患者交替做下肢外展训练；

④ 患者坐位交替做膝关节伸屈训练；

⑤ 患者坐位交替做踏足训练；

⑥ 患者站立位交替做下肢内-外旋训练；

⑦ 患者仰卧位做抬臀训练。

（3）肌力练习　仅活动期进行肌力练习。

（二）物理疗法

（1）温热疗法：包括局部温热疗法，如热袋、蜡疗、高频疗法和全身温热疗法、温泉疗法、蒸汽浴、沙浴等。

（2）水疗法：包括矿泉浴、盐水浴等。

（3）冷疗法：用 20 ℃ 以下的水作用于人体。

注意事项：类风湿性关节炎急性期、有发热者不适用于温热疗法；急性期及发热者

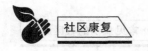
不宜做全身水疗;冷疗法主要适用于类风湿性关节炎急性炎症期,有镇痛、促进血液循环、减少渗出、消肿、改善关节功能的作用,但要注意不要引起冻伤。

（三）支持疗法

急性炎症期肢体尽量保持于功能位。加强饮食营养,要注意补充蛋白质和纤维素,并要适当补充维生素 D 和钙剂(具体膳食调理见"知识链接"部分)。避免感受风寒及潮湿,注意肢体保暖。

（四）药物治疗

药物治疗应采用三线药物联用疗法。常用的药物有:双氯芬酸、尼美舒利、布洛芬、萘普生、西乐葆、青霉胺,金诺芬、甲氨蝶呤、雷公藤、糖皮质激素等。类风湿性关节炎的药物疗法应注意根据不同患者进行调整,特别是有慢性肝肾功能不全患者应注意药物剂量和种类。胃肠道病史患者,要严格观察肠道反应,如双氯芬酸等有可能诱发胃溃疡或胃出血。

（五）针灸疗法

类风湿性关节炎在传统医学中属于痹证范畴,在选穴上根据辨证加减腧穴,一般肩部取肩髃、肩髎;肘部取曲池、天井;腕部取外关、阳池;背腰部取身柱、腰阳关;髋部取环跳、髀关;股部取承扶、风市;膝部取犊鼻、鹤顶;踝部取丘墟、申脉。其中:风寒湿痹患者加膈俞、血海(取祛风先治血、血行风自灭之意);痛痹加肾俞、关元以温阳驱寒;着痹加阴陵泉;热痹加大椎、曲池以清热散风、行气止痛。

根据需要可采取电针治疗。具体操作方法是在针刺得气后,用 G6805-Ⅱ针灸治疗仪与腧穴通电,先用连续波 5 min,然后改为疏密波,通电 10~20 min,每日 1 次,10 次为 1 个疗程。对于风寒湿痹和痛痹患者可悬灸法灸上述腧穴或温针法治疗。

四、类风湿性关节炎患者的转介服务

类风湿性关节炎容易造成心、肺、血管等器官的损害,若出现明显的心肺及血管损伤时应及时转送至上级医院。

本病转介的标准为:有明显风湿性二尖瓣狭窄症状、或肺部症状(主要为呼吸困难)及影响生活或危及生命时应在医院相关科室进行系统治疗,待症状缓解后转入社区进行全方位康复治疗。

知识链接

类风湿性关节炎的膳食指导

(1) 合理安排膳食　膳食中糖类、蛋白和脂肪的比例以 3:2:1 为宜。多用植物油,如色拉油、玉米油、橄榄油、葵花子油、豆油、菜子油等。植、动物油比例以 2∶1 为宜。饮食热能分配以早餐 30%、午餐 40%、下午餐 10%、晚餐 20% 为宜。

(2)提倡素食 饭后宜食用水果 100 g。蔬菜选用绿叶菜、西红柿、萝卜、芹菜、韭菜、香菜、木瓜、黄瓜、豆芽、土豆、紫菜、海带、黑木耳、洋葱等。动物肉类选用蛇肉、狗肉、羊肉、牛肉、鱼肉等。多食动物血、蛋、鱼、虾等。

(3)膳食营养要全面 不要忌口和偏食,一些食物应限量,但不是忌食,如牛奶、羊奶、奶糖、干酪、巧克力、花生、小米等,少食肥肉、高动作脂肪和高胆固醇食物,少食用甜食,少饮酒和咖啡、茶等饮料。

(4)适当增加骨头汤膳食 可用猪、牛、羊、狗等关节骨或脊椎骨熬汤、熬前放入几滴食醋,对类风湿性关节炎的急性期、亚急性期、慢性期的骨关节脱钙、骨质疏松有较好的补偿与调节作用。

(叶新强)

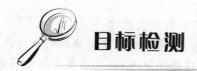

目标检测

1. 简述类风湿性关节炎的针灸疗法和运动治疗。
2. 请给该病例作出诊断,并按照评估、计划、实施、评价环节制定完整康复方案,并模拟康复治疗操作。

患者,女,42 岁。

主诉:四肢多关节肿痛 10 年,双手指变性 4 年半,双髋关节疼痛 8 个月。

现病史:患者于 10 年前开始出现双手小关节、双腕关节、双膝关节对称性肿胀、疼痛,伴明显晨僵,严重时握拳、洗脸、梳头受限,曾服用甲氨蝶呤,但症状仍缓慢进展,8 个月前出现双髋部疼痛。

体格检查:体温 36.5 ℃,脉搏 76 次/分,呼吸 19 次/分,血压 100/60 mmHg,双手指小关节屈曲、畸形,不能伸直,双手握拳,双腕关节屈伸活动受限,双腕关节肿胀,压痛阳性,双膝关节肿胀,压痛阳性,双"4"字试验阳性。

辅助检查:血沉 103 mm/h,类风湿因子＋＋＋,抗"O"600 U,双腕关节、膝关节 X线片示:双腕关节、膝关节间隙变窄,关节面不光滑,关节面下及关节边缘课件骨质破坏,骨质密度减低。

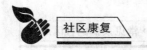

任务 17　颈肩腰腿痛的社区康复

任务 17-1　颈椎病的社区康复

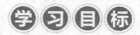

知识目标

1. 掌握颈椎病的常用社区康复治疗方法。
2. 熟悉颈椎病的社区康复评定方法。
3. 了解颈椎病的中药疗法。

能力目标

1. 能熟练对颈椎病进行评定。
2. 能运用社区条件对颈椎病进行康复治疗。
3. 能指导患者进行康复训练,具有在社区宣讲颈椎病及预防本病的能力。
4. 能很好地与患者沟通,治疗程序规范,社区康复资源运用得当。

案例引导

患者,40 岁,教师。主诉:颈项不适伴头晕、左手麻木 3 个月,加重 2 天。

现病史:患者缘于 3 个月前伏案工作后出现颈项不适,同时伴有左手麻木,肩背疼痛,头晕、恶心,颈部活动受限,经多方治疗,效果均不明显;2 天前外出受凉后上述症状加重,左手麻木以中指、无名指为重,颈部不能转头,活动明显受限,头晕、恶心、未吐。

体格检查:颈部僵硬,活动受限,颈 3/4、4/5、5/6 棘突压痛明显,臂丛神经牵拉试验阳性,击顶试验阳性,椎间孔挤压试验阳性。

辅助检查:颈椎 X 光片显示,颈 3/4、4/5 椎体前缘骨质增生。

结合本例思考以下问题:

1. 该患者是什么疾病?
2. 结合社区的条件应该进行怎样的康复治疗?
3. 怎样在社区预防本病的发生?

一、颈椎病的基础知识

颈椎病又称颈椎综合征,是颈椎骨关节炎、增生性颈椎炎、颈神经根综合征、颈椎间盘突出症的总称,是一种以退行性病理改变为基础的疾病,为运动系统常见病和多发病。随着人们生活习惯的改变,本病的发病年龄日益提前。中医称本病为痹证、痿证、头痛、眩晕等。

本病根据证型的不同,症状也不相同。临床上一般分为五种类型。

(1)颈型 在颈椎病中最为常见。主要症状为枕、颈、肩部疼痛以及酸胀不适等异常感觉。多在枕、颈椎旁及肩胛骨周围有相应的压痛点,在疲劳及受寒情况下可出现颈肌僵直、颈部活动受限。一般没有明显的神经系统受损的体征。

(2)神经根型 较为多见,好发于 30～50 岁。常有外伤、长时间从事伏案工作和睡眠姿势不当的病史。主要表现为颈部活动受限,颈、肩部疼痛。上颈椎病变以颈椎疼痛,向枕部放射,枕部感觉障碍或皮肤麻木。下颈椎病变颈肩部疼痛并可向前臂放射,手指呈神经根性分布的麻木和疼痛。肌力减弱,手指麻木,持物无力。

(3)椎动脉型 主要为椎动脉受压所致。症状为颈肩痛或枕区痛、头痛(偏头痛为主)、眩晕、耳鸣、耳聋、恶心及视物模糊等,有时可出现肢体感觉障碍,持物不稳及猝然晕倒,往往因头部转动而发作,改变为正常位时迅速好转。少数病例可出现一侧瞳孔散大或假性心绞痛等症状。

(4)交感神经型 本型症状复杂,主要以交感神经症状为主。表现为颈枕痛或偏头痛、头晕、目眩、视物模糊、咽喉不适或有异物感、耳鸣、听力下降,可出现共济失调症。另外还有心率不正常(心动过速或心动过缓),部分患者有心前区疼痛而误诊为冠心病,但心电图检查往往正常,血压欠稳定。同时伴有多汗、少汗、肢体麻木疼痛和胃肠功能紊乱,如腹泻、便秘等。

(5)脊髓型 本型主要以锥体束损害表现为主,表现为四肢肌力的不平衡,如肌力减退或肌张力增高,伴有颈肩痛和四肢麻木、行走困难,持物不稳。严重者发展至四肢瘫痪、小便潴留、卧床不起。体格检查可见颈部活动受限不明显。肢体远端常有不规则的感觉障碍、腱反射亢进、肌张力增高和病理反射。

二、颈椎病的社区康复评定

(1)重点询问是否有头痛、头晕、恶心、呕吐、上肢窜麻、走路不稳等症状。

同时关注以上症状出现的诱因;最后结合 X 线检查情况为诊断提供依据。

(2)颈椎病相关体格检查:

① 用于神经根型颈椎病的体格检查:Spurling 试验,即压顶试验;引颈试验;Eaten 试验,即臂丛神经牵拉试验。

② 用于其他颈椎病诊断的体格检查:Fenz 征,即前屈旋颈试验;椎动脉扭曲试验;曲颈试验;伸颈试验。

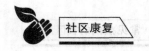

（3）对患者颈部肌肉及活动度进行评定，主要对颈部、肩部、背部肌肉的肌力和颈椎活动度进行评定。

三、颈椎病的社区康复治疗

（一）关节松动疗法

（1）拔伸牵引　患者取去枕仰卧位，并让颈部置于床缘。治疗师右手四指放在患者颈部左侧，拇指放在右耳后，使右手的掌指关节正好位于项线；左手放在患者下颌，左前臂贴在其面部左侧，双肘屈曲，利用自身重量向后牵引颈椎，每次持续 20 s，每次做 4 下，中间休息 5 s。

（2）垂直松动棘突　患者去枕俯卧，双手五指交叉，掌心向上置于前额。治疗师立于床头，双手拇指放在病变椎体棘突上，指尖相对或双手拇指重叠，其余四指放在颈部及头部两侧，借助上肢力量由背侧向腹侧垂直松动棘突。

（3）侧方松动棘突　患者体位同上，下颌内收，治疗师位于患者健侧，右手拇指放在需松动棘突的健侧，左手拇指紧靠右手拇指放置，指尖相触，其余四指放置于颈部以稳定拇指。松动时右手拇指水平向患侧松动棘突。

（4）单侧松动横突　患者体位同上，治疗师位于床头，双手拇指放在颈椎患侧横头背侧，指背相触，其余四指放在颈部，前臂内收以防止拇指从横突上滑下。由背侧向腹侧垂直松动横突。

（5）双侧松动横突　患者体位同上，治疗师双手虎口放在患者颈部，拇指分别在同一椎体两侧横突的背侧，其余四指放置于椎体两侧，操作时双手保持不动，以上肢和躯干的力量向腹侧松动横突。

操作要求：拔伸牵引适用于颈部肌肉紧张或痉挛，拔伸牵引上中段颈椎病变时取中立位牵引，下段颈椎病变时取颈前屈 20°～30°牵引；垂直松动棘突时可根据患者疼痛部位及治疗反应，松动方向可稍向头或向足；垂直松动棘突适用于症状局限在颈中部棘突、症状对称分布于头颈与上肢或躯干上段以及颈部活动受限、颈部肌肉紧张或痉挛的患者；双侧松动横突适用于症状双侧分布的患者。

（二）牵引疗法

牵引疗法是颈椎病最为常用和有效的疗法之一，主要适用于神经根型患者，对于因颈椎椎间盘突出或膨出压迫硬膜囊所致的脊髓型患者也可考虑牵引；若为椎体后缘增生、小关节或黄韧带病变导致的椎管狭窄则不宜牵引。

颈椎病的牵引一般采用颌枕吊带牵引法。多采用坐位牵引，常规牵引的角度为头前屈 10°～20°。但根据类型不同其牵引的角度也有区别。对于上位颈椎病和椎动脉型颈椎病宜采用中立位或前倾 5°的角度；对于脊髓型颈椎病宜采用后倾 10°的角度。

牵引的重量应逐渐增大，一般从 3～5 kg 逐渐过渡到 8～10 kg。牵引时间通常为15～30 分/次，每日 1 次。

（三）物理疗法

（1）短波疗法 电极并置于颈后双侧或颈后与患肢前臂。采用温热量，每次 10～15 min，每日 1 次。

（2）热疗法 可采用神灯照射、蜡疗、中药热敷等，建议与颈椎牵引同时运用。

（3）中频疗法 电极并置于颈后双侧，每次 20 min，每日 1 次。

（4）超声波疗法 在颈后及患侧肩背部，用接触移动法，剂量为 $0.8\sim1.5$ W/cm^2，每次 15 min。

（四）针灸疗法

根据中医辨证及经络理论取主穴为风池、风府、大椎、肩井、肩禺、曲池、外关、足三里、绝骨。配穴为病变颈椎夹脊穴、身柱、天宗、肾俞、环跳、阳池。同时根据症状加减腧穴，如上肢麻木患者加手三里、合谷、八邪；下肢麻木加阳陵泉、八风；头痛加太阳、百会、头维、印堂、率谷；头晕加四神聪、百会、三阴交；痰湿较重患者加丰隆、照海；血虚者加阴陵泉、血海；恶心、呕吐者加内关。

针刺得气后，颈型、神经根型用泻法；椎动脉型、脊髓型用补法。本病采用电针治疗时多用连续波；但注意靠近延髓部位的腧穴（如风池、风府）禁止用电针。

（五）推拿疗法

颈椎病的推拿治疗是较好的保守疗法，操作时应按照一定步骤进行，操作步骤如下。

（1）用大滚法在颈部三线（颈正中部和颈两侧部）及肩背部、肩胛内侧缘，约 5 min。

（2）用拿揉法在颈项部、肩部操作，并用点法点风池、风府、肩井、曲池、内关、小海、外关，同时用捏揉法顺肩部、上肢到手指部（用拔伸法）操作，约 10 min。

（3）用拇指揉法在背部竖脊肌、肩胛内侧缘来回操作 5 遍，并用揉、点法点揉天宗，约 5 min。

（4）用拿揉法来回拿揉颈部 3 遍，约 5 min。

（5）若有颈椎关节移位者（如钩椎关节移位）用轻柔的摇法轻摇颈部（椎动脉型不宜摇动），然后在定位的基础上，治疗师一手拖住下颌及后枕部做颈部的牵引，另一手的拇指顶住移位椎体的棘突，让患者放松颈部，头向患侧转动，当颈部不能再转动时拇指稍用力短暂地推动，即可听到咔嚓声。

（6）用拿揉法拿揉颈部，拇指揉或四指揉肩背部、肩胛内侧缘 3 遍，用捏法从颈部捏向手腕部，用掌根按法、震颤法施于风池、风府、肩井、天宗等穴，然后用搓法搓上肢，用抖法结束手法。

除以上常用手法外，可根据症状加减手法。若以头痛、头昏为主者，加揉法揉百会、角孙、头维，同时加复式手法，开天门、推坎宫、揉太阳、擦迎香、点车颊，然后用五指拿法从前额拿向后颈根部；以恶心、心慌为主的患者，加点揉法施于内关、外关，并推揉膻中等穴位。

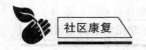

注意事项：颈椎病推拿治疗手法宜柔和；因颈椎椎间盘突出或其他原因引起椎管狭窄的患者不宜作推拿治疗；脊髓型、椎动脉型及高血压患者在施用整复手法时不能旋转太多或进行强制被动运动。

（六）穴位注射治疗疗法

一般采用根注射液或川芎嗪注射液，取等腧穴进行注射治疗，隔日 1 次，10 次为 1 个疗程。

四、颈椎病的转介服务

颈椎病是社区康复的主要病种，在规范操作中不需转介，但若因推拿或运动治疗操作不当导致颈椎出现严重损伤，则应及时转入医院康复科，否则有生命危险。

转介的标准：因手法造成颈椎骨折、颈部脊髓损伤的患者；患者有严重骨质病变，如结核、严重骨质疏松、颈椎骨肿瘤等；严重的脊髓型颈椎病患者。

 知识链接

一、颈椎病的功能锻炼

（1）颈椎病办公室预防体操　第一节：一手抓握椅子，另一手绕过头紧贴对侧耳部作反向牵拉，持续 50 s；两手交替操作。第二节：下颌内收，由前向后收缩颈部，持续 50 s。

（2）传统的颈椎功能锻炼方法　①仙鹤点头：双手虎口叉腰，低头做划圆动作，使下颌部尽量接触胸骨。②犀牛望月：仰头，面部与屋顶平行。③金龟摆头：左及右歪头，耳垂尽量触到肩峰处。④金龙回首：头左右旋转，先用头部旋转，再以下颌尽量接触肩峰。

以上四个动作按节律反复进行，6 次为一节，反复进行 6 节头部活动。为了锻炼颈肩部肌肉，每个动作要缓慢，尽量到位。切忌在颈部肌肉松弛状态下做摇头动作，否则会引起颈部软组织的进一步损伤。

二、颈椎病的中药外敷疗法

（1）取防风、狗脊、土鳖虫、红花、泽兰、木香、三棱等制成活血、消炎止痛膏药，在颈项部、肩背部及上肢疼痛较甚处贴敷 12～24 h，每日或隔日更换 1 次。贴敷疗法连续使用不超过 10 次。对皮肤过敏者禁用。适用于神经根型颈椎病。

（2）草乌散热敷　取红花、生草乌、川乌、生艾叶、骨碎补、乳香、没药、海桐皮、透骨草各 10 g。碾碎置于布袋之中，加白酒、米醋、水各 500 mL 浸泡 2 h 后加热至沸腾，挤干水分后待患者能忍受的温度时，放于颈部热敷，每次 30 min，每天 3 次。

目标检测

1. 颈椎病各型表现有什么不同?

2. 颈椎病的双侧横突松动术适用于什么类型的患者?

3. 给如下病例作出诊断,并按照评估、计划、实施、评价环节制定完整康复方案,并模拟康复治疗操作。

患者,40岁,教师,初诊时间为2010年9月16日。

主诉:颈项不适伴头晕、左手麻木3个月,加重2天。

现病史:患者缘于3个月前伏案工作后出现颈项不适,同时伴有左手麻木、肩背疼痛、头晕、恶心、颈部活动受限,经多方治疗,效果均不明显。2天前外出受凉后上述症状加重,左手麻木以中指、无名指为重,不能转头,活动明显受限,头晕、恶心、未吐。

查体:颈部僵硬,活动受限,颈3/4、4/5、5/6棘突压痛明显,臂丛神经牵拉试验阳性,击顶试验阳性,椎间孔挤压试验阳性。

辅助检查:在颈椎X线片上可见颈3/4、4/5椎体前缘骨质增生。

（叶新强）

任务17-2 肩周炎的社区康复

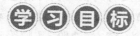

知识目标

1. 掌握肩周炎常用的康复治疗方法。

2. 熟悉肩周炎的社区康复评定方法。

3. 了解肩周炎的中药疗法。

能力目标

1. 能熟练对肩周炎进行肩部功能评定。

2. 能运用社区条件对肩周炎进行康复治疗,能指导患者进行康复训练。

3. 具有在社区宣讲肩周炎及预防本病的能力。

4. 能很好地与患者沟通,治疗程序规范,社区康复资源运用得当。

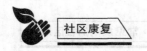
案例引导

患者,男,51岁,工人。1个月前因肩部疼痛及功能障碍在某三甲医院进行康复治疗一周,疼痛好转,但肩部外展上举、前屈上举、后伸及内旋功能障碍。肩部X线片未见异常。因经费不足来社区康复中心治疗,现患者精神尚可,肩部大圆肌、三角肌有轻度萎缩。请结合本例思考以下问题:

1. 该患者是什么疾病?
2. 肩关节的正常活动范围有多大?
3. 结合社区的条件应该进行怎样的康复治疗?
4. 怎样在社区预防本病的发生?

一、肩周炎的基础知识

肩周炎,全称为肩关节周围炎,50岁左右的人易患此病,所以本病又称为五十肩。中医称为漏肩风、冻结肩、五十肩等。女性发病率略高于男性,且多见于体力劳动者。

本病主要症状如下。

(1)肩部疼痛 起初时肩部呈阵发性疼痛,多数为慢性发作,以后疼痛逐渐加剧或顿痛,或刀割样痛,且呈持续性,气候变化或劳累后,常使疼痛加重,疼痛可向颈项及上肢(特别是肘部)扩散,当肩部偶然受到碰撞或牵拉时,常可引起撕裂样剧痛,肩痛昼轻夜重为本病一大特点,多数患者常诉说后半夜痛醒,不能成寐,尤其不能向患侧侧卧,遇冷或受凉疼痛加重。

(2)肩关节活动受限 肩关节向各方向活动均可受限,以外展、上举、内旋、外旋更为明显。长期废用引起的关节囊及肩周软组织的粘连使肌力逐渐下降。喙肱韧带固定于缩短的内旋位等因素使肩关节各个方向的主动和被动活动均受限,当肩关节外展时出现典型的扛肩现象,特别是梳头、穿衣、洗脸、叉腰等动作均难以完成,严重时肘关节功能也可受影响,屈肘时手不能摸到同侧肩部,尤其在手臂后伸时不能完成屈肘动作。

(3)压痛 多数患者在肩关节周围可触到明显的压痛点,压痛点多在肱二头肌长头腱沟。肩峰下滑囊、喙突、冈上肌附着点等处。

(4)肌肉痉挛与萎缩 三角肌、冈上肌等肩周围肌肉早期可出现痉挛,晚期可发生废用性肌萎缩,出现肩峰突起、上举不便、后弯不利等典型症状,此时疼痛症状反而减轻。三角肌有轻度萎缩,斜方肌痉挛。岗上肌腱、肱二头肌、短头肌腱及三角肌前、后缘均可有明显压痛。肩关节以外展、外旋、后伸受限最为明显,少数人内收、内旋亦受限,但前屈受限较少。

本病专家最近认为属自愈性疾病,自愈期多为18个月左右。康复治疗在于减轻患者疼痛,最快地恢复肩部功能,避免肩部肌肉萎缩。

二、肩周炎的康复评定

（1）重点询问肩部疼痛的性质、时间，检查压痛点。

（2）观察 X 线检查情况。本病影像学无明显异常。

（3）对患者肩部功能（肩关节活动度）进行评定，主要进行肩部外展上举、前屈上举、后伸及内外旋的功能评定。也可按日常生活自理能力进行评定，选择能反映肩部功能的一些动作（如用患手摸背、摸对侧耳、举手梳头等）作为指标。

三、肩周炎的社区康复治疗

（一）肩周炎的关节松动术治疗

（1）被动辅助运动　患者取仰卧位，治疗师用拇指指腹或大鱼际肌按压肱骨头，使肱骨头自前向后滑动。患者取俯卧位，治疗师用拇指指腹或大鱼际肌按压肱骨头，使之自后向前方向滑动。患者取仰卧位，治疗师用拇指指腹推动肱骨头使之自头向足方向滑动。

（2）被动生理运动　包括肩关节的前屈、后伸、内旋、外旋、内收和外展。

注意事项：按 1～2 次/秒的速度松动关节，每项活动控制 40～60 s 后重复。治疗时根据病情选择不同的强度，病程短而且以疼痛为主者应采用 1～2 级；病程较长以僵硬为主者应采用 3～4 级。操作时手法要柔软有节律，必要时施以适当的放松按摩手法，尽量使患者感到舒适，并随时观察患者的反应，以便调整强度。一般每天 1 次或隔天 1 次，5 次为 1 个疗程。

（二）物理疗法

（1）短波疗法　操作时将短波两个电极于肩关节前后对置，采用温热量，每次 20 min，1 次/日，25 天为 1 个疗程。短波疗法具有止痛、改善局部血液循环、松解粘连的作用。

（2）中频治疗　中频治疗 1 次/日，每次 20 min，主要用于止痛。具体操作步骤如下。

① 用温热水浸湿中频治疗棉纱布，将棉纱布采用对置法放在肩内陵和肩贞穴或天宗穴处，或用并置法放在肩内陵或天宗与臂臑穴处。

② 将中频两个电极放在浸湿的棉纱布上，然后加以固定。

③ 选择合适治疗处方，根据患者情况选择合适剂量。

④ 治疗 20 min 后结束治疗，关掉输出电极，然后关机。

（3）超声波疗法　采用肩部接触移动法治疗，1.0～1.5 W/cm²，8～10 分/次，1 次/日。超声波疗法具有消炎、松解粘连的作用。

（三）针灸疗法

根据中医辨证选取肩髃、肩贞、肩内陵、臂臑、肩井、外关、合谷、腕骨等腧穴，也可采用温针或电针治疗。每次留针 20 min，1 次/日，20 天为 1 个疗程。

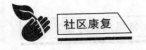

（四）推拿疗法

肩周炎的推拿疗法有规范的操作步骤，推拿时可参照执行。

（1）运用滚法在上臂的内、外侧操作，并配合肩部的旋前、旋后。

（2）运用按揉法按揉上述腧穴，每穴按揉 1 min，以酸胀为度。

（3）运用托肘摇肩法、旋转摇肩法摇肩关节 8～10 次。

（4）治疗师一手握住患者患侧的腕部，并以肩部抵住患者患侧肩部，握腕之手向后推患者患侧上肢，操作 5～6 次。

（5）治疗师站在患者健侧稍后方，一手扶住健侧肩部，另一手从背后拉患者患侧上肢向健侧，操作 5～6 次。

（6）用搓法搓患者患侧上肢，从上向下操作 3～4 遍。

（7）用抖法抖患者患侧上肢作为结束手法。

（五）穴位注射疗法

穴位注射具有活血止痛、通络、松解粘连的功效，具体步骤如下。

（1）用一次性注射器抽取当归注射液或川芎注射液 10 mL。

（2）用碘酊在臂臑、肩内陵、肩贞、天宗等腧穴消毒。

（3）将抽好药水的一次性注射器快速刺入上述腧穴，回抽无血后开始推注当归注射液或川芎注射液。

（4）注射完毕后抽出针头，并用消毒干棉球按压针孔 1 min，避免皮下出血或药水外渗。

注意：当归注射液或川芎注射液不能注入关节腔或静脉血管内。

四、肩周炎的转介服务

肩周炎一般在社区可开展治疗，不需要转介，当伴有肱骨的损害及骨质病变时，可转入医院骨外科或康复科治疗。

 知识链接

一、肩周炎常用的功能锻炼

（1）前后摆动练习（图 4-17-2-1）　躯体前屈（即弯腰），上肢下垂，尽量放松肩关节周围的肌肉和韧带，然后做前后摆动练习，幅度可逐渐加大，做 30～50 次。此时记录摆动时间，然后挺直腰，稍作休息。休息后再做持重物（0.5～2 kg）下垂摆动练习，做同样时间的前后摆动（30～50 次），以不产生疼痛或不诱发肌肉痉挛为宜。开始时，所持的重物不宜太重。可以先用 0.5 kg，再逐步添加到 1 kg，慢慢再添加到 2 kg。

（2）回旋画圈运动（图 4-17-2-2）　患者弯腰垂臂，甩动患臂，以肩为中心，做由里向外,或由外向里的画圈运动,用臂的甩动带动肩关节活动。幅度由小到大,反复做30~50次。

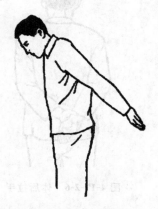

图 4-17-2-1　前后摆动练习

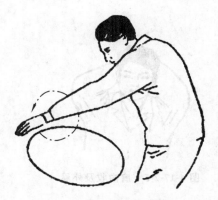

图 4-17-2-2　回旋画圈运动

(3) 蝎子爬墙(图 4-17-2-3)　患者面向墙壁站立,双手上抬,扶于墙上,用双侧的手指沿墙缓缓向上爬动,使双侧上肢尽量高举,达到最大限度时,在墙上做一记号,然后再徐徐向下返回原处。反复进行,逐渐增加高度。

(4) 侧身单手爬墙(图 4-17-2-4)　患者侧向墙壁站立,用患侧的手指沿墙缓缓向上爬动,使上肢尽量高举,到最大限度,在墙上做一记号,然后再徐徐向下回原处,反复进行,逐渐增加高度。

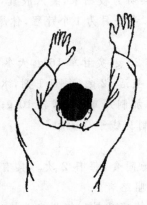

图 4-17-2-3　蝎子爬墙

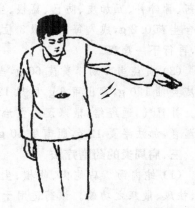

图 4-17-2-4　侧身单手爬墙

(5) 肩内收及外展(图 4-17-2-5)　患者仰卧位,两手十指交叉,掌心向上,放在头后部(枕部),先使两肘尽量内收,然后再尽量外展。

(6) 梳头练习　患者站立或仰卧均可,患侧肘屈曲,做梳头动作。

(7) 体后拉手(图 4-17-2-6)　患者站立,用健侧手从背后拉患侧手,每次做20次。

以上七种动作不必每次都做完,可以根据个人的具体情况选择交替锻炼,每天3~

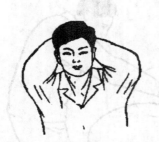

图 4-17-2-5 肩内收及外展

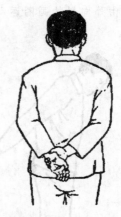

图 4-17-2-6 体后拉手

5 次,一般每个动作做 30 次,多者不限,只要持之以恒,对肩周炎的防治会大有益处。

二、肩周炎的中药治疗

(1) 生山楂甘草汤 生山楂 50 g,桑葚 50 g,桑枝 25 g,乌梅 25 g,白芍 20 g,伸筋草 20 g,醋制元胡 20 g,姜黄 15 g,桂枝 15 g,威灵仙 15 g,醋制香附 15 g,甘草 10 g。水煎温服,3 日 2 剂,20 天为 1 个疗程。服药期间除配合练功外,停用其他药物或疗法。该方具有舒筋通络、祛瘀行痹止痛、滑利关节的功效。

(2) 白芍汤 白芍、沙地龙各 400 g,制马钱子、红花、桃仁、威灵仙各 350 g,乳香、没药、骨碎补、五加皮、防己、葛根、生甘草各 150 g。将上药共研为极细末,装入胶囊,每粒含生药 0.2 g,成人每次口服 3 粒,每日 3 次,温开水送服。半个月为 1 个疗程,休息 3 天,再行下一疗程。

(3) 黄芪当归汤 黄芪 60 g,当归 20 g,桂枝 12 g,白芍 20 g,炙甘草 16 g,大枣 10 g,威灵仙 120 g,穿山甲 6 g,防风 12 g,蜈蚣 2 条,生姜 10 g,羌活 12 g。每日 1 剂,水煎服。补胃气,通经络,散寒湿。主治肩关节周围炎。冷痛者,加制川草、乌草各 10 g;兼痰湿者,加法半夏 12 g,胆南星 10 g;病久三角肌萎缩者,加制马钱子 0.3 g。

三、肩周炎的药膳疗法

(1) 蛇肉汤 乌蛇肉、胡椒、生姜、食盐适量,炖汤,肉汤同食,每日 2 次。具有补虚、祛风、散寒之功效。该药适用于肩周炎晚期而体虚、风湿阻络者。

(2) 川乌粥 生川乌头约 5 g,粳米 50 g,姜汁约 10 滴,蜂蜜适量。把川乌头捣碎,研为极细粉末。先煮粳米,粥快成时加入川乌末,改用小火慢煎,待熟后加入姜汁及蜂蜜,搅匀,稍煮即可。该药具有祛散寒湿、通利关节、温经止痛之效。适用于肩周炎风湿寒侵袭所致的患者。

(3) 白芍桃仁粥 白芍 20 g,桃仁 15 g,粳米 60 g。先将白芍水煎取液,约 500 mL;再把桃仁去皮,捣烂如泥,加水研汁,去渣;用二味汁液同粳米煮为稀粥,即可食用。该药具有养血化瘀、通络止痛之功效。适用于肩周炎晚期瘀血阻络者。

（4）桑枝鸡汤　老桑枝 60g，老母鸡 1 只，盐少许。将桑枝切成小段，与鸡共煮至烂熟汤浓即成，加盐调味，饮汤吃肉。该药具有祛风湿、通经络、补气血之功效。适用于肩周炎慢性期而体虚风湿阻络者。

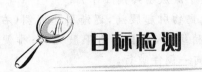

目标检测

1. 肩周炎患者 X 线检查有什么变化，为什么？

2. 肩周炎的分期及体征有哪些？

3. 给如下病例作出诊断，并按照评估、计划、实施、评价环节制定完整的康复方案，并模拟康复治疗操作。

患者，女，52 岁，干部，于 2010 年 3 月 26 日初诊。

主诉：右肩疼痛 2 个月余，加重伴功能活动障碍 1 周。

既往史：两月前骑车坠地，右肩部挫伤。

查体：颈项活动可，右肩疼痛拒按，以夜间为甚，局部略有肿胀，现右臂上举困难，外展 70°，后伸内旋时手触及腰骶部，冈上肌、冈下肌、斜方肌、三角肌及肩关节周围均有明显压痛，舌质略暗，苔薄白，脉弦。

辅助检查：右肩关节 X 线片未见明显异常。

（叶新强）

任务 17-3　腰椎间盘突出症的社区康复

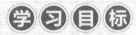

知识目标

1. 掌握腰椎间盘突出症的临床表现。

2. 掌握腰椎间盘突出症的检查及评定方法。

3. 熟悉腰椎间盘突出症的鉴别诊断。

能力目标

1. 能熟练对腰椎间盘突出症进行评定。

2. 能运用社区条件对本病进行康复治疗，能指导患者进行康复训练。

3. 具有在社区宣讲腰椎间盘突出症及预防本病的能力。

4. 能很好地与患者沟通，治疗程序规范，社区康复资源运用得当。

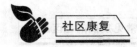

患者,46 岁,教师,初诊时间:2008 年 7 月 22 日。

主诉:腰痛伴右侧臀部及下肢放射疼痛 1 个月。

现病史:患者 1 个月前抬重物引起腰痛,逐渐引起同侧(右侧)臀部、下肢放射痛,弯腰时症状加重,休息后稍缓解,并自觉右下肢无力;排便和咳嗽时腰痛也加重;行走时身体前倾,臀部凸向一侧伴跛行。

辅助检查:腰椎间 CT 显示 $L_4 \sim L_5$、$L_5 \sim S_1$ 椎间盘向右侧突出,压迫硬膜囊。

结合本例思考以下问题:

1. 该患者是什么疾病?

2. 结合社区的条件,应该为该患者进行怎样的康复治疗?

3. 怎样在社区预防本病的发生?

一、腰椎间盘突出症的基础知识

腰椎间盘突出症是指由于纤维环破裂后髓核突出压迫神经根造成的以腰腿痛为主要表现的疾病。传统医学将本病归于腰痛、腰腿痛、痹证等范畴。

本病主要症状如下。

(1)腰部腰痛及下肢放射痛:腰部的压痛一般位于突出间隙的棘突旁,并向同侧下肢沿坐骨神经分布区域放射。

(2)脊柱因腰痛而侧弯:根据突出物与神经根的位置关系可凸向患者或健侧。

(3)脊柱活动受限。

(4)患侧下肢感觉异常以及肌力和腱反射异常,具体见表 4-17-3-1。

表 4-17-3-1　神经根受累与下肢对应症状区域关系表

神经根受累情况	下肢对应症状区域
L_5(腰 5)神经根受累	小腿前外侧和足内侧感觉障碍,踇指背伸肌肌力减退
S_1(骶 1)神经根受累	外踝部和足外侧以及足底部感觉障碍,跟腱反射减弱或消失
L_4(腰 4)神经根受累	大腿前外侧、小腿内侧、足后侧感觉障碍,膝反射减弱

二、康复评定

(1)重点询问腰痛的诱发因素,腰痛的部位及下肢有无放射痛或麻木感。观察行走时脊柱有无侧弯,腰椎功能活动有无障碍。

(2)腰椎间盘突出症相关体格检查:

① 直腿抬高试验(SLR):患者取仰卧位,治疗师缓缓抬起患者伸直的患侧下肢,在抬高 70°以内沿坐骨神经区出现疼痛为阳性。

② 直腿抬高加强试验:在直腿抬高试验的基础上,稍下降患肢,待下肢疼痛的症状消失后再背伸患侧踝关节,如再次出现放射性疼痛,称直腿抬高加强试验阳性。

③ 弓弦试验:又称腘窝加压征,先进行直腿抬高试验,出现疼痛时轻度屈膝,待疼痛减轻,然后用手指压迫腘窝,疼痛再次出现为阳性。

④ Strumpell 试验:又称跟臀试验,患者俯卧位,治疗师屈患侧膝关节使踵触及臀部,若股前方疼痛为阳性。

⑤ Neri 征:让患者站立,下肢伸直,被动前屈其颈,若出现坐骨神经痛为阳性。

⑥ Vanuetti 征:患者虽有脊柱侧弯,但骨盆仍保持水平为阳性。

⑦ Kering 征:患者仰卧,屈膝、屈髋 90°,然后被动伸膝,若不能伸以及腰痛者为阳性。

⑧ 挺腹试验:患者仰卧,向上挺腹并屏住呼吸,引起患侧腿串麻痛为阳性。

(3) 对患者腰椎前屈、后伸、侧屈活动度进行测量。一般腰椎前屈 40°,后伸 30°,左右侧屈各 30°,左右侧旋各 30°。通过测定的数据分析患者腰椎各方向功能障碍程度,然后结合下肢感觉障碍判断受累神经根的位置。

(4) 腰椎生理曲度的检查,首先观察腰椎前后的曲度,然后观察有无左右侧弯。

三、腰椎间盘的社区康复治疗

(1) 常规治疗　注意不正确卧姿和工作姿势的纠正;避免诱发因素,如弯腰抬重物,扛重物转身,长时间坐位或乘坐颠簸的交通工具等;避免腰部劳累或受寒等。

(2) 卧床休息　腰椎间盘突出症急性期患者要求卧硬板床休息 2～3 天,有利于缓解肌肉痉挛和受压的神经根水肿。

(3) 腰椎牵引疗法　腰椎牵引可使椎间隙增大,从而产生负压,并使后纵韧带紧张,以利于髓核回纳。牵引方法可分为持续骨盆牵引和间断骨盆牵引。其中,持续骨盆牵引较为常用,要求患者仰卧或俯卧,用两个牵引套分别固定骨盆和胸部或腰部进行对抗牵引,牵引的重量以患者体重或稍减 10% 以内为宜,每日牵引 1 次,每次 20 min。

(4) 中频疗法　操作时要求电极并置于下腰部,治疗时间为每次 20 min,每日 1 次。

(5) 短波疗法　操作时电极放于腰部前后,形成对置,或腰部与小腿并置。采用温热量,每次 20 min,每天 1 次。

(6) 超声波疗法　在下腰部及患肢后侧,采用接触移动法,0.8～1.5 W/cm²,每次 20 min,每日 1 次。

(7) 封闭疗法　选用 0.5% 普鲁卡因 40～60 mL,醋酸强的松 50 mg,进行骶管封闭注射。

(8) 针灸疗法　主要选取膀胱经腧穴,包括肾俞、腰阳关、大肠俞、环跳、承扶、居髎、殷门、委中、阳陵泉、承山、绝骨、昆仑等。该病病情短者用泻法,病情久者(3 个月以上)用补法;采用电针治疗时在疼痛急性期用连续波以止痛、镇静、缓解肌肉和血管痉

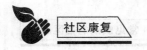

挛,在缓解期可选用疏密波以增加代谢,促进血液循环,改善组织营养,消除炎性水肿。

(9) 推拿疗法　推拿治疗本病疗效肯定,而且容易被患者接受,同时也适合在社区开展治疗,注意该病中央型患者不宜做推拿治疗。推拿治疗本病前必须排除腰椎骨质本身的病变,如骨肿瘤、骨结核等。治疗期间为巩固疗效可使用腰围,但不宜长期使用,待症状明显减轻时停止使用。主要推拿步骤如下。

① 患者取俯卧位,治疗师立于患者患侧,用滚法在腰部、臀部、患侧下肢操作 4～5 遍,时间为 5 min。

② 患者取上位,治疗师用按揉法按揉肾俞、腰阳关、大肠俞、环跳、居髎、委中、承山、绝骨、昆仑等穴,每穴操作 1 min。达到改善局部血液循环,加速突出髓核中水分吸收,减轻对神经根的压迫之目的,同时缓解腰臀部肌肉痉挛。

③ 治疗师用双手叠掌按法有节奏地按压腰部(突出部位),用力由轻到重,操作 3 min,目的在于纠正腰椎生理曲线的消失或反弓,恢复腰部脊柱的生理曲度,更为重要的是增加椎间盘的外压力,促使髓核回纳。

④ 患者俯卧位,嘱助手双手拉住患者两腋部,以固定上半身,治疗师双手握住患者双踝部,做对向牵拉。牵拉的力量要稳。用力由小到大并持续 5 min,牵引结束时加牵抖法,目的是降低椎间盘的内压力,促使髓核回纳。

⑤ 患者取侧卧位,治疗师用腰部的斜扳法扳腰部,如能听到咔咔弹响则更好。主要是调整后关节紊乱和改变突出物与神经根的位置。

⑥ 患者取仰卧位,治疗师双手抱住患者双膝部,压双膝使患者大腿尽量向患者腹部贴近,并左右旋转压 2～3 次,目的也是降低椎间盘的内压力,并改变突出物与神经根的位置。

⑦ 患者取仰卧位,治疗师在患侧做直腿抬高试验,并在抬到患者能忍受的高度保持 2～3 min,同时按揉大腿后侧、小腿后侧、足踝部等,目的在于通过牵拉腘绳肌,以达到松解粘连的目的。

⑧ 患者取俯卧位,治疗师再次用滚法和按揉法在腰臀部、大腿、小腿后侧操作 2～3 遍,促使气血运行和神经功能恢复。

(10) 耳穴疗法　耳穴疗法可作为本病的辅助疗法,主要选取耳穴的坐骨、肾上腺、臀、神门、腰椎、骶椎区,用胶布粘上王不留行,对准贴压在敏感标记处,用拇指、食指捻捏胶贴部位,以有酸麻、热感为度,10 次/天,留贴 3～7 天。

四、腰椎间盘突出症的转介服务

腰椎间盘突出症的功能训练很重要,特别是腰肌的锻炼。因此经过社区康复中心正规治疗转为缓解期后,可转入家庭治疗和自我康复训练。

对于需要配合外科治疗或社区康复中心不具备设备的患者可转入上级医院康复科或骨外科。转介标准为:有马尾神经受压的患者;伴有椎管狭窄的患者;伴有腰椎滑脱的患者;伴有腰椎结核的患者;伴有椎管肿瘤的患者。

知识链接

一、腰椎间盘突出症的其他疗法

1. 中药内服

（1）补肾活血汤加减　熟地黄 10 g，杜仲 3 g，枸杞子 3 g，破故纸 10 g，菟丝子 10 g，当归尾 3 g，没药 3 g，山茱萸 3 g，红花 2 g，独活 3 g，肉苁蓉 3 g。水煎服，每日 1 剂。下肢放射痛明显者，加地龙 12 g、威灵仙 15 g。疼痛甚者，加乳香 5 g、细辛 5 g。

（2）独活寄生汤加减　独活 6 g，桑寄生 18 g，秦艽 12 g，防风 6 g，川芎 6 g，牛膝 6 g，杜仲 12 g，当归 12 g，茯苓 12 g，党参 12 g，熟地黄 15 g，白芍 10 g，细辛 3 g，甘草 3 g，肉桂 2 g（焗冲）。水煎服，每日 1 剂。

2. 中药外敷

取当归、川芎、威灵仙、透骨草、川芎、草乌、制乳香、制没药等量，研末，将 100 g 装入 20 cm×15 cm 布袋内，滴上几滴食醋，置于患处，用声效应治疗仪做热熨，效果良好。

二、腰椎间盘的功能锻炼

经常进行腰背肌肉锻炼，可增强腰部和背部肌肉的弹性，从而可预防本病的发生，并能巩固康复治疗效果。常用的锻炼方法有以下几种。

（1）昂胸练习　要求锻炼者取俯卧位，用双手支撑在床上，先将头抬起，同时支撑手渐渐撑起上半身，并将头尽量后伸使胸昂起，尽量使下腹部贴近床面，每次动作之后平卧休息片刻，重复做 20 次。

（2）燕飞动作练习　要求锻炼者取俯卧位，两手和上臂后伸，躯干和下肢都同时用力后伸，要求膝关节不能屈曲，使身体呈反弓状，并在此姿势下尽量多维持一会，平卧后稍作休息，然后再做。重复 10 次（图 4-17-3-1）。

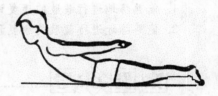

图 4-17-3-1　燕飞动作练习

（3）伸腰练习　要求锻炼者取站位，两腿分开与肩同宽，两手扶腰，身体做后伸动作，并逐渐加大幅度，还原稍休息后再做，重复 20 次。

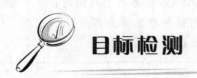

目标检测

结合操作流程中的评价体系为如下病例拟定治疗方案并操作。

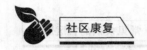
　　患者,男,长途汽车司机,38岁。一周前因连续长途运输后出现腰痛。

　　腰痛时不能弯腰,并出现左侧臀部及下肢放射痛和麻木感。行走时有明显的腰椎侧弯。患者现精神、睡眠欠佳,有便秘,小便正常。

　　体格检查:直腿抬高试验及加强试验(+),Neri征及挺腹试验(+)。

　　1. 根据以上病案为该患者拟定社区康复治疗方案。

　　2. 在实训教学中模拟本病进行社区康复操作,结合评价体系进行考核。

(叶新强)

任务18　截肢的社区康复

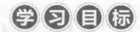

知识目标

1. 掌握截肢的定义及截肢的原因。

2. 简述截肢后的功能障碍。

3. 简述常见的截肢平面、截肢平面的概率和良好的残肢条件。

4. 简述截肢后并发症的处理。

5. 简述截肢的康复治疗原则和康复目标。

6. 简述截肢患者的日常生活指导和截肢患者的转介服务。

能力目标

1. 能熟练地进行截肢的康复评定。

2. 能熟练地进行截肢的康复预防和对截肢患者进行行之有效的社区康复治疗。

案例引导

　　某男,为大腿截肢者,42岁,现因外伤造成小腿截肢。小腿残肢长度适中,末端无明显的疤痕,无窦道。残肢膝关节有轻度屈曲挛缩。希望安装一具假肢,能够完成正常的行走和上下楼梯。作为康复治疗人员,请你为该截肢患者制定一份安装假肢前和安装后的康复训练计划,并思考下列问题:

　　1. 制定社区康复训练计划需要考虑哪些因素?

　　2. 如何指导截肢者进行社区康复训练?

第一节 截肢的概述

一、截肢的定义

截肢（amputation）就是通过手术的方法切除患者身上没有生机和功能、危及生命和健康的肢体，其目的是挽救患者的生命。截肢有两种方法，即截骨和关节离断（disarticulation）。在骨部分切除称为截骨，在关节部分的切除称为关节离断。据世界卫生组织（WHO）估计，全世界残疾人口约占全世界总人口的10％。我国残疾人总数占当时全国人口的6.3％，约8000万，肢体残疾者约1472万，占残疾人总数的15％左右。我国糖尿病患者有约5000万，其中大约有5％的人因糖尿病足而截肢。其中上肢截肢男女之比为3.5：1；下肢截肢男女之比为4.9：1；截肢高峰期的年龄段为18～24岁。

二、截肢的原因

大多数截肢是为挽救或延长伤病员的生命而不得已采用的手术，有时也会由于肢体完全丧失功能，截除后安装假肢可更有利于恢复功能而截肢。常见的截肢原因如下。

（1）周围血管性疾病 动脉硬化性闭塞症、血栓闭塞性脉管炎、动脉瘤、动静脉瘘和糖尿病等。其中因糖尿病而截肢的约占下肢截肢的51％。

（2）严重创伤 肢体血运或组织受到不可修复的破坏，包括机械损伤、烧伤、冻伤和电击伤。

（3）肿瘤 多为恶性肿瘤，少数为良性肿瘤，其中良性肿瘤破坏范围很大时也要考虑截肢。恶性肿瘤如细胞瘤、纤维瘤、尤因氏瘤、骨转移癌等。

（4）严重感染 包括药物、切开引流不能控制，甚至危及生命的感染及某些长期反复发作无法根治，已引起肢体严重畸形、功能丧失，甚至可能诱发恶性肿瘤的慢性感染。

（5）神经疾病 神经损伤之后，麻木的肢体发生营养性溃烂，使肢体功能丧失并成为累赘或经常感染危及患者健康。

（6）先天性肢体的发育异常 只有在截去无用的异常肢体，安装假肢后可以改善功能时才考虑截肢手术。

三、截肢后的功能障碍

1. 身体方面

（1）局部性影响 残肢由于截断了皮肤、血管、肌肉、神经、骨骼而可能常出现的问题如下。①残肢肿胀：由截肢后血液、淋巴液回流障碍引起。②残肢的疼痛：如骨刺、神经瘤和幻肢痛等。③残肢关节畸形：一般来讲，人体的屈肌肌力大于伸肌，下肢的外展肌肌力大于内收肌，大腿外旋肌肌力大于内旋肌，上肢的内收肌肌力大于外展肌，前臂

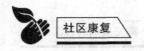

的旋前肌肌力几乎与旋后肌相等,肌力较大的肌肉的止点较近,肌力较小的肌肉止点较远,因此它们能够保持相对的平衡,从而使人体处于一种相对平衡的状态,但一旦截肢,这种平衡就被打破,从而出现关节畸形,其中下肢比上肢肌力更为强大,所以表现出来的畸形更明显,具体见表 4-18-1。

表 4-18-1　残肢关节畸形

截肢部位		残肢关节畸形
上肢截肢	腕关节离断、前臂截肢	肘关节屈曲畸形
	肘关节离断	肩关节屈曲和内收畸形
	上臂截肢	肩关节屈曲和内收畸形
下肢截肢	足部截肢	马蹄内翻畸形
	踝关节离断	膝关节屈曲畸形
	小腿截肢	膝关节屈曲和外展畸形
	膝关节离断	髋关节屈曲、外展畸形
	大腿截肢	髋关节屈曲、外展和外旋畸形

(2) 全身性影响　①截肢后患者运动量突然减少,常引起体重快速增加,特别是女性患者的残肢皮下脂肪过多、体重过大会严重地影响使用假肢。②全身性的肌力下降、体力减弱。

2. 心理方面

截肢患者是从一个正常的人走向残疾的行列,跟先天性残疾的患者比较起来,患者的承受能力较弱,容易产生冷漠、孤僻、懦弱、自卑等情绪,斗志丧失,从此怨天尤人,在自哀自怜中度过。心理方面的问题主要表现在以下几个方面。

(1) 抑郁　截肢后患者一时难以接受截肢的现实,就是逐渐在心理上接受了现实,也会产生抑郁。轻度的抑郁表现为沉默寡言、不愉快、气馁,对周围环境没有兴趣。严重的抑郁表现为忧虑、沮丧、失望、注意力不能集中、记忆力减退,有的会产生自卑、自罪、自责现象。

(2) 焦虑　由于截肢患者对未来独立生活、学习、工作、经济收入、婚姻、家庭、子女等需要面对的现实问题的过度考虑而形成焦虑。焦虑的截肢患者可以出现心悸、心动过速、烦躁不安、头昏头痛、脸色苍白、口干舌燥等症状。

(3) 易怒、易暴　易怒和暴躁是一种对截肢现实情绪上的反应,截肢患者当合并有残肢痛或幻肢痛时会加重这种反应。

(4) 悲观　患者截肢后普遍低估自己的能力,在健全人中间经常有被人看不起、受歧视的感觉,因此容易消极、悲观。这种情绪时重时轻,有时外露,有时藏而不露。

四、常见的截肢平面及截肢概率

截肢按部位可分为上肢截肢和下肢截肢。其中下肢截肢占91.7%,上肢截肢占8.3%。截肢比例前四位由高到低分别为小腿截肢(占53.8%)、大腿截肢(占32.6%)、前臂截肢(占4.4%)、赛姆(Syme)截肢和足部截肢(占2.6%)(图4-18-1)。

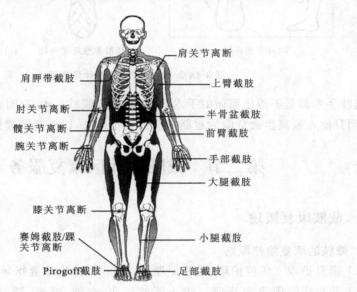

图 4-18-1 常见的截肢平面

上肢截肢包括肩胛带截肢、肩关节离断、上臂截肢、肘关节离断、前臂截肢、腕关节离断、手部截肢(腕掌关节离断、掌骨截肢、指骨截肢)。

下肢截肢包括骨盆或半骨盆截肢、髋关节离断、大腿截肢、膝关节离断、小腿截肢、赛姆(Syme)截肢离断、足部截肢。

五、理想的残肢条件

所谓理想残肢是指截肢后所留残肢条件较好,装配假肢后比较容易得到较好的功能。一般理想的假肢应有以下条件(图4-18-2)。

(1)残肢长度适当(指残留的骨长度) 残肢过短难以控制假肢,残肢过长则缺乏装配假肢机构的空间。大腿截肢、小腿截肢残肢的长度都是以中1/3部位截肢所留长度为理想长度。上肢截肢原则上应尽量留长些,以利于发挥残肢作用,利于控制假肢。

(2)皮肤无褶皱、耐压、耐磨、感觉正常,切口瘢痕呈线状,与骨骼无粘连。

(3)皮下组织适当,残肢呈圆柱状,下肢残肢末端有良好的承重能力。

(4)局部无压痛,如无瘢痕、无骨刺、无神经瘤等。

(5)截肢侧关节活动范围正常,活动有力(肌力大于3级)。

(6)残肢基本已定型,即呈圆锥状,而非葫芦状。

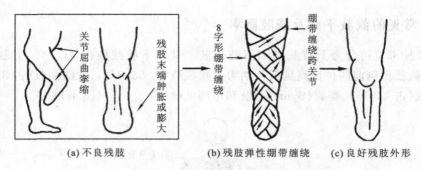

(a) 不良残肢　　　(b) 残肢弹性绷带缠绕　　(c) 良好残肢外形

图 4-18-2　良好的残肢条件示意图

截肢手术都是不得已而做的手术,特别是急诊截肢手术,有时条件不允许做出理想残肢,而只能在脱离生命危险后重新截肢或修整残肢,以创造较理想的残肢。

第二节　截肢的社区康复服务

一、截肢康复概述

1. 截肢的康复治疗原则

(1) 康复护理　体位护理、残肢护理、饮食指导、家庭康复指导等。

(2) 并发症的预防和处理　防止关节屈曲、挛缩、畸形,消除或减轻残肢痛和幻肢痛。

(3) 康复训练　包括残肢的康复训练和穿戴假肢的康复训练。上肢截肢还包括上肢协调运动训练、假肢穿戴与使用训练等;下肢截肢还包括渐进负重训练、临时假肢站立训练、穿戴假肢步行训练、平衡训练、步态训练等。

(4) 心理辅导　包括心理支持、心理适应训练、情绪调适等。

2. 康复目标

改变截肢患者在社会生活中所处的不利地位,提高截肢患者的自身素质和耐受能力,确定截肢患者正确的价值观、人生观,提高其生活质量是社区康复的主要目标之一。同时鼓励截肢患者进行参与社会各种活动的具体训练,使他们实现参与社会的目的。社区康复师和患者应根据患者的具体需要,采用多种措施和方法,尽一切可能帮助患者达到独立进行日常生活活动和社会活动的能力。

3. 截肢的康复评定内容

(1) 躯体功能评定:肌力评价、关节活动度(ROM)评价、感觉评价、肢体形态评价、疼痛评价、平衡评价、步态分析、日常生活活动(ADL)能力评价、辅助器具适配性评价等。

(2) 精神心理评定:人格评价、情绪评价等。

4. 截肢的康复预防

截肢的康复预防见表 4-18-2。

表 4-18-2　截肢的康复预防

康复预防	预 防 措 施	影响康复预防的不良因素
一级预防	①截肢原因的预防,预防致残性的伤害和残疾的预防;②倡导健康的生活方式和行为方式、注意安全防护、预防意外伤害	①不良的生活习惯和生活方式;②缺乏安全知识和防护等
二级预防	①预防伤害发生后出现残疾,包括早期的医疗干预;②预防截肢并发症;③残疾的早期发现、防止功能受限;④及时装配临时假肢、预防残障等	①不完善的截肢术;②截肢后不良的姿势和体位;③不良的康复护理及截肢后的各种并发症等
三级预防	全面康复,如通过物理、作业、心理、职业和假肢与矫形器的应用以及康复器具的使用,改善功能,实现生活自理,提高生活质量,回归社会	①不合理的假肢装配;②不良的个人、家庭和社会的经济和社会环境等

5. 截肢患者康复的主要内容和步骤

截肢患者作为肢体残疾人要想恢复失去的上、下肢功能,重新回归家庭、回归社会生活,需要得到全面的康复治疗。

(1)截肢患者的康复一般包括以下内容:

① 手术前期:评定身体状态,确定截肢水平。

② 手术期:确定截肢长度,肌肉成形,包扎。

③ 术后早期:促进伤口愈合,进行心理支持。

④ 假肢前期:增加肌力。

⑤ 制作假肢:设计、取模、制造、试用和修整假肢。

⑥ 假肢训练:掌握穿戴技巧,进行行走功能训练。

(2)截肢患者康复的主要步骤如下:

① 假肢装配前的准备工作:心理上的鼓励;保持良好残肢位置;促进残肢定型;保持残肢和假肢清洁卫生;全身性功能训练;残肢的康复训练;装配前必要的保守治疗和手术治疗。

② 假肢的处方与选择。

③ 临时性假肢装配与正式假肢装配。

④ 假肢装配后的穿戴和使用训练。

⑤ 假肢的试样检验与最后检验。

⑥ 职业再教育或入学。

⑦ 协助和安排再就业。

⑧ 截肢患者复查。

截肢患者传统康复治疗方法与现代康复治疗方法的区别见表 4-18-3。

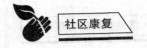

表 4-18-3　截肢患者传统康复治疗方法与现代康复治疗方法的区别

步　骤	传统治疗方法	现代治疗方法
第一步	卧床休息	临时假肢或术后即装假肢
第二步	弹性绷带应用	临时假肢步行训练
第三步	残肢训练→残肢定型	残肢定型
第四步	假肢处方	正式假肢处方
第五步	假肢安装	正式假肢安装
第六步	假肢训练	正式假肢训练
第七步	终检→回归社会	终检→回归社会

二、截肢的社区康复治疗

1. 安装假肢前的社区康复

为了减轻患者在手术前后的心理障碍,临床工作中常采用如下措施。

(1) 早期心理干预　了解截肢患者面对残疾现实的想法,通过仔细分析和鼓励引导他们看到希望和前途,让截肢患者懂得只有实事求是,看问题不走极端才能增强信心,才能减少失望。一般术前由主治医师同患者谈话,介绍疾病的严重性、截肢的必要性,使患者早有心理准备,择期手术者应在术前 3 天告知,急症手术清醒者在术前告知。

(2) 康复知识教育　向患者介绍假肢的基本知识和有关资料,要让截肢患者尽早地了解一些有关假肢装配和截肢患者康复的知识,特别是要使患者了解康复是能力的恢复。康复的目的是能最大限度地发挥自己的潜能,回归社会。除了给截肢患者介绍有关图书、幻灯片、录像资料外,还可以让截肢患者了解和结交一些已经成功地回归社会的截肢患者,用模范榜样的事迹鼓励和激励患者克服自卑感,树立重新生活的勇气和信心,彻底打消患者"截肢即残废"的顾虑。

(3) 术前、术后的镇静　手术前应用镇静催眠药,术中应用安全有效的麻醉,术后 2～3 天应用止痛疗法,使患者在无痛苦中渡过手术期。

(4) 临时假肢的应用　尽早地为截肢患者安装临时性假肢,使其能早期下地,这不仅能防止卧床并发的许多疾病,促进残肢定型,有利于正式假肢装配,更重要的是对截肢患者心理康复十分有利。

(5) 家庭的关怀和支持　让患者、同事和领导多给予关怀、支持、同情、鼓励等。

(6) 综合康复治疗　善用各种资源,排除外在困难,鼓励"功能性的"适应,鼓励截肢患者积极参加物理治疗、作业治疗、文体活动,这样不仅能分散对某些困难问题的过分注意,还能改善截肢患者郁闷和焦虑的情绪。

(7) 社会的关怀和支持　鼓励截肢患者积极参加残疾人的群体活动。目前我国各地区残疾人联合会残疾人之家,各地社区康复机构都经常组织一些残疾人活动。全社会应该尊重、理解、支持和关心残疾人,每个残疾人也应该发扬自强不息的拼搏精神。

2. 维持正确的姿势和体位

截肢后由于主动肌与拮抗肌的不平衡致使残肢容易关节畸形，从而会对安装假肢造成不良影响，为日后假肢安装和正常的活动带来一定的麻烦，所以维持良好的姿势是非常重要的。手术后 24 h 以内，为了避免残肢出现水肿现象，可在残肢下方垫枕头来抬高肢体，以促进血液回流。24 h 后则应撤掉枕头，以免造成关节挛缩变形。同时教育患者保持良好残肢体位及姿势。

（1）截肢患者不正确的姿势及体位 ①长时间坐轮椅时弯曲残肢；②在腰背下面垫枕头，造成脊椎弯曲；③将残肢垂放在床缘；④放枕头在两条大腿之间；⑤躺着时弯曲残肢或将枕头放在膝关节之下；⑥将残肢放在拐杖的扶手上等（图 4-18-3）。

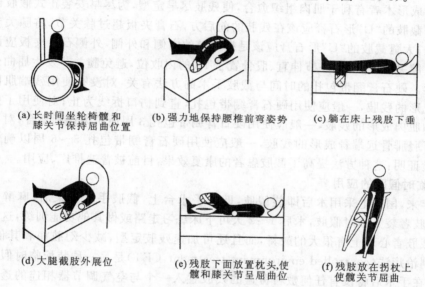

(a) 长时间坐轮椅髋和 膝关节保持屈曲位置   (b) 强力地保持腰椎前弯姿势   (c) 躺在床上残肢下垂

(d) 大腿截肢外展位   (e) 残肢下面放置枕头，使髋和膝关节呈屈曲位   (f) 残肢放在拐杖上使髋关节屈曲

图 4-18-3　下肢截肢患者不正确的体位和姿势示意图

（2）截肢患者正确的体位和姿势 为了预防关节屈曲、变形而延迟假肢装配时间，应在假肢装配前维持正确体位和姿势，具体如下。①仰卧位：躺在硬板床上，两条腿绑在一起，要求骨盆应保持水平位置。②健侧卧位：患肢在上，健肢在下，要求患肢尽量保持内收及自然伸直姿势。③俯卧位：使用硬板床，保持髋部平放于床上，两腿并拢，要求尽可能多采取此种伸位姿势，大腿截肢患者若伤口情况允许，每天最好俯卧睡 1～2 h。④坐位：坐在硬椅子上，身子挺直，重心落在两髋之间，要求是，大腿截肢者，两腿并拢，小腿截肢者，将残肢平放于另一把硬椅子上，保持膝关节伸直，避免跷二郎腿，坐姿或坐轮椅每次不得连续超过 1 h（图 4-18-4）。

3. 硬绷带包扎

手术后，截肢患者在没有条件及时装配临时假肢的情况下，残肢要用硬石膏绷带包扎。硬石膏绷带包扎是截肢手术后在手术台上用石膏绷带作为主要材料缠绕在已用敷料包扎好的残肢上对残肢进行的包扎，一般方法是用"U"形石膏固定。它可以有效地预防血肿和减少肿胀，促进静脉回流，固定肢体，确保肢体的正确位置，对施以肌肉固定

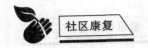

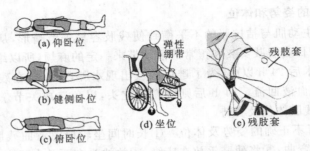

(a) 仰卧位

(b) 健侧卧位

(c) 俯卧位

弹性绷带

(d) 坐位

残肢套

(e) 残肢套

图 4-18-4　截肢患者正确的体位及姿势示意图

术和肌肉成形术者有利于肌肉组织愈合,使残肢尽早定型,为尽早安装正式假肢创造条件。小腿截肢的"U"形石膏应该在残肢的前后方,石膏夹板超过膝关节,将膝关节固定在伸直位;大腿截肢的"U"形石膏应该是在残肢的内侧和外侧,外侧石膏夹板应该加厚并且超过髋关节,保持髋关节伸直、股骨置于15°的内收位,避免髋关节发生屈曲外展的挛缩畸形。硬石膏绷带包扎的时间与截肢手术的方法有关:对没有使用残端肌肉固定和肌肉成形的残肢,一般应使用硬石膏绷带包扎,直到伤口拆线为止;对使用了残端肌肉固定和肌肉成形的残肢,一般应使用硬石膏绷带包扎3周使肌肉达到愈合;对小腿截肢进行了胫腓骨远端骨成形的残肢,一般应使用硬石膏绷带包扎5～6周以确保骨愈合。经验证明:这种方法提高了截肢患者的康复效果,目前被普遍推广、应用。

4. 临时假肢的应用

近年来,国际上采用术后即装假肢,即在手术台上,截肢手术结束后,麻醉尚未清醒,给截肢者装上临时假肢,术后1～2天可下床练习走路或做其他功能训练,这种方法不仅对截肢者心理上有很大的鼓舞,而且还可加速残肢定型,减少幻肢痛和其他痛苦。环境控制治疗法(controlled environment treatment,CET)是另一种装配临时假肢的方法,该法在手术后将没有任何敷料覆盖的残肢置入一个与空气调节器相连的透明气囊中练习走路。可以调整容器内压力使残肢收缩定型,达到残肢早日定型的目的。截肢患者一般在伤口14天拆线后就可以安装临时假肢,充气式临时假肢可以在手术后24 h佩戴,而正式假肢的安装是在术后3～6个月。上肢截肢残肢肿胀消失后即可安装正式假肢,不需要等3个月后,但对于恶性骨肿瘤截肢患者,应在刀口愈合后半年至1年,肿瘤无转移时再装配假肢。早期装配临时假肢可减轻残肢肿胀,减轻残肢痛,减轻患者心理上的压力,减少幻肢痛,减少并发症,促进残肢定型,促进截肢患者早日康复和早日回归社会。一种临时假肢的制作(以临时小腿假肢为例)方法如下:①取一根4～6 cm粗的竹子,将其树立在带圆洞的木块上,用刀均匀劈开竹子的一个节,并去掉里面的酥软部分;②将硬石膏绷带或塑料接受腔放在分开的竹片之间包起来;③用铁丝或包装胶带在外围进行固定;④对于体重较大的患者,为了防止接受腔不坚固,还可以在接受腔外面用石膏泥浆加固;⑤调整高度,在竹子的另一端加上一个缓冲的橡胶头(图 4-18-5)。

5. 弹性绷带包扎

弹性绷带包扎的目的是减少残肢水肿和促进残肢定型。伤口拆线后在不穿假肢的前提下,立即进行弹性绷带包扎,可预防或减少残肢肿胀,预防或减少过多的脂肪组织,

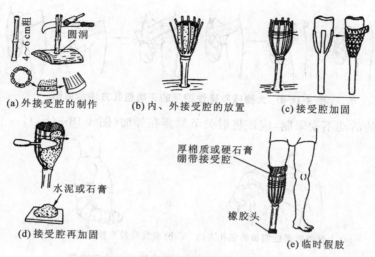

(a) 外接受腔的制作   (b) 内、外接受腔的放置   (c) 接受腔加固

(d) 接受腔再加固   (e) 临时假肢

图 4-18-5   临时小腿假肢的制作示意图

促进残肢早日定型。

（1）不正确的包扎方法   环状缠绕是一种不正确的包扎方法，该法容易引起残肢血液循环障碍，甚至使肌肉组织坏死，同时还容易把肿胀的残肢缠绕成葫芦形，而不是倒锥形（图 4-18-6）。

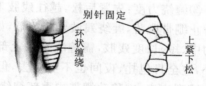

图 4-18-6   不正确的包扎方法示意图

（2）小腿残肢弹性绷带的包扎方法   正确的包扎方法见图 4-18-7。

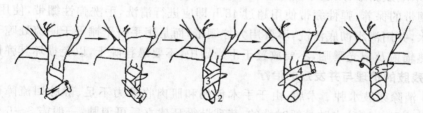

图 4-18-7   小腿残肢弹性绷带的正确包扎方法示意图

（3）大腿残肢弹性绷带的包扎方法   正确的包扎方法见图 4-18-8。

（4）上肢残肢弹性绷带的包扎方法：

① 上臂残肢弹性绷带的包扎方法：与大腿残肢弹性绷带的包扎方法要领相同，为了防止绷带的脱落，应该将弹性绷带缠绕在对侧的腋下（图 4-18-9(a)）。

② 前臂残肢弹性绷带的包扎方法：与小腿残肢弹性绷带的包扎方法要领相同，为

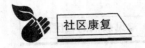
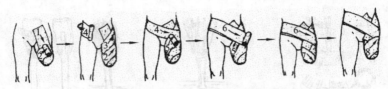

图 4-18-8　大腿残肢弹性绷带的正确包扎方法示意图

了使肘关节的活动不受限制,应该将肘关节暴露在外面(图 4-18-9(b))。

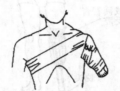

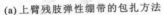

(a)上臂残肢弹性绷带的包扎方法　　(b)前臂残肢弹性绷带的包扎方法

图 4-18-9　上肢残肢弹性绷带包扎方法示意图

(5) 弹性绷带包扎注意事项　①弹性绷带的尺寸:小腿和上肢残肢采用 10 cm 宽、大腿残肢采用 15 cm 宽的弹性绷带,长度为 2～5 m。②缠绕顺序:先下后上,先顺沿残肢长轴方向包绕 2～3 次,然后再尽可能使绷带呈 8 字形来回缠绕直至残肢皮肤完全覆盖,绷带在稳固加压的情况下完全覆盖住残肢至少需两层;不要顺一个方向环绕残肢末端,以免瘢痕处产生皱折。③缠绕力度:先紧后松,越往残肢末端部缠得越紧,以不难受为限。④缠绕部位:为了防止绷带脱落,缠绕残肢要跨关节,如对于大腿截肢的残肢,应缠绕至骨盆部,小腿截肢的中、短、长度残肢,需缠绕至膝上部。⑤缠绕时间和频率:洗澡、按摩残肢和锻炼时除外,应全日包扎,夜间也不可除去,但每天应换缠 4～5 次。缠绕绷带处不应产生疼痛,如感到疼痛,应移动绷带或重新缠绕,绷带滑脱、打褶时应重新缠绕。弹性绷带包扎应持续半年或直到残肢成形适合装置假肢的形状为止。⑥末端固定:绷带末端成斜形,用胶布固定于残端,不要使用别针,防止扎伤患者,同时也不牢固。⑦弹性绷带的保养:弹性绷带使用超过 48 h 即应进行清洗,手洗弹性绷带,使用中性肥皂及温水,并用清水彻底清洗,不要用力拧绷带,而是用手挤干摊平于阴凉处晾干,避免直接的热辐射及阳光曝晒,不要放置于干燥器中,不要悬挂晾干,以免损坏其弹性。

6. 残肢的护理与并发症的治疗

(1) 消除残肢水肿　术后,由于手术创伤和肌肉收缩力不足、静脉回流障碍,都会引起残肢水肿。这种水肿是暂时性的,待残肢循环建立后可消肿,一般需 3～6 个月,但使用弹性绷带,合理包扎残肢,可以减轻水肿,促进定型。

(2) 减缓残肢疼痛　在装配残肢前必须消除疼痛,可根据病因采取手术、服药、理疗、封闭、针灸、心理疗法等进行治疗。

(3) 保持残肢的卫生　在接受腔内的皮肤,由于压迫、摩擦、温度变化,容易引起湿疹、皮肤色素沉着、磨破、溃疡、感染、小水疱、滑囊、过敏性皮炎等。要增强皮肤的抵抗力,有条件的可做理疗。每日就寝前需用肥皂水洗残肢,若使用残肢专用的护理液、润肤露则效果更佳。

（4）消除残肢窦道或溃疡　感染后若伤口深部有异物存在可形成窦道。可根据情况，消除异物、处理溃疡或再次截肢。

（5）防止滑囊炎　残肢上发生滑囊炎，若常在负重部位摩擦，会继续变大，难以消退，称为异常滑液囊，一般情况下无影响。如滑液囊过大或已感染，则需治疗，同时应消除产生滑液囊的原因。

（6）减少瘢痕　术后瘢痕是不可避免的，但恰当的手术可减少瘢痕。

（7）避免皮肤病　残肢的卫生条件差，容易发生毛囊炎和癣病，残肢接受腔通气性不良、潮湿，容易滋生细菌，应注意避免。

7. 截肢社区康复训练

1）穿戴假肢前的训练

残肢和全身状况是穿好假肢的先决条件，要想完好地控制假肢，必须使残肢保持一定的活动范围和能力，而且，健腿和躯干也必须强健有力，因此，截肢患者的功能训练越早开始越好。

（1）残肢训练　残肢训练主要包括残肢关节活动度、残肢肌力和耐力的训练（图 4-18-10、图 4-18-11）。

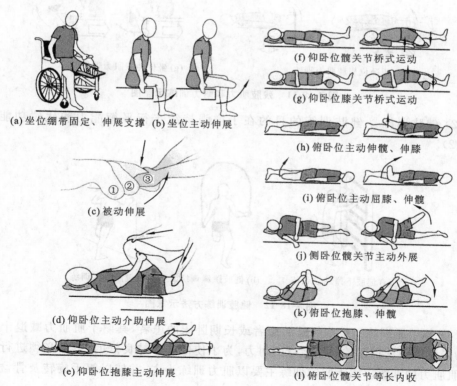

图 4-18-10　残肢关节活动度及肌力训练示意图

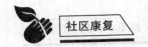

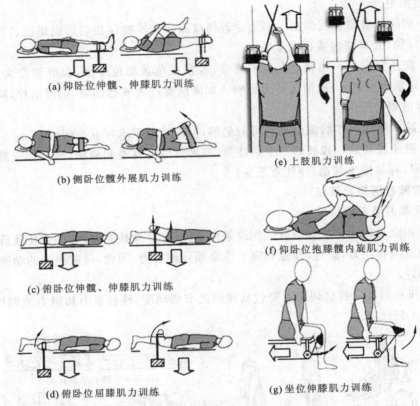

(a) 仰卧位伸髋、伸膝肌力训练

(b) 侧卧位髋外展肌力训练

(c) 俯卧位伸髋、伸膝肌力训练

(d) 俯卧位屈膝肌力训练

(e) 上肢肌力训练

(f) 仰卧位抱膝髋内旋肌力训练

(g) 坐位伸膝肌力训练

图 4-18-11　残肢肌力和耐力训练示意图

（2）健肢训练　健肢训练的目的在于增强持续步行平衡能力和代偿功能（图4-18-12）。

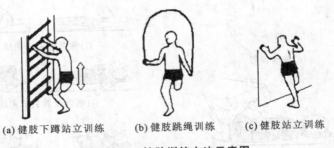

(a) 健肢下蹲站立训练　　(b) 健肢跳绳训练　　(c) 健肢站立训练

图 4-18-12　健肢训练方法示意图

（3）躯干肌训练　某些年长的患者或长期卧床的患者，其躯干肌肌力减退十分明显，为了使他们获得佩戴假肢步行的耐力，为了使他们保持良好的步态，必须进行增强躯干肌肌力的训练。躯干肌的训练主要以肌力训练为主，并辅以躯干旋转及骨盆上提等动作（图4-18-13）。

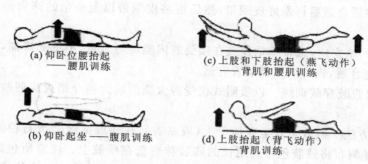

(a) 仰卧位腰抬起——腰肌训练

(b) 仰卧起坐——腹肌训练

(c) 上肢和下肢抬起（燕飞动作）——背肌和腰肌训练

(d) 上肢抬起（背飞动作）——背肌训练

图 4-18-13　躯干肌训练示意图

（4）由轮椅到床的转移训练　该训练包括由患侧至床的转移训练和由健侧至床的转移训练。

① 由患侧至床的转移　将轮椅与床调整成约 45° 的角，在患侧的轮椅扶手和床之间放置一个滑板，滑板插入患侧的臀下，患者双手扶住轮椅扶手撑起身体坐在滑板上，移动身体重心转移到床上。反之亦然（图 4-18-14（a））。

② 由健侧至床的转移　将轮椅与床调整成约 45° 的角，患侧的手扶住靠床一侧的轮椅扶手，健肢一侧的手扶住床，转动身体至床上。反之亦然（图 4-18-14（b））。

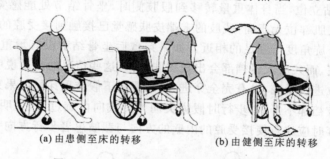

(a) 由患侧至床的转移

(b) 由健侧至床的转移

图 4-18-14　由轮椅到床的转移训练示意图

2）下肢假肢的训练

从穿戴下肢假肢到站立平衡，再到扶拐或步行器行走，最后到独立行走及适应各种不同路面的行走训练及保护性训练等。

（1）小腿假肢穿戴训练　以髌韧带承重（PTB）小腿假肢为例介绍小腿假肢的正确穿戴方法。

① 穿戴方法　首先在残肢上套一层薄的光滑的尼龙袜套，以减少对残肢皮肤的摩擦，保护残肢皮肤；然后再套上 1～2 层残肢棉线袜套，用来吸汗和调节残肢接受腔内的容量。如长期穿用假肢，残肢形状会有变化。残肢瘦了可增加袜套，残肢肥了可减少袜套；然后再套上软的残肢内接受腔（又称内衬套）；再在接受腔的外面套上一层较结实的尼龙袜套，用以保护内套和便于穿入假肢外接受腔；然后再将带着各种袜套的残肢插入假肢的外接受腔。如果插入过于困难，可在尼龙袜套外面和接受腔内面涂上滑石粉再

插入。插入位置合适后再系好皮围带,然后可将皮围带以上多余的袜套翻卷过来盖住皮围带。

② 检查　站立位,患者感觉残肢在接受腔内能均匀承重,不感觉疼痛,同时自己感觉假肢长度也合适,则说明穿戴位置合适。

(2) 大腿假肢穿戴训练　以吸附式接受腔大腿假肢为例介绍大腿假肢的正确穿戴方法。

① 穿戴方法　截肢患者坐在椅子上(或站着),在残肢上涂上滑石粉或痱子粉,用光滑的薄的丝绸布将残肢包住或用长的残肢袜套套在残肢上。注意所包的布、袜套要平整,没有皱褶,其上面应包住大腿根部,其后面应包上坐骨结节。拿掉接受腔上的负压接受腔阀门,将包布或袜套的远端放入接受腔,并从接受腔阀门孔内穿出,再将残肢插入接受腔内,站起来时,将假肢伸直,一手压住假肢以免膝关节弯曲,另一手往外、往下拉出包布。在往外拉包布时应注意皮肤感觉,要感觉出残肢周围哪一侧的包布拉得不够,可用力多拉出一些。另外,如果在拉包布时,健腿膝关节能做些屈伸,让残肢在接受腔内有上下的活塞运动(即残肢能上下窜动),则更容易将残肢完全拉入接受腔内。将包布全部拉出后,可适当调节一下残肢皮肤在接受腔上缘周围的紧张度,然后装上接受腔阀门(图 4-18-15)。

② 检查　站立位,当身体重量转移到假肢侧时,坐骨结节处能感觉到有良好的承重,耻骨下、内收肌部位无压痛,残肢的末端皮肤感觉已接触到接受腔的底部但无疼痛,步行时假脚的外旋角度与健足的相近。如果穿戴后坐骨结节没有承重,残肢末端皮肤也不能接触腔底,而残肢大腿裆部会出现皮肤皱褶,这些情况的出现说明残肢的软组织可能没有都被拉进接受腔,没有完全穿进去,需要脱下假肢重穿。如果穿上假肢,站立、步行时发现残肢裆部不舒服,步行时假脚尖向外旋或向内旋过大,说明假肢穿歪了,需脱下重穿。重穿时应注意使接受腔的内壁的方向与截肢患者步行方向一致。

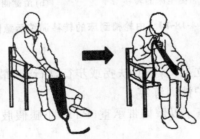

图 4-18-15　大腿假肢穿戴训练示意图

(3) 站立平衡训练　站立平衡功能良好是步行的基础。初装假肢的患者一旦穿上假肢就想练走是不对的。应当从培养残肢对假肢的感觉开始,然后经过一步步的训练,才能养成良好的步行习惯,得到较好的步行功能。有些截肢患者由于没有重视开始的步行训练,随便走,一旦养成了不良的步行习惯,以后要想改正就会相当难。

① 身体重心左右平衡训练　双脚可分开 20 cm 站立。双手扶椅背(双杠),然后向

左、右方向水平移动骨盆,使假肢侧和健肢侧交替承担体重,运动时要双眼平视、双肩平齐、上身挺直。训练时逐渐减少手扶力量,直到不扶。

② 身体重心前后平衡训练　双脚站立,假脚位置稍后退一些,通过交替踮脚后跟和踮脚尖完成人体重心的前后移动,运动时注意上肢协调摆动,移向假肢时应注意用力后伸髋关节,防止膝部弯曲。

③ 身体重心上下平衡训练　先在健侧放一把椅子,前面放一个小板凳,健侧的手扶住椅子的靠背,健侧的脚慢慢放在前面的小板凳上,重复这个动作直到患者感到舒适为止;然后去掉旁边的椅子,再重复以上动作,并试着尽量用假肢单腿支撑,每次站立维持时间越长越好,最好达到每次能站立 5 s 以上。站立时应注意上身不要向假肢侧有大的倾斜(图 4-18-16)。

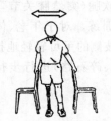 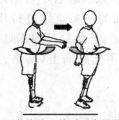 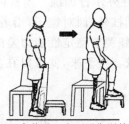

(a) 身体重心左右平衡训练　(b) 身体重心前后平衡训练　(c) 身体重心上下平衡训练

图 4-18-16　站立平衡训练示意图

(4) 迈步训练　这是介于站立平衡和步行训练之间的一种训练,具体方法如下。

① 侧向迈步训练　双脚并拢,自然站立,然后将患侧的腿侧向迈步站开,接下来,患侧又向健侧侧向迈步并拢,这样反复进行。

② 侧向交叉迈步训练　双脚并拢,自然站立,将患肢侧向交叉放在健肢的侧前方,然后健肢侧移,自然站立,健肢又交叉放在患肢的侧前方,这样反复进行(图 4-18-17)。

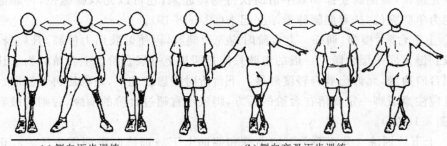

(a) 侧向迈步训练　　　　　　(b) 侧向交叉迈步训练

图 4-18-17　迈步训练示意图

(5) 步行训练:

① 平行杠内的步行训练　双手轻轻扶杠,主要起自行保护作用,面对着镜子,双眼平视,首先是将体重移到假肢上,健肢向前迈出一步,再将体重逐渐移到健肢上,然后屈

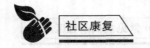

曲假肢膝关节,上提假肢,使大腿迈向前方,随着假肢小腿摆动膝关节逐渐伸直,当足跟着地时,必须用力后伸髋关节,残肢压向接受腔后壁,以保证膝关节稳定,然后再将体重移到假肢上,再将健肢迈向前方,如此反复。步行时应抬起头,双眼平视对面镜子。转移体重时应当左右移动骨盆,而不是左右摆动上身。健肢迈出的步长要尽量接近假肢迈出的步长,不应太小。双足的步宽越小越好,不应大于 10 cm。双下肢迈步速度应相近,不应该一快一慢,步行时健足不要一踮、一踮地走(每走一步都高提一次足跟),假腿向前迈步时不应向外画个弧圈。

② 杠内的侧方步行训练　当患者能熟练地在平行杠内向前行走时,可以练习杠内的侧方行走,可先用假肢承担体重,将健肢向侧方迈出,然后将体重移到健肢侧,再将假肢移近健肢。按同样方法练习向假肢侧移动。

③ 杠外步行训练　当杠内训练截肢患者不再出现打软腿(突然膝关节弯曲)时则可以转到杠外,面对镜子,沿着地面的一条直线进行步行训练。对于年老、体弱、残肢短、控制膝关节稳定性能力差的患者,开始杠外训练时,健肢侧的手可轻轻地扶着手杖,防止摔跤。接下来,就可以在各种不同路面上(马路、土路、碎石路)进行步行训练(图4-18-18)。

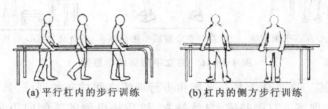

(a) 平行杠内的步行训练　　　　(b) 杠内的侧方步行训练

图 4-18-18　平行杠步行训练示意图

(6) 日常活动训练:

① 跌倒爬起训练　跌倒后,可以翻身为健侧卧位,利用健侧腿和双手支撑爬起来;也可以先跪位,健侧腿支撑和双手借助扶持物爬起来;还可以先双膝跪位,再靠健侧腿支撑变为单膝跪位,扶着健腿膝盖站立起来(图 4-18-19)。

② 上下台阶(楼梯)训练　上台阶时应先迈健肢,再使健肢用力伸膝,升高身体,上提患肢到健足同一层台阶。一般的患肢只能是两步上一层台阶。上台阶时为了让假脚不碰到台阶边缘,允许患肢有轻度外展。下台阶时应患肢先下,站稳后再下健肢。下落患肢时应注意假脚一定要落在台阶的后方,脚尖不宜超过台阶的前缘,否则假肢容易打软腿(图 4-18-20)。

③ 上下坡训练　分正面上下坡训练和侧向上下坡训练两种训练方法。a. 正面上下坡训练:上坡时,先迈健肢,要迈步大些,然后再向上迈患肢,患肢迈步要小,足跟落地时要用力后伸残肢,大腿截肢患者穿用患肢进行上下坡动作可防止膝关节打软腿。正面下坡:先迈患肢,患腿迈步要小,残肢要尽量向后压残肢接受腔并保证膝部稳定。b. 侧向上下坡训练:初学步行截肢患者、年老、体弱、残肢短者正面上下坡容易跌跤,宜采用侧向上下坡,侧向上坡应侧向、向上先迈出健肢,再使患肢向健肢靠近,下坡时应先

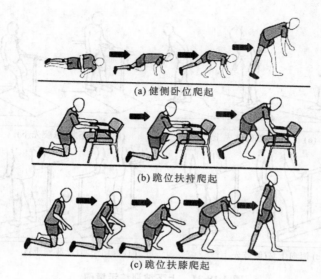

(a) 健侧卧位爬起

(b) 跪位扶持爬起

(c) 跪位扶膝爬起

图 4-18-19 跌倒爬起训练示意图

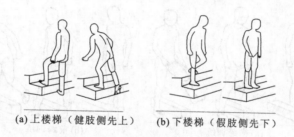

(a) 上楼梯（健肢侧先上） (b) 下楼梯（假肢侧先下）

图 4-18-20 上下台阶（楼梯）训练示意图

侧向下移患肢,再下移健肢(图 4-18-21)。

④ 跨越障碍物训练 横跨训练:健肢靠近障碍物侧立于障碍物旁;患肢侧负重,健肢跨过障碍物,接着,健肢负重,抬高患肢并跨过障碍物,多数患者在患肢向前提起的同时,以健肢为轴旋转跨越障碍物(图 4-18-22(a))。前跨训练:面对障碍物站立,患肢侧负重,健肢跨越障碍物,接着健肢负重,身体向前弯曲,伸直患肢侧的髋部,然后前伸患肢跨越障碍物(图 4-18-22(b))。

⑤ 拾物训练:将一些纸杯倒扣在步行线路的两旁,在步行过程中左右触摸两旁的纸杯,从而训练患者的拾物的协调性(图 4-18-23)。

3）上肢假肢的训练

对于装饰性上肢假肢,一般只要残肢接受腔合适,悬吊装置没问题,不需要训练。对于功能性上肢假肢,因要求假手有实用功能,所以要进行使用训练。上肢假肢训练主要有开闭手、屈肘、锁肘、开肘锁、物体的拿放移动,以及日常生活的穿脱衣服、开门、写字、打电话等训练。

（1）主手的选择 正常人的双手,使用上有主次之分,多数人以右手为主(也称为

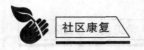
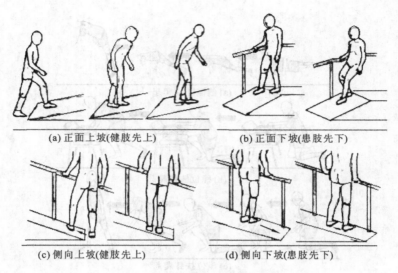

(a) 正面上坡(健肢先上)　　　　(b) 正面下坡(患肢先下)

(c) 侧向上坡(健肢先上)　　　　(d) 侧向下坡(患肢先下)

图 4-18-21　上下坡训练示意图

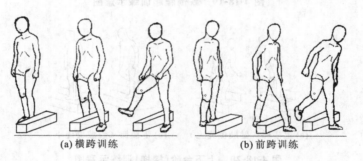

(a) 横跨训练　　　　　　　(b) 前跨训练

图 4-18-22　跨越障碍物训练示意图

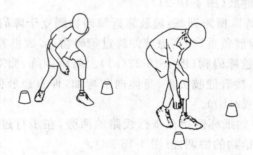

图 4-18-23　拾物训练示意图

右利手)。上肢截肢后,如果是单侧,则截肢后的主手只能是健手,假手只能做辅助手。假肢使用训练内容应以训练双手配合动作为主。如果是双臂截肢则应选择残肢条件较好,假肢功能较好的一侧为主手。

(2)基本功能训练　应从桌上拿、放容易拿放的物体开始,逐渐增大和减小物体,逐渐改变形状(如圆球、圆柱、方形等)。熟练后可训练取物、移动、定位放物,然后再进一步训练假手在不同水平高度、不同位置、不同的屈肘状况下取物或放物,最后可训练用假手抛掷物体。

(3)实际使用训练 首先是日常生活训练,包括穿脱衣服、个人卫生(洗漱、解大小便、洗澡)、饮食、开关门、开关电器、炊事、拿笔写字、打电话等,然后过渡到学习、工作性训练。上肢假肢使用训练对单侧截肢患者不是太困难,对双臂截肢患者是较困难的。由于目前上肢假肢功能还较简单,截肢患者需要刻苦训练才能适应需要。

(4)使用上肢假肢的动作要领 ①在装配假手的同时要选用合适的自助具:双上臂截肢患者常用的生活套袖,可以套在残肢上,再卡上勺子或笔,可以进食或写字;用假手吃饭不能用筷子,只能用弯成合适角度的勺子或叉子;梳头时应用粗手把的梳子等。②注意双手配合:用一手压牙膏,另一手拨转牙膏盖,打开牙膏;用假手从衣服兜里取东西时可先用一只手抠起兜底,另一只手去取,最好是用左手取右侧兜里的东西,用右手取左侧兜里的东西。③适当地改变所用物品:在所用物品的拉链上加个大的拉圈,用假手可以拉开;在衣服上缝上尼龙搭扣以免去系扣子的麻烦;使用松紧口的鞋可以不用系鞋带等。

三、截肢患者的日常生活指导

(1)注意正确摆放患肢姿势 继续使用弹性绷带包扎患肢,并遵守包扎原则。

(2)注意残肢部位的卫生 应用湿毛巾擦拭、拍打痒处,避免自行涂擦药膏或用手抓。每天仍应检查一下截肢端是否有水疱、破皮等情况。

(3)弹性绷带包扎 超过24 h不穿假肢时,应使用弹性带包扎残肢,保证残肢体积稳定,以保证残肢与接受腔的精确吻合。

(4)减肥 避免体重过重,如体重改变或成长中的小孩可以暂不装永久性假肢。

(5)假肢维护 若假肢有损坏或不合适,必须及时修理,具体方法如下。

① 保持残肢接受腔表面清洁 截肢患者穿着假肢时接受腔内处于湿、热状态,如果不清洁,各种细菌、霉菌很容易快速、大量繁殖,形成皮肤感染和多种皮癣,而且接受腔气味难闻。假肢外层接受腔内表面可以用拧干的温热的湿毛巾擦净,然后晾干。小腿假肢的内接受腔(软接受腔)可以用温水清洗,水温不能太热,以免变形。传统假肢的内接受腔多为皮革制成,可以像大腿接受腔那样用浸有肥皂水的拧干的湿毛巾擦拭。所有接受腔穿着前必须是干燥的。

② 残肢套的维护 多备用一些吸汗性能好的残肢套,经常清洗、更换。

③ 接受腔维护 应经常注意接受腔上缘有无小的裂纹,及时发现,及时请假肢师修理,可延长假肢使用寿命。

④ 假肢零部件维护 步行时注意假肢有无异常响声,如发现有则表明某些关节部件或连接部位出现损坏或松动,应及时维修。

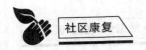

⑤ 假肢外装饰套的维护　现代大腿骨骼式假肢外装饰套的泡沫塑料或海绵套都不够结实。如发现膝部前方有裂口应及时黏合或粘贴些增强材料。另外，这类假肢不适合穿短腰、带弹力口的袜子，这类袜子容易勒破小腿的外套。

⑥ 定期检查、维修　一般每隔半年或一年应到假肢制作机构做一次假肢的全面检查、维修。这对延长假肢使用寿命、减少残肢疾病是很有必要的。

（6）坚持康复运动　为了避免关节屈曲挛缩，截肢术后3日截肢患者必须坚持每日数次俯卧和残肢锻炼。为了有效地控制假肢，残肢的肌力尤为重要。大腿截肢患者应早期锻炼髋关节，因为残肢有外展的趋势，必须克服。另外，锻炼髋关节的伸展肌也极为重要。这块臀部最大的肌肉在穿戴假肢时往后伸的力越大，当足跟着地时，假肢的膝关节就越稳，越不容易打软腿。小腿截肢患者，应该趁早锻炼伸膝肌（股四头肌），不然，穿上假肢后迈步无力，容易疲劳，所有截肢患者应该尽量保持各关节的正常活动范围。残肢和全身状况是穿好假肢的先决条件，要想完好地控制假肢，必须使残肢保持一定的活动范围和能力，而且，健腿和躯干也必须强健有力，因此，当患者还在卧床时，就应该加强残肢和全身的锻炼。

（7）残肢有伤时应停止使用假肢　在使用下肢假肢经常承重的情况下，残肢的伤口是很难愈合的，常会使伤口逐渐加大并造成感染，从而导致长时间不能穿用假肢。因此，对小伤也要认真处理，及时治愈。在治疗残肢伤口期间，要指导患者下决心不穿用假肢，并对接受腔不适配的部分加以修整，以防止伤口再度复发。另外，当发现残肢皮肤发生水疱、囊肿、白癣以及残端变色、水肿等异常时，应及时对症治疗，以防感染。

（8）注意残肢套的材质　残肢套最好采用棉制品，化纤的针织品易使皮肤发炎。与残肢接触的残肢套，其针织网眼要细，有一定的光滑度。在细薄的残肢套上再套一层厚的残肢套，便不容易磨伤残肢。对于小腿的残肢套，可以利用底部加厚的棉毛运动袜，将袜子翻过来穿用，使袜底加厚部位恰好垫在小腿残肢的承重部位。

四、截肢患者的转介服务

截肢后患者需配戴假肢，以改善受限的上、下肢功能和弥补外观的缺损，如当地条件不具备应进行转介服务。

（1）手术适应证　当截肢患者再次出现手术适应证时可向上级医疗单位或康复机构转介。

（2）严重的功能障碍　经康复训练后，截肢患者的功能状况无明显改善或发生畸形、肌肉无力（肌力小于3级）、残端活动受限等情况时可向上级医疗单位或康复机构转介。

（3）严重的并发症　出现残端皮肤严重感染、水肿、残肢剧痛及关节挛缩时，可向上级医疗单位转介。

（4）假肢装配　假肢不稳定、不合适、假肢零部件损坏、假肢维修和需调整等，应向有假肢装配的专业部门、医疗单位或康复机构转介。

（5）职业康复　截肢患者可根据个人不同情况和实际需要，在社区内向教育部门、劳动就业部门及相关负责机构或单位进行转介。

（肖晓鸿）

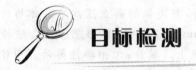

目标检测

一、名称解释

1. 截肢。

2. 幻肢感和幻肢痛。

二、问答题

1. 简述截肢的原因、截肢后的功能障碍、常见的截肢平面及截肢概率和良好的残肢条件。

2. 简述截肢的康复治疗原则、康复目标、康复评定内容、康复预防和截肢患者康复的主要内容和步骤。

3. 简述截肢的社区康复治疗方法。

4. 简述截肢后并发症的处理、截肢患者的日常生活指导和截肢患者的转介服务。

任务 19　高血压的社区康复

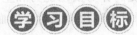

知识目标

1. 能阐述高血压的社区常见康复治疗方法。

2. 能说出可采用的健康教育方法。

3. 能说出主要的健康教育内容。

能力目标

1. 能熟练地运用适宜的社区康复技术进行高血压康复治疗。

2. 能熟练地对社区高血压患者进行康复评定。

3. 能在社区进行高血压防治知识的宣传。

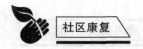

案例引导

　　患者，男，48 岁。以反复头昏、头痛 10 年，再发 1 天为主诉入院。现病史：10 年前反复头昏、头痛，诊断为高血压（血压值不详），服北京降压 0 号，血压控制在 145/95 mmHg 左右，症状反复发作，有时心悸，平时活动不受限制。1 天前再发头昏、头痛，血压 180/120 mmHg，自服降压药物（不详）缓解不明显，遂至急诊科治疗。急诊处理：尼群地平 10 mg 含服，血压 135/76 mmHg，症状缓解。行 CT 检查后收入院。家族中兄弟多肥胖，有类似的高血压病史。体格检查：脉搏 70 次/分，呼吸 23 次/分，血压 125/70 mmHg。神清，体形肥胖。心脏检查：心前区无隆起，心尖搏动第 5 肋间左锁骨中线上。触诊：无抬举性搏动。叩诊：心界叩诊左扩大。听诊：心率 70 次/分，心律齐，未闻及杂音。双下肢无水肿。CT 报告：无异常。

　　请思考：

　　1. 该患者应进行哪些社区康复评定？

　　2. 应对该患者进行哪些方面的健康教育？

一、高血压基础知识

　　高血压是指由于动脉血管硬化以及血管运动中枢调节异常所造成的动脉血压持续性增高的一种疾病，又称为原发性高血压（或称高血压病）。动脉压的持续升高可导致靶器官加心脏、肾脏、脑和血管的损害，并伴全身代谢性改变。继发于其他疾病的血压升高，去除病因即可治愈，无需康复治疗，故不包括在内。

　　高血压是常见的心血管疾病之一。根据我国 2002 年调查数据，18 岁以上成人高血压发病率为 18.8%，估计目前我国约有 2 亿高血压患者，每 10 个成年人中就有 2 人患有高血压，约占全球高血压总人数的 1/5。康复治疗可以有效地辅助降低血压，减少药物使用量及对靶器官的损害，提高体力活动能力和生活质量，因此它是高血压治疗的必要组成部分。对于轻症患者可以单纯用康复治疗使血压得到控制。

　　（一）高血压标准

　　目前，我国采用国际上统一的血压分类和标准（表 4-19-1）。高血压的定义：在未使用降压药物的情况下，非同日 3 次测量血压，收缩压不低于 140 mmHg 和（或）舒张压不低于 90 mmHg。收缩压不低于 140 mmHg 和舒张压低于 90 mmHg 为单纯性收缩期高血压。患者既往有高血压病史，目前正在使用降压药物，血压虽然低于 140/90 mmHg，也可诊断为高血压。根据血压升高水平，又进一步将高血压分为 1 级、2 级和 3 级。

表 4-19-1　血压分类和定义（WHO/ISH，2010）

分　类	收缩压/mmHg	舒张压/mmHg
正常血压	<120 和	<80
正常高值	120～139 和（或）	80～89
高血压	≥140 和（或）	≥90
1 级高血压（轻度）	140～159 和（或）	90～99
2 级高血压（中度）	160～179 和（或）	100～109
3 级高血压（重度）	≥180 和（或）	≥110
单纯性收缩期高血压	≥140 和	<90

注：当收缩压和舒张压分属于不同级别时，以较高的分级为准。

（二）危险因素

国际公认的高血压的危险因素是超重、高盐饮食、中度以上的饮酒，而高血压本身又是脑卒中和冠心病的独立危险因素。心血管疾病的其他危险因素还包括年龄、性别、血脂异常、超重和肥胖、2 型糖尿病和胰岛素抵抗、C-反应蛋白、心血管疾病病史（家族史、个人史）。认识并干预危险因素有利于康复目标的实现。

（三）治疗目标

原发性高血压目前尚无根治方法，其治疗的目的：一是降低血压到正常或接近正常；二是防止或减少心、脑血管疾病及肾脏并发症，降低病死率和病残率。

在血压控制方面，目前一般主张血压控制目标值至少应小于 140/90 mmHg，合并糖尿病或慢性肾脏病的高血压患者应小于 130/80 mmHg，老年收缩期高血压的降压目标水平：收缩压为 140～150 mmHg，舒张压应低于 90 mmHg，但不低于 65 mmHg。

二、高血压的社区康复评定

运动疗法是高血压康复治疗的主要手段，但高血压患者对运动的反应与正常人是不同的。通过康复评定对高血压患者在运动训练之前进行全面评估，以确定患者能否进行运动训练以及适用于什么样的运动训练。评定内容包括以下几点。

（一）一般情况评定

高血压的一般情况评定内容包括病史、生活习惯、爱好及各种医疗检查在内的各种检查。病史询问要了解患者血压增高的诱因及血压增高的规律，服用降压药的种类、治疗效果及有无不良反应。注意了解患者以往的运动爱好项目、活动量和身体素质。进行全面的检查，以了解患者是否合并冠心病、糖尿病及心脏的功能情况。

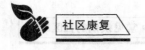
（二）功能评定

有以下高血压危险因素的患者应做运动试验：①40 岁或以上的男性；②50 岁或以上的女性；③伴有冠心病主要危险因素的所有患者；④提示有心肺和代谢疾病的症状、体征，或被确诊为有这些疾病的患者。对于参加动态运动训练的患者应该进行有心电图、血压监测的分级运动试验。

（1）适应证　①年龄较轻和轻度高血压的患者，且对运动无过分反应者，可以把运动治疗作为主要的降压手段。②对于年龄较大，血压较高，但无运动禁忌证的高血压患者应在应用降压治疗的同时进行运动康复。对于目前血压属于正常偏高者，运动可有助于预防高血压的发生，运动锻炼对于以舒张期血压增高者疗效更显著。

（2）禁忌证　①在安静状态下，血压没有得到很好的控制，安静状态下血压超过180/110 mmHg 者；合并不稳定性心绞痛者；严重心律失常者；心动过速者；心力衰竭者；脑血管痉挛者。②在运动状态及其恢复期血压高于 230/100 mmHg 者；运动引起心绞痛者；出现降压药的不良反应者，如低血压、心动过缓、肌肉无力、痉挛及支气管哮喘等。

三、高血压的社区康复措施

高血压的社区康复治疗主要强调非药物治疗，其主要内容包括运动疗法、物理疗法、放松训练和高血压危险因素的控制等。

（一）运动疗法

1. 运动降低血压的机制

大量的临床实践证明，动态运动训练有明显的降压作用。一般运动训练两周后血压就有明显的下降，只要坚持运动训练血压下降就会持续数年，甚至更长的时间。运动降压的机制是：①作用于大脑皮质和皮质下血管中枢，使血压下降。②调节自主神经功能，降低交感神经兴奋性，提高迷走神经兴奋性，缓解小动脉痉挛，有助于降压。③运动可以改善人的情绪，并减少血压的波动幅度及减少相应神经官能症症状。

2. 运动处方

（1）运动形式　运动形式可以采用有氧训练，如步行、慢跑、骑车、划船器运动、游泳、慢节奏交谊舞等。另外，气功、太极拳、降压体操等也适用于高血压患者。

（2）运动强度　一般主张运动开始时运动强度可以达到最大心率的 60%～70%，或最大吸氧量的 40%～60%，运动过程中最大心率达到 40%～50% 即可，停止活动后心率应在 3～5 min 内恢复正常。50 岁以下的患者活动时心率一般不超过 120 次。采用步行程序的患者靶心率应较安静心率增加 25～30 次/分，使用 β 受体阻滞剂的患者心率增加 10～15 次/分即可。运动强度指标也可以以自己感到稍累为宜。

（3）运动持续时间　热身运动 5～10 min，达到处方运动强度的锻炼时间应持续

30～40 min，最多可逐渐增加至 60 min，恢复时间为 5～10 min。

（4）运动频率　运动训练应维持每周 3～5 天，每周少于 2 天则效果不佳。

（5）运动监护　在参加运动之前应进行安全教育，特别是对于有冠心病、脑动脉硬化等并发症的患者，在运动期间应进行必要的监护和指导。住院患者在运动康复过程中，收缩压高于 220 mmHg，或舒张压高于 110 mmHg，应停止运动训练。

3. 运动方法

（1）步行与慢跑　一般每日步行 1～2 次，步行速度一般不超过每分钟 110 m，一般为每分钟 50～80 m。可在清晨、黄昏和临睡前进行。当步行 2～3 km 无异常感觉后，可适当慢跑，但要注意防止心率过快。

（2）气功　气功是各种内功的总称，其流派颇多，各具特色，但其锻炼方法和要领有共同之处，都是通过调身、调息、调心达到心理平衡，从而使血压降低。

（3）太极拳　太极拳动作柔和，姿势放松，意念集中，强调动作的均衡和协调，是低强度的持续运动，有利于高血压患者放松。一般可选择简化太极拳。

（二）物理疗法

（1）药浴　患者浸在浴盆中，水温保持在 35～36 ℃，水平脐至胸部，水中加入松脂粉（0.5～1∶1000）可达到降低血压、改善症状的目的。

（2）直流电药物导入　电极可置于颈部、颈动脉或胸腹部交感神经节，导入的溶液可用 5%～10% 的碘化钠、10% 碘化钾等。

（3）脉冲超短波　脉冲超短波治疗可改善高血压患者的睡眠，减轻头痛及头晕等症状。治疗时可选择频率 500 MHz、调制脉冲频率为 1000 Hz、调制脉冲宽度为 10 ms、脉冲通断比例为 1∶100、脉冲峰值为 10 kW、平均功率为 100 W 的脉冲超短波。电极置于颈部两侧的静脉窦区，时间为 10 min。

（三）放松训练

1. Jacobson 放松法

患者取舒适的坐位或卧位，宽松衣服，全身放松，肢体保持对称。让患者闭上眼睛，排除杂念，注意呼吸，于呼气时放松，逐渐将注意力集中于身体的不同部位，并逐渐放松全身的肌肉。一般从头开始，然后由颈至肩、臂、手、躯干、臀、腿和足。治疗结束时，让患者缓慢睁开眼睛，休息数分钟，然后缓慢起身。

2. 全身性放松法和局部性放松法

（1）对比法放松　对比法放松是根据肌肉强力收缩后可产生相同程度的松弛而达到放松的目的的方法。通常从远端肌群开始，逐步引向近端，从一侧肢体到另一侧肢体。先用力握拳后放松，或用力屈肘或伸肘，放松。下肢和躯干也如此。

（2）交替法放松　交替法放松的根据是拮抗肌可因主缩肌的紧张而产生负诱导，从而出现抑制松弛。如肱二头肌收缩而肱三头肌松弛，股四头肌收缩而腘绳肌松弛。

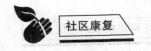

（3）暗示法放松　要求有一个温暖、通风良好的房间,舒适的床位,松软的被褥,柔和的光线,安静的环境。治疗师通过用平静、催眠似的语调,要求患者思想集中于身体某一部位使其放松。

（四）纠正危险因素

高血压是一种多基因遗传病,其患病受遗传和环境双重因素的影响。如果高血压得不到控制就有可能对心、脑、肾等造成严重损害而影响患者的生活质量,甚至危及生命。因此,积极控制环境因素可对高血压进行有效的预防。

（1）改善不良行为方式　避免过分的情绪激动,学会适应应激变化,学会调整心态。吸烟可增加血管的紧张度,使血压升高,因此患者应戒烟。

（2）限制酒精摄入　饮酒与高血压关系密切,饮酒者高血压的发病危险性可增加40%,每天酒精的摄入量应控制在 20～30 g。

（3）控制体重　可通过减少高热量食物的摄入和增加运动消耗来控制体重。

（4）减少盐的摄入　每日食盐的摄入量应控制在 6 g 以下。

（5）减少脂肪的摄入　控制胆固醇和饱和脂肪酸的摄取必须控制脂肪的摄入。

四、高血压患者的康复教育

高血压是社区常见的慢性病之一,故应对高血压患者和易患高血压的高危人群展开康复教育。

1. 教育的方式

（1）上门宣教　社区基层医生对所辖区内的高血压高危人群进行有针对性的宣传,进行健康指导,举办高血压知识讲座。社区基层医生应是高血压社区非药物干预治疗的提倡者、组织者、疗效评估者。

（2）出黑板报、墙报　利用社区人员居住相对集中、过往行人多的特点,在社区卫生墙报上重点介绍高血压的基本知识、危害及防治。

（3）分发宣传资料　对宣传资料的内容要简单扼要、明了,重点是介绍高血压是如何造成人体危害的、有哪些并发症等。

（4）串门宣教　知识层次高、对高血压知识了解较多的患者,在邻里之间利用串门、聊天的机会言传身教,介绍高血压知识,交流防治高血压的心得体会,达到相互帮助、相互鼓励、相互促进、相互提高的目的。

（5）家人帮助、督促　高血压的非药物干预治疗需要长期坚持才能显效,但要患者长期克服不良的嗜好是一件很难的事情,所以需要家人的帮助和督促。

2. 教育的内容

（1）指导合理用药　高血压患者必须根据病情合理用药,使血压保持在正常或接近正常的水平,防止脑血管意外、心力衰竭等并发症。①一般开始用单一制剂,从小剂量开始,个体化;合理联合用药,平稳降压减少血压波动,恢复正常昼夜节律,达到降压目的后改用维持量。②高血压患者必须坚持长期服用药物,并宜选用降压效果好、副作用少、使用简便的药物,如络活喜、洛汀新、寿比山等。③严格掌握服药时间,晚间不宜服药,以避免睡眠时血压偏低。④服药期间不可随意停药,以免血压反跳。应在血压长期控制后按医嘱逐渐减量。⑤对血压长期增高者,降压不宜过快。许多降压药可引起体位性低血压,常于患者突然站立时发生,应嘱其变换体位时动作要慢,如感觉不适,应立即平卧,以免突然倒地发生意外。

(2)心理疏导　高血压患者多有焦虑、抑郁、易激动等心理特点。初发时情绪紧张,常盲目用药。当症状加重时,情绪激动焦虑,甚至丧失信心,这些会给患者带来许多不利影响。因此,保持患者良好的心理状态十分重要。医务人员必须有良好的服务态度,深入了解患者的各种思想顾虑,应有针对性地进行心理疏导。指导患者训练自我控制能力,避免情绪波动过大导致血压增高。

(3)生活保健　人的健康长寿受遗传因素、社会因素、医疗条件、生活质量等影响。因此,提高患者生活质量,对不良的生活方式进行修正,对于控制病情,延长寿命,也是行之有效的保健措施。①生活要有规律,合理安排休息和运动,应根据个人的具体情况选择合适的体育活动,掌握好运动量,注意劳逸结合,避免过度劳累,在医生的指导下参加一些有益于健康的活动,如散步、练气功、打太极拳、慢跑、游泳等全身性的锻炼。②减轻体重,肥胖一直被认为是高血压发病的重要因素,肥胖与遗传、神经、精神、内分泌因素有关,以饮食过多、活动过少为主要外因。应控制进食量,经常进行体力劳动和锻炼。③饮食以清淡、低脂和低胆固醇的食物为益,如豆类、新鲜蔬菜、瘦肉、淡水鱼、水果、粗纤维食物,适当控制钠盐摄入。④养成每日排便的习惯,预防便秘。⑤应保证充足的睡眠。失眠患者可服用适量镇静剂,如安定等。⑥血压波动是高血压病的特点之一。患者血压的日间变动和日差易受季节、气候、情绪及体力负荷强弱的影响,特别是收缩压,可出现夜间显著下降。有的患者易出现饭后低血压、体位性低血压等,尤其容易发生在服降压药过程中,因此,对血压波动大的患者尤其在降压治疗期间,每日测量血压4～6次,观察血压的24 h变化情况。⑦注意防寒保暖:患者受凉后易发生血压骤升和脑血管意外。⑧高血压患者要定期测血压、体重、心电图,查血脂、血糖、尿蛋白等,防止心、脑、肾并发症,做心电图检查,查血脂、血糖、尿蛋白等,防止心、脑、肾并发症。⑨严格戒烟限酒:建议患者不吸烟,切忌过量饮酒。

五、高血压患者的转介服务

高血压是慢性病,需要长期服用药物或采用非药物治疗。在血压控制不理想或并发其他疾病的情况下需及时住院做医学处理;血压控制到合理水平、无禁忌证后,要回到社区和家庭,坚持康复训练;对情况复杂、血压难以控制的患者实施转介服务。这些转介根据具体情况应是双向进行的。

 知识链接

降血压的药物的选择

目前还没有一种能彻底根治高血压的药物,要使血压控制在正常范围之内,高血压患者必须长期用药。目前常用降压药物可归纳为五大类:一是利尿药,用于合并有心力衰竭的患者;二是β受体阻滞剂,用于心肌梗死的患者;三是钙通道阻滞剂,用于心绞痛患者;四是血管紧张素转换酶抑制剂(ACEI),用于合并糖尿病、蛋白尿或轻中度肾功能不全的患者;五是血管紧张素Ⅱ受体阻滞剂(ARB)。

(庞家言)

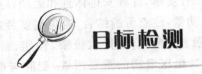 目标检测

一、名词解释

1. Jacobson 疗法。

2. 高血压。

二、问答题

1. 高血压的社区康复治疗可采用哪些措施?

2. 高血压的康复教育包括哪些内容?

任务 20 冠心病的社区康复

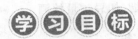 学习目标

知识目标

1. 能阐述冠心病的社区常见康复治疗方法。

2. 能说出主要的社区康复评定方法。

能力目标

1. 能熟练地运用适宜的社区康复方法进行冠心病的康复治疗。

2. 能熟练地对社区冠心病患者进行功能评定及活动能力评定。

3. 能在社区进行冠心病预防知识的宣传。

案例引导

　　患者，男，54 岁，干部，以心前区间歇发作针刺样疼痛伴压迫感 4 年入院。患者于 5 年前因陈旧性心肌梗死住院，出院 1 个月后经常感到心前区间歇发作针刺样疼痛及压迫感，含服硝酸甘油片后能缓解，近来发作较频而入院。体格检查：血压 120/90 mmHg，心界向左下扩大，心律整，心率 56 次/分，心尖区可闻及 2 级吹风样收缩期杂音。胸透：主动脉迂曲延长，左心室向左下延伸，左心室扩大。心电图检查：窦性心动过缓兼不齐，陈旧性后壁心肌梗死。

　　请思考：

　　1. 该患者应进行哪些社区康复评定？

　　2. 可对该患者进行哪些康复训练？

一、冠心病的基础知识

　　冠状动脉粥样硬化性心脏病是指冠状动脉粥样硬化使管腔狭窄或阻塞，或（和）因冠状动脉功能性改变（痉挛）导致心肌缺血、缺氧或坏死而引起的心脏病，统称为冠状动脉性心脏病，简称冠心病，也称缺血性心脏病。

　　冠心病是严重危害人民健康的常见疾病，多发生在 40 岁以后，男性多于女性，脑力劳动者较多，欧美发达国家多见，在美国约 700 万人患冠心病，每年约 50 万人死于冠心病，占人口死亡数的 1/3～1/2，占心脏病死亡数的 50%～70%。目前我国年发病率为 120/10 万人，年平均死亡率，男性为 90.1/10 万人，女性为 53.9/10 万人。随着人民生活水平的提高，期望寿命的延长和膳食结构的改变，我国冠心病发病率和死亡率正在继续升高。

（一）临床分型和诊断

　　临床分型主要包括无症状型、心绞痛型、心肌梗死型、缺血性心肌病型、心源性猝死型等。急性冠脉综合征（ACE）是近年来的新分类。

1. 心绞痛型

　　性质：有缩窄性、烧灼性、压迫性疼痛，也可表现为胸闷和心前区不适感。部位：心前区、下颌部、左肩部、左背部或左手臂、剑突下。心绞痛的程度一般按照加拿大心血管学会（CCSC）的方法来分级（表 4-20-1）。根据发作特征，心绞痛分为稳定型（劳力性）和不稳定型两类。稳定型的特征是发作诱因、程度、性质、缓解特征（去除诱因后症状缓解）恒定。不稳定型则不符合上述特征。现在一般将急性冠脉综合征作为不稳定型冠心病的主要标志。

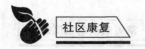

社区康复

表 4-20-1　心绞痛分级法(加拿大心血管学会,CCSC)

分级	临床表现
Ⅰ级	日常体力活动(如散步、登梯等)不会引起心绞痛,但在情绪紧张、工作节奏加快或行走时间延长时可发生心绞痛
Ⅱ级	日常活动轻度受限,心绞痛发生于快步行走和登梯、爬坡、餐后活动、寒冷、刮风、情绪激动,或者发生于睡醒后数小时。心绞痛发生于行走超过两个街区的距离,或以通常的速度和状态登越两层或以上楼梯时
Ⅲ级	日常体力活动明显受限。心绞痛发生于在行走超过一至两个街区距离或以通常速度登一层楼梯时
Ⅳ级	任何体力活动均可引起心绞痛,休息时也可能出现心绞痛

2. 心肌梗死型

(1) 急性心肌梗死　诊断必须具备下列三条中的两条:①缺血性胸痛的临床病史;②心电图动态演变;③心肌坏死的血清心肌标志物浓度的动态改变。

(2) 陈旧性心肌梗死　急性心肌梗死后 3 个月。无急性心肌梗死病史的患者,需要有典型陈旧性心肌梗死的心电图表现。

3. 急性冠脉综合征

由于溶栓治疗和心脏介入治疗的进步,急性冠脉综合征的概念得到高度重视。该综合征包括不稳定型心绞痛、非 Q 波心肌梗死和 Q 波心肌梗死,可分为 ST 段抬高的和 ST 段不抬高的两类。

(二) 临床治疗

冠心病的病理生理核心是心肌供氧与耗氧失去平衡,解决供需矛盾是治疗冠心病的根本。心肌耗氧量＝心率×心肌收缩力,心肌收缩力与室壁张力、心肌收缩性成正相关。

冠心病主要的临床治疗方法如下。

(1) 心绞痛型冠心病　经皮冠状动脉腔内成形术(PTCT)、冠状动脉搭桥术(CABG)及服用硝酸酯类、钙拮抗剂、β受体阻滞剂、阿司匹林等药物可治疗冠心病。

(2) 心肌梗死型冠心病　经服用溶栓剂、抗凝(肝素)剂、PTCA、CABG 及 β受体阻滞剂、血管紧张素转换酶抑制剂、阿司匹林等药物可治疗冠心病。

二、冠心病的社区康复评定

(一) 一般情况评定

冠心病会使患者在损伤、活动能力和社会参与能力三个不同水平上产生障碍,因此其评定要在三个不同水平上进行。康复评定的内容包括病史、体格检查、冠心病危险因素的评估、心理社会评定以及心肺功能的专项检查,如动态心电图、遥测心电图等。

（二）功能评定

1. 代谢当量测定

用耗氧量来计算人体活动时对能量需求的单位是代谢当量。它是指在安静的休息状态下身体对氧的摄取量，即每千克体重在 1 min 内摄取 3.5 mL 氧气为一个代谢当量（METs）。当人体活动时，用力越大，耗氧量越多，其代谢当量的数值就越高，因此代谢当量可以作为人体在特定工作时用力程度的一个客观指标。

2. 运动试验

运动试验是冠心病康复最重要的评定方法，为制定运动处方、指导患者恢复日常生活活动和作业性活动、决定冠心病预后、确定恢复工作等提供客观依据。

一般采用间断性试验，从最小负荷开始，每级增加的负荷较小，每级之间可休息，分阶段逐渐增大负荷至患者的耐受负荷，以安全而清楚地观察各级负荷时的表现，并精确测定心脏功能和体力活动能力，据此制定康复计划和指导康复治疗。进行试验时，还应注意以下几个方面。

（1）试验的负荷方式　可选用平板运动、功率自行车、上肢功量计或臂-腿功量计。大多应用功率自行车进行试验。但如平衡或步态有问题，应用平板运动行走可能不稳。间歇性跛行的患者，应用平板运动试验，可能在还没有达到运动量之前因下肢疼痛而不得不停止运动试验。对准备使用固定脚踏车或骑自行车的患者进行训练时，用功率自行车进行试验是较好的选择。对于需要限制胸部活动的患者，功率自行车也是最佳的选择（可在仰卧位或直立体踏车时，做放射性核素或运动超声心动图检查）。偏瘫患者单腿踏车时，应保证使患肢踏在踏板上，以确保足够的躯干稳定及保持坐位踏车时的平衡。

对于比较虚弱的老年妇女，应用休息状态下非常缓慢速度的平板运动比功率自行车运动可能更容易些。截肢患者也适宜应用平板运动，这样可以使踝关节有效地活动以适应坡度的变化，但要注意选择合适的速度，使下肢有充分的摆动时间。

上肢做环形运动的功量计通常用于下肢残损、主要对下肢进行锻炼或以后将从事较重手工劳动的患者。臂-腿功量计有利于更广泛肌群的负荷性活动，患者感觉到的负荷量不大，对心绞痛或心力衰竭的患者用这种方法在出现症状前可做更多的活动。

（2）运动试验的禁忌证　任何可引起临床症状加重的剧烈运动都是功能性运动试验的禁忌证。急性或近期的心肌梗死、急性心肌炎或心包炎以及不稳定型心绞痛等可能引起心肌梗死危险的都是绝对禁忌证；稳定型充血性心力衰竭本身不是禁忌证，而急性心力衰竭或正在加重的慢性心力衰竭则不能进行运动试验。严重动脉狭窄、血压高于 200/100 mmHg（26.7/13.3kPa）、左冠状动脉主支狭窄以及肥大性阻塞性心肌病有晕厥病史的患者，应属禁忌证。高血压患者如果运动早期血压上升太高或剧烈地下降，测试也不应继续进行。

（3）停止试验的指征　在开始进行运动试验之后，除了达到靶心率时应停止运动试验外，许多患者在测定指标发生异常时，应立即停止运动试验。如继续进行，发生意

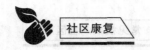

外的危险性会大大增加。立即停止运功的原则是出现重要器官系统的缺血体征和症状：心脏缺血引起的心绞痛和心律失常，以及外周循环障碍引起的面色苍白、皮肤湿冷、血压跌落等；中枢神经系统缺血可引起动作笨拙或头晕、恶心或呕吐，外周血管缺血引起的腿痛或不适。冠状动脉缺血导致心电图的严重异常。一些冠状动脉缺血关系不大的改变，如心内传导异常或快速心率失常，因为舒张期缩短，影响冠状动脉灌注和其他脏器的供血从而增加继续运动的危险性，因而也应停止运动。

3. 行为类型评定

冠心病是常见的心身疾病之一，是心理社会因素和生物因素共同作用的结果。其中心理社会因素在冠心病的发病中起重要作用。Friedman 和 Rosenman（1974）提出行为类型的基本特征（表 4-20-2），对冠心病的心理康复有重要参考价值。

表 4-20-2　行为类型的基本特征

分类	基本特征
A 类型	工作主动、有进取心和雄心、有强烈的时间紧迫感（同一时间总想做两件以上的事）。但是往往缺乏耐心、易激惹、情绪易波动。此类型的应激反应较强烈，发生冠心病的概率相对较高，也容易导致心血管事件，因此需要将应激处理作为康复的基本内容
B 类型	平易近人、耐心、充分利用业余时间放松自己、不受时间驱使、无过度的竞争性。此类型患者冠心病的发生率相对较低

三、冠心病社区康复措施

（一）冠心病康复的分期

参照美国心肺康复学会 1990 年的建议，将冠心病康复的不同发展阶段分为住院期（Ⅰ期）、恢复期（Ⅱ期）、维持期监护阶段（Ⅲ期）、维持期非监护阶段（Ⅳ期）四期。

（1）住院期（Ⅰ期）　急性心肌梗死发病后住院阶段，主要康复内容为低水平体力活动和教育，一般为 1~2 周。

（2）恢复期（Ⅱ期）　出院后回家或去疗养院，主要康复内容为逐步增加体力活动，继续接受卫生教育，以取得最佳疗效，并经职业咨询而恢复工作，一般为 8~12 周。

（3）维持期监护阶段（Ⅲ期）　患者情况经危险分组划为三个组别。其中，中度和高度危险组在康复训练时必须用心电监测，以防止在康复过程中发生意外。本期持续 4~12 个月。

（4）维持期非监护阶段（Ⅳ期）　低度危险患者或恢复很好的中、高危患者在此期已不需要心电监护，可通过运动锻炼维持康复疗效。有冠心病易患因素者，可通过运动锻炼预防冠心病，地点在家庭，时间不定，一般需终生进行。

（二）急性心肌梗死的康复

1. 适应证和禁忌证

急性心肌梗死进行康复时必须无心脏并发症，即无严重心律失常，心力衰竭和休克症状。此外，虽无心脏并发症，但有严重的心外疾病（如肺气肿、贫血、骨关节病、神经精神疾病等），步行不稳的高龄老人以及不合作的患者，均不适用于康复治疗。有前述的心脏并发症者一旦得到纠正病情稳定，可开始康复训练。

2. 康复训练的程序

心脏康复程序的重点是在医学监护下的运动训练，程序还应包括对患者可能发生的意外的抢救。现介绍美国心脏学会急性心肌梗死患者七阶段康复程序（表4-20-3）。

表 4-20-3　急性心肌梗死患者七阶段康复程序

场所	阶段	监护下活动	冠心病监护病室/病室活动	宣教、文娱活动
冠心病监护病室	1	主动和被动活动卧床患者所有肢体的关节，患者醒时踝跖屈、背伸，每小时1次	部分自理，自行就餐；将腿垂于床边；应用床边便桶；坐椅子，15～30 min，每日2～3次	介绍冠心病监护病室注意事项，危重患者需要社会服务帮助
	2	坐床边主动活动所有肢体的关节	坐椅子，15～30 min，每日2～3次	介绍康复程序，配合戒烟，教育材料，计划转到一般病房
一般病房	3	热身运动量2 METs的伸展体操，慢步走（15～25 m）后返回	随时坐椅子；乘坐轮椅到病室，在病室内慢步走	介绍正常的心脏解剖和功能，动脉硬化等
	4	活动关节，体操（2.5 METs），中速步行22.875 m后返回，教会患者数脉搏的方法	病情允许时可以下床步行到浴室、病室。以上均需要监护	冠心病易患因素，需要进行控制
	5	关节活动，体操（3 METs）；教患者自测脉搏，试着下几个台阶，走300英尺（91.5 m），每日2次	步行到候诊室或电话间，随时在病房走廊散步	膳食、能量互换；简化的劳动技巧；需2～3 METs的手工艺活动
	6	继续上述活动，上一层楼，步行152.5 m，每日2次；指导患者如何活动、现况调整、活动程序等	监护下进行淋浴或盆浴；步行去作业治疗室、心脏诊室。以上均需监护	心脏病发病后处理；用药、运动、外科手术、对症治疗、家庭社区生活调整，手工劳动可以参加
	7	继续上述活动，下一层楼后乘电梯返回，步行152.5 m，每日2次，教会患者回家后活动	继续以前在病室的各种活动	准备出院的用药，医嘱，活动表；检查活动日程，恢复工作所需的宣教材料，服药卡片，手工劳动可随时参加

当患者顺利完成第七阶段训练后，可以让患者进行低水平心电运动试验。在心电监护下进行步行，确认患者可连续步行200 m无症状和无心电图异常，可以安排出院。

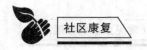

无并发症者一般安排 2 周左右的程序为宜。其后,可安排患者进入家庭心脏康复程序。

3. 住院(急性)期康复

住院期可分为 Ⅰ、Ⅱ 两个阶段。Ⅰ 阶段为冠心病监护病室(CCU)抢救阶段;Ⅱ 阶段为由冠心病监护病房转入普通病房到直接出院。

1)Ⅰ 阶段

除抢救外,此阶段重点有二:一是对患者进行心理治疗,对患者和家属进行与疾病有关的卫生宣传教育;二是伺机对患者开始康复治疗。对无并发症、无胸痛、病情稳定的患者,根据程序进度,逐渐开始 1~2 个代谢当量的康复活动。最初可由肢体被动活动至主动活动,如床上洗脸进餐、床边坐便桶、床边坐椅子等。这些活动应在医护人员在场时进行,现场应有抢救设备,在活动中还应严格掌握不宜进行康复训练和中断康复训练的各项指标。一般认为,掌握康复活动后心率应比活动前的心率高 20 次/分,活动时间 5~20 min,每日 2~3 次。

2)Ⅱ 阶段

由冠心病监护病室转入普通病房后,由于病情稳定,患者一般已不需要心电图持续监测,药物治疗也大为减少,康复训练宜相应增多,可以在医生指导下,逐步增加肢体活动、坐椅子和下床活动等的时间,并到走廊或康复治疗室走动。但活动前必须有充分的休息时间,并且要避免在饭后活动。各种康复活动应在医护人员指导下进行。各种肌肉的等长收缩性活动,如提物、负重等,由于可以增加左心室负荷并诱发严重的心律失常,必须避免。康复训练后如果出现前面所述的不良反应,应降低活动水平或暂停康复训练活动。在活动前后应用遥测方法观察心电图和心率最为理想。一般在活动前后均需询问症状,测量血压,数脉搏。无遥测心电图设备时,可以在活动前后查常规心电图。

患者出院前应将活动量增加到 3~4 个代谢当量水平,患者应毫无困难地做到日常生活自理和平地步行。

掌握心率、心律、ST 段动态改变,以便于制定出院后生活安排和运动出访处方。在试验中如有严重的心律失常或 ST-T 改变,应推迟出院,或在给予抗心律失常药物或扩张冠状动脉药物治疗后复查。

4. 恢复期康复治疗

从出院后到恢复工作之前的一段时间为恢复期。它是急性心肌梗死患者康复治疗的第Ⅱ期。一般要历时 8~12 周,某些患者可能需要 6~12 个月。恢复期康复的目标是适应出院后的生活,安定情绪,恢复心脏和机体功能,减少出院后早期死亡率。

患者回家或转入疗养院后,短期内应维持出院前的活动水平,除生活自理外,也可以做些擦桌子、洗碗筷等家务活动,还可以听广播或看电视,但费力的劳动或紧张兴奋的文娱活动则应当避免。

恢复期康复活动以步行训练最简便易行。步行强度应以无症状、无疲劳感为准,步行后立即数 10 s 脉搏次数乘以 6,即为每分钟脉搏次数(脉率)。一般认为对康复活动后脉率的掌握可与住院期相同,即活动后的脉率比活动前休息时的脉率不多于每分钟 20 次。

方案中步行距离和时间,可以根据患者情况适当调整,如可将一日的步行距离分成几段进行。关于程序的进展,应当在医生随诊后决定。

患者出院后应定期随诊,如恢复顺利,可在心肌梗死后第 8 周进行运动试验,了解心脏功能容量,以便科学地进行职业康复。心脏功能容量达不到所从事工种的所需标准者不能恢复工作。待运动试验复查结果合格后,再恢复可能从事的工作。不能进行运动试验者,可参考步行或下楼时的心脏情况来判断是否能恢复工作。患者按前述步行程序在 17.5 min 或 15 min 内走完 1608 m,如无异常,即表示其心脏功能容量已达到 4～5 METs 或 5～6 METs。患者上述 METs 的 70% 即可作为患者所能从事的工作的 METs。如心脏功能容量小于 2 METs,则不宜恢复工作。

5. 维持期监护阶段的康复治疗

经危险分组确定为中危或高危组者,应在医学监护下进行康复,且应在有条件的康复机构中进行,康复活动时要有医护人员在场,同时需进行心电图监测。此类患者虽然心肌受损面积不大,但心脏功能差或心脏容量低,经耐心的康复治疗后,对提高患者日常生活活动能力或改善预后,常常有很大的帮助。虽然急性心肌梗死后康复活动中已很安全,但仍有可能发生意外,特别是高危患者,仍需进行医学监护。

维持期监护阶段的康复一般为 4～6 个月,也可长达 1 年。可先安排 4～8 周,每周 3～5 次,每次 30～60 min。康复人员除了解症状、严密观察外,还应常规记录运动前后的血压、脉搏和心电图,以作为对比。最好应用遥测心电图做连续心电示波监测,或用示波器间隔数分钟观察心电图和心率 1 次。此阶段的康复一般采取间歇性运动方式,即运动数分钟后休息数分钟,以后增加运动时间减少休息时间,如此反复进行,以达到程序规定的目标。运动量一般要求按心脏功能容量或在运动中应达到的靶心率确定。后者应以症状限制性运动试验的最高心率为基础计算,开始时可低至 50%,逐渐增加,尽量稳定在最高心率的 70% 以上。运动方式一般可采取步行、踏车或循环训练程序,时间为 20～50 min。应采取小运动量的活动作为热身运动,亦以小运动量结束运动,后者又称整理运动。热身运动和整理运动可以均占 5～15 min。

6. 冠心病患者康复运动注意事项

①选择适当的运动形式,避免竞技性运动。②只在感觉良好时运动,感冒或发热的症状和体征消失 9 天以上再恢复运动。③注意周围环境因素对运动反应的影响,寒冷和炎热天气时要相对降低运动量和运动强度,避免在阳光下和炎热天气时剧烈运动(理想环境:温度 4～28 ℃,风速小于 7 m/s);穿戴宽松、舒适、透气的衣服和鞋;上坡时要减慢速度。④饭后不做剧烈运动。⑤患者需要理解个人能力的限制,定期检查和修正运动处方,避免过度训练。⑥药物治疗发生变化时,要注意相应调整运动方案。⑦参加训练前应该进行尽可能充分的身体检查,对于参加剧烈运动者尽可能要先进行心电运动试验。⑧警惕症状:运动时如发现心绞痛或其他症状,应停止运动,及时就医。⑨训练必须持之以恒,如间隔 4～7 天以上,再开始运动时宜稍降低强度。

(三) 心理社会康复

现代医学认为,医疗工作必须包括解除躯体疾病和疏导心理障碍两个内容,两者联

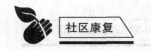

系紧密不能分割,在药物、理疗和外科治疗的同时解除患者心理行为的致病因素,才能收到较好的治疗效果。目前认为,A型行为的人易患冠心病,在康复的过程中应注意进行心理疏导。

1. 冠心病与心理行为因素

冠心病急性发作时,患者被收住在冠心病监护病室,患者在一个陌生环境,被固定在床上,有多种监护仪器。患者处于高度紧张、惊恐焦虑状态,通过中枢神经系统、下丘脑-肾上腺髓质轴,导致交感神经兴奋,儿茶酚胺增高,从而降低了室颤阈值,心肌细胞收缩带坏死,冠状动脉痉挛,心肌电不稳定性增加致心律失常,TXA_2 释放增多,血小板黏附性增强等,可使病死率和猝死率增加。之后患者则转为抑郁、顾虑、无力、对性生活担心、不敢恢复工作等心理行为均可加重冠心病,增加病死率。

A型行为的人容易恼火、激动、发怒和急躁。国内学者对A型行为与冠心病的相关性研究结果提示:①A型行为的冠心病患者全血黏度和血小板聚集率增高;②冠状动脉造影结果说明冠心病患者中A型行为的人占83%,而且冠状动脉狭窄程度较为严重。

2. 心理行为的治疗

经心理康复治疗者抑郁、焦虑情绪及自我感觉都明显进步,从而能有效地改善心功能、控制心率、降低外周阻力和减少心脏并发症。A型行为和不良生活习惯的矫正可降低心肌再梗死发生率和康复期的死亡率,从而有助于改善生活质量。

目前对于冠心病的心理康复,报道较多的治疗方法有心理疏导法、暗示疗法、认识疗法、自我控制疗法、松弛疗法、轻松疗法、疏泄疗法、移情疗法、系统脱敏法等。

四、冠心病患者的康复教育

冠心病是社区常见病,进行有效的健康教育,可使患者养成有益的健康行为,促进患者的身心康复,对于冠心病的治疗和康复十分重要。对冠心病患者采取的健康教育可从以下几方面入手。

(1)心理指导　患者需保持情绪稳定,对一切引起患者情绪波动的信息、语言都应避免,故事情节过度悲哀的电视剧应禁看。要用正确的态度积极鼓励患者,对患者要格外亲切、热情,帮助患者解除紧张感,从而达到增强患者战胜疾病的信心。消除紧张、焦虑、恐惧情绪,避免各种诱发因素。忌暴怒、惊恐、过度思虑以及过喜。可鼓励患者养成养花、养鱼的良好习惯,以怡情养性、调节情绪。

(2)饮食指导　加强饮食管理,避免进食高脂肪、高胆固醇食物,如蛋黄、肥肉、动物内脏要少食。严格控制体重,体重超重者,要低热量饮食,限制糖类;可食用富含蛋白质的豆类及其制品、瘦肉、鱼虾等,热量控制在每天 8800 kJ。减少含酒精类饮料摄入,不饮烈性酒,少饮啤酒、葡萄酒、低度酒。多吃水果、新鲜蔬菜,以多吃苹果、橘子、西瓜、茄子、鲜藕、大白菜、菠菜为宜。减少刺激性饮食,如胡椒、洋葱等。适当吃些食用醋,可软化血管,减少心绞痛发作。避免饮用浓茶、咖啡,避免暴饮暴食、过饥过饱,纠正偏食的习惯,戒烟,防止心绞痛的发生。

（3）用药指导　指导患者正确使用心绞痛发作期的药物及预防心绞痛的药物。掌握一定的自救知识，随身携带1～2种急救药品。心绞痛发作时应立即停止所从事的活动并坐下休息，立即舌下含化硝酸甘油1粒，5 min后症状不缓解再含第2粒，再过5 min症状仍不缓解含第3粒，同时打110急救。含药时，不要嚼碎或吞咽口水，亦不可吃东西、喝饮料、喝酒、抽烟或漱口。外出时随身携带硝酸甘油以应急；在家中硝酸甘油放在易取之处。家人也应知道药物摆放的位置，以便需要时及时找到。硝酸甘油见光易分解，应放在棕色瓶中。6个月更换一次，防止药物受潮变质而失效。

（4）运动指导　指导患者进行有规律的有氧运动，如太极拳、慢跑、气功等。要尽量避免有闭气动作的活动及剧烈运动，如举重、握持等。活动的量及种类必须根据年龄体质情况，量力而行。

五、冠心病患者的转介服务

冠心病是慢性病，治疗与康复训练需长期进行，甚至终生。应准确评定患者的健康状况，如患者发生心绞痛自服药物不能缓解时，或并发其他疾病时应及时送医院急救。病情稳定后，要回到社区和家庭，坚持康复训练，并对患者开展健康教育和心理社会康复。这些转介服务根据具体情况应是双向的。

知识链接

冠心病临床表现

冠心病发病前数日或数周出现乏力、胸部不适、活动后心悸、气急及心绞痛加重等。常于休息时发病，表现为剧烈的压榨样的胸骨后疼痛，持续时间可长达数小时或数天，常伴有发热、频繁的恶心、呕吐。75%～95%的患者会出现各种心律失常，严重者可以出现休克和心力衰竭。心肌梗死发生后，患者心电图可以出现宽而深的异常Q波，ST段弓背向上型的抬高以及T波倒置。这些是诊断心肌梗死的重要依据。

（庞家言）

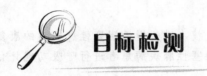

目标检测

一、名词解释

代谢当量测定。

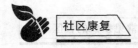

二、问答题

1. 冠心病康复一般分几期？

2. 冠心病的康复教育包含哪些内容？

三、单选题

1. 冠心病的康复评定最主要的是（　　）。

A. 日常生活自理能力评定　　　　　　B. 行为类型评定

C. 生活质量评定　　　　　　　　　　D. 冠心病危险因素评估

E. 运动试验

2. 冠心病的康复不可能导致以下哪种结果？（　　）

A. 恢复心脏和机体功能　　　　　　　B. 降低死亡率

C. 改善情绪　　　　　　　　　　　　D. 减少心绞痛发生

E. 增加体重

3. 患者，男，50岁，有高血压病5年，劳累后突然出现胸骨后压榨样剧烈疼痛，持续5 min，伴大汗、面色苍白。应采取的首要措施是（　　）。

A. 立即止痛　　　　　　　　　　　　B. 舌下含化硝酸甘油

C. 进行康复评定　　　　　　　　　　D. 进行运动试验

E. 开展健康教育

4. 冠心病的康复教育不包括（　　）。

A. 心理指导　　　　　　B. 饮食指导　　　　　　C. 用药指导

D. 太极拳指导　　　　　E. 竞技运动指导

任务 21　慢性阻塞性肺疾病的社区康复

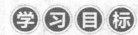

知识目标

1. 能简述慢性阻塞性肺疾病的定义、临床主要特征、社区康复评定及康复计划。

2. 能说出慢性阻塞性肺疾病的急性发作期和稳定期社区康复方法的选择。

3. 能简述慢性阻塞性肺疾病的呼吸训练、排痰训练、运动训练、作业治疗的方法和步骤。

能力目标

1. 能熟练地运用社区康复技术进行慢性阻塞性肺疾病的康复治疗。

2. 能熟练地对社区慢性阻塞性肺疾病患者进行呼吸功能评估、运动能力评定及日常生活能力评定。

3. 预防社区的慢性阻塞性肺疾病及宣传相关康复知识。

案例引导

　　患者,男,65 岁,以反复咳嗽、喘息、咳痰 10 余年,加重伴双下肢水肿 2 天为主诉入院。入院诊断:慢阻肺急性发作期,肺心病(心功能Ⅲ级)。患者入院后肺功能测定示:肺通气功能重度障碍及弥散功能障碍。经抗感染、控制性吸氧、解痉平喘、化痰止咳、利尿消肿等综合治疗,患者咳、痰、喘症状明显减轻。双下肢水肿基本消失。住院治疗 15 天后病情好转出院。

　　回顾其病史,患者慢阻肺病史 10 余年,每年病情要发作 1～2 次。其后逐渐出现双下肢水肿和右心功能不全的临床症状,发作时经综合治疗后症状缓解。在稳定期,咳嗽、咳痰症状间作,并且因心肺功能下降,日常生活能力明显下降。爬 2～3 层楼便出现胸闷气喘。另一方面,因其长期受疾病的困扰,心情抑郁,对生活信心不足,生活质量下降。对此可依靠康复医学的干预,如呼吸训练、运动训练改善患者的心肺功能,增强患者对生活的信心,提高患者的日常生活能力和生活质量。

　　请思考:

　　1. 康复医学与临床医学治疗慢阻肺的区别在哪里?

　　2. 慢阻肺患者在急性发作期,如何正确掌握呼吸和排痰训练?

　　3. 在社区康复中,如何为慢阻肺稳定期患者制定科学合理的运动训练计划及呼吸训练计划以改善其心肺功能?

一、慢性阻塞性肺疾病基础知识

(一)定义

　　慢性阻塞性肺疾病(COPD)简称慢阻肺,是一种具有气流受限特征的可以预防和治疗的疾病。气流受限不完全可逆,呈进行性发展,与肺部的炎症反应有关。

　　慢阻肺主要累及肺脏,但也可以引起全身(或称肺外)的不良反应。

(二)流行病学特点

　　慢阻肺目前居全球死亡原因第四位,世界银行与世界卫生组织发布。至 2020 年慢阻肺将位居世界疾病经济负担的第 5 位。近期对我国 7 个地区 20～45 岁成年人群进行调查,发现慢阻肺患病率占 40 岁以上人群的 8.2%。说明慢阻肺同样是严重危害人民身体健康的重要慢性呼吸系统疾病。

(三)诊断要点及病程分期

　　慢阻肺的诊断应根据临床表现,危险因素接触史,体征及实验室检查等资料综合分析确定。考虑慢阻肺的主要症状为慢性咳嗽、咳痰和(或)呼吸困难及危险因素接触史;存在不完全可逆性气流受限是诊断慢阻肺的全标准。用支气管扩张剂后 FEV_1/FVC <70%可确定为不完全可逆性气流受限。凡具有吸烟史及(或)环境职业污染接触史及

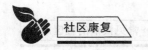

（或）咳嗽、咳痰或呼吸困难史者均应进行肺功能检查。慢阻肺早期可无症状。胸部 X
线检查有助于确定肺过度充气的程度及与支气管哮喘、支气管扩张症、充血性心力衰
竭、肺结核等其他肺部及心血管疾病相鉴别。

慢阻肺病程可分为急性加重期与稳定期。慢阻肺急性加重期是患者出现超越日常
状况的持续恶化，并需要改变基础慢阻肺的常规用药者，通常在疾病过程中，患者的短
期咳嗽、咳痰、气短和（或）喘息加重，痰量增多，呈脓性或黏脓性，可伴发热等炎症明显
加重的表现。慢阻肺稳定期则指患者咳嗽、咳痰、气短等症状稳定或症状轻微。慢阻肺
稳定期适合进行康复训练。

二、慢性阻塞性肺疾病的社区康复评定

（一）呼吸功能评估

慢阻肺肺功能评估主要测试肺活量和第 1 秒用力呼气量。肺活量（FVC）：尽力吸
气后缓慢而完全呼出的最大空气量。肺活量随病情严重性增加而下降。第 1 秒用力呼
气量（FEV_1）：尽力吸气后最大、强力、快速呼气，第 1 秒所呼出的气体量。肺功能分级
标准见表 4-21-1。

表 4-21-1　肺功能分级标准

分　　级	FEV_1/FVC
Ⅰ级（轻度）	＜70％
Ⅱ级（中度）	50％～69％
Ⅲ级（重度）	30％～69％

（二）运动能力评定

（1）用中等强度的运动靶心率的计算值来评定患者运动能力。

男：（220－年龄）×（60％～80％）
女：（220－年龄）×（70％～80％）

（2）6 min 步行实验：让患者步行 6 min，记录其所行走的最长距离。用来评价患者
的运动能力或运动中发生低氧血症的可能性。

（三）日常生活活动能力评定

日常生活活动能力评定见表 4-21-2。

表 4-21-2　日常生活活动能力评定

分级	表　　现
0级	虽有不同程度肺气肿，但活动如常人，日常生活如常，活动后不出现气短
1级	一般劳动时出现气短
2级	平地步行无气短，速度较快或登楼、上坡时同行的同龄健康人不觉气短而受试者出现气短

续表

分级	表现
3级	慢走不及百步即出现气短
4级	讲话或穿衣等轻微动作时即出现气短
5级	安静时出现气短,无法平卧

(四)社会参与评定表

社会参与评定表见表 4-21-3 和表 4-21-4。

表 4-21-3 慢阻肺评估测试问卷(CAT)

请标记最能反映你当前情况的选项,在方格中打"×"。每个问题只能标记一个。

我很高兴	0	1	2	3	4	5	我很伤心
我从不咳嗽	0	1	2	3	4	5	我一直在咳嗽
我一点痰也没有	0	1	2	3	4	5	我有很多很多痰
我没有任何胸闷的感觉	0	1	2	3	4	5	我有严重的胸闷感觉
当我爬坡或上一层楼梯时,我没有气喘的感觉	0	1	2	3	4	5	当我爬坡或上一层楼梯时,我感觉非常喘不过气来
我在家里能够做任何事情	0	1	2	3	4	5	我在家里做任何事情都很受影响
尽管我有肺部疾病,但我对离家外出很有信心	0	1	2	3	4	5	由于我有肺部疾病,我对离家外出一点信心都没有
我的睡眠非常好	0	1	2	3	4	5	由于我有肺部疾病,我的睡眠相当差
我精力旺盛	0	1	2	3	4	5	我一点精力都没有

表 4-21-4 CAT 评分与慢阻肺患者的主要临床表现和参考的防治措施

CAT 评分	影响程度	根据 CAT 评分来区分的慢阻肺患者的主要临床表现	建议防治措施
>30	非常严重	患者病情已不能从事任何活动,生活困难。如果想要盆浴或淋浴,将花费很长时间。患者无法出门,进行购物、娱乐,或家务劳动。他们通常难以远离自己的床或椅子,感觉自己就好像变成了残疾人	患者有很大的改善空间。除了轻症和中等程度影响患者的防治措施之外,还可考虑: 1. 转介医院治疗; 2. 增加药物治疗; 3. 进行社区康复治疗; 4. 确保采用最佳治疗方法,以最大限度地减少急性加重和治疗急性加重
>20	严重	患者已不能从事大部分活动。在住宅附近散步、洗澡或穿衣时,均会感到呼吸急促。说话也可能气喘吁吁。咳嗽使患者非常疲劳,绝大多数夜晚肺部症状干扰睡眠。患者感觉锻炼身体已不再安全,做每件事情都很费力。感觉无法控制肺部疾病,并感到害怕和惊恐	

续表

CAT 评分	影响程度	根据 CAT 评分来区分的慢阻肺患者的主要临床表现	建议防治措施
10~20	中等	慢阻肺成为患者最严重的问题之一。每周有数天比较正常,但大多数时间都会咳嗽、咳痰,每年会有 1~2 次急性加重。他们经常出现气促,并因为胸部压迫感或气促感而醒来。患者弯腰时会气喘,仅能缓慢地走上数级楼梯。他们要么慢慢地做家务活,要么只能静养休息	患者有一定改善空间。除了轻微影响患者的优化防治措施外,还可考虑: 1. 重新评估目前的维持治疗方案; 2. 进行社区康复治疗; 3. 确保采用最佳治疗方法以减少急性加重和治疗急性加重; 4. 检查病情加重因素,如检查患者是否仍旧在吸烟
<10	轻微	患者大部分都很正常,但慢阻肺已导致患者发生一些问题,已无法胜任 1~2 件喜欢从事的活动。通常每周有几天咳嗽,并在运动或进行重体力劳动时出现气促。爬山或在平地快速行走时,不得不减慢速度或停下来,且经常容易筋疲力尽	1. 戒烟; 2. 每年接种流感疫苗; 3. 减少暴露于急性加重危险因素中的机会; 4. 通过进一步的临床评价来保障所采取的治疗措施

三、慢性阻塞性肺疾病社区康复及措施

社区康复措施主要适用于慢阻肺稳定期的患者。其主要目标是改善活动耐量,减轻呼吸困难程度,提高生活质量,降低住院率及缩短住院时间,缓解慢阻肺所致的焦虑和抑郁。其康复治疗方法包括呼吸训练、排痰训练、运动训练、作业治疗、居家氧疗、心理支持等。

（一）呼吸训练

（1）重建腹式呼吸　腹式呼吸是有效的呼吸方法,能提高呼吸的频率,并且能减轻气促。方法:若感到呼吸困难,可采用平躺卧位姿势,放松肩部,将手放在上腹部,呼吸时横膈膜下降,手感觉腹部微微隆起;用口呼气时横膈膜上升,手感觉腹部微收(图4-21-1)。

（2）缩唇呼吸　缩唇呼吸是指吸气时用鼻子,呼气时嘴呈缩唇状慢慢呼气。方法:放松肩部,用鼻吸气;双唇合起至剩下一条缝;将气从唇间慢慢呼出,吸与呼的时间长度比例为1:2,并慢慢达到1:4,即吸气时心里数1—2,呼气时心里数1—2—3—4(图4-21-2)。

（二）排痰训练

排痰训练包括体位引流及胸部叩击、震颤等。

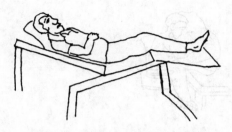

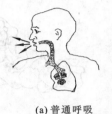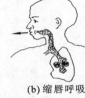

(a) 普通呼吸　　(b) 缩唇呼吸

图 4-21-1　仰卧位的腹式呼吸　　　　图 4-21-2　普通呼吸与缩唇呼吸的比较

（1）体位引流　通过改变体位，使病灶处于高位，借重力作用引流支气管内分泌物。引流体位常采用侧卧位、仰卧位和俯卧位。在引流的同时，治疗者将手握成空心状，用腕力轻叩患者胸背部，同时配合腹式呼吸，效果更好。一般每个部位引流时间 5～10 min，每日 2～4 次。每次引流要进行深呼吸和咳嗽促使痰液排出。

（2）胸部叩击、震颤　有助于痰液脱离支气管壁。其方法是治疗者手指并拢，掌心呈杯状，用腕力在引流部位上双手轮流，叩击拍打 30～45 s。患者可自由呼吸。叩击拍打后手按住胸臂部加压，治疗者整个上肢用力，此时嘱患者做深呼吸。在深呼气时进行振动式按摩，连续做 3～5 次，再次叩击，如此重复 2～3 次。再嘱患者咳嗽排痰。

（三）运动训练

运动训练包括下肢训练、上肢训练及呼吸肌训练。适度的运动训练可以提高肌肉的血流量和氧利用率，提高呼吸肌的运动功能，增强运动能力和耐力，从而改善症状，提高日常生活活动能力。运动的强度可根据中等强度的靶心率确定。轻症者，可采用功率自行车和活动平板训练，并可进行步行、慢跑、游泳等运动。重症者，可进行室内运动，如室内或走廊的步行、上下楼梯及院内活动。逐渐增加运动量，以患者能够耐受为度。也可以做呼吸操，可以把呼吸运动与扩胸、弯腰、下蹲等运动结合起来，以促进呼吸功能的好转。

（四）作业治疗

作业治疗可把患者和他的家庭环境及社会连接起来，从患者的个人潜能和需要出发，经过作业治疗逐步适应家庭和社会环境，使生活正常化。作业治疗包括能量节约法、放松训练、辅助器具的使用、改变生活方式、改变生活环境等。

（1）能量节约法　限制工作量，活动前制定计划并按照实施，合理地布置环境，选择舒适体位，控制活动的速度和节奏，使用合理的辅助器具，注意保持良好的心态。

（2）放松训练　放松训练要配合呼吸进行，以减轻焦虑等紧张情绪，并将放松训练融入作业治疗中。各种放松的体位见图 4-21-3。

（3）辅助器具的使用　根据患者的情况选择适合的辅助器，既要考虑功能状况，又要考虑患者的心理和经济承受能力，并兼顾功能恢复和功能代偿。

（4）改变生活方式　通过修正患者对生活、工作不利的生活方式来减轻对患者的影响，一般应准确客观地对患者的生活方式进行评估，在充分考虑患者的生活习惯的情

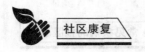

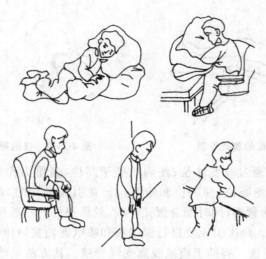

图 4-21-3　几种放松的体位

况下与作业治疗配合。

（5）生活环境的改变　改变生活环境,如尽量开窗通风,减少刺激性气体的使用,减少与过敏源接触等。

（五）居家氧疗

长期居家低浓度氧疗,可以延长慢阻肺患者的寿命。对于极重度慢阻肺患者应长期居家氧疗,以提高其生活质量。

（六）心理支持

大多数慢阻肺患者都有抑郁、焦虑等心理障碍,应当教会他们放松的技巧以克服心理障碍。另外,家人、朋友的支持也必不可少。

四、慢阻肺患者的康复教育

康复教育是慢阻肺治疗的重要组成部分,其内容包括:介绍呼吸道的解剖、生理知识;介绍药物的使用方法和不良反应;介绍症状的正确评估知识;介绍氧气的正确安全使用;介绍感冒的预防知识;戒烟;中医拳操在社区康复的应用。社区可成立慢阻肺患者康复俱乐部,开展讲座、分发慢阻肺治疗手册、示范式逐个指导等康复教育。

五、慢阻肺患者的转介服务

慢阻肺在急性发作期,社区应将其转介到医院门诊。待病情稳定后回到社区和家庭进行社区康复治疗。如在康复治疗过程中复发,应再将患者转送到医疗机构进行治疗。转介服务应该是双向的。

（周新建）

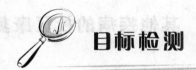 **目标检测**

一、名词解释

1. 慢阻肺急性加重期、稳定期。

2. 缩唇呼吸。

二、问答题

1. 慢阻肺作业治疗方法有哪些措施?

2. 运动训练包括哪些内容?

三、病例讨论

患者,男,75 岁,因反复咳嗽、咳痰 15 余年,加重伴双下肢水肿 3 天入院。经抗感染、吸氧、消肿等治疗 20 天,咳嗽、咳痰明显减少,双下肢水肿消退,好转出院而回到社区,在家休养。现该患者慢走不及百步即出现气短。请回答:

1. 如何对该患者进行社区康复评定?

2. 对该患者应采取哪些社区康复训练?

四、单选题

1. 慢阻肺疾病是一种具有气流受限特征的疾病,气流受限是(　　)。

A. 完全可逆的　　　　　　B. 不完全可逆,是进行性　　C. 完全不可逆

2. 慢阻肺疾病急性发作期适合哪些康复治疗?(　　)

A. 运动训练　　　　　　　B. 作业治疗　　　　　　　　C. 排痰训练

3. 缩唇呼吸,吸与呼的时间长度比例是(　　)。

A. 2：1　　　　　　　　　B. 1：1　　　　　　　　　　C. 1：2

五、多选题

1. 慢阻肺疾病稳定期社区康复的措施是(　　)。

A. 呼吸训练　　　　　　　　　　　　B. 排痰训练

C. 运动训练　　　　　　　　　　　　D. 抗生素的使用

2. 慢阻肺疾病稳定期,作业治疗包括(　　)。

A. 能量节约技术　　　　　　　　　　B. 放松训练

C. 上肢、下肢训练　　　　　　　　　D. 生活环境改变

3. 慢阻肺疾病的康复教育包括(　　)。

A. 介绍呼吸道的解剖、生理知识　　　B. 介绍药物的使用方法和不良反应

C. 介绍氧气的正确安全使用　　　　　D. 中医拳操在社区的应用

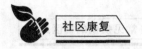

任务 22　其他疾病的社区康复

任务 22-1　糖尿病的社区康复

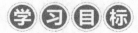

知识目标

1. 能说出糖尿病的临床症状体征。
2. 能说出糖尿病的常见社区康复问题。
3. 能说出糖尿病主要的社区康复评定方法。

能力目标

1. 能熟练地对社区糖尿病患者进行康复评定。
2. 能熟练地运用适宜的社区康复训练方法对糖尿病进行治疗。
3. 能在社区进行糖尿病预防知识的宣传。

案例引导

患者,女,65 岁,因多饮、多食、消瘦 10 余年,伴下肢水肿和麻木 1 个月入院。体格检查:体温 36.5 ℃,脉搏 80 次/分,呼吸 18 次/分,血压 160/100 mmHg,双下肢呈凹性水肿,感觉减退,膝腱反射消失,Babinski 征(一)。尿糖(+++),血糖 13 mmol/L。请思考:

1. 该患者可能存在的康复问题,应进行哪些社区康复评定?
2. 该患者应采取哪些适宜的社区康复训练方法?

一、糖尿病的基础知识

糖尿病是由遗传因素和环境因素相互作用,体内胰岛素分泌不足或利用障碍而导致的糖、脂肪、蛋白质代谢紊乱,以高血糖为特征的一组代谢异常综合征。临床表现可有多饮、多食、多尿、体重减轻等,多数情况下症状较轻或无症状。若不及时有效地治疗,重者会出现昏迷甚至死亡。美国糖尿病协会(ADA)将该病分为 1 型、2 型、其他特殊类型和妊娠期糖尿病 4 大类型,其中 1 型、2 型多见。2 型糖尿病是社区最常见的一种类型,随着社会发展及生活方式的改变,2 型糖尿病患病率迅速增长。2 型糖尿病早期多无任何症状,发展到一定程度才出现"三多一少"症状及一系列靶器官损害表现

（心、脑、肾及周围血管神经病变），其并发症是造成致死、致残的重要原因。糖尿病急性并发症有酮症酸中毒、非酮症高渗性昏迷、低血糖昏迷，严重者可危及生命。其慢性并发症主要累及眼、肾、神经以及心血管等病变，成为糖尿病致死和致残的主要原因。

二、糖尿病的康复问题

糖尿病未出现并发症以前，患者的脏器功能无障碍，日常生活活动不受任何影响，其主要的问题是控制血糖。出现慢性并发症及相应脏器的功能障碍时，则影响患者的日常生活活动和生活质量，此时不仅要控制血糖，还要积极治疗并发症，降低致残率，提高生活质量。

（1）视力障碍　糖尿病合并白内障、青光眼及视网膜病变时出现视力减低，严重者失明，给日常生活活动和职业活动带来困难。

（2）肾功能障碍　出现蛋白尿、慢性肾功能衰竭，严重者危害生命，影响生活质量。

（3）日常生活活动障碍　周围神经病变致末梢神经炎、肢体末梢感觉异常和肌肉萎缩，影响日常生活动作的完成，需进行肌力训练和作业治疗，改善日常生活活动能力。

（4）心血管功能障碍　并发高血压、冠心病、心血管功能减退。患者体力活动减少，导致循环功能障碍。

（5）步行障碍　合并外周血管病变和糖尿病坏疽足，影响步行能力，截肢者更会造成步行障碍，需要穿戴矫形支具，训练步行，矫正异常步态，改善步行能力。

（6）自我管理能力降低　由于视力下降、末梢肢体感觉异常，患者自行注射胰岛素和自我监测血糖能力降低。

（7）心理障碍　患者往往伴有不良生活习惯和行为方式，对疾病认识的误区、对未来的担心使患者自然产生心理问题，因此适时的心理疏导和行为治疗对控制血糖稳定、延缓并发症的发生很重要。

三、糖尿病的社区康复评定

（一）一般情况评定

糖尿病是一组全身慢性代谢障碍需终身治疗的疾病，病程长，其并发症的发病率也较高，因此在评估时要详细询问患者的年龄、饮食情况、运动习惯、营养状况、既往体重、糖尿病的首发症状，回顾以往糖尿病的康复治疗计划以及疗效等。

（二）诊断标准

（1）空腹血糖（FPG）　空腹血糖水平达到或大于 7.0 mmol/L。空腹的定义是至少 8 h 未摄入热量。

（2）口服葡萄糖耐量试验（OGTT）　OGTT2 h 血糖水平达到或大于 11.1 mmol/L。其检测应按照世界卫生组织的标准进行，用 75 g 无水葡萄糖溶于水作为糖负荷。

（3）有高血糖的典型症状或高血糖危象，随机血糖水平达到或大于 11.1 mmol/L，如无明确的高血糖症状，应重复检测确认。

（三）残疾评估

糖尿病的康复评估包括功能障碍、活动限制、参与局限三个层面。出现并发症导致相应器官功能障碍后，评估内容可参照相关的脏器功能障碍的章节，如合并脑卒中的患者参见脑血管意外的康复，合并心肌梗死参见冠心病的康复，合并周围神经损伤参见周围神经损伤的康复等。

（四）运动耐力评估

糖尿病患者在进行康复治疗前，必须充分询问病史，进行详细的体格检查，并应常规对患者的运动耐力进行评定。年龄超过 40 岁的糖尿病患者，特别是有 10 年以上糖尿病史或有高血压、冠心病及脑血管病的症状和体征者，都必须进行运动耐力试验。运动耐力试验的目的是确定糖尿病患者的心脏负荷能力及身体运动耐力，以保证康复治疗的安全性。

运动试验的方式多数采用运动平板和功率自行车，如合并感觉异常、下肢溃疡、足部畸形等可改用上肢功量计。有条件者应在运动耐受性试验或运动疗法前后检查血糖水平，注意低血糖的发生。

三、糖尿病的社区康复治疗

糖尿病提倡综合康复治疗，这种综合治疗方法适用于各型糖尿病，是目前治疗糖尿病的唯一有效方法。此法包括五个方面：饮食疗法、运动疗法、药物治疗、糖尿病教育、血糖监测。其中起直接作用的是饮食疗法、运动疗法和药物治疗三个方面，而糖尿病教育和血糖监测则是保证这三方面的治疗正确发挥作用的必要手段。

（一）饮食疗法

（1）控制总热量　控制每日总热量是糖尿病饮食治疗的首要措施，以维持标准体重为原则，成年人休息者饮食的热量标准为每日每千克体重 105～125.5 kJ，轻体力劳动者的热量标准为每日每千克体重 125.5～146 kJ，中体力劳动者的热量标准为每日每千克体重 146～167 kJ；重体力劳动者的热量标准为每日每千克体重 167 kJ 以上，肥胖者应严格限制，消瘦者可适当放宽，儿童患者应保证其正常的生长发育，妊娠期与哺乳期必须保证充足的营养。

（2）食物中三大营养物质的摄入比例　糖、脂肪、蛋白质比例要合理，同时要个体化，根据患者的病情、不同病情阶段、饮食习惯、生活方式等加以调整。比较合理的饮食结构：糖，占总热量的 60%；脂肪少于总热量的 30%；蛋白质占总热量的 10%～20%。

（3）维生素及微量元素　糖尿病患者的代谢紊乱会影响对维生素以及微量元素的需求量，而调整维生素以及微量元素的平衡有利于糖尿病患者纠正代谢紊乱，防治并发症。糖尿病患者应多食高纤维素饮食，富含维生素、微量元素，尤其是维生素 C、维生素 B 族及铁元素的食物，要注意经常变换食物，避免维生素和微量元素的缺乏。

（二）运动疗法

1. 运动疗法的目的

运动疗法是糖尿病基本治疗方法之一，尤其对 2 型糖尿病，其治疗作用较大，具体如下。

（1）通过有效的运动锻炼，增强外周组织对胰岛素的敏感性，减轻胰岛素抵抗，促进肌细胞对葡萄糖的摄取和利用，改善糖代谢异常，使血糖降低。

（2）运动加速脂肪组织分解，促进游离脂肪酸和胆固醇的利用，降低胆固醇和低密度脂蛋白浓度，提高高密度脂蛋白浓度，纠正脂代谢紊乱。另一方面，大量脂肪消耗起到减肥的作用。

（3）有效的运动锻炼可纠正糖代谢、脂代谢紊乱，减轻体重，从而有效地预防和控制糖尿病慢性并发症，减少或减轻致残率和病死率。

（4）运动锻炼可维持和促进成年患者正常的体力和工作能力，保持儿童和青少年患者的正常生长发育。

2. 运动疗法的适应证与禁忌证

（1）糖尿病运动疗法主要适用于轻度和中度的 2 型糖尿病患者，肥胖患者 2 型糖尿病是最佳适应证。1 型糖尿病患者，由于体内胰岛素绝对不足，必须依赖胰岛素治疗。但对稳定期的 1 型糖尿病患者，病情得到较好控制后也可进行运动锻炼，以促进健康和正常发育。

（2）运动疗法的禁忌证：①合并各种急性感染；②伴有心功能衰竭，心律失常，活动后加重；③严重糖尿病肾病；④糖尿病足；⑤严重的眼底病变；⑥新近发生的血栓；⑦血糖未得到较好控制（血糖水平大于 16.8 mmol/L）；⑧有明显酮血症、酸中毒等。

3. 运动治疗的方法和组成

糖尿病患者的运动治疗方案应包括三个部分：准备活动、运动锻炼部分和放松活动。

（1）准备活动　通常准备活动包括 5～10 min 的四肢和全身活动，如步行、太极拳和各种保健操等，其作用在于逐步增加运动强度，以使心血管适应，并可提高和改善关节、肌肉的活动效应。中断运动治疗后或在寒冷气温下进行运动，准备活动的时间须相应延长。

（2）运动锻炼部分　这是用以达到治疗目的的核心部分，通常适用于糖尿病患者的运动锻炼方法是一种低至中等强度的有氧运动，或称耐力运动，主要是由机体中大肌肉群参加的持续性运动，运动强度相当于最大摄氧量的 40％～60％，或运动心率相当于最高心率的 70％～80％，此时的能量代谢以有氧代谢为主。这种运动对增强心血管功能和呼吸功能，改善血糖、血脂代谢都有明显作用。常用的有氧运动包括：步行、慢跑、游泳、划船、阻力自行车，也可作中等强度的徒手体操，或称有氧体操。适当的球类活动，如太极拳、原地跑或登楼梯等也是一种简单可用的运动锻炼方法，可根据患者的爱好和环境条件加以选择。

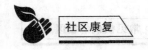

（3）放松活动　每次运动结束后应有放松活动,放松活动包括5～10 min的慢走、自我按摩或其他低强度活动,其作用在于促进血液回流,防止突然停止运动造成的肢体瘀血,进而使回心血量下降,引起昏厥或心律失常。在夏天进行运动时,放松活动的时间可相应延长。

4. 运动量的掌握

运动量的大小是由运动的强度、时间和频度三个因素所决定的。

（1）运动强度　运动强度决定了运动的效果。一般认为,只有当运动强度达到50％最大摄氧量时才能改善代谢和心血管功能。如果运动强度过低只能起到安慰作用,但可改善主观感觉。如果运动强度过大时,无氧代谢的比重增加,治疗作用降低,且可引起心血管负荷过度或运动器官损伤,应予以避免。由于在有效的运动锻炼范围内,运动强度的大小与心率的快慢呈线性相关,因此常采用运动中的心率作为评定运动强度大小的指标。临床上把能获得较好运动效果并能确保安全的运动心率称为靶心率（THR）。靶心率的确定最好通过运动试验获得,即把运动试验中最高心率的70％～80％作为靶心率。开始运动时强度宜低。

（2）运动时间　运动的时间可自10 min开始,逐步延长至30～40 min,其中可穿插必要的间歇时间,但达到靶心率的累计时间一般以20～30 min为宜。因为运动时间过短达不到体内代谢效应,而如果运动时间过长,再加上运动强度过大,则易产生疲劳,诱发酮症酸中毒,加重病情。运动强度和运动持续时间共同决定了每次运动的运动量。总运动量确定后,运动强度较大时则持续时间可相应缩短,强度低时则持续时间可相应延长,前者适用于年轻或体力较好的糖尿病患者,后者适用于年老体弱的患者。

（3）运动频度　一般认为每周运动3～4次是最适宜的,但可根据每次运动的运动量大小而定。如果每次运动量较大,间歇宜稍长。但运动间歇超过3～4天,则锻炼的效果及蓄积作用就会减少,从而难以产生疗效。因此,运动治疗不应间断。每次运动量较小,且身体条件较好,每次运动后不觉疲劳的患者,可坚持每天运动一次。

5. 社区常用简便运动项目介绍

（1）步行　步行是一种简便而有效的锻炼方法。其优点是不受时间、地点的限制,而且运动强度较小,比较安全。因此,特别适合年龄较大、身体较弱的糖尿病患者。步行时应选择在公园、花园、林荫道等环境幽静、空气新鲜处进行。步行时要注意姿势和动作要领,即全身放松,身体重点落在脚掌前部。

（2）慢跑　慢跑是一种较为轻松、跑步中不会出现明显气喘的锻炼方法。它的运动强度大于步行,属于中等强度,适合于较年轻身体条件较好,有一定锻炼基础的糖尿病患者。慢跑的优点是不需要任何器械,不受时间、地点的限制,并且运动效果明显,运动量容易控制;缺点是下肢关节受力较大,易引起膝关节或踝关节疼痛。

（3）登楼梯　目前登楼梯已成为发展较快的一项有氧运动项目,登楼梯的锻炼方法包括走楼梯、跑楼梯和跳台阶三种形式,可根据患者体力选用。

6. 运动锻炼的时间选择

糖尿病患者进行运动锻炼时,应选择合适的锻炼时间,并注意与饮食、药物等治疗相互协调,相互配合。通常糖尿病患者以餐后运动为宜。

(三)药物治疗

(1)口服降糖药物 目前临床上应用的口服降糖药物有磺脲类、双胍类、α-葡萄糖苷酶抑制剂、胰岛素增敏剂等,可根据病情选用一种或两种药物联合治疗。非肥胖2型糖尿病患者,如用饮食治疗、运动治疗仍然不能达到控制糖代谢时,首选磺脲类降糖药治疗。如疗效不满意,可加用双胍类降糖药进行联合治疗。仍不满意时,可试用第2代磺脲类降糖药加胰岛素进行联合治疗,或全用胰岛素治疗,这类患者使用胰岛素不宜太迟。肥胖2型糖尿病患者,如用低热量饮食治疗、运动治疗不能控制者,首选双胍类降糖药治疗。如仍不能控制,可改用磺脲类降糖药和试用双胍类降糖药加磺脲类进行联合治疗。如还不能控制,可试用第2代磺脲类降糖药加适量胰岛素联合治疗,或全用胰岛素治疗。此类患者使用胰岛素不宜太早。

(2)胰岛素治疗 胰岛素治疗主要适用于1型糖尿病患者和2型糖尿病患者经饮食治疗、运动治疗和口服降糖药治疗疗效不明显者。由于胰岛素制剂的类型不同,产生药效的时间也不同。因此应根据患者病情选择制剂和剂量,监测血糖,调整胰岛素剂量。

(四)糖尿病教育

1. 心理康复

糖尿病是一种慢性疾病,病程长,常会出现各种心理障碍,从而影响患者的情绪,不利于病情的稳定。有研究表明,糖尿病患者在疲劳、焦虑、失望和激动时,可见血糖升高,对胰岛素需要量增多。另外,在应激状态下,肾上腺素、去甲肾上腺素分泌增多,胰岛素的分泌受抑制,致使血胰岛素水平下降,血糖升高。因此,在治疗糖尿病的同时,必须重视心理康复治疗,减少各种不良的心理刺激,并学会正确对待自身的疾病,取得对自身疾病的正确认识,树立信心,达到心理平衡,从而有利于糖尿病的控制。常用的方法有心理分析法,通过与糖尿病患者进行交谈,听取患者对病情的叙述,帮助患者使其对糖尿病有一完整的认识,建立起战胜疾病的信心。音乐疗法:通过欣赏轻松、愉快的音乐,消除烦恼和焦虑,消除心理障碍。可举办形式多样的糖尿病教育与生活指导座谈会、经验交流会、观光旅游等活动,帮助患者消除心理障碍,以利于病情稳定。

2. 中医治疗

中医在长期的医疗实践中积累了丰富的糖尿病治疗经验和方法,这些治疗方法对减轻糖尿病症状、控制糖代谢紊乱有一定作用,也是社区比较常用的治疗手段,方法有中药疗法、气功疗法和针灸疗法等。糖尿病中药治疗包括中成药和单味药治疗。中成药有消渴丸和金芪降糖片等;单味药有葛根、天花粉、苦瓜等,可作为糖尿病的辅助治疗。

针灸治疗糖尿病对改善糖尿病患者的临床症状、降低血糖有一定作用,主要适用于早期或轻型的糖尿病患者,对病程长、病情重的患者应配合饮食治疗、运动治疗和药物治疗。糖尿病患者的针灸治疗可按辨证施治的原则,选择相应的针刺部位和针法,如阴虚燥热者,可选用膈俞、脾俞、胰俞、肾俞、足三里、曲池、太溪等穴位进行针灸治疗。

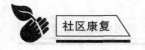
（五）血糖监测

糖尿病患者实施综合治疗的目的是有效地控制血糖,减少各种急、慢性并发症的发生。为了达到这个目的,必须做好血糖的自我监测。可向患者推荐简便、快速、准确、可靠、方便操作的血糖仪。自测血糖的次数,视病情而异,对控制困难、病情不稳定,正在实施胰岛素强化治疗的患者,应测早晨空腹、餐前、餐后 2 h 及临睡前的血糖,以探寻血糖波动水平、幅度及其原因;对病情稳定或轻型糖尿病患者,定期检测空腹及餐后 2 h 血糖,结合监测尿糖即可判断疗效是否维持恒定达标状态。

四、糖尿病的社区康复教育

糖尿病康复教育是防治糖尿病的核心。必须通过康复教育使正常人群提高对糖尿病防治的认识,减少糖尿病的发病率。对已患糖尿病的患者进行教育,通过传授糖尿病知识,充分调动患者及其家属的主观能动性,使他们学会应用这些知识很好地控制影响糖尿病病情的各种因素,使患者了解长期高血糖的危害性,特别是对控制未达标的患者,要让其了解慢性高血糖与糖尿病慢性并发症的发生、发展有密切联系,同时也要让他们认识到糖尿病的可防性和可治性,树立战胜疾病的信心,积极配合医护人员,做到自我观察和病情记录,应用饮食控制和运动训练,达到理想体重,最大限度地控制高血糖,学会必要的皮肤护理和足部护理,延缓和减轻糖尿病慢性并发症的发生、发展,以获得良好的康复效果。

五、糖尿病的转介服务

目前糖尿病的发病率和患病率呈快速上升趋势,致残率、致死率高,严重影响患者的身心健康,并给个人、家庭和社会带来沉重的负担。其康复的重心在基层社区,应建立基层和上级医院双向转介服务制度。加强对糖尿病患者的随访,提高糖尿病患者自我管理的知识和技能,减少或延缓糖尿病并发症的发生。建立规范化糖尿病档案管理系统,对检出的糖尿病患者,根据患者的临床情况和综合治疗方案,填写基层糖尿病患者管理卡,对其实施综合康复治疗。当出现符合转诊情况的病情时,应将患者及时从社区转诊到上级医院或康复中心,待病情稳定后再转回社区继续进行康复治疗和随访。实施转介服务可以减轻患者的经济负担,可发挥社区康复的作用。

 知识链接

糖 尿 病 足

糖尿病足是糖尿病患者特有的临床表现和严重的血管并发症之一,也是糖尿病患者常见的致残、致死的重要原因。糖尿病患者因神经病变使足部感觉迟钝,容易发生损伤,因血管病变可引起足部缺血、缺氧;而且糖尿病患者的汗液中的葡萄糖为细菌提供了良好的生存环境,非常容易继发感染。在以上因素作用下,糖尿病患者足部皮肤干燥、角化及肌肉萎缩、足部慢性溃疡、足趾足跟坏疽,从而形成糖尿病足。

(杨志伟)

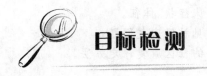 **目标检测**

一、名词解释

1. 糖尿病。

2. 糖尿病足。

二、问答题

1. 简述糖尿病的综合治疗方法。

2. 试述运动疗法对糖尿病的作用。

三、病例检测

患者,男,45 岁,肥胖 7 年,口渴多饮 2 个月,伴经常餐后 3～5 h 心悸,多汗,饥饿感,进餐后缓解,空腹血糖 8.3 mmol/L。根据病情,该患者的可能诊断是什么?请制定康复治疗方案?

四、单选题

1. 对于 1 型糖尿病的治疗方法,错误的是(　　)。

A. 胰岛素　　　　　　　　　　　B. 严格注意无糖饮食

C. 以运动疗法为主　　　　　　　D. 适当运动

2. 患者,女,37 岁,患糖尿病 1 年,身高 156 cm,体重为 70 kg,无酮症酸中毒,空腹血糖 7.8 mmol/L,最佳治疗方案是(　　)。

A. 卧床休息＋饮食治疗　　　　　B. 适当运动＋饮食疗法

C. 饮食疗法＋胰岛素　　　　　　D. 二甲双胍(甲福明)＋饮食治疗

3. 糖尿病的诊断是糖尿病症状加随机血糖(　　)。

A. ≥7.0 mmol/L　　　　　　　　B. ≥9.1 mmol/L

C. ≥7.8 mmol/L　　　　　　　　D. ≥11.1 mmol/L

4. 关于糖尿病饮食治疗,下列哪种方法是正确的?(　　)

A. 病情轻可以不用饮食治疗

B. 有并发症者不用饮食治疗

C. 用药治疗时,可不用饮食治疗

D. 不论病情轻重都需饮食治疗

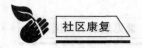

任务 22-2 骨质疏松症的社区康复

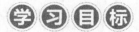

知识目标

1. 能说出骨质疏松症的临床症状、体征。
2. 能说出骨质疏松症的常见社区康复问题。
3. 能说出骨质疏松症主要的社区康复评定方法。

能力目标

1. 能熟练地对社区骨质疏松症患者进行康复评定。
2. 能熟练地运用社区适宜康复技术对骨质疏松症进行治疗。
3. 能在社区进行骨质疏松症预防知识的宣传。

案例引导

　　患者,男,55岁,因腰背痛半年加重1周为主诉入院。体格检查:腰部平直,胸腰段触压痛明显,腰背肌触诊显紧张。X线检查示:L_1椎体呈楔形改变,骨密度降低,骨小梁减少变细且有中断。诊断:①骨质疏松症;②L_1压缩性骨折。请思考:

1. 该患者存在哪些康复问题,应怎样进行社区康复评定?
2. 该患者应采取哪些适宜的社区康复训练方法?

一、骨质疏松症的基础知识

　　骨质疏松症(osteoporosis,OP)是一种全身骨代谢障碍性疾病,其特征为单位容积内骨组织总量减少,骨组织显微结构破坏,骨小梁变细,骨密质变薄,骨髓腔增宽,骨的力学性能下降,使骨脆性增加和骨折的危险度升高。骨质疏松症是社区常见的疾病,随着人口的老龄化,骨质疏松症已成为一个严重的社会问题而备受关注,骨质疏松症所带来的康复问题也越来越引起人们的重视,我国50岁以上人群中约有6944万人患有骨质疏松症,约2亿1千万人存在低骨量。骨质疏松的问题是21世纪人类面临的重要公共健康问题。

　　骨质疏松症的病因目前尚不明确,其相关因素较多,研究发现它与下列因素有关:性激素分泌减少(这是导致骨质疏松的重要因素之一);钙调节激素分泌失调致使骨代谢紊乱;缺乏运动;钙、磷、蛋白质、维生素及微量元素摄入不足。

　　目前临床上将骨质疏松症分为两大类,即原发性骨质疏松症和继发性骨质疏松症。前者常由于年龄增加或绝经后骨组织的生理变化所致,包括绝经期后骨质疏松症、老年性骨质疏松症;后者是指由于某些原因而诱发的骨质疏松。在社区康复工作中,主要针对长期卧床或因各种原因瘫痪所致的运动功能长期减弱和丧失而引起的继发性骨质疏松症,以及原发性骨质疏松症所致的慢性腰腿痛患者。

骨质疏松症患者大都表现为疼痛、身长缩短、驼背、继发骨折等症状。康复的主要问题是减轻疼痛,腰背部疼痛最常见,其原因主要为骨吸收致骨的微观结构退化,表现为骨小梁变细、变稀,乃至断裂,这实际上是一种微小骨折,致使局部疼痛加重,特别是腰背部。微小的脊柱压缩性骨折,可导致老年性驼背。由于驼背等改变,老年患者的平衡控制能力降低,发生跌倒的可能性大大增加,同时骨强度下降,脆性增加,一旦跌倒或者外伤后极易发生骨折,有时轻微的外力就能引起骨折。骨折后大大影响日常生活活动。由于上述因素,患者对其产生恐惧心理,抑郁症的倾向比较明显,并不同程度地影响生活自理能力,使生活质量下降。

这些问题的解决需要为骨质疏松症的患者提供立足于家庭和社区的方便、有效、价廉的社区康复治疗,完成各种日常生活活动,提高生活质量,促进患者回归家庭和社会,以充分满足广大骨质疏松症患者的康复需求。

二、骨质疏松症的社区康复评定

骨质疏松症的康复评定是患者进行康复治疗的一个重要环节。骨质疏松症的患者常由于骨质疏松导致的疼痛、骨折或者担心骨折等原因而出现功能障碍、活动受限,严重影响患者的日常生活,社会活动,从而导致其生活质量下降。骨质疏松症的评定是一个全面、系统的工作,涉及从骨结构、骨质量等基础问题到患者的症状、功能、生活质量等多层面的问题,只有对其进行全面的评估,对骨质疏松症的干预才更具有针对性、个体性和科学性。

(一)一般情况评定

必须详细审查和评估个人身体状况、日常生活习惯与方式、继往病史,以及相关致病因素,了解骨质疏松的主要危险因素。一般来说,骨质疏松女性多于男性,女性在绝经期后的头 5～10 年骨丢失显著高于男性,而且松质骨丢失较早、较快、较明显。在许多老年人骨质疏松和骨折的流行病学研究中,绝经期后的女性髋骨骨折、前臂远端骨折等的发生率要显著高于同年龄的男性。另外,营养状况对于骨质疏松的发生也有重要的影响。由于自身或疾病导致的钙摄入和吸收量不足、维生素(如维生素 D 等)缺乏、蛋白质不足等都会促成峰值骨密度的降低和骨量的减少,使得骨质疏松的发病率增加。

(二)疼痛评定

疼痛是骨质疏松症患者常见的临床症状之一,也是限制其功能活动的重要因素,所以对骨质疏松症患者进行适当的疼痛评定,对于疼痛干预和评价骨质疏松症疗效,制定康复目标和康复计划有重要意义。对于疼痛的描述,采用的方法包括:疼痛的强度和特点;疼痛的影响,包括行为和情感的影响;影响疼痛的因素;疼痛的时间;疼痛的部位等。

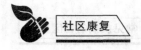

（三）骨量的评定

骨量是诊断骨质疏松的重要指标，现已成为评估骨质疏松的重要手段。

（1）X线检查 这是最早的检测骨密度的方法，普通X线片可观察到骨矿物质丢失到一定程度后，骨密度的降低，并可观察到骨小梁细微结构的形态学表现，从而可为骨质疏松症的诊断提供依据。因此，X线检查是推荐诊断骨质疏松症首选的基本检查手段之一。X线放大摄影还可以观察骨结构的微细改变，尤其对骨质疏松症并发症的诊断和鉴别提供重要的依据，故目前在我国骨质疏松症的诊断中仍具有相当重要的地位。

（2）双能X线吸收法 双能X线吸收法（DXA）是目前国际公认的骨密度检查方法。参照世界卫生组织推荐的诊断标准，DXA测定骨密度值低于同性别、同种族健康成人的骨峰值不足1个标准差属正常（T值≥−1.0 SD）；降低1～2.5个标准差为骨量低下或骨量减少（−2.5 SD＜T值＜−1.0 SD）；降低程度等于或大于2.5个标准差为骨质疏松症（T值≤−2.5 SD）；降低程度符合骨质疏松症诊断标准，同时伴有一处或多处骨折为严重骨质疏松症。临床上常用的测量部位是$L_1 \sim L_4$腰椎及髋部。

（四）骨折评定

骨折是骨质疏松症患者最常见的临床表现之一，并常导致严重的后果。骨折评定主要涉及骨折的部位、程度及骨折的影响，包括疼痛、运动功能、对生活质量的影响等。通过评定可以获知患者骨折的稳定程度，是否需要固定，能否承受运动产生的应力，运动对于骨折是否有益。骨折评定对骨质疏松性骨折患者的功能康复具有指导意义。

（五）功能评定

功能评定是骨质疏松症康复重要的必不可少的内容，一般可采用Barthel指数评定法。此法不仅可运用于偏瘫的评估，对于骨质疏松症的评估也可借鉴。此外功能独立性评价量表（functional independence measure，FIM）等对于骨质疏松症患者功能的各个方面也提供了很好的评估途径。

三、骨质疏松症的社区康复方法

21世纪人们对健康更加关注，而康复治疗是有效的治疗方法。世界卫生组织提出防治骨质疏松症的三大原则：补钙、运动疗法和饮食调节。

（一）饮食疗法

成人每日钙最低需要量为600 mg，平时注意多食含钙高的食物，如牛奶、蔬菜、水果、豆制品和鱼虾类，不足部分从钙制剂中摄取。高危患者钙每日摄取量以1000～1500 mg为宜。在补钙同时必须注意补充维生素D和晒太阳，以促进钙的吸收。减少用盐量及少吃腌制食物，减少钙质流失。

（二）日光照射

光照可以使皮肤维生素D合成增加，促进骨钙沉积，因而提倡经常在户外活动，接受阳光照射,而春天是户外活动接受光照、补充维生素 D 的最好时机。因紫外线不能透过玻璃,因而不能隔着玻璃晒太阳。

（三）运动疗法

许多基础研究和临床研究证明,运动是保证骨骼健康的有效措施之一,无论是预防或治疗骨质疏松症,均鼓励参加各类室内、室外运动。运动疗法不仅是骨矿化和骨形成的基本条件,而且能促进性激素分泌,肌肉收缩尚可以对骨产生应力作用,并可以调节全身代谢状态,改善骨组织的血液循环,使骨小梁的结构排列得更加合理,同时能增加骨的负荷,这些变化均有利于促进骨钙代谢,明显地改善肌肉神经功能,增加肌肉的强度,从而减少骨量丢失,达到治疗骨质疏松症的目的。踏步、跳跃可刺激髋骨,能抑制破骨细胞的吸收;承重训练有利于增加腰椎骨的骨密度;慢跑、爬楼梯对维持骨量和保持骨的弹性具良好作用;等长抗阻训练有骨矿化作用,由于训练时不产生关节的运动,所以不会引起剧烈疼痛,对合并有骨性关节病的骨质疏松症患者较为合适。在进行运动疗法之前,应做一次较全面的体格检查,最好根据医生的意见或建议,结合自身的健康状况,选择合适的运动项目;运动前应做准备活动,运动后要做放松运动。

（1）增强肌力练习　肌力增强后,不仅骨的强度提高,而且坚强的肌力可以保护关节免受损伤。对四肢肌力常用的训练方法有等张抗阻练习法,如直接举哑铃、沙袋等重物,使用专门的肌力训练器械和利用自身体重作为负荷练习等。四肢肌力训练也可采用等长练习法。对背腰部肌肉练习采用等张、等长练习法,如在俯卧位下进行上胸部离床的抬高上体练习,以及使髋部离床的抬高下体,然后再做同时抬高上体、下体,而仅腹部接触床。

（2）纠正畸形的练习　骨质疏松症患者常出现驼背畸形,纠正方法是做背伸肌肌力练习,以增强背伸肌对脊椎的保护,并分散脊椎所承受的过多的应力,可以牵伸挛缩,缓解部分症状。同时对屈肌群进行牵张练习,包括扩胸及牵张上肢、腹肌和下肢肌群。训练时应循序渐进,以免发生损伤。

（3）预防跌倒　跌倒是引起骨折的最常见原因。防止跌倒的方法除了多做增强下肢肌力练习外,还应进行脊椎灵活性练习和增强平衡协调性练习。

（四）物理治疗

电疗、水疗、磁疗、温热治疗对防治骨质疏松症、减轻疼痛均非常有利。温热疗法可以采用超声波电疗、高频电疗等,而最方便的就是热敷、家庭使用的热水盆浴等。温热疗法可以改善局部血液循环,消炎止痛。

（五）心理治疗

随着对本病认识的不断深化,人们越来越认识到骨质疏松症发病的轻重与心理因素密切相关。性格开朗、心情愉快的人症状较轻,治疗效果也较好;而性格孤僻、郁闷寡欢的人往往症状较重,治疗效果亦差。因此,心理因素的调整应该引起重视。

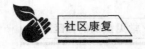

（六）药物治疗

骨质疏松症的治疗药物从治疗机制上可分为抑制骨吸收的药物、增加骨量的药物。应根据发病机制的不同合理用药，常用的药物如下。抑制骨吸收的药物，如降钙素、雌激素、雄激素、活性维生素 D 衍生物、双磷酸盐类及钙剂；增加骨量的药物，如氟化物、孕激素、甲状旁腺激素、骨生长因子。

四、骨质疏松症的社区康复教育

我国防治骨质疏松症的研究起步较晚，人们对骨质疏松症知晓率低，对其防治存在很多认识误区，甚至包括医护人员，对骨质疏松症的重视程度不够，以至常常耽误病情。骨质疏松症的发生和发展与人们的生活方式有着密切的关系，不良的生活方式能加速其发生、发展，改变不良的生活方式对治疗骨质疏松症有重要意义。因此，提高患者骨质疏松症保健知识，有利于养成健康的生活方式，从而阻止骨质疏松症的发展和预防其并发症的发生。除社区开展健康教育外，医院还应当将服务从院内扩展到院外，面向社会人群开展健康教育，这样不仅有助于人们认识骨质疏松症的问题，同时还能预防骨质疏松症的发生，从而提高医院所管辖地区的群众的健康意识。

首先必须对社区医务人员进行有关骨质疏松症知识的培训，然后在他们的指导下，通过老年协会，或老年活动室的宣传窗、黑板报、宣传画等方式进行辅导教育，积极开展骨质疏松症健康教育，鼓励人们主动开展有效的保健活动，增进健康。进行防跌倒宣教与训练，要求患者戒除不良嗜好、坚持平衡饮食、多做户外活动和家庭自我运动训练，特别是静力性体位训练和步行锻炼。加强骨质疏松症及骨折的预防对提高老年人的生活质量，减轻国家、社会和家庭的负担至关重要。

五、骨质疏松症的转介服务

骨质疏松症已成为严重的社会问题而引起人们的重视，因此老年人每年定期监测骨密度，以及时发现低骨量，并加以干预，预防发生骨质疏松症。应尽早建议他们到医院寻求医生的指导或药物治疗。病情一旦诊断清楚，就应立即通过药物与非药物进行康复治疗，缓解骨痛，提高生活质量。骨质疏松症患者极易发生骨折，一旦发生，可明显增加老年人病死率和致残率，应及时转诊到上级医院进行治疗。髋部骨折是最严重的骨质疏松性骨折，一般需要外科手术，术后只有少数患者能够完全恢复至骨折前水平，有 25%～35% 的患者出院后日常生活不能自理，髋部骨折更严重的危害性是有 20% 的髋部骨折患者会在 1 年内死亡，有 20% 的髋部骨折患者将在 1 年内再次发生骨折。老年人骨质疏松性骨折可引发或加重心脑血管并发症，导致肺部感染和压疮等多种并发症的发生，严重危害老年人的身体健康，甚至危及生命，病死率可达 10%～20%。当发生骨折及并发症时，应将患者转送到适当的机构（如医院或康复中心等），实施对患者的转介服务。

知识链接

骨质疏松性骨折（脆性骨折）　患骨质疏松症后，因骨密度和骨质量下降导致骨强度降低，患者在受到轻微暴力甚至在日常活动中即可发生的骨折，属病理性骨折，是骨质疏松症最严重的后果。常见的骨折部位是脊柱、髋部、桡骨远端和肱骨近端。女性多见，60 岁以上人群多发。多为轻微外伤（指平地或身体重心高度跌倒所引起的损伤）或没有明显外伤史，甚至在日常活动中也可发生。骨质疏松性骨折患者的康复治疗既要遵循一般骨折术后的康复规律，又要考虑到该类患者骨质量差、内固定不牢固及骨折愈合缓慢的特点。强调早期进行肌肉的主动和被动锻炼，尽早活动未固定的关节，尽量减少卧床时间。

骨密度　骨密度是指单位体积（体积密度）或者是单位面积（面积密度）的骨量。临床上常把骨密度测量作为诊断骨质疏松症、预测骨质疏松性骨折风险、监测自然病程以及评价干预疗效的最佳定量指标。

（杨志伟）

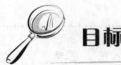 **目标检测**

一、名词解释

1. 骨质疏松症。

2. 骨密度。

二、问答题

1. 简述骨质疏松症的临床表现有哪些。

2. 简述骨质疏松症的运动疗法。

三、病例检测

患者，女，60 岁，腰背部疼痛 3 年，加重伴身高缩短 1 年。患者由于腰背疼痛明显，难以胜任日常家务，常伴有下肢抽搐、体力下降，偶有跌倒。体格检查及相关检查：身高 158 cm（原身高 163 cm），体重 45 kg，脊柱略后突畸形伴压痛，轻叩击痛。实验室检查无异常。骨密度检测：$L_1 \sim L_4$ 骨密度值低于正常值 3.8 个标准差。胸腰椎 X 线片显示：胸椎（T_{12}）压缩性骨折。根据情况，写出该患者的可能诊断，该患者存在哪些康复问题，如何进行康复治疗？

四、单选题

1. 关于骨质疏松症，以下哪种不是抑制骨吸收的药物？（　　）

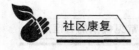
A. 雌激素、孕激素   B. 钙制剂

C. 布洛芬、吲哚美辛   D. 降钙素

2. 世界卫生组织提出防治骨质疏松的原则,下列哪种不是?(　　　)

A. 补钙   B. 预防跌倒

C. 运动疗法   D. 饮食调节

任务 21-3　肥胖症的社区康复

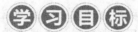

知识目标

1. 能说出肥胖症主要的社区康复评定方法。

2. 能说出肥胖症的社区康复治疗方法。

能力目标

1. 能熟练地应用肥胖症的评定方法。

2. 能熟练地对社区肥胖症患者进行康复治疗。

3. 能在社区对肥胖症进行健康教育宣传。

案例引导

患者,女,37 岁,因肥胖 12 年为主诉入院。患者产后开始逐渐肥胖,妊娠时患有高血压。生命体征:体温 36.4 ℃、呼吸 20 次/分、脉搏 84 次/分、血压 140/110 mmHg,腹围 128 cm,身高 158 cm,体重 90 kg。请思考:

1. 该患者体重指数如何测量?

2. 该患者可进行哪些康复治疗控制体重?

一、肥胖症的基础知识

肥胖症(obesity)是一组能量过剩状态的代谢症候群,正常情况下,人体摄入的能量与消耗的能量相当,体重保持在一个稳定的水平,在某些心身因素或疾病的影响下,人体摄入的能量超过消耗的能量,包括摄入增多、消耗减少或两者兼有,过剩的能量以脂肪形式储存于体内,超过正常生理需要量,逐渐演变为肥胖。无明显病因者称为单纯性肥胖,有明确病因者(包括神经、内分泌或代谢性疾病,如糖尿病、皮质醇增多症、甲状腺功能减退等)称为继发性肥胖,通常一旦消除了原发性疾病,继发性肥胖症状也会逐渐消除。单纯性肥胖是社区最常见的一种肥胖症。这里主要介绍单纯性肥胖症的康复问题、康复治疗措施。

肥胖症是发达国家非常普遍的健康问题,随着我国经济发展和人民生活水平的提高,肥胖问题也日趋受到人们的重视,成为社区常见的康复问题。我国目前体重超重者已达 22.4%,肥胖者为 3.01%。肥胖是多种因素综合作用的结果,较常见的因素有营养过剩、运动不足、遗传因素、饮食行为或习惯异常等。

二、肥胖的康复问题

肥胖多见于 40～50 岁的中年人,女性多于男性。男性肥胖症者,脂肪多分布于颈项、躯干和颜面部,女性者则以腹部和臀部为主。轻度肥胖可无明显的临床症状,而中度或重度肥胖者则会产生代谢系统、心血管系统、呼吸系统以及运动系统等多方面的功能障碍,同时伴有血脂、血糖等血生化方面的相应改变。其社区常见的康复问题如下。

(1)肥胖可以导致脊柱与骨关节负荷增加,最终会导致腰腿痛、关节疼痛等,在运动时容易引起运动损伤,各种骨关节退变使其日常生活能力下降,影响患者生活质量,对其工作与社会交往产生较大影响。

(2)肥胖或超重可以引起人体多个系统或脏器的功能紊乱或病变,与糖尿病、高脂血症、高血压、冠心病、骨关节病以及脑血管意外等疾病有着重要的关系。这些疾病一旦发生,其致残率或致死率非常高。

(3)肥胖患者易引起自卑、焦虑、抑郁等心理障碍,从而导致患者行为上的改变。

三、肥胖的社区康复评定

(一)一般情况评定

肥胖症的标准涉及健康成人的标准值、年龄、性别、种族、骨骼类型及采用的诊断方法等因素。因此,在进行评定时要考虑患者的基本病情资料。发病年龄有幼年起病者和成年后肥胖者。在人的一生中任何年龄段都可发生肥胖,女性发病多在分娩后和绝经后居多,男性则多在 35 岁以后。性别上,单纯性肥胖女性比男性要多。特别是体内总脂肪量比男性多,这可能与性激素有关。职业上,少动的脑力劳动者比体力劳动者肥胖发生率要高。职业的不同意味着体力劳动强度的不同,虽然脑力劳动也是劳动,但能量消耗比体力劳动相对要少,因此,如果饮食量较大,则易有脂肪储存。一个家庭的营养供给情况可以反映其经济状况。一般来说,家庭经济情况差,肥胖发生率比家庭经济富裕者少。

(二)社区常用检测肥胖的指标

(1)体重指数(BMI) BMI=体重(kg)/身高²(m²)。该指标考虑了体重和身高两个因素,主要反映全身性超重和肥胖。2003 年《中国成人超重和肥胖症预防控制指南(试用)》以 BMI≥24 为超重,BMI≥28 为肥胖。

(2)腰围或腰/臀比(waist/hip ratio,WHR) 该指标反映脂肪分布。受试者站立位,两脚分开 30～40 cm,使体重均匀分配。腰围测量髂前上棘和第 12 肋下缘连线的中点水平,臀围测量环绕臀部的骨盆最突出点的周径。目前认为,测定腰围更为简单可

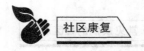

靠,是衡量腹部脂肪积聚最重要的临床指标。男性腰围达到或大于 85 cm、女性腰围达到或大于 80 cm 为腹型肥胖。男性腰/臀比大于 0.9、女性腰/臀比大于 0.8 即为肥胖。

（3）标准体重和肥胖度　人体标准体重的计算公式为

标准体重(kg)＝身高(cm)－100　（适用于身高 155 cm 以下者）

标准体重(kg)＝（身高(cm)－100)×0.9　（适用于身高 155 cm 以上者）

肥胖度的计算公式为

肥胖度(%)＝(实际体重－标准体重)/标准体重×100%

肥胖度在 10% 以内为正常,在 10%～20% 之间为超重,在 20%～30% 之间为轻度肥胖,在 30%～40% 之间为中度肥胖,超过 40% 为重度肥胖。

四、肥胖症的社区康复措施

目前,饮食、运动和药物治疗为肥胖症康复治疗的基本方法。前两种为社区常用的康复方法。另外,行为疗法在肥胖症的康复治疗中也受到了人们的重视。

（一）饮食疗法

饮食治疗肥胖的关键是通过限制能量的摄入,动员体内储存的能量释放,减少体内脂肪储存量,减轻体重的一种治疗方法。科学的饮食治疗应以保证人体正常生理营养需求为前提,合理平衡膳食。制定饮食处方时应遵循下列原则:减少糖类摄入;限制脂肪摄入;适量选用优质蛋白质;增加纤维素、维生素和矿物质摄入。还应考虑到患者的肥胖程度、年龄、活动强度等情况,并结合患者的饮食习惯和个人爱好,制定出科学、合理、个性化的饮食处方。

1. 饮食处方

（1）调查患者的日常膳食,了解患者每天能量摄入与活动消耗情况。根据患者的年龄、活动强度、肥胖程度等情况,制定出合理的减肥目标,选用适当的饮食治疗方法,按照热能负平衡的原则计算出每天饮食的总热量。如每周减少体重 0.5～1.0 kg,则以每天减少热能 2302～4605 J(550～1100 cal)为宜;每月减少体重 0.5～1.0 kg,则每天少供应热能 523～1047 J(125～250 cal)。

（2）根据总热量分别计算出每日饮食中糖、脂肪和蛋白质的总热量。根据糖、脂肪和蛋白质的总热量,结合患者的饮食习惯,参照食物成分表,制定出具体的食谱。一般来说,糖类应占总热量的 40%～55%、脂肪应占 25%～30%、蛋白质应占 20%～30%。应鼓励患者食用新鲜低糖水果、蔬菜和粗粮,保证每天食物纤维供给量不低于 12 g;避免过多摄入脂肪、蛋白质,严格限制酒精的摄取,因为酒精的热量值很高。

制定饮食处方是一项十分重要而繁琐的工作,随着科技的发展,也可以应用计算机辅助制定饮食处方的软件系统。

2. 饮食疗法

常用的饮食疗法有短期禁食疗法、超低能量饮食疗法、低能量饮食疗法等。

（1）短期禁食疗法　短期禁食就是在一个相当短(1～2 周)的时间里,不吃任何含有能量的食物,机体能量的摄入几乎等于零。虽然有人认为只要使用恰当,短期禁食疗法所达到的减肥效果是非常可靠的,但这种减肥疗法在减少能量摄入的同时,也断绝了机体所需其他营养素的来源,在减轻体重的同时会给机体带来严重后遗症,风险性较大,一般不宜盲目采用。

(2) 超低能量饮食疗法　有人称此法为半饥饿疗法或很低能量饮食疗法。由于这种疗法既可以收到较好的减肥效果,又没有禁食疗法所带来的各种不良反应,因此目前在欧美等地使用得较多。施行这种疗法时,患者每日饮食中能量的摄取值控制在 2500～3400 kJ(600～800 kcal)之间,所食用的食物中要求含有优质蛋白质。这种饮食疗法适用于单纯性重度肥胖症的患者,其目的是要达到使患者体重迅速下降,同时凭借着食物中供给的优质蛋白质来尽量保护机体内的其他组织成分少受影响。超低能量饮食疗法治疗开始前,必须对患者进行全面的体格检查和有关心、肝、肾方面的血液和尿液检查。凡患心脑血管疾病、肝肾疾病、糖尿病、精神异常和妊娠者都不宜采用此方法进行减肥。

(3) 低能量饮食疗法　这种疗法主要适用于体重超过标准体重不太多,以及通过超低能量饮食疗法治疗而基本达到理想体重的患者维持体重时使用。低能量饮食疗法每天通过饮食提供的能量供应因人而异,平均为每千克体重 100 kJ(约 24 kcal)。

(二) 运动疗法

运动疗法是指通过运动锻炼来消耗体内多余的能量,以减少体内脂肪储存量而达到减轻体重的一种治疗方法,是治疗和预防肥胖症的有效手段,也是减肥的关键。

1. 常用运动疗法

具体方法主要以耐力性锻炼项目为主,辅助体操运动、球类项目、健美运动、舞蹈等均有很好的减肥作用。

(1) 耐力性锻炼　耐力性锻炼是指在一定强度下,在相当时间内(不少于 15～30 min)重复同一运动周期的运动,是一种增强呼吸、心血管功能和改善新陈代谢的锻炼方法,一般属于中等强度的训练,采用大肌群的练习,这种方法可取得较好的增强耐力的效果。其对象主要为一般健康人,近 20 余年来被广泛用于增进健康及预防慢性病,尤其是冠心病及过度肥胖。耐力性锻炼的方式有步行、健身跑、游泳、自行车、划船、登山及某些球类运动,也可因地制宜采用原地跑、跳绳、爬楼梯等方式。现将社区最常用的步行及健身跑训练方法做一介绍。

① 步行是简便易行且有效的有氧训练法,适用于年龄较大、身体较差的肥胖症患者。根据锻炼者的病情和体力,规定一定距离、步行坡度、速度、中间休息的次数及时间。步行能有效地减少体内脂肪,且比剧烈运动消耗脂肪更为明显。步行不仅能减少脂肪,且增强肌肉,故也有人建议用步行代替节食,因节食使脂肪及肌肉都减少。常用步行路线举例:200～600 m 平路,用 30～50 m/min 的速度行走,每走 100 m 休息 5 min;800～1600 m 平路,用 50～100 m/min 的速度行走,路程中及路程结束时各休息 5 min;2000 m 路程,路程中有两段短坡(约 100 m),坡高 5°～10°,其余为平路。用 40～

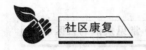

50 m/min 的速度走 1000 m,休息 8 min,返路亦用同样速度走完 1000 m,休息 8 min。

② 健身跑由于不需要特殊锻炼设备,很为中老年所喜爱。现在,国内外广泛开展的健身跑,一般属中等强度,适用于中老年健康者及有较好锻炼基础的肥胖症患者。运动强度大于步行,其运动量可由参加者身体适应状况来决定,速度可快可慢,距离可长可短。健身跑运动量的大小由运动强度和时间的乘积所决定,一般而言,年龄较轻、体质较好者宜选择强度较大,持续时间较短的运动量,中老年及体质差者宜选用强度较小而持续时间较长的运动量。测量心率是衡量运动强度的最简便的方法。参加健身跑的人最好自己学会测量脉搏的方法。通常测桡动脉的脉搏数。数 10 s 的脉搏数,结果乘以 6,就是 1 min 脉率。30~40 岁的人,可以把脉搏数从 110 次/分逐步锻炼加快到 150 次/分;40~49 岁的人,可从 105 次/分增加到 145 次/分;50~59 岁的人,可从 100 次/分增加到 140 次/分;60 岁以上可从 100 次/分增加到 130 次/分。以运动后的即刻心率作为考虑运动量大小的指标,是简便、客观、准确、安全的方法。因为这既反映出心脏适应运动的功能情况,也反映了全身调节与适应情况。心率加快达不到标准,说明运动量太小,达不到锻炼的目的;若心率加快,超过标准,说明运动量太大,心脏负担太重,反而对身体有害。运动后心率的恢复情况亦可提示运动量的大小,若运动后的脉率,在休息后 5 min 内就恢复到运动前脉率,说明运动量还可以增加;若超过 10 min 还不能恢复,则说明运动量过大,应予以减少。当然,运动后的自我感觉良好与否,亦可参考。若运动后有不舒服感,睡眠不好,胃口不佳,甚至精神萎靡,应停止运动,找医生检查,待身体情况好转,再重新开始运动。若感觉良好,胃口、睡眠均佳,体力增加,那就可以再增加运动量,以达到减肥目的。

(2) 体操运动　体操运动主要是进行躯干和四肢大肌肉群的运动,重点是腹肌锻炼。其锻炼方法有坐位腹部减肥法、站立位腹肌锻炼法等。

(3) 器械运动　为了提高减肥效果,可用哑铃、墙上拉力器等进行锻炼,亦可应用多功能健美锻炼机械进行锻炼,但锻炼者必须是体质较好、年龄较轻的肥胖者。

(4) 球类运动　球类运动,如乒乓球、羽毛球、排球、篮球等。要掌握运动量,每次 20~30 min。

(5) 舞蹈　舞蹈是一种有节律的节奏性运动。舞蹈配上音乐可使人心情愉快,从而不仅有助于某些疾病的治疗,而且还有减肥作用。

2. 注意事项

(1) 实施运动疗法前对心肺功能进行详尽的评估,以确保运动的安全性。

(2) 要有充分的准备运动和放松运动,以免发生心脑血管意外和运动损伤。

(3) 肥胖症患者合并有骨关节炎的,可选择适当的减重运动,以避免对关节的损伤。

(4) 要遵循循序渐进的原则,逐渐增加运动强度与运动时间。

(5) 加强沟通,增强患者信心,持之以恒。

（三）药物治疗

药物治疗不是肥胖症治疗的首选方法,当饮食及运动治疗无效或效果不佳时,可以考虑采用辅助药物治疗。长期用药可能产生药物副作用及耐药性,因而选择药物治疗的适应证必须十分慎重,根据患者个体情况衡量可能得到的益处和潜在危险做出决定。目前对减重药物治疗的益处和风险的相对关系尚未做出最后评价。减重药物应在医生指导下应用。常用药物有以下几类。

（1）食欲抑制剂　作用于中枢神经系统,主要通过下丘脑调节摄食的神经递质如儿茶酚胺、血清素能通路等发挥作用,包括:拟儿茶酚胺类制剂,如苯丁胺等;拟血清素制剂,如氟西汀;复合拟儿茶酚胺和拟血清素制剂,如西布曲明等。

（2）代谢增强剂　主要是促进脂肪代谢,增强产热作用,增加能量消耗,其效应仍在研究和评价之中。甲状腺素和生长激素已不主张应用。

（3）减少肠道脂肪吸收的药物　主要有脂肪酶抑制剂奥利司他等。

（4）中药　中医认为肥胖症属于本虚标实,本虚以气虚为主,标实以痰浊、膏脂为主,常兼水湿,亦兼有气滞、血瘀,治疗上以健脾化痰、利湿通腑为总则,常用的中药有泽泻、大黄、荷叶、生地黄、山药等。中成药有精制大黄片、防风通圣丸（散）、消胖美、减肥降脂片等。

（四）行为疗法

行为疗法也称行为干涉疗法,是指在分析肥胖者摄食行为的特征和运动类型的基础上,帮助患者纠正导致肥胖的不良行为,改变原有的生活、饮食习惯,以达到减轻体重目的的治疗方法。一般来说,行为治疗的短期疗效较好,而长期效果则差。在治疗时除由康复工作人员指导外,还应取得家庭的合作,指导患者制定计划,从饮食处方开始,逐步建立咨询、定期寻访和制定行为干预计划。其内容包括建立节食意识,每餐不过饱;尽量减少暴饮暴食的频度和程度。注意挑选脂肪含量低的食物。教会患者自我监测、观察并记录某些行为,如每天记录摄入食物的种类、量和摄入时间,进行了哪些运动,使用哪些药物,改变行为后所得到的结果等,对行为的自我监测通常可以使患者向所希望的目标方向改变。

（五）中医疗法

中医传统医学技术如针灸、按摩、气功等,对减肥也有独到的作用,也是社区适宜的治疗方法。如推拿按摩治疗肥胖,首先用波浪式的推拿法从上腹部移到小腹 3～4 次,然后依次用二指叠按法施于中脘、天枢、关元三穴,每穴按 3 min,每按一穴后施波浪推拿压法 2～4 遍。压力轻重以患者舒适不痛为度,每次 20 min,每天 1 次,饭后或饥饿时不宜进行按摩。自我按摩时,一般早晚各 1 次,每次 20～30 min。

五、肥胖症患者的康复教育

超重和肥胖症的防治不单纯是个人问题,已引起全社会的关注与支持,作为医务工

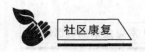

作者应从宣传、健康教育和康复入手，做好社区人群的监测和管理，及时发现高危个体及可能伴发的并发症，并进行具体指导。通过康复教育使患者及家属能全面了解治疗肥胖症，认识康复治疗的重要性，并能积极参与康复训练，养成良好生活习惯，建立健康生活方式，积极预防及控制肥胖症的发生、发展，提高生活质量，及时掌握运动疗法及运动中的注意事项，达到健康教育的目的。

六、肥胖症患者的转介服务

肥胖症患者的康复治疗一般在社区进行，但严重肥胖或超重可以引起人体多个系统或脏器的功能紊乱或病变，且与糖尿病、高脂血症、高血压、冠心病、骨关节病以及脑血管意外等疾病有密切的关系，这些疾病一旦发生，其致残率或致死率非常高，应及时转到上一级医院积极处理原发疾病，待生命体征平稳再考虑肥胖症的治疗。在康复治疗过程中，一旦出现运动损伤如骨折等，应及时转诊到上级医院。在饮食治疗中，热量摄入过低，患者难以坚持，出现衰弱、虚脱、抑郁，甚至心律失常等，对机体有一定危险性，应及时停止，转诊到上级医院做进一步的治疗，待病情稳定时可转回社区继续进行康复治疗。

 知识链接

青春期肥胖　青春期肥胖是指青少年身体里脂肪过多蓄积造成体重超标准的现象。肥胖的青少年常常一活动就感到心慌气短，甚至由于氧耗量和心输出量增加，出现头晕、头痛和血压增高等现象。预防青春期发胖的最重要之处在于加强体育锻炼，促进身体的迅速生长、发育。在饮食上应注意营养素的平衡搭配，积极主动地预防肥胖的发生。

（杨志伟）

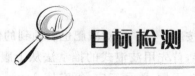 **目标检测**

一、名词解释
1. 饮食疗法。
2. 运动疗法。

二、问答题
1. 简述肥胖症患者社区常用康复治疗方法。

2. 简述肥胖症社区常用检测指标。

三、病例检测

患者，女，37 岁，因肥胖 12 年为主诉入院。生命体征：体温 36.4 ℃、呼吸 20 次/分、脉搏 84 次/分、血压 140/110 mmHg、腹围 128 cm、身高 158 cm、体重 90 kg。根据病情，该患者体重指数、肥胖度如何测量？请制定该患者社区康复方案。

四、单选题

1. 肥胖度的计算方法是（   ）。

A. 实际体重/标准体重×100%

B. （实际体重－标准体重）/标准体重×100%

C. （标准体重－实际体重）/标准体重×100%

D. （实际体重－标准体重）/实际体重×100%

2. BMI 的计算方法是（   ）。

A. 身高(m)/体重(kg²)   B. 体重(kg)/身高(m)

C. 体重(kg)/身高(m²)   D. （身高(cm)－100）×0.9

3. 体重指数 BMI 的单位是 kg/m²，当 BMI≥24 kg/m² 时，则意味着（   ）。

A. 正常   B. 体重超重

C. 重度肥胖   D. 轻度肥胖

4. 腹部穴位减肥，常用的穴位是（   ）。

A. 关元穴   B. 合谷穴

C. 血海穴   D. 丰隆穴

残疾与社区康复

项目五

任务 23　残 疾 概 述

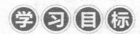

知识目标

1. 能说出残疾的定义。
2. 能说出国际残疾分类方法。
3. 能说出两种主要的残疾评定方法。

能力目标

1. 能对残疾进行分类。
2. 能根据评定标准对残疾进行评定。
3. 能进行残疾预防的社区宣传。

一、残疾与残疾人

所谓残疾,是指由于疾病、外伤、发育缺陷等原因造成的人体结构和功能明显异常和丧失,从而不同程度地丧失了正常生活、工作和学习能力的一种状态。残疾包括各种不同程度的肢体残缺、感知障碍、精神行为异常、智能缺陷等。

所谓残疾人,是指在心理、生理、人体结构上,某种组织、功能丧失或者不正常的人。不同的国家、不同的国际组织对残疾人的定义及权益保障政策不尽相同。国际劳工组织对残疾人的定义是:经正式承认的身体或精神损失从而使其在适当职业的获得、保持和提升方面的前景大受影响的个人。

二、国际残疾分类

1980 年,世界卫生组织发布了《国际残损、残疾、残障分类》(ICIDH),将残疾分为以下三个阶段。

① 残损　残损是指由于各种原因导致人的生理、心理和解剖结构某个部位受到损害。这是残疾发展过程中的第一步,具有可逆性,损伤既可继续发展为残疾,又可因为及时采取干预措施而恢复正常。

② 残疾　残疾是指由于残损进一步发展,引起人体特定功能的减弱或丧失,以影响人体正常进行某些活动。这是残疾发展过程中的第二步,具有可逆性,可因有效的治疗而趋于好转。

③ 残障　残障是指由于残损或残疾而减弱个体参与社会活动的能力,影响个体正常社会角色的扮演。这是残疾发展的最严重后果,此期,个体对家庭、社区、社会的依赖性增加,良好的社会支持系统成为实现残障康复的必需。

2001 年,世界卫生组织制定了新的国际功能分类标准《国际功能、残疾与健康分类》(ICF),将残疾从结构和功能分类、活动分类和社会参与分类分为以下三个层面。

① 身体结构和功能残损　与 ICIDH 分类中的"残损"对应。这一层面的残疾专指各种原因导致的躯体损害仅限于系统、器官结构的损害和功能的障碍。它是病理情况在身体结构上的表现,可造成个体在身体、精神上偏离正常标准,引起功能障碍。

② 活动受限　与 ICIDH 分类中的"残疾"对应。活动受限是指按照正常方式进行的日常活动能力的丧失和工作能力受限,包括行为、交流、生活自理、身体姿势、运动和出行等。活动受限可由身体结构和功能的残损引起,但并非所有的残损都会导致活动受限。

③ 参与受限　与 ICIDH 分类中的"残障"对应。参与受限主要是从受损个体社会应对能力方面进行评定,是指由于残损、活动受限进一步发展,导致个体独立参加正常社会活动的能力减弱或丧失,日常行动、就业、经济自主受限。

三、我国残疾分类及标准

根据国家 2007 年公布《第二次全国残疾人抽样调查残疾标准》,将残疾人分为六类。

(一)视力残疾标准

1. 视力残疾的定义

视力残疾是指由于各种原因导致双眼视力低下并且不能矫正或视野缩小,以致影响其日常生活和社会参与。视力残疾包括盲及低视力。

2. 视力残疾的分级

视力残疾的分级见表 5-23-1。

表 5-23-1　视力残疾的分级

类　别	级　别	最佳矫正视力
盲	一级	无光感到视力小于 0.02;或视野小于 5°
	二级	视力达到或大于 0.02 到视力小于 0.05;或视野小于 10°
低视力	三级	视力达到或大于 0.05 到视力小于 0.1
	四级	视力达到或大于 0.1 到视力小于 0.3

注:① 盲或低视力均指双眼而言,若双眼视力不同,则以视力较好的一眼为准。如仅有单眼为盲或低视力,而另一眼的视力达到或优于 0.3,则不属于视力残疾范畴。

② 最佳矫正视力是指以适当镜片矫正所能达到的最好视力,或以针孔镜所测得的视力。

③ 视野小于 10°者,不论其视力如何均属于盲。

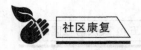

（二）听力残疾标准

1. 听力残疾的定义

听力残疾，是指人由于各种原因导致双耳不同程度的永久性听力障碍，听不到或听不清周围环境声及言语声，以致影响日常生活和社会参与。

2. 听力残疾的分级

（1）听力残疾一级　听觉系统的结构和功能方面极重度损伤，较好耳平均听力损失达到或大于 91 dB/HL，在无助听设备帮助下，不能依靠听觉进行言语交流，在理解和交流等活动上极度受限，在参与社会生活方面存在极严重障碍。

（2）听力残疾二级　听觉系统的结构和功能重度损伤，较好耳平均听力损失在 81～90 dB/HL 之间，在无助听设备帮助下，在理解和交流等活动上重度受限，在参与社会生活方面存在严重障碍。

（3）听力残疾三级　听觉系统的结构和功能中重度损伤，较好耳平均听力损失在 61～80 dB/HL 之间，在无助听设备帮助下，在理解和交流等活动上中度受限，在参与社会生活方面存在中度障碍。

（4）听力残疾四级　听觉系统的结构和功能中度损伤，较好耳平均听力损失在 41～60 dB/HL 之间，在无助听设备帮助下，在理解和交流等活动上轻度受限，在参与社会生活方面存在轻度障碍。

（三）言语残疾标准

1. 言语残疾的定义

言语残疾，是指由于各种原因导致的不同程度的言语障碍（经治疗一年以上不愈或病程超过两年者），不能或难以进行正常的言语交往活动（3 岁以下不定残）。

言语残疾包括以下几种情况。

（1）失语，是指由于大脑言语区域以及相关部位损伤所导致的获得性言语功能丧失或受损。

（2）运动性构音障碍，是指由于神经肌肉病变导致构音器官的运动障碍，主要表现为不会说话、说话费力、发声和发音不清等。

（3）器官结构异常所致的构音障碍，是指构音器官形态结构异常所致的构音障碍。其代表为腭裂以及舌或颌面部术后，主要表现为不能说话、鼻音过重、发音不清等。

（4）发声障碍（嗓音障碍），是指由于呼吸及喉存在器质性病变导致的失声、发声困难、声音嘶哑等。

（5）儿童言语发育迟滞，是指儿童在生长发育过程中其言语发育落后于实际年龄的状态，主要表现为不会说话、说话晚、发音不清等。

（6）听力障碍所致的语言障碍，是指由于听觉障碍所致的言语障碍，主要表现为不会说话或发音不清。

（7）口吃，是指言语的流畅性障碍，常表现为在说话的过程中拖长音、重复、语塞并伴有面部及其他行为变化等。

2. 言语残疾的分级

（1）言语残疾一级：无任何言语功能或语音清晰度小于或等于10％，言语表达能力等级测试未达到一级测试水平，不能进行任何言语交流。

（2）言语残疾二级：具有一定的发声及言语能力，语音清晰度在11％～25％之间，言语表达能力未达到二级测试水平。

（3）言语残疾三级：可以进行部分言语交流，语音清晰度在26％～45％之间，言语表达能力等级测试未达到三级测试水平。

（4）言语残疾四级：能进行简单会话，但用较长句或长篇表达困难，语音清晰度在46％～65％之间，言语表达能力等级未达到四级测试水平。

（四）肢体残疾标准

1. 肢体残疾的定义

肢体残疾，是指人体运动系统的结构、功能损伤造成四肢残缺或四肢、躯干麻痹（瘫痪）、畸形等而致人体运动功能不同程度的丧失以及活动受限或参与的局限。

肢体残疾包括：① 上肢或下肢因伤、病或发育异常所致的缺失、畸形或功能障碍；② 脊柱因伤、病或发育异常所致的畸形或功能障碍；③ 中枢、周围神经因伤、病或发育异常造成躯干或四肢的功能障碍。

2. 肢体残疾的分级

（1）肢体残疾一级：不能独立实现日常生活活动。具体包括如下几种。

① 四肢瘫：四肢运动功能重度丧失。

② 截瘫：双下肢运动功能完全丧失。

③ 偏瘫：一侧肢体运动功能完全丧失。

④ 单全上肢和双小腿缺失。

⑤ 单全下肢和双前臂缺失。

⑥ 双上臂和单大腿（或单小腿）缺失。

⑦ 双全上肢或双全下肢缺失。

⑧ 四肢在不同部位缺失。

⑨ 双上肢功能极重度障碍或三肢功能重度障碍。

（2）肢体残疾二级：基本上不能独立实现日常生活活动。具体包括如下几种。

① 偏瘫或截瘫，残肢保留少许功能（不能独立行走）。

② 双上臂或双前臂缺失。

③ 双大腿缺失。

④ 单全上肢和单大腿缺失。

⑤ 单全下肢和单上臂缺失。

⑥ 三肢在不同部位缺失（一级中的情况除外）。

⑦ 二肢功能重度障碍或三肢功能中度障碍。

（3）肢体残疾三级：能部分独立实现日常生活活动。具体包括如下几种。

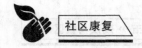

① 双小腿缺失。

② 单前臂及其以上缺失。

③ 单大腿及其以上缺失。

④ 双手拇指或双手拇指以外其他手指全缺失。

⑤ 二肢在不同部位缺失（二级中的情况除外）。

⑥ 一肢功能重度障碍或二肢功能中度障碍。

（4）肢体残疾四级：基本上能独立实现日常生活活动。具体包括如下几种。

① 单小腿缺失。

② 双下肢不等长，差距在 5 cm 以上（含 5 cm）。

③ 脊柱强（僵）直。

④ 脊柱畸形，驼背畸形大于 70°或侧凸大于 45°。

⑤ 单手拇指以外其他四指全缺失。

⑥ 单侧拇指全缺失。

⑦ 单足跗跖关节以上缺失。

⑧ 双足趾完全缺失或失去功能。

⑨ 侏儒症（身高不超过 130 cm 的成年人）。

⑩ 一肢功能中度障碍，二肢功能轻度障碍。

⑪ 类似上述的其他肢体功能障碍。

（五）智力残疾标准

1. 智力残疾的定义

智力残疾是指智力显著低于一般人水平，并伴有适应行为的障碍。此类残疾是由于神经系统结构、功能障碍，使个体活动和参与受到限制，需要环境提供全面、广泛、有限和间歇的支持。

智力残疾包括：在智力发育期间（18 岁之前），由于各种有害因素导致的精神发育不全或智力迟滞；或者智力发育成熟以后，某种有害因素导致的智力损害或智力明显衰退。

2. 智力残疾的分级

智力残疾的分级见表 5-23-2。

表 5-23-2　智力残疾的分级

级　别	分　级　标　准			
	发展商（DQ） 0～6 岁	智商（IQ） 7 岁以上	适应性行为 （AB）	WHO-DAS 评分
一级	≤25	<20	极重度	≥116 分
二级	26～39	20～34	重度	106～115 分
三级	40～54	35～49	中度	96～105 分
四级	55～75	56～69	轻度	52～95 分

（六）精神残疾

1. 精神残疾的定义

精神残疾是指各类精神障碍持续一年以上未痊愈，由于患者的认知、情感和行为障碍而影响其日常生活和社会参与的疾病状态。

2. 精神残疾的分级

18 岁以上的精神障碍患者根据 WHO-DAS 评分和下述的适应行为表现，18 岁以下者依据下述的适应行为的表现，把精神残疾划分为四级。

（1）精神残疾一级　WHO-DAS 评分为 116 分或以上者，其适应行为严重障碍：生活完全不能自理，忽视自己的生理、心理的基本要求；不与人交往，无法从事工作，不能学习新事物；需要环境提供全面、广泛的支持，生活长期、全部需他人监护。

（2）精神残疾二级　WHO-DAS 评分在 106～115 分之间者，其适应行为为重度障碍：生活大部分不能自理，基本不与人交往，只与照顾者简单交往，能理解照顾者简单的指令，有一定学习能力；监护下能从事简单劳动；能表达自己的基本需求，偶尔被动参与社交活动；需要环境提供广泛的支持，大部分生活仍需他人照料。

（3）精神残疾三级　WHO-DAS 评分在 96～105 分之间者，其适应行为中度障碍：生活上不能完全自理，可以与人进行简单交流，能表达自己的情感；能独立从事简单劳动，能学习新事物，但学习能力明显比一般人的差；被动参与社交活动，偶尔能主动参与社交活动；需要环境提供部分支持，即所需要的支持服务是经常性的短时间的，部分生活需由他人照料。

（4）精神残疾四级　WHO-DAS 评分在 52～95 分之间者，其适应行为轻度障碍：生活上基本自理，但自理能力比一般人差，有时忽略个人卫生；能与人交往，能表达自己的情感，体会他人情感的能力较差，能从事一般的工作，学习新事物的能力比一般人稍差；偶尔需要环境提供支持，一般情况下生活不需由他人照料。

以上六类残疾中，存在两种或两种以上残疾为多重残疾。多重残疾应指出其残疾的类别。多重残疾分级按所属残疾中最重类别残疾分级标准进行分级。

四、残疾的社区预防

（一）残疾的预防原则

（1）建立"非致残环境"　这是预防残疾最主要的手段。在世界范围内，武装冲突环境和极度贫困环境是造成致残，尤其是造成儿童致残的主要因素，近年来因战争和贫困致残的儿童达数百万。

（2）抓好实施重点　就国家来说，应以发展中国家为预防重点；从年龄来说，应以青少年为预防重点；从层次上来说，应以一级、二级预防为重点。

（3）突出社区地位　要充分发挥社区在预防保健中的基础作用，确保经费，做好调

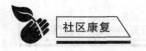

查走访、知识宣教、健康促进等预防工作。

（二）三级预防措施

1. 一级预防

针对健康人群，避免伤害，减少致残风险。

（1）免疫接种　取得相应传染性疾病的免疫力，如麻疹、风疹、乙脑、急性脊髓灰质炎等。

（2）预防性咨询及指导　以掌握预防疾病、提高健康水平的知识和方法，如进行婚前检查、孕期检查、遗传咨询、营养咨询等。

（3）预防性保健　做好围产期保健，减少先天性致残因素。

（4）避免引发伤病的危险因素和危险源　避免接触可引发伤残的生物、物理、化学因素，预防非感染性疾病。

（5）保持健康的生活方式　不吸烟、不酗酒、控制体重、合理饮食、作息规律。

（6）合理行为及精神卫生　保持心情愉悦，预防抑郁、焦虑及其他精神障碍的发生。

（7）安全防护照顾　幼儿及老人得到合理照顾，防止意外事故发生。

（8）维护安全环境　遵守交通法规，遵守车间安全规章，改善学校、社会等安全环境，避免酒后驾车。

2. 二级预防

伤病发生后早发现、早干预，防止病损发展为残疾。

（1）早期筛查，定期体检　广泛宣传普及致残伤病指标，定期进行健康体检，早期筛检血压、血糖、类风湿因子等，早期发现疾病。

（2）控制危险因素　肥胖者应控制体重，吸烟者应戒烟，酗酒者应禁酒，以减少心血管疾病、代谢性疾病的发生率。

（3）改变不良生活方式　改变高脂、高糖饮食习惯，避免熬夜，合理运动。

（4）早期医疗干预　伤病出现后及时进行医疗干预，促进疾病好转，减少并发症。

（5）早期康复训练　及早进行康复训练，促进伤病转归。

3. 三级预防

三级预防以早期康复，减轻残疾，防止向残障转变为目标。

（1）康复功能训练：采用运动治疗、作业治疗、言语治疗等促进功能恢复。

（2）使用辅助器具：安装假肢、使用助行器等，提高生活质量。

（3）建立支持系统：在家庭、学校、社会建立连续、有效的支持系统，帮助残障者提高社会参与机会。

（陶学梅）

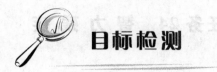

目标检测

一、名词解释

1. 残疾。

2. 残疾人。

3.《国际功能、残疾与健康分类》。

二、问答题

《国际功能、残疾与健康分类》是如何对残疾进行分类的？

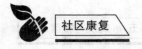

任务 24　智 力 残 疾

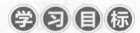

知识目标

1. 能说出智力残疾的原因及预防方法。

2. 能说出智力残疾的分级标准。

3. 了解智力残疾的康复原则。

能力目标

1. 能熟练地运用智力残疾评定方法对智力残疾者进行评定。

2. 能熟练地对智力残疾儿童和成年人进行康复训练。

一、智力残疾基础知识

（一）智力残疾的定义

根据第二次全国残疾人抽样调查残疾标准（2007 年），智力残疾是指智力显著低于一般人水平，并伴有适应行为的障碍。此类残疾是由于神经系统结构、功能障碍，使个体活动和参与受到限制，需要环境提供全面、广泛、有限和间歇的支持。

智力残疾包括：在智力发育期间（18 岁之前），由于各种有害因素导致的精神发育不全或智力迟滞；或者智力发育成熟以后，由某种有害因素导致的智力损害或智力明显衰退。

智力低下或者智力明显落后于同龄儿童是智力残疾儿童的明显特征。智力水平的高低以智商（IQ）表示，以韦氏智力量表为例，正常人智商在 70～130 分之间，低于 70 分，可视为智力低下。

（二）智力残疾的分级

在我国，对智力残疾进行分级主要以 IQ 值、社会适应行为缺陷程度为依据，根据不同的受损程度可分为轻度、中度、重度、极重度四个等级。

（1）轻度智力低下　IQ 分值在 50～69，语言发育略落后于同龄儿童，表现为词汇储备不丰富，表达吃力，不能主动适应环境变化。轻度智力低下占智力低下人群的 70%～80%。

（2）中度智力低下　IQ 分值在 35～49，智力发育明显障碍，词汇储备贫乏，表达障碍，吐字不清，对环境辨别能力差，不能有效识别危险因素。中度智力低下占智力低下人群的 10%～15%。

（3）重度智力低下　IQ 分值在 20～34，反应迟钝，情感幼稚，不能清晰认识生活环境,不能有效表达自身需求,发音含糊,不成句。重度智力低下占智力低下人群的5%~10%。

(4)极重度智力低下 IQ分值在20以下,生活完全不能自理,情感反应原始,对生活环境无自知,几乎无运动和言语功能。极重度智力低下占智力低下人群的1%~2%,多数伴发多种疾病,于幼年即夭折。

(二)智力残疾的常见原因

智力残疾往往不是单一因素所致,而是多重原因交互影响下的产物。其中轻度智力残疾者多来自低社会经济地位家庭,他们缺乏文化刺激、严重营养失调、家中有智力残疾的双亲等,因而影响其智力发展,有报道将这一因素导致的智力残疾称为文化-家庭智力残疾;中度、重度和极重度智力残疾则分布于社会各阶层,其成因是以生物-医学的因素居多。

1987年第一次全国残疾人抽样调查将智力残疾的致病原因划分为:遗传性疾病;发育畸形;妊娠疾病;产伤、颅内出血、窒息;中毒;营养不良;脑炎、脑膜炎;脑病;脑外伤;脑血管病;老年性痴呆;社会心理因素;其他;不详。

2006年第二次全国残患者抽样调查,将智力残疾的致病原因划分为:① 遗传(染色体异常和畸变、先天性代谢异常);② 发育障碍(胎儿和新生儿窒息、早产、低体重和过期产、发育畸形、营养不良);③ 疾病(感染性脑疾病、脑血管病、物质代谢、营养疾病、内分泌障碍、惊厥性疾病、精神病);④ 创伤或意外伤害(母孕期外伤及物理伤害、产伤、工伤、交通事故、其他外伤);⑤ 中毒与过敏反应;⑥ 不良文化因素(文化剥夺、教养不当、感觉器官剥夺);⑦ 其他;⑧ 原因不明。

其中,遗传条件是智力残疾最常见的已知原因,占所有智力残疾的7%~15%,占已知原因的智力残疾的30%~40%。染色体不正常占严重智力残疾的0.3%,占已知原因的轻度智力残疾的4%~8%。Down综合征是同染色体有关的智力残疾的最频繁因素,占所有智力残疾的4%~12%。

二、智力残疾的社区康复评定

(一)一般情况评定

对智力残疾者的一般情况评定包括生理状况、心理状况、社会生活环境、社会支持系统等方面,其中,对于成年智力残疾患者的评估还应包括生活满意度、生活能力、社会交往能力、工作能力和工作行为等职业康复状况。

(二)功能评定

1. 评定方法

(1)观察法 在日常生活中对儿童发育状况进行有意识的观察,如观察出生后婴儿哺乳反射、有无拥抱反射、是否会笑以及对周围刺激的反应等。最先观察到的往往是动作方面的发展迟缓,如不能抬头、不会翻身、不会爬行等,然后是其他方面的发育迟

缓,如不会说话、不会数数、不会与同龄儿童游戏等。家长的早期观察,对于智力残疾患儿的及早诊断和及时康复都具有重要意义。

(2)同龄比较法　与同龄儿童发育水平进行比较,观察儿童是否具有与同龄人同样水平的社会认知能力和反应能力。需要说明的是,每个孩子都具有个体差异,一些孩子在一些方面发育早些,在另一些方面发育晚些,这属于正常。如果一个孩子在多个方面都落后于同龄儿童,且落后程度较重,则家长就要引起足够的重视。

(3)专家咨询　对于发现儿童智力发育明显落后于同龄人者,可到当地专业机构向儿童保健医生、特殊教育教师、心理咨询师等专家进行咨询,以及进行进一步的检查和测量。

(4)量表筛查　进行智力量表筛查,主要目的在于对可疑儿童进行初步认定,以便确定是否需要再做进一步的评定。以下两种情况需要做筛查。

① 可疑儿童可能存在智力发育迟缓,但还不具备正式诊断条件时,可考虑用筛查工具进行初筛。通过筛查,首先排除非智力障碍的儿童,对进入筛查标准的对象即应当继续转介到县级以上专业机构进行确认。

② 进行大面积调查时,可用相对简便的筛查工具,快速筛查。大部分正常儿童被排除后,小部分可疑儿童可用专业量表进行进一步的筛查。

(5)量表评定　对筛查出的可疑对象,需到县级以上专业机构,由专业人员使用量表进行测量,对患儿智力发展进行鉴定和诊断。

2. 评定标准

在对儿童进行智力发育水平评定时,必须兼顾智力水平、社会适应能力、发病年龄三个标准,这三个标准必须同时具备,缺一不可。临床上常见的误区是用智商作为诊断智力残疾的唯一标准,这可能会导致一些正常儿童(如学习困难儿童)被误诊为智力残疾儿童。

1)智力筛查量表

(1)丹佛发育筛查测验　适用于0～6岁儿童,使用方便、省时,其结果与诊断量表有较高的一致性,世界各国广泛适用。其结果判断分为正常(IQ>90),可疑(IQ为89～68),异常(IQ<68)。

(2)绘人测验　适用于5～12岁儿童,方法简便,使用简单,能进行集团测验,结果与其他智力量表测验所得的IQ值有明显相关性。绘人测验要求小儿在一张白纸上画人像,然后进行评分。

(3)图片词汇测试　适用于3～9岁儿童,由120组黑白线图组成,每组包括4幅图片,由测试者说出一个词汇,要求被测儿童指出相应的图案。测试结束后,测试仪根据测试结果与被测儿童的年龄自动计算出IQ值。

2)智力诊断量表

(1)韦克斯勒量表　这是世界各国应用最广泛的个别测验量表,分为韦克斯勒成人智力量表(WAIS)、韦克斯勒儿童智力量表(WISC)、韦克斯勒学龄前和学龄期儿童智力量表(WPPSI)。韦克斯勒量表的特点在于总测验量表由多个分测验量表组成,每个分测验可测量一种智力功能。韦克斯勒儿童智力量表部分节选见表5-24-1。

表 5-24-1 韦克斯勒儿童智力量表

口 语 量 表	操 作 量 表	口 语 量 表	操 作 量 表
1. 一般常识(共 30 题) 2. 找出两物共同点 （共 17 题） 3. 算数能力(共 18 题)	1. 图形补缺(共 26 题) 2. 图形排列(共 12 题) 3. 积木算数(共 11 题)	4. 词汇(共 32 个词汇) 5. 一般理解(共 17 题) 6. 数字广度(共 7 题)	4. 图像组合(共 5 套) 5. 译码(共 2 套) 7. 迷津(共 9 个)

（2）比奈量表 该量表适用于 2~18 岁的智力障碍者。与韦克斯勒量表相比,其不同之点在于,比奈量表将测量各项智力功能的题目混合排列,每个年龄组设置一套试题。1982 年北京大学吴天敏教授将比奈量表做了部分修订,删减了部分重复试题,每岁设置 3 个试题,从 2 岁到 18 岁共设置了 51 个试题,按照由易到难的顺序进行排列。

吴天敏教授修订后的比奈量表如表 5-24-2 所示。

表 5-24-2 1982 年吴天敏修订的比奈量表试题排序

1 比图形	2 说出物品	3 比长短线	4 拼长方形	5 辨别图形
6 数纽扣 13 个	7 问手指数	8 上午和下午	9 简单迷津	10 解说图画
11 找寻失物	12 倒数 20 至 1	13 心算(一)	14 说反义词(一)	15 推断情景
16 指出缺点	17 心算(二)	18 找寻数目	19 找寻图样	20 对比
21 造语句	22 正确答案	23 对答问句	24 描画图样	25 剪纸
26 指出谬误	27 数学巧术	28 方形分析(一)	29 心算	30 迷津
31 时间计算	32 填字	33 盒子计算	34 对比关系	35 方形分析(二)
36 记故事	37 说出共同点	38 语句重组(一)	39 倒背数目	40 说反义词(一)
41 拼字	42 判断语句	43 数立方体	44 几何形分析	45 说明含义
46 填数	47 语句重组(二)	48 校正错误	49 解释成语	50 明确对比关系
51 区别词义				

3）社会适应能力评定

（1）全国智力残疾儿童康复训练测评系统。

（2）国内成人智残适应行为评定量表。

（3）美国智力低下协会适应行为量表。

以上分为两个分量表,分别适用于 13 岁以下儿童和 13 岁以上个人。

三、智力残疾社区康复措施

（一）智力残疾康复原则

（1）参与原则:项目符合患儿认知特点,能激发患儿兴趣,乐于参与。

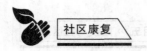

（2）补偿原则：项目设计时要根据患儿智力状况，对缺陷功能进行有意识的补偿，使功能训练对患儿未来生活具有实用性。

（3）渐进原则：循序渐进，根据患儿智力水平及训练效果合理安排训练内容。

（4）多种形式：个别训练与集体训练相结合，图画训练与文字训练相结合，游戏训练与讲解训练相结合。

（二）智力残疾儿童康复训练

1. 大运动能力

（1）翻身、仰卧训练　先引导幼儿从俯卧翻身为侧卧，如遇幼儿完成困难，训练者可用手轻轻推动幼儿，帮助完成侧卧。一手轻轻帮助幼儿固定在侧卧位，另一手在远侧用玩具吸引幼儿注意力，逗引幼儿从侧卧翻身，完成仰卧。

（2）坐　帮助幼儿保持长坐姿和端坐姿，每个坐姿保持 3 min 以上。训练循序渐进，开始时训练者可用手轻轻扶持幼儿，逐渐过渡到幼儿独立长坐。

（3）爬行　训练时，将幼儿置于平坦、安全环境中，俯卧，在幼儿前方 50 cm 处放置一玩具，逗引幼儿向前爬行。开始时训练者可用手掌顶住幼儿双脚脚掌，帮助其向前用力，每次爬行达到 3 m 以上距离。待幼儿逐渐能够爬行时，减少帮助，最终实现幼儿独立爬行。

（4）站立　将幼儿置于墙角、栏杆等可支撑的开阔处，先帮助幼儿从坐姿变为跪姿，再轻轻拉动幼儿，帮助其脚底用力，慢慢站起，维持站姿 2 min 以上。开始时训练者可以双手扶持幼儿，帮助站立，或者引导幼儿身体靠墙，增加站立稳定性，视训练情况逐渐减少帮助，最终实现独立站立。

（5）步行　步行训练的重点是帮助幼儿实现身体重力从一条腿转换到另一条腿。前期可两人协作，一人从背后扶住幼儿双肩，帮助幼儿平衡身体重心；另一人下蹲，帮助幼儿纠正迈步姿势。幼儿迈步姿势改善后，可逐步过渡到一人帮助，最后实现幼儿独立连续行走 20 步以上。

（6）上下台阶　在实现平地步行的基础上，帮助幼儿训练高抬腿动作，同时加强单腿支撑的力量的训练。可先独立训练单腿抬高动作，熟练后将幼儿置于台阶下，帮助幼儿抬腿上台阶，每次完成上下 6 级台阶。逐步减少帮助，引导幼儿学会一手扶持栏杆，独立上下台阶。

（7）跑步　可先训练幼儿进行快速平地行走，以及静态身体前倾时平衡能力。训练者从幼儿前方进行口头引导，控制步行速度，指导幼儿保持身体平衡。根据训练情况不断加快速度，最终实现患儿独立向前跑 5 m 以上。训练过程中要注意保护幼儿安全，以免打击幼儿训练的信心。

2. 精细运动能力

（1）伸手取物　将幼儿置于平坦开阔地，在其周围放置各种色彩艳丽的玩具以吸引其注意力，当幼儿表现出兴趣时，不断以语言激励幼儿伸手去抓取该玩具。当幼儿成功抓取玩具后，要及时用愉悦的语调予以表扬和激励，并将幼儿抓取到的玩具作为奖品奖励给幼儿。

（2）捏取　帮助幼儿练习用拇指和食指对捏,捏取物品。可用碗盛装玻璃彩珠,激励幼儿用手捏取,视幼儿捏取数目给予奖励。开始时训练者可用手协助幼儿做捏取姿势,逐步过渡到幼儿独立完成。

（3）拧盖　训练幼儿用一手固定瓶身,一手握紧瓶盖并做旋转开启动作。训练者可选择幼儿喜欢的饮料,先做示范动作,开启后倒出饮料让幼儿品尝,增加幼儿兴趣,然后指导幼儿练习,直至能顺利地开启瓶盖。

（4）系扣子　训练幼儿手指协调功能。训练者先示范,再手把手教导幼儿,一边做动作一边教导动作要领歌谣,增加幼儿兴趣,直至能独立系、脱扣子。

（5）穿珠子　训练幼儿视力和双手协调能力。指导幼儿将彩珠穿到绳子上。

（6）折纸　指导幼儿将一张平整的白纸对折整齐,再打开抹平。

3. 感知能力

（1）注视物体　训练幼儿集中注意力,视力集中于某一物体 5 s 以上。

（2）追视移动物体　训练幼儿目光追随移动的物体。训练者可用玩具吸引幼儿注意力,然后缓慢移动玩具,同时观察幼儿目光是否追随物体。

（3）分辨味道　分别给予幼儿品尝酸甜咸苦辣多种味道,开始训练时,在让幼儿品尝味道的同时,告诉幼儿这是一种什么味道,哪些东西是这种味道。如在让幼儿品尝酸味时,要告诉幼儿:"这是酸味,醋是酸的。"训练一段时间后,可让幼儿交替品尝各种味道,并要求幼儿进行分辨。

（4）分辨气味　训练幼儿分辨香味、臭味。

（5）分辨声音　训练幼儿分辨生活中常见声音,如下雨的声音、风吹的声音、打雷的声音、汽车的声音、动物的叫声、人物说话的声音。

（6）分辨触觉　帮助幼儿用手触摸物体,分辨冷热、松紧、软硬、干湿等感觉。

4. 认知能力

（1）认识物体的存在　训练幼儿认识周围环境中存在和消失的物体。训练者可随时利用生活场景进行训练,如带领幼儿散步时,告诉幼儿:"看,一只小狗过来了!"、"看,一只小鸟飞走了!"

（2）物品归类　训练者可将多种水果、动物、植物的图片归集在一起,先带领幼儿进行归类,同时告知幼儿,"这是苹果,苹果是水果的一种。"训练一段时间后,要求幼儿独立进行分类。

（3）认识物体之间的常见关系　训练者利用生活场景,告诉幼儿高矮、胖瘦、远近、大小等关系。

（4）认识颜色　训练者先引导幼儿认识各种颜色,同时告诉幼儿:"花是红的,树叶是绿的",最后要求幼儿至少要认识三种以上的颜色。

（5）认识方位　训练幼儿认识前后、左右、上下、里外等方位。

（6）认识形状　训练幼儿认识圆形、方形、三角形等基本形状。

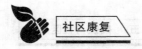

（7）分辨有无　训练幼儿辨别容器中有无物体。

（8）认识动物　帮助幼儿认识常见动物，并辨别每种动物的叫声。

（9）认识时间　帮助幼儿辨别白天、黑夜、早上、晚上、上午、下午、中午等时间概念。

（10）会点数　能够对着动物、玩具等物体，一一点数，从 1 数到 10。

（11）认识钱币　训练幼儿认识常用钱币，知道钱币数额大小排序，知道用钱币可以买到东西。

（12）辨别天气变化　帮助幼儿了解晴、雨、云、雪等天气状况。

（13）分辨因果关系　帮助幼儿了解生活中常见因果关系，如渴了要饮水、困了要睡觉、饿了要吃东西、下雨出门要打伞等。

5．语言交往能力

（1）知道自己的名字　听到有人叫自己名字时能够应答。

（2）服从简单指令　能够听明白简单的指令，并对指令做出相应反应。

（3）表达简单要求　能够对身边的人表达自己简单的要求，如想喝水、想外出等。开始时幼儿可用图画或手势进行表达，逐渐练习幼儿用语言表达需求。

（4）基本的书写能力　能够用正确的姿势持笔，会画基本的线条，会写自己的名字。

（5）简单的对话　能够说一些简单的词语，训练幼儿能够应对一些简单场景的对话。

6．生活自理能力

（1）认识家居环境　了解室内客厅、卧室、厕所、厨房的方位和功能，知道吃饭、睡觉、如厕、洗脸等分别应该去哪里。

（2）进食　能够用手（或借助工具）拿着食物，准确送到嘴里；能够正确使用碗筷、汤匙等进食工具。

（3）如厕　能够控制大小便、表达便意、认识男女厕所、正确使用卫生纸、便后洗手。

（4）洗漱　知道睡前、晨起要洗脸、刷牙，能够正确使用洗漱用品，不乱用他人洗漱用品。

（5）穿脱衣服　分辨衣服的前后、上下、里外，能够独立正确完成内衣、上衣、下衣的穿脱。知道先穿袜，后穿鞋，能够分清鞋的左右，能正确系鞋带。

（6）安全知识　能够识别室内危险因素，不触碰天然气、电源插头、刀剪等利器，不乱服用药物。不单独外出，与人外出时走人行道，主要避让车辆及其他危险因素。

7．社会应对能力

（1）了解自己及家人　知道自己的名字，熟悉自己家人的名字。

（2）了解生活环境　认识住家周围的环境，能够从室外玩耍后自行归家，能够说出自己的家庭住址，记得家里的电话号码。

（3）参加社会活动　能够认识公共场所常见的标志，如厕所、车站、商店等；能够和小伙伴一起玩耍,知道集体活动的规则。掌握一些常见的礼貌用语,如"谢谢、对不起、再见"等。

(三)智力残疾成人康复训练

1. 成年智力障碍者的康复原则

(1)自立性原则　康复训练主要依靠激发成年智力残疾者自身的信心和潜能完成,利用他们对于未来生活的向往,主动参与,主动训练。

(2)个别化原则　对每一个参与训练的成年智残者,针对他们不同的社会背景和需求,制定个别化的训练方案。

(3)循序渐进原则　训练中不能急于求成,要采取多次重复,反复训练的方式,帮助智力残疾者逐步恢复功能。

2. 康复内容

1)生活自理能力

(1)进食　掌握基本进食工具,独立完成进食。了解就餐礼仪,在与人就餐时能保持克制,遵从就餐规则。注意饮食卫生,不吃变质食物,患病时能够遵照医嘱服用药物。

(2)穿衣　正确穿脱衣物,正确穿脱鞋袜,知道穿衣顺序。穿衣遇到困难时,知道向家人求助。

(3)洗漱　正确认识毛巾、脸盆、牙刷、口杯的功能,能够认识自己的洗漱用品,独立完成洗漱。男性患者要学会修理胡须,女性患者要学会简单的脸部保养步骤。

(4)如厕　二便后会使用卫生纸,女性患者会正确使用卫生巾。在公共场所会识别男、女公厕标志。

(5)性知识　了解适当的性行为,不在公共场所暴露身体或发生自慰行为,不与异性做不恰当的身体接触,不对异性实施骚扰,学会不接受他人的性引诱。

2)社会应对能力

(1)注意文明礼仪　外出前适当修饰自我形象。举止得体,用语文明,能够使用"您好""谢谢""对不起""没关系""再见"等礼貌用语。

(2)熟悉社区环境　了解小区布局,熟悉常用区域,正确使用小区公共设施,能够进行简单购物,会阅读社区通知,能够与邻居进行简单交谈。

(3)安全常识　能够识别小区危险因素,发现水、电、气等危险时能主动避让,并及时报告居委会;遇到危及自身安全的突发事件,知道打电话求救,记得常用求助电话(119、110、120 等);不轻易相信陌生人。

3)就业能力

就业能力训练是成年智力残疾人社区康复中的一项重要内容,智力残疾患者通过培训就业能力,掌握劳动生产技能,是实现社会康复的重要环节。成年智力残疾患者就业能力训练主要包括如下几点。

(1)初步了解职业:了解职业的种类、劳动报酬、劳动纪律、劳动态度等。

(2)掌握基本技能:一是掌握家居生活技能,如清洁卫生、布置环境、管理财物等;二是掌握工作所需的职业技能,包括熟悉工作程序、了解工作需求、进行技能训练;三是

进行社会公益技能培训,包括参与社区清洁、绿化、宣传等公益活动。

(3)熟悉劳动安全规定:熟悉岗位所需的劳动安全法规,能够在工作过程中按照流程操作,遵守安全规定。

四、智力残疾患者的转介服务

从发病机制和病理来看,智力低下是无法完全治愈的。由脑肿瘤、脑畸形、脑外伤导致的脑功能障碍,应尽快转介至专业医疗机构进行手术治疗。

此外,对智力残疾者面临的婚姻、家庭、法律等社会需求,要主动提供帮助,转介到相关部门进行咨询和服务。

 知识链接

智力残疾儿童常用康复器具

(1)球类　可用于锻炼幼儿粗大运动能力,平衡能力和协调能力。宜选择耐用的橡胶质地,充气皮球,直径8～25 cm比较合适。智力差、年纪小的玩大球,智力好、年纪大的玩小球。

(2)积木　可用于锻炼幼儿手指精细动作及双手协调能力。宜选择色彩明艳、体积适宜、质地优良的积木。

(3)珠子　可用于锻炼幼儿手指精细动作,以及加强对数目和颜色的认识。选择塑料或木头的珠子均可,色泽明艳,中间有孔。

(4)瓶子　可用于锻炼幼儿手指的力量和精细动作,以及双手的协调能力。以选择塑料瓶盖,以防铁质瓶盖划伤幼儿手指。

(5)图片　可用于锻炼幼儿认知和归类能力,图片宜色彩明艳,图像活泼,能吸引幼儿注意力。

(6)彩色纸、笔　可用于幼儿涂画基本线条,帮助训练手指精细动作。

(7)日常生活用品　可用于锻炼幼儿日常生活技能,如牙刷、脸盆、毛巾、手纸等。

(8)家居玩具　可用于锻炼幼儿对生活环境的感知能力,如仿真的厨具、餐具等。

(陶学梅)

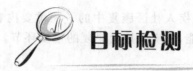 **目标检测**

一、名词解释
智力残疾

二、问答题

1. 智力残疾儿童社区康复应从哪几个方面进行？
2. 智力残疾成人社区康复应从哪几个方面进行？

三、单选题

1. 1981年吴天敏教授修订后的比奈量表包含的试题有（　　）个。

A. 36　　B. 42　　C. 51　　D. 54

四、多选题

1. 常用的智力筛查量表有（　　）。

A. 丹佛发育筛查量表　　　　　　B. 韦克斯勒量表

C. 绘人试验　　　　　　　　　　D. 图片词汇测试

2. 常用的智力诊断量表有（　　）。

A. 丹佛发育筛查量表　　　　　　B. 韦克斯勒量表

C. 绘人试验　　　　　　　　　　D. 比奈量表

3. 成年智力残疾患者需要掌握的性知识有（　　）。

A. 正确处理月经和遗精　　　　　B. 不在公共场合暴露身体

C. 不接受他人的性引诱　　　　　D. 完全不与异性有身体接触

任务 25　精 神 残 疾

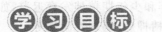

知识目标

1. 能说出精神残疾的定义。
2. 能阐述我国精神残疾的康复模式。
3. 了解我国精神残疾康复试点工作现状。

能力目标

1. 能熟练地运用社区康复技术进行精神残疾者的康复治疗。
2. 能为社区精神残疾者提供转介服务。
3. 能在社区进行精神残疾预防知识的宣传。

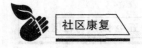

一、精神残疾基础知识

（一）精神疾病、精神病、精神残疾

精神疾病是指在各种生物学、心理学及社会环境因素影响下，人体大脑功能发生紊乱，导致认知、情感、意志和行为等精神活动不同程度地出现各种障碍的一类疾病。

精神病是指由于人体丘脑、大脑功能紊乱，导致患者在感知、思维、情感和行为等方面出现明显异常或紊乱，属于精神疾病中较为严重的类型，如精神分裂症、偏执型精神病、躁狂型抑郁症等。

精神残疾是指各类精神障碍持续1年以上未痊愈。精神残疾患者因存在认知、情感和行为障碍，以致影响其日常生活和社会参与。精神残疾是由精神病导致的一种不良状态，但并非所有的精神病患者都会发展为精神残疾。由于采取及时有效的干预措施，精神病患者未继续发展，在1年之内恢复正常者，以及病情时好时坏、非发作期社会功能不受影响的患者均不属于精神残疾。

（二）精神疾病的基本类型

（1）器质性精神病：常见于由于大脑器质性损伤引起的精神病，如脑外伤、癫痫所致精神病、老年痴呆症等。

（2）精神分裂症和其他精神病：如偏执性精神病、旅途性精神病、周期性精神病等。

（3）情感反应性精神病：又称心境障碍，如躁狂症和抑郁症。

（4）中毒性精神病：包括精神活性物质和非成瘾物质所致的精神病，前者如酒精、阿片、大麻类物质所致精神病，后者如一氧化碳中毒、化学污染所致精神病。

（5）精神发育迟缓：童年和少年期精神发育迟滞，如儿童孤独症。

（6）其他精神障碍所致精神病：病理性激情等。

（三）我国精神残疾的康复模式

2010年，我国大约有1 600万名重型精神疾病患者，受到情绪障碍和行为问题困扰的17岁以下儿童青少年约3 000万人，全国抑郁症患者约5 000万人，各类老年痴呆症患者近600万人。2001年卫生部、民政部、公安部、中国残联根据国务院批转的《中国残疾人事业"十五"计划纲要》中提出的精神病防治康复工作任务，共同制定了《精神病防治康复"十五"实施方案》，确立了"社会化、综合性、开放式"的精神病防治康复工作模式。

社会化即建立从中央到地方，卫生、民政、残联、公安等部门通力协作，社区、家庭、个体广泛参与的精神卫生工作防治体系，同时加大社会支持体系的建设，建成管理网络、技术指导网络、康复实践网络齐备高效、共济共享的康复体系。

综合性即精神残疾的社区康复应是集预防、治疗、康复、服务为一体的综合性卫生服务体系，综合采用药物、运动、心理、文体等多种治疗方式促进患者全方位的康复。

开放式即消除传统观念，对精神残疾患者不再采取集中到精神病院进行禁锢管理，而是采取开放式管理方式，进行社会化康复。充分利用患者熟悉社区环境，能得到家人高质量照顾等优势,使患者在更有利的环境中实现康复。实行开放式康复还有利于患者不与社会脱节,为实现职业康复和社会康复打下良好的基础。

(四)我国精神残疾社区康复试点

1. 上海的"阳光心园"

上海市是我国最早开展精神残疾康复服务的城市,1971 年,上海即开始在徐汇区的一些街道创办工疗站。2007 年,工疗站以"阳光家园"面貌出现,主要对智障人士进行照料、康复、培训等活动。

在"阳光之家"基础上,上海又增开了针对精神残疾人的"阳光心园",主要接受社区精神分裂症和情感性精神障碍人员,通过体育锻炼治疗、娱乐治疗、心理疏导和行为训练,改善精神病患症状,提高治疗依从性,降低复发和再住院率,帮助患者恢复社会活动功能。同时,各类非营利机构和志愿者也广泛参与到"阳光心园"活动中。

2. 北京的"温馨家园"

2003 年,中国残联主席邓朴方在北京市西城区三里河街道一个社区视察基层残障服务体系时,为该社区题词"温馨家园"。截至 2008 年底,北京市共在街道/乡镇、社区/村建立了 1400 多个"温馨家园",其中有 150 个示范型"温馨家园",主要为残疾人提供职业指导、技能培训、专业心理康复服务。

"温馨家园"里有一个爱心超市,生活遇到困难的残疾人可以在那里免费得到生活必需品,包括日用品、粮、油、衣物等。对于重残无业和精神残疾、智障的残疾人,"温馨家园"不计家庭收入,提供一份低保,目前的标准是 390 元/月。同时,在职业康复站领取一份手工作业或其他的职业康复项目,还可以得到相应的报酬,有的是 100 多元,有的是 300 多元。

3. 广州的"康园工疗站"

广州在 1986 年开始开展社区康复工作。目前,广州残联以社区为平台,由政府购买服务,向精神病患者和智障人士提供以学习为主、手工劳动为辅的康复服务。到 2009 年底,广州市在各区推开了市、区、街三级康复服务,147 个街道、10 个镇皆建立"康园工疗站",入园学员达 3800 多人。

"康园工疗站"为精神残疾者和智力残疾者提供以职业康复训练为主要形式的服务。康园模式属于公益性福利事业,不以营利为目的。工疗站对站内的无业贫困精神残疾者、智力残疾者给予适当的生活费补贴,对参加生产劳动的工疗人员发放劳动津贴,并积极推荐工疗后病情稳定两年以上、有劳动能力、能胜任工作者参加社会就业。

广州每个区还建立了"康园工疗站"服务中心。每个街道原则上设 1 个"康园工疗站",作为区服务中心的连锁服务点。工疗站首先于 2006 年 6 月在荔湾区、海珠区试点,同年底在全市铺开,至 2009 年底已经全面完成建站,并顺利开展工作。

二、精神残疾的社区康复评定

(一)一般情况评定

精神残疾患者的康复有赖于患者与常人的正常交往和人际相互作用的性质、质量,

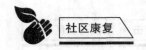

精神康复工作正从依靠精神病院向社会化照料的模式发展,社区康复成为精神残疾患者康复的主要形式。因此,在对精神残疾患者一般情况的评定中,社区及家庭支持系统的评定对患者的功能康复显得尤其重要。

有研究从患者对其家庭的影响(如给家庭成员带来的精神苦恼、给家庭造成的经济困难、由于患者的原因使家庭成员的人际关系受到影响)、患者对主要照顾者的影响(如由于照料患者,使照顾者的身体健康受到影响,使照顾者的工作受到影响,使照顾者的婚姻关系受到影响,使照顾者与配偶之外的其他家庭成员的关系受到影响)、照顾者或患者家庭所得到的社会支持程度、患者所处的家庭社会环境和患者所面临的监护条件等四个方面对精神残疾患者所面临的社会支持系统进行了调查,结果显示,精神残疾患者的监护条件与他给其家庭带来的精神苦恼和经济困难的程度呈显著负相关,照顾者与患者的关系越近,则患者的监护条件就越好。由配偶、父母为主要照顾者的患者所处的家庭社会处境相对较好,而当照顾者系患者同胞或其他亲戚时,监护条件则相对较差。

（二）精神残疾分级

根据《第二次全国残疾人抽样调查残疾标准（2007年）》,18岁以上的精神障碍患者根据 WHO-DAS 评分和下述的适应行为表现,18岁以下者依据下述的适应行为的表现,把精神残疾划分为四级（见任务23）。

三、精神残疾的社区康复措施

1. 作业治疗法康复

对不同类型的精神残疾患者宜采用不同的作业治疗法。例如:对于精神分裂症患者,可安排雕刻、修理等活动,使其集中注意力;对于躁狂症患者,可安排书法、画画等活动,使其克服躁狂,放慢心境;对于抑郁症患者,可安排进行插花、园艺等活动,使其在活动中感受到生活的美好,帮助提高情绪。

2. 工娱康复

通过工作、劳动、文体、娱乐活动转移患者对病态体验的注意力,减少精神症状,改善患者情绪,恢复自信,提高社会应对能力。该方法在社区康复中使用较多。

3. 心理康复

由专业心理治疗师进行,常用的方法包括心理咨询治疗、催眠和暗示治疗、行为治疗等。

4. 药物康复

药物康复是精神残疾患者最重要的治疗手段。按照药物作用可分为抗精神病药、抗抑郁药、抗躁狂药、抗焦虑药四类。

在使用药物进行精神病治疗时,要严格在医生指导下使用,严禁患者或家属到药店自行购买与服用。用药时要注意个体差异,做到适当掌握用药剂量。

5. 职业康复

职业康复是精神残疾患者社区康复中一项非常重要的任务,主要目的是帮助患者掌握社会生活技能,谋求职业,实现经济独立和重返社会。具体包括以下内容。

(1)适应性训练 精神残疾患者在病情稳定后,可根据病情安排到相应的工作场所中,逐步适应工作环境和人际环境,锻炼其适应能力。

(2)技能训练 在患者就业前,要针对岗位进行技能培训,以帮助患者上岗后能逐步掌握从事该项工作所必需的技能,为实现就业保持打下良好基础。

(3)庇护性就业 精神残疾患者就业初期,需要得到就业环境的支持和庇护,以得到领导和工友的宽容和照顾。

(4)过渡性就业 即精神残疾患者在实现确定的就业前,可能需要一个就业过渡期,此期患者仍需要得到社会的帮助和支持。如广东湛江地区的农村在精神专科医院与家庭之间建立"中途宿舍"和"农疗基地",这就是过渡性就业。

(5)就业 患者实现真正意义上的就业,精神残疾患者可以得到一份合适的工作,并能得到社会的认可和接纳,真正实现经济独立。

(6)就业保持 患者在就业岗位上能够完成工作职责,并且能够根据岗位需要进行技能和知识的更新。同时,政府和社会也应采取措施,从政策角度保证精神残疾患者的就业保持。

(7)社会技能训练 精神残疾患者在职业康复过程中,除了需要进行与谋求职业相关的训练外,还需要进行社会技能训练,在实现职业康复的同时实现社会康复。常用社会技能包括:①用药指导;②休闲娱乐指导;③个人卫生和保持环境清洁指导;④财物保管及外出购物指导;⑤待客与交谈技巧指导;⑥安全使用交通工具指导;⑦遵守社会公德指导等。

四、精神残疾患者的转介服务

精神残疾患者医学情况稳定前应在医院进行治疗,医学情况稳定后的功能恢复应在康复机构或在医院的康复门诊进行康复,生活基本自理后应转回家中康复,功能恢复速度很慢或预计难以恢复功能而不得不进行长期的生活护理照顾者,应进行转介服务。这些转介根据具体情况应是双向进行的。

知识链接

社会功能缺陷筛选表

1. 最近一个月内的职业工作情况:是否按常规行事、按时上班、按时完成生产任务,在工作中与同事合作及表现情况怎样。

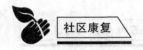

①0分：无异常，或仅有不引起抱怨（问题）的小事。

②1分：确有功能缺陷，水平明显下降，成为问题或引起同事诉苦。

③2分：严重功能缺陷，有受处罚和谴责的危险，或者已经因为功能缺陷受到处罚或谴责。

2.（已婚者）最近一个月内的婚姻职能，夫妻关系：相互交往，交换意见，共同处理家务，显露爱与温情，对对方负责，给对方支持和鼓励。

①0分：无异常，或仅有不引起抱怨（问题）的小事。

②1分：确有功能缺陷，不支持或不交换意见，争吵，逃避对对方应负的责任。

③2分：严重功能缺陷，经常争吵，一肚子怨气，或者完全不理睬对方。

3.（已有小孩者）最近一个月内的父母职能：对子女照顾、喂养，帮助穿洗衣服，带孩子玩耍，关心孩子的健康和学习等。

①0分：无异常，或仅有不引起抱怨（问题）的小事。

②1分：确有功能缺陷，对子女缺乏关怀、兴趣，以致引起抱怨和意见，子女情况不佳。

③2分：严重功能缺陷：在几个方面完全不管子女，不得不由他人照顾，或者子女处于明显无人照顾状态。

4.最近一个月内出现社会性退缩：主动回避与他们见面及交谈，避免与人在一起，不与家人、朋友外出参加社交活动。

①0分：无异常或非常轻微。

②1分：确实回避他人，但有时可被说服参加一些活动。

③2分：严重退缩，不参加任何活动，说服无效。

5.最近一个月内家庭以外的社会活动：与其他家庭或人的接触情况，集体活动和文体活动等的参加情况。

①0分：无异常或非常轻微。

②1分：确实不参加某些家人与其他人看来应该参加的活动。

③2分：无活动，完全回避应参加的活动，因此受到批评。

6.最近一个月内在家中活动过少：白白浪费时间，什么也没干，睁眼躺在床上，静坐不讲话。

①0分：无，或者很偶然出现。

②1分：大多数日子，每天至少有2 h什么也不干。

③2分：几乎整天什么也不干，成了问题或引起议论。

7.最近一个月内的家庭职能表现：在家庭日常生活中，起通常应当起的作用，一起吃饭，分担家务（讨论家庭收支，修理家用物品，做卫生等）。

①0分：无功能缺陷，或很轻微。

②1分：确有功能缺陷，不履行义务，参与家庭活动差。

③2分：严重功能缺陷，不理家人，几乎不参加家庭活动，很孤独。

8. 最近一个月内对自己的照顾:个人卫生、衣着、身体、头发、二便、进食、餐桌上的礼仪、居处整洁等情况。

① 0分:无异常或很轻微。

② 1分:确有功能缺陷,水平差,以致造成问题或引起抱怨。

③ 2分:严重功能缺陷,影响他人和自己,引起严重抱怨。

9. 最近一个月内对外界的兴趣与关心:是否跟得上电视、广播、报纸上的消息,是否知道生产任务、重要新闻。

① 0分:无异常或很轻微。

② 1分:不大关心,或偶有关心。

③ 2分:完全不闻不问。

10. 最近一个月内的责任心和对将来的计划性:对自己及家庭成员的进步是否关心,是否热心完成工作任务,是否在发展新的兴趣。

① 0分:无异常或很轻微。

② 1分:对进步或未来确实不关心,以致引起抱怨。

③ 2分:完全不关心和无主动性,丝毫不考虑未来。

(陶学梅)

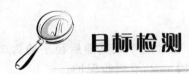

目标检测

一、名词解释

精神残疾

二、问答题

1. 精神残疾常用分级标准是什么?

2. 精神残疾患者社区康复常用方法有哪些?

三、单选题

1. 精神残疾是指精神病患者病情迁延未愈的时间达到(　　)。

A. 3个月 　　　 B. 6个月 　　　 C. 1年 　　　 D. 2年

2. 第二次全国残疾人抽样调查残疾标准(2007年)将精神残疾分为(　　)。

A. 三级 　　　 B. 四级 　　　 C. 五级 　　　 D. 六级

四、多选题

1. 我国精神残疾康复模式包括(　　)。

A. 社会化 　　　 B. 综合性 　　　 C. 民主式 　　　 D. 开放式

2. 精神残疾患者常见分期包括(　　)。

A. 急性期 　　　 B. 慢性期 　　　 C. 过渡期 　　　 D. 恢复期

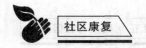

任务 26　视 力 残 疾

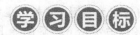

知识目标

1. 能说出视力康复特点。

2. 了解常见助视器。

3. 了解视力残疾分类。

能力目标

1. 能熟练地进行视力检查和评定。

2. 能熟练地对视力残疾患者进行康复指导。

3. 能在社区进行视力保护知识的宣传。

一、视力残疾基础知识

（一）视觉产生原理

1. 眼部构造

　　眼球近似球形，位于眼眶内。正常成年人其前后径平均为 24 mm，垂直径平均为 23 mm。最前端突出于眶外 12～14 mm，受眼睑保护。

　　眼球包括眼球壁、眼内腔和内容物、神经、血管等组织。眼球壁主要分为外、中、内三层，如图 5-26-1 所示。

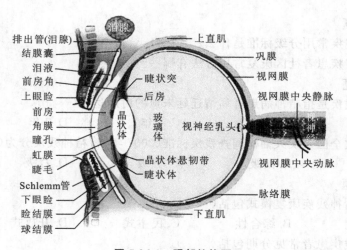

图 5-26-1　眼部结构图

1）外层

眼球壁外层由角膜、巩膜组成，其前 1/6 为透明的角膜，其余 5/6 为白色的巩膜，两者移行处为角巩膜缘。眼球外层起维持眼球形状和保护眼内组织的作用。

（1）角膜是眼球前部的透明部分，光线经此射入眼球。角膜稍呈椭圆形，略向前突。横径为 11.5～12 mm，垂直径为 10.5～11 mm；周边厚约 1 mm，中央为 0.6 mm；前面的曲率半径为 7.8 mm，后面的为 6.8 mm，屈光率相当于 +43D 的镜片。

（2）角膜无血管，由泪液、房水、周围血管以及神经支提供营养；角膜表面从大气中获得氧气；角膜前的一层泪液膜可防止角膜干燥，具有保持角膜平滑和光学特性的作用；角膜含丰富的神经，感觉敏锐。因此，角膜除了是光线进入眼内和折射成像的主要结构外，也起保护作用，并是测定人体知觉的重要部位。

（3）巩膜为致密的胶原纤维结构，不透明，呈乳白色，质地坚韧。前面与角膜相连，后面与视神经硬膜相连。巩膜包括表层巩膜、巩膜实质和棕黑层。巩膜前端与角膜相结合处的内侧面构成前房角，是房水循环的重要部位；巩膜表面被眼球筋膜和结膜覆盖；巩膜外侧面即角巩膜缘处，巩膜、角膜和结膜三者结合；巩膜是眼外肌的附着点处，此处巩膜最薄，为 0.3 mm，其余部位厚约 1 mm。

2）中层

中层又称葡萄膜、色素膜，具有丰富的色素和血管，包括虹膜、睫状体和脉络膜三部分。

（1）虹膜　虹膜呈环圆形，在葡萄膜的最前部分，位于晶状体前，有辐射状皱褶，称纹理，表面含不平的隐窝。中央有一 2.5～4 mm 的圆孔，称瞳孔。由环形的瞳孔括约肌（副交感神经支配）和瞳孔开大肌（交感神经支配），调节瞳孔的大小。光照下瞳孔缩小，称对光反射。

（2）睫状体　睫状体前接虹膜根部，后接脉络膜，外侧为巩膜，内侧通过悬韧带与晶状体赤道部相连。睫状体包括睫状肌、丰富的血管及三叉神经末梢，受副交感神经支配。它分泌房水，房水与眼压及组织营养代谢有关。睫状体也经悬韧带调节晶状体的屈光度，以看清远、近物。

（3）脉络膜　脉络膜位于巩膜和视网膜之间。脉络膜的血液循环营养视网膜外层，脉络膜含有的丰富色素起遮光作用。

3）内层

内层为视网膜，是一层透明的膜，具有精细的网络结构。

视网膜的外侧为脉络膜，内侧为玻璃体，前到锯齿缘、睫状体后缘，后至视神经乳头。锯齿缘在视网膜的前端，位于角巩膜缘后 6 mm 处，也是视网膜的前附着位，与睫状体平坦部相连。视网膜的视轴正对终点为黄斑中心凹。黄斑区是视网膜上视觉最敏锐的特殊区域，直径 1～3 mm，其中央为一小凹，即中心凹。黄斑区很薄，中央无血管，可透见其下面橙红色的脉络膜色泽。此处主要为视锥细胞。黄斑区鼻侧约 3 mm 处有一直径为 1.5 mm 的淡红色区，称为视神经乳头（也称视神经盘），是视网膜上视觉纤维

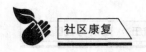

汇集向视觉中枢传递的出眼球部位。视神经乳头多呈垂直椭圆形，色淡红，境界清楚，其上有动静脉血管支，中央部有小凹陷区，称为视杯或生理凹陷。视神经乳头为神经纤维组合的传递束开端，无感光细胞，故视野上呈现为固有的暗区，称生理盲点。

视网膜由外向内分 10 层：色素上皮层；视细胞层；外界膜；外颗粒层；外丛状层；内颗粒层；内丛状层；节细胞层；神经纤维层；内界膜。

眼内容物包括房水、晶状体和玻璃体。三者均透明，与角膜一起共称为屈光介质。

房水由睫状突产生，有营养角膜、晶状体及玻璃体，维持眼压的作用。晶状体为富有弹性的透明体，形如双凸透镜，位于虹膜、瞳孔之后、玻璃体之前，借晶状体悬韧带与睫状体联系以固定位置。前面曲率半径为 10 mm，后面为 6 mm。晶状体随年龄增长，晶状体核增大变硬，囊弹性减弱，调节力减退，呈现老视。玻璃体为透明的胶质体，充满眼球后 4/5 的空腔内，主要成分为水。前面有一凹面称玻璃体凹，以容纳晶状体，其余部分与视网膜和睫状体相贴，其间以视神经周围和锯齿缘前 2 mm 处结合最为紧密。玻璃体有屈光作用，也起支撑视网膜的作用，无再生能力。

2. 视觉产生原理

健康的眼睛，根据物体的远近自动调节，能清晰地观看。看近物时，眼睛的睫状肌收缩，晶状体凸度增加。看远物时，睫状肌松弛，晶状体凸度减小。

晶状体后面和视网膜前是玻璃体，它含有一种透明的胶状物质，称为玻璃状液。光通过玻璃体进入视网膜。视网膜覆盖眼睛的 2/3，控制视觉宽度。视觉清晰时，光能直接聚焦在视网膜上。如光线聚焦在视网膜前或后，视觉就会模糊不清。

视网膜由几百万个专门接受光的细胞组成，称为视网膜杆锥体，它把光信号变成电流信号，通过视神经传送到脑部。视网膜杆锥体有在黑暗中观察和识别各种颜色的功能。位于视网膜中部的黄斑是锥体最多的部分。黄斑区中部的小凹状体是锥体最集中的地方。黄斑区负责中心视觉，能识别颜色和物体的细节。

（二）视力康复特点

儿童：对于低视力儿童，重要的是靠别人指导他们如何利用残存视力来观察世界。同时，还要训练低视力儿童利用眼睛以外的器官去感知世界，如通过听觉、触觉、味觉等来补偿视觉的不足。

老人：老人除了视力障碍外，往往伴随其他身心疾病，疾病的存在会直接影响康复效果。因此，在对老人进行视力康复时，要同时关注全身状况，加强营养。同时还需要得到家庭的理解和支持，康复训练要结合老人日常生活环境进行。

（三）常见助视器

助视器是指能够提高低视力患者视觉效果及活动能力的设备或装置，可分为光学助视器、非光学助视器、电子助视器。

1. 光学助视器

近用助视器：手持放大镜、立式放大镜、胸挂式放大镜等。

远用助视器：各种不同类型的望远镜。

常见光学助视器如图 5-26-2 至图 5-26-5 所示。

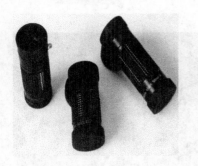

图 5-26-2　立式助视器

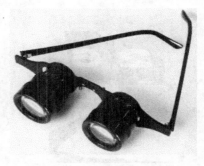

图 5-26-3　眼镜式助视器

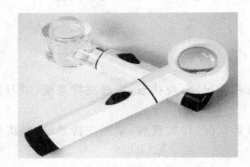

图 5-26-4　手持式助视器

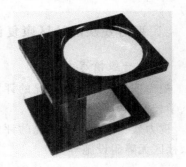

图 5-26-5　坐式助视器

2. 非光学助视器

非光学助视器主要通过改善周围环境来提高患者的视觉效果,包括明亮柔和的光源、户外戴太阳镜、提高物体和背景的颜色对比度等。

非光学助视器如图 5-26-6 和图 5-26-7 所示。

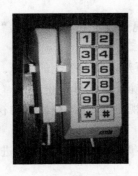

图 5-26-6　低视力患者使用的电话机

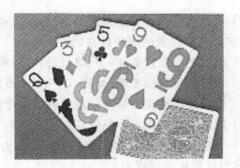

图 5-26-7　低视力患者使用的扑克牌

3. 电子助视器

运用投射放大的原理高倍放大物体,包括实物投影仪和普通投影仪。电子助视器

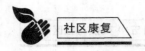

能为患者阅读提供有效的帮助,但使用复杂,价格较贵。电子助视器如图 5-26-8 和图 5-26-9所示。

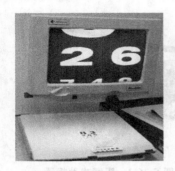

图 5-26-8　屏幕式电子助视器

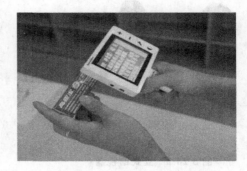

图 5-26-9　手持式电子助视器

二、视力残疾的社区康复评定

(一)一般情况评定

视力残疾儿童一般状况的评定内容:营养状况、心理状态、家庭支持系统、学习情况、学校及社区无障碍设施等。

视力残疾老人一般状况的评定内容:营养状况、伴发疾病、家庭支持系统、经济状况、社区无障碍设施等。

(二)功能评定

1. 评定方法(视力检查)

视力检查分为中心视力检查和周围视野检查,检查结果可反映眼底神经功能情况。

1)中心视力检查

中心视力检查一般使用通用视力检查表,分别检查左眼、右眼单眼视力。具体步骤如下。

(1)视力表悬挂于光线充足处,被检者坐在或站在视力表 5 m 处,视力表"1.0"行所标注字母与被检者的眼睛处在同一水平。

(2)用深色布罩遮盖住一只眼,以另一只眼自上而下辨读视力表上的字母。

(3)一行字母辨读正确,即转入下一行,直到不能正确辨认字母为止。

(4)被检者能够正确辨读的最后一行字母所对应的视力,即为该被测眼的视力。

(5)同样方法检查另一只眼视力。

(6)视力不及 0.3,裸眼无法正确辨读视力表上的字母时,可先佩戴镜片进行视力矫正,再测试矫正后的视力。

2)手指数及手动感检查

当被检者视力低于 0.01,在距离视力表 0.5 m 处无法看清视力表第一行字母时,即需进行手指数检查。

（1）被检者背光而坐，检查者面对被检者。

（2）检查者举起一只手掌，面对光线，与被检者的眼睛处于同一水平，距离被检者1 m，将手指张开，指间距同指宽，让被检者辨认手指数目。

（3）被检者不能正确辨认的，检查者可逐步缩短距离，将手指移向被检者眼部，直到能辨认出手指数目为止。

（4）此距离即为被检眼能辨认手指数距离，记录方法为 CF/cm。如被检眼最远能在 20 cm 处辨认手指数，则记录为 CF/20 cm。

（5）当检查者手指置于被检者眼前，被检者也无法正确辨认手指数目时，即需进行手动检查。检查者将手由远而近，在被检者眼前轻轻晃动。被检者能够辨认出手动的最远距离，即是该被检者的手动视力。记录为 HM/cm。如被检眼最远能在 10 cm 处辨认手动，则记录为 HM/10 cm。

3）光感检查

如果被检者连手动也不能感觉到，即需到暗室进行光感检查。

（1）将被检者置于暗室，检测眼以外的另一只眼以深色布罩遮盖。

（2）于被检眼 5 m 处放置一蜡烛或手电筒光源，检查被检者能否辨认出光线。

（3）不能辨认时，逐步缩小光源与眼睛的距离，直到能辨认为止。

（4）此距离即为被检者的光感距离，记录为光感/m。不能辨认光感者，则记录为无光感。

4）周围视野检查

需到医院应用视野计进行专业检查。

2. 评定标准

根据世界卫生组织 1973 年制定的标准，将视力残疾分为低视力和盲。低视力是指最佳视力低于 0.3 但等于或大于 0.05。最佳视力低于 0.05 称为盲。具体可分为 5 级。

视力 1 级(低视力)：0.1≤最佳视力<0.3。

视力 2 级(低视力)：0.05≤最佳视力<0.1。

视力 3 级(盲)：0.02≤最佳视力<0.05。

视力 4 级(盲)："光感"<最佳视力<0.02。

视力 5 级(盲)：无光感。

三、视力残疾的社区康复措施

(一)视力残疾儿童视力训练

1. 项目 1：注视训练

目的：通过训练帮助患儿辨别物体形态，区别物体类别，识别物体颜色，使患儿建立对环境的初步了解。

活动示例：我们一起看布娃娃。

方法：

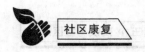

（1）训练者手握一色彩艳丽的布娃娃，站在距离患儿 0.5 m 处；

（2）训练者双手击掌，发出声响吸引患儿注意；

（3）患儿将视线集中到训练者手中的时候，训练者轻轻晃动手中的布娃娃；

（4）训练者嘴里朗诵"我们一起看布娃娃"，节奏与布娃娃晃动节奏一致；

（5）吸引患儿视线固定 3 s 以上。

2. 项目 2：定位训练

目的：训练患儿对视野范围内事物进行定位寻找，以帮助患儿建立定位意识，提高生活应对技能。

活动示例：星星在哪里？

方法：

（1）训练者和患儿同向而坐，患儿可坐在训练者腿上；

（2）训练者右手持一块 16 开纸张大小的素色纸板，左手持一个色彩艳丽的小星星；

（3）训练者展示右手纸板，将小星星藏于左手掌心；

（4）带领患儿左右摇晃身体，一边摇晃一边朗诵"星星星星真美丽，星星在哪里？"

（5）稍停顿，训练者大声回答：右上角！同时将左掌心的小星星置于纸板右上角；

（6）待患儿视线在右上角停留数秒后，再次将星星收于左掌心；

（7）重复步骤（4）、（5），可根据患儿训练情况交替变化星星位置。

3. 项目 3：追踪训练

目的：训练患儿用视力有意识地追踪运动中的物体，培养患儿眼、头、手的协调能力。

活动示例：小蝌蚪找妈妈。

方法：

（1）训练者和患儿同向，面墙而坐，患儿可坐在训练者的腿上；

（2）在与患儿视线同高的墙面上，贴一白色背景小河图画，小河左侧尽头画一荷叶，上蹲一只青蛙；

（3）制作一个小蝌蚪状黑色布艺玩偶，戴于训练者右手食指上；

（4）训练者弯曲右手食指，作游动状，从右向左在小河中游动；

（5）嘴里同时诵读"小蝌蚪找妈妈，游啊游，游啊游……"；

（6）一直游动到小河最尽头，"啊！妈妈在这里！"再重复练习；

（7）练习过程中观察患儿视线移动，以及眼、头的协调运动情况。

4. 项目 4：扫描训练

目的：训练患儿分层次顺序移动视线，帮助患儿建立从左到右，从上到下，从高到低的阅读习惯。

主题：10 个小兵来报数。

方法：

（1）在白色纸板上画 5 条横线，每条横线的两端分别用彩色画一个士兵，士兵的胸

前标注醒目的数字序号 1 至 10;

（2）训练者和患儿同向而坐,患儿可坐在训练者的腿上;

（3）训练者嘴里诵读"10 个小兵来报数……";

（4）稍停,大声说:"1 号!"同时用右手帮助患儿将右手食指放在横线左边 1 号士兵的位置;

（5）继续大声说"2 号!",帮助患儿将右手食指沿横线向右滑动,一直移动到横线右边 2 号士兵的位置;

（6）以此类推,一直到 10 号;

（7）可根据情况逐步加快叫号的速度,患儿熟练后,训练者不再帮助患儿移动手指,由患儿独立完成;

（8）可逐步加大横线的长度,扩大患儿视线扫描宽度,后期可去除横线,培养患儿有意识地扫描阅读。

（二）导盲随行训练

1. 项目 1:初次导盲

方法:

（1）明眼人走近盲人,以手背轻触盲人相邻手背;

（2）同时语言提示:"让我带您走好吗?"

（3）盲人认可,手掌沿着导盲者的手腕向上滑动,到肘关节处停止,抓握;

（4）开始行走,行进过程中保持肘关节抓握姿势。

初次导盲如图 5-26-10 所示。

2. 项目 2:换边导盲

方法:

（1）明眼人语言提示,同时停止行进;

（2）双方保持抓握姿势,明眼人前进一步,继而转至盲人对侧;

（3）盲人换手抓握,明眼人调整位置,与盲人处于同一横线;

（4）语言示意盲人,起步行进。

换边导盲如图 5-26-11 所示。

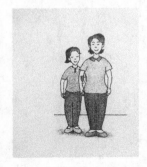

图 5-26-10 初次导盲

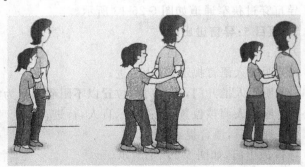

图 5-26-11 换边导盲

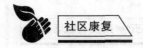

3. 项目3：导盲向后转

方法：

（1）明眼人语言提示，停止行进；

（2）盲人保持抓握姿势，明眼人转身，面对盲人；

（3）盲人用另一只手抓握明眼人另一只手臂；

（4）盲人松开先前抓握手臂，转身，与明眼人同向；

（5）明眼人调整位置，与盲人处于同一横线，语言示意盲人，起步行进。

导盲向后转，如图5-26-12所示。

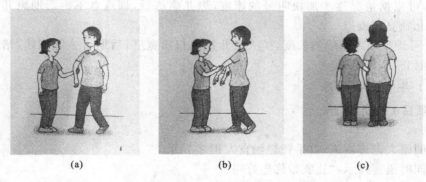

(a)   (b)   (c)

图5-26-12 换边导盲

4. 项目4：导盲穿过狭窄通道

方法：

（1）明眼人语言提示，停止行进；

（2）盲人保持抓握姿势，明眼人向前移动至盲人正前方；

（3）盲人将手掌滑动至明眼人腕关节处，抓握；

（4）明眼人向背部屈肘90°，调整位置，与盲人处于同一直线；

（5）语言示意盲人，起步行进；

（6）通过狭窄处后，按照同样方法更换姿势，恢复正常导盲。

导盲穿过狭窄通道如图5-26-13所示。

5. 项目5：导盲进出门

方法：

（1）明眼人语言提示，停止行进；

（2）明眼人推开门，调整门的位置以不阻碍通行为宜；

（3）明眼人调整位置，语言提示盲人，行进；

（4）通过后，语言提示盲人。

导盲进出门，如图5-26-14所示。

6. 项目6：导盲落座

方法：

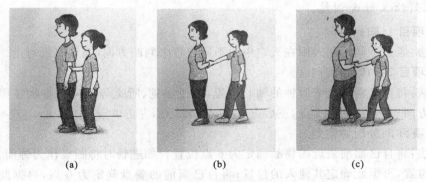

图 5-26-13 导盲穿过狭窄通道

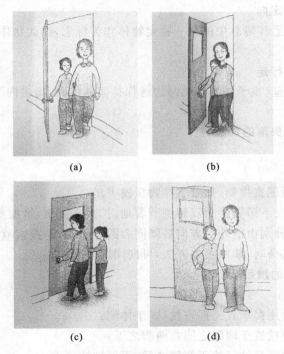

图 5-26-14 导盲进出门

（1）行进至座位处，明眼人语言提示，停止行进；

（2）保持抓握姿势，帮助盲人触摸座位及周围物体，感知物体位置；

（3）帮助盲人逐步将重心移动至座位及周围物体，盲人落座；

（4）盲人起立行走时，方法可参照"初次导盲"。

7. 项目7：其他导盲

方法：盲人乘坐电梯、公交车、地铁、出租车等，可综合采用导盲向后转、导盲穿过狭窄通道、导盲进出门、导盲落座等方法。

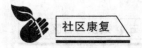

（三）独立行走训练

1. 项目1：阳光定向

方法：通过不同时间太阳在天空中的不同位置来判断方向，实现直线行走。

2. 项目2：内时钟定向

方法：将自己看做处于时钟的轴心位置，通过触觉、听觉等将周围事物按照时钟点位确定方向——正前方12点，正后方6点，右方3点，左方9点。

3. 项目3：外时钟定向

方法：将自己面前最近的物品确定为6点位置。如进餐时将圆桌作为钟面，自己处于6点位置，再据此确定其他人的位置；将自己面前的餐盘确定为6点，再据此确定各种菜肴的位置。

4. 项目4：路标定向

方法：将某个熟悉环境总中的某一特定物体作为标志，据此物体确定方向及周围物体的位置。

5. 项目5：沿物行走

方法：指背与墙壁、桌子或其他物品边缘保持间断接触，指尖向下，可以另一手辅以必要的保护。

6. 项目6：寻找失落的物品

方法：

（1）停止行进；

（2）用手寻找周围支撑物，扶着支撑物缓慢下蹲；

（3）调整重心，变下蹲姿势为双膝关节着地，扩大支撑面，增加身体稳定性；

（4）双手向前，分别由前外上方向后画同心圆，逐步缩小搜索范围；

（5）周围环境复杂时，禁用上述方法，可向周围人求救。

7. 项目7：盲杖的携带

方法：

（1）导盲随行时用握拳式持握盲杖，置于体侧；

（2）室内时将盲杖置于两腿之间或两脚之下；

（3）乘公交车时将盲杖竖放于两膝之间，手握杖柄顶端。

8. 项目8：两点式持杖行走

方法：

（1）直握式持杖，以腕关节带动盲杖摆动；

（2）杖尖点击地面两点，左右宽度比肩约宽5 cm；

（3）杖尖以圆弧轨迹摆动，最高点距离地面2～5 cm；

（4）迈右脚时杖尖点击左边，迈左脚时杖尖点击右边。

9. 项目9：三点式持杖行走

方法：

（1）在有明显边缘的地方行走时使用三点式行走；

（2）前两点行走方式与"两点式执杖行走"相同；

（3）第三点用杖尖轻敲边缘线，感知安全距离。

10. 项目10：用盲杖探索障碍物

方法：

（1）行进过程中，杖尖碰到障碍物时，立即停止行进；

（2）收回盲杖，调整重心，再用盲杖向前方探索障碍物；

（3）遇复杂的障碍物，可停止行进，向他人求助。

11. 项目11：持杖上下楼梯

方法：

（1）杖尖触及楼梯时，停止行进；

（2）手臂伸直执杖，左右摆动杖尖，确定自己与楼梯间位置；

（3）杖尖触地，继续沿第一级楼梯向上提起，当杖尖悬空时，可获知楼梯的高度；

（4）盲杖沿第一级楼梯平面向前滑动，当盲杖触及障碍物时，即为第二级台阶的底部，由此可获知台阶的深度；

（5）利用获知的楼梯信息上楼；

（6）上楼后，可用两点式或三点式继续行走。

（四）视力残疾无障碍设置策略

1. 社会生活无障碍策略

（1）学习并掌握定向行走的方法。

（2）随时带上盲杖。

（3）戴太阳帽或遮光镜外出。

（4）与人同行时，牢记那人衣服的款式及颜色，以便在人群中紧随。

（5）从体型、走路姿态和声音辨别对方。

（6）过马路时夹在人群中间走。

（7）晚上外出穿浅色衣服，带手电筒。

2. 家居生活无障碍策略

（1）家居尽量靠墙摆放，位置相对固定，不经常更换。

（2）楼梯、门、窗等边缘涂上鲜艳的颜色。

（3）矮桌等家居铺鲜艳桌布。

（4）地面防滑，脚垫等与地面平齐。

（5）地面避免放置板凳、玩具等小障碍物，防止地板、家居等边缘卷起。

（6）使用单色桌布、床单、床罩，使用浅色、单色地毯，便于寻找失落物。

（7）门把手与门的对比度增强，用转把暗锁。

（8）开关用固定上下式，插座提高与墙面的对比度。

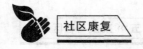
（9）放大电话簿、电话号码。

（10）扫帚把上缠上色带，易于发现，浴室盛水器具用鲜艳的颜色。

3. 日常生活无障碍策略

（1）调整心态，安全第一，不参加由于视力障碍可能导致的不安全的互动。

（2）物归原处，定点放置，减少寻找障碍。

（3）用不同颜色的杯子盛装不同种类的饮料。

（4）厨房用案板、碗碟等备深、浅色，以易于区分。

（5）用不同颜色瓶子盛装不同种类的调料。

（6）将炉灶上的使用指示放大并标注。

（7）使用单色餐桌布。

（8）吃饭时采用时钟定向法确定餐桌椅及各种菜品放置位置。

（9）按顺序地毯式扫地。

（10）洗衣时将洗涤剂先倒在手上再放入水中，而不是直接倒进水里。

知识链接

视力残疾患者常用概念

1. 自我概念

自我概念主要是帮助视力残疾人了解自身身体的构成：人体由头、颈、躯干、四肢构成。

（1）头：包括耳、眼、鼻、嘴等器官，位于身体的最上部。

（2）颈：位于头和躯干之间，俗称"脖子"。

（3）躯干：包括胸部、腹部、背部、腰部等。

（4）四肢：包括上肢和下肢。上肢分为左臂和右臂，臂分别由肩关节、上臂、肘关节、前臂、腕关节、手组成。下肢分为左腿和右腿，腿由髋关节、大腿、膝关节、小腿、踝关节、足组成。

2. 周围人群

（1）自我与他人：

① 区分我、你、他、她、我们、你们、他们、她们的含义。

② 了解我的、你的、他的、她的、我们的、你们的、他们的、她们的的归属划分。

（2）亲戚关系　爸爸、妈妈、爷爷、奶奶、外公、外婆、哥哥、姐姐、弟弟、妹妹、表兄、堂兄等。

（3）社会关系　老师、同学、邻居、朋友等。

3. 各种家具

饭桌、椅子、凳子、沙发、茶几、地毯、水池、坐便器、门、窗、墙、电视机、电冰箱、洗衣机、燃气灶、热水器等。

4. 家庭住房结构及功能

客厅、厨房、卧室、卫生间、阳台、书房、楼梯、过道等。

5. 时间概念

春、夏、秋、冬、早上、中午、下午、晚上、今天、明天、昨天等。

6. 常见职业

工人、农民、教师、商人等。

7. 各类自然现象

风、雨、雷、电、霜、雾、雪、晴天、阴天等。

8. 劳动工具

锄头、扫帚、铲子、拖布等。

9. 日常生活用品

毛巾、香皂、牙刷、梳子、镜子、内衣、外套、鞋、袜等。

10. 不同的路面

上坡、下坡、柏油路、水泥路、泥土路、砂石路、小路、人行道、车行道、自行车道等。

11. 各类食品

米饭、馒头、包子、面条、点心、炒菜、蒸菜、汤等。

12. 各种蔬菜

白菜、青菜、萝卜、黄瓜、茄子、土豆等。

13. 水果

苹果、梨子、草莓、菠萝、葡萄等。

14. 颜色

黑、白、红、黄、绿、蓝等。

15. 重量

克、千克、吨等。

16. 交通工具

公交汽车、小轿车、三轮车、自行车、摩托车、火车、轮船、飞机等。

17. 建筑物

学校、银行、邮局、商店、超市、饭店、快餐店、电影院、住宅楼、理发店、报刊亭等。

18. 常见动物

猪、马、牛、羊、狗、猫、老鼠等。

19. 道路交通常识

交通岗亭、路口、十字路、丁字路、交叉、并列、直行、路堤、拐角、护栏、人行横道、安

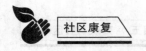

全岛、过街天桥、地铁入口、地铁轨道等。

（陶学梅）

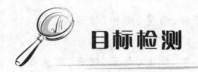

目标检测

一、名词解释

1. 低视力。

2. 盲。

3. 盲人定向行走。

二、问答题

1. 常用助视器有几种类型？各有什么优缺点？

2. 视觉训练常用方法有哪些？

3. 视力残疾人常用定向方法有哪些？

4. 视力残疾人在家居生活和社会中宜采取的活动策略有哪些？

三、单选题

1. 全国第二次残疾人抽样调查中，盲的标准是视力低于（　　　）。

A. 0.3　　　　　　B. 0.2　　　　　　C. 0.1　　　　　　D. 0.05

2. 视力检查时，患者眼睛应与视力表上平齐的对应视力行是（　　　）行。

A. "0.5"　　　　　B. "1.0"　　　　　C. "1.2"　　　　　D. "1.5"

3. 帮助视力残疾患儿培养阅读习惯应使用的视觉训练方法是（　　　）。

A. 注视训练　　　B. 追踪训练　　　C. 定位训练　　　D. 扫描训练

四、多选题

1. 常用的助视器类型有（　　　）。

A. 光学助视器　　　　　　　　B. 非光学助视器

C. 电子助视器　　　　　　　　D. 物理助视器

任务 27　听力残疾

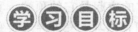

知识目标

1. 了解声音产生的机制。
2. 能说出听力残疾分类。
3. 能说出听力残疾康复评定方法。
4. 能说出听力残疾社区康复原则。

能力目标

1. 能熟练地指导社区听力残疾的社区康复。
2. 能指导听力残疾家庭正确选配助听器。
3. 能在社区进行听力残疾防治知识的宣传。

一、听力残疾基础知识

（一）耳的构造及声音产生的机制

耳朵的主要结构可以分为三大部分：外耳、中耳和内耳。如图 5-27-1 所示。

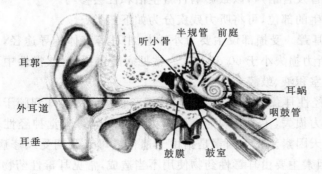

图 5-27-1　耳结构图

（1）外耳　外耳包括耳郭和外耳道，我们通常讲的"耳朵"，其实只是耳郭这一部分。耳郭有收集声音的作用。外耳道是声音传递的通道，长约 2.5 cm，内部中空弯曲，靠耳郭的 1/3 段为软骨构成，内部的 2/3 段则由骨质构成，表面有皮肤覆盖。

（2）中耳　中耳由鼓室、鼓窦、乳突和咽鼓管组成。

① 耳道最深处有封闭的薄膜，叫鼓膜，它是外耳与中耳的分隔，也是鼓室的外壁。鼓室是一个空腔，内含人体中最小的骨头：听小骨。锤骨、砧骨和镫骨三块听小骨组合

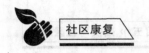

成听骨链,一端连接鼓膜,另一端连接内耳的听觉组织。声波在耳道中传递时先振动鼓膜,然后鼓膜再通过听骨链将振动传递至内耳。

② 鼓窦是位于鼓室后上方的空腔,其解剖位置非常特殊:前方与鼓室相邻,后下方与乳突相邻,周围又有许多重要部位,因此经常通过这里进行耳科手术。

③ 乳突位于耳后,耳垂后方的突起是它的顶端。乳突内有薄骨板,薄骨板将乳突分隔成蜂窝状,称为乳突气房,可使内耳不受外界气候变化的影响。

④ 咽鼓管连接鼻咽部和中耳,它可以调节中耳与外界气压的平衡,使中耳与外界环境的气压保持一致。

(3)内耳 内耳结构复杂,所以又称为"迷路",由前部的耳蜗、中部的前庭和后部的半规管组成。

声波的振动传到内耳,鼓膜的振动经过听骨链的传递可变成前庭窗的振动,引起内耳耳蜗淋巴液的移动,使听觉毛细胞产生兴奋,形成听觉。耳蜗负责处理声音信号。

(二)几个基本概念

(1)赫兹(Hz)是音振频率单位,指每秒钟的振动次数,可测量音调的高低。

(2)分贝(dB)是描述音量的大小的指标,0 dB是大多数人刚刚能够听到的声音。

(三)听力障碍与听力残疾

听力障碍是指听觉系统的传导、感音、分析等功能异常。听力的轻度、减退称为重听,重度则称为聋。

听力残疾是指人由于各种原因导致双耳不同程度的永久性听力障碍,听不到或听不清周围环境声音及言语声,以致影响日常生活和社会参与。

根据病损发生的部位,可将听力残疾分为如下三类。

(1)传导性耳聋 受损部位主要为外耳道、中耳等气体传导途径,主要表现为低频听力损失明显,听力损失小于60 dB/HL。常见病因包括急性、慢性中耳炎导致的并发症、后遗症,如鼓室积液、鼓膜穿孔等。

(2)感觉神经性耳聋 这是指由于内耳感音结构或从内耳到脑干神经传导通路发生病变所致的听力损失,主要表现为高频听力损失明显。感觉神经性耳聋常见病因包括先天因素和后天因素。先天因素是指由于遗传或母亲孕期受风疹病毒、麻疹病毒等病毒感染;后天因素主要由耳毒性药物使用不当造成,常见耳毒性药物有氨基糖苷类抗生素,如庆大霉素、链霉素等,水杨酸类药物如阿司匹林,利尿药如呋塞米等。其中氨基糖苷类抗生素为最常见的致聋药物。

(3)混合性耳聋 声音的传导系统和感音结构均受到损伤,兼有传导性耳聋和神经性耳聋的症状,称为混合性耳聋。

(四)听力残疾社区康复优势

(1)有利于早期发现疾病 可以充分利用社区健康体检、社区义诊、幼儿预防保健等活动,早期发现听力疾病。

（2）有利于开展早期治疗　有利于第一时间指导家庭成员，根据科学的康复原理展开家庭康复训练。现代康复正在由专业医疗机构的康复逐步向社会康复转移，对于一些年龄小、到专业康复机构不方便的患者，可指导患儿家属，在家进行听力和语言康复训练。

（3）有利于充分利用社区资源　充分利用社区基础卫生资源、健康设施以及丰富真实的语言环境等，促进患儿听力和言语能力的康复。

（4）有利于康复训练的追踪随访　社区医生可利用地域和人际关系的优势，定期回访听力残疾患儿家庭，指导康复训练，回视康复效果。

二、听力残疾的社区康复评定

（一）一般情况评定

听力残疾儿童一般情况评定的内容：营养状况、家庭支持系统、学校支持系统、学习状况、心理状况。听力残疾成人一般情况评定的内容：营养状况、社会支持系统、家庭支持系统、经济状况、心理状况。

（二）功能评定

1. 听力检查方法

（1）行为观察法　这是依据受试者对刺激声信号主观判断后做出的行为反应，了解听力损失的程度、性质及病变部位等，主要用于1～5岁小儿，社区康复中较为常用。常用行为测听法有以下三种。

① 听觉行为反应法　通过语声、听力计、玩具等发出不同频率、不同刺激强度的声音，观察受试者对声音的反应。听性反射观察：三个月以下婴儿会出现惊吓反应、瞬目反射及唤醒反应等听性反射行为。听性反射观察常在受试者处于浅睡眠状态时测试。听觉反应观察：四个月以上小儿对声源会做出转头、表情等反应。检查由两位工作人员配合完成，一位站于小儿前方，面对小儿以玩具等吸引其注意力，另一位站于小儿后方，突然发声，站于小儿前方者观察小儿对声音的反应。

② 视觉强化测听　将声音刺激与视觉刺激相结合进行测试，一般用熊猫听力计作位测听工具。熊猫胸前有灯光，时亮时灭，同时会发出不同频率及强度的声音，小儿会向出现灯光的方向张望或寻找。一般用于6个月至3岁小儿。

③ 游戏测听　在与小儿游戏的过程中测听小儿反应，如听声移物、配景测听等。多用于3～6岁小儿。

（2）听力计检查法　听力计检查法又称纯音测听，是指利用不同频率、不同强度的纯音作为刺激，分别测试受试者的骨导和气导听阈，这是国际上通用的听力测评方法。适用于3岁以上儿童及成人。

（3）客观测听　利用仪器客观测评听力状况，常用的方法有耳声发射测听、听觉脑干诱发电位测听。由专业测试人员完成。

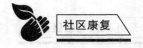

2. 听力残疾分级

根据患者听力损伤程度，听力残疾可分为聋和重听二类，共四级，如表 5-27-1 所示。

表 5-27-1　听力残疾分级

类　别	听力残疾级别	听力损失程度
聋	一级	平均听力损失达到或超过 91 dB/HL
	二级	平均听力损失在 81～90 dB/HL 之间
重听	三级	平均听力损失在 61～80 dB/HL 之间
	四级	平均听力损失在 41～60 dB/HL 之间

3. 言语能力评定

儿童在 3 岁以前未获得语言，此阶段若因各种原因引起重度以上双耳听力障碍，可由于不能通过声音进行学习而影响语言的获得。3 岁以后的听力障碍，可影响患者对自己话声进行听反馈，导致患者语音、语调以及表达的异常。因此，非常有必要对听力残疾患者尤其是儿童听力残疾患者进行言语能力评定，以根据听力损失程度和言语能力，采取相应的康复措施。

言语能力评定主要从患者的发音水平、词汇量、句长、语音清晰度、理解能力、应用能力等方面进行。评定标准如表 5-27-2 所示。

表 5-27-2　听力障碍儿童言语能力评估标准

康复级别	语言清晰度/(%)	词汇量/个	模仿句长/字	听话识图	看图说话	主题对话	语言年龄/岁
一	97	1600	8～10	情景、事件	小故事	怎么啦、为什么	4
二	65	1000	6～7	个性、品质	人物、情节	什么时间、什么地方	3
三	30	200	3～5	感觉	人物、行动	谁、哪里	2
四	简单发音	20	1～2	名称、外形	名称、动作	什么	1

三、听力残疾社区康复措施

（一）听力残疾康复"三早"原则

"三早"原则："三早"是指早发现、早佩戴助听器、早进行康复训练。

（1）早发现　家庭是能够最早发现听力障碍患儿的场所。一旦发现小儿对声音刺激反应迟钝、语言发育迟缓，即应引起高度重视。3 岁以前是大脑发育最快的时期，也是学习语言的关键时期，此期发现问题，要及时进行专业咨询，发现问题及时采取康复措施，以实现听力的最佳恢复。

（2）早佩戴助听器　发现听力损害后，及时佩戴助听器，可以帮助患儿保护残存听力，提高社会应对能力。

（3）早进行康复训练　开展听力、语言康复训练越早，患儿恢复状况会越好。超过7岁，则语言恢复能力大受影响。

（二）听力康复训练

1. 训练原则

（1）利用家庭　充分利用家庭成员与患儿接触较多，关系亲密的优势，引导患儿进行听力训练。

（2）利用场景　听力训练不一定非要在康复训练室进行，而应因地制宜，因势引导，利用患儿熟悉的家庭环境、社区环境、学校环境随时随地进行训练。如在家中，家长可引导患儿到厨房，敲击各种厨具和餐具发出的声音，再告诉他，这是何种声音。

（3）利用兴趣　利用患儿的好奇心和求知欲望，选择患儿感兴趣的方式进行听力训练。当患儿对自然界的鸟鸣声、犬吠声等产生兴趣时，就要创造条件让患儿多听，并且进一步引导患儿听其他动物的叫声，让患儿逐步学会分辨。

2. 训练方法

（1）声音刺激训练　利用口哨、话筒、击打发声等方式，训练患儿对声音刺激的反应。在训练过程中观察患儿反应，当对某一强度的声音刺激有反应时，则可逐步减低强度，进一步训练患儿对声音刺激的反应。

（2）乐音刺激训练　采用乐曲方式，通过与患儿一起听歌、欣赏乐曲，引导患儿自主利用残存听力感受乐音。

（3）辨音训练　可分阶段进行练习，如可先让患儿听各种动物的叫声，听声音的同时告诉他这是哪种动物发出的声音，帮助患儿形成条件反射。当患儿熟悉多种动物的叫声后，就可尝试一次给予患儿多种声音，让其分辨是哪种动物的叫声。分辨成功后，再给予下一类物体的声音，逐步练习。

（三）语言康复训练

1. 训练原则

（1）科学训练　要根据患儿听力残留程度制定科学的训练方案，以保护和发掘患儿残存听力，从而提高其社会感知能力和应对能力。

（2）反复训练　训练既要循序渐进，激发患儿兴趣，又要持之以恒，反复练习，这样才能收到良好效果。训练初期患儿可能很容易丧失兴趣和信心，训练者要加强引导，帮助患儿树立信心，发掘患儿喜欢的训练方式，坚持训练，当患儿有进步时要及时给予表扬和激励。

（3）多感觉训练　感知觉是一个综合复杂的过程，在进行听力训练时要同时进行视觉、触觉等方面的刺激，以增强患儿对事物的感受。如在训练患儿聆听钢琴声时，可以引导他用眼去观赏演奏者身体随乐音的起伏，用手去感受琴键的颤动，帮助患儿形成综合感知。

2. 训练方法

（1）发音训练　舌操、口部操：可根据发音时舌头和口腔的运动，编排舌操和口部

操,帮助患儿练习发音。舌操包括舌的外伸、上顶、卷曲以及上、下、左、右的运动。口部操包括张口、闭口、双唇的闭合、扁曲、突圆、咬合等运动。做操时要配合轻快的音乐或是朗朗上口的歌谣,再配合患儿击掌、跺脚等运动,增加患儿的练习兴趣。

（2）表达训练　帮助患儿扩大词汇量,利用生活场景巩固患儿常用的熟悉的词汇,如"爸爸、妈妈、吃饭、西瓜"等;在此基础上,训练患儿进行简单语句的表达,可先从"吃饭"等二字词语开始训练,逐步过渡到"我想吃"三字短语,进一步表达"我想吃饭"等单句。

（3）想象力训练　在对患儿进行语言训练的同时,训练者可逐步引导患儿对场景中未出现的事物进行想象,并尝试用语言进行表达和描述。

（四）社会交往能力训练

社会交往能力训练:一是鼓励患儿大胆与同龄人结交朋友,在交往过程中勇于表达自己的想法和观点;二是鼓励患儿和陌生人打交道,既要不轻信他人,又要落落大方;三是要教会患儿一些常见的社交礼仪,掌握和他人相处需遵守的规范。

（五）助听器的选配与使用

1. 助听器的分类

（1）集体助听器　主要在聋哑学校、康复机构内,用于集体听力训练。

（2）台式助听器　体积较大,小提箱内置传声器、放大器、电源、耳机等设备,患儿可通过设备接收、放大环境中的声波刺激。一般适用于听力残疾一级患儿使用。

（3）盒式助听器　助听器的传声器、放大器、电源等放置于香烟盒大小盒内,患儿使用时将小盒用布带悬挂于胸前,价格低廉,使用方便。

（4）耳背式助听器　传声器、放大器、电源装在一个香蕉形的小弯盒内,使用时挂在耳背上,不影响美观。耳背式助听器为各型助听器中使用最多者。

（5）耳内式助听器　体积小,可完全置于耳道内,适合听力损失 30～50 dB/HL 的患者。

2. 助听器的选配原则

（1）选配前做测听听力,根据测试结果选择合适的助听器类型。

（2）二级以上耳聋患者(听力损失超过 80 dB/HL),宜选用盒式大功率助听器,听力损失在 35～65 dB/HL 之间,可选用耳背式或耳内式助听器。

（3）婴幼儿严重听力障碍,宜选用双耳助听器,可帮助实现语言能力的最佳恢复。

（4）双耳全聋,佩戴助听器无效时,可考虑进行人工耳蜗植入。

3. 使用助听器注意事项

（1）晨起佩戴,睡觉前取下,每日清洁。

（2）调节音量到合适程度,同一患者音量尽量固定。

（3）如有不适,及时进行专业咨询。

（4）定期复查听力。

（5）儿童佩戴助听器策略　很多儿童不愿意佩戴助听器,尤其是开始佩戴时非常强烈地抗拒使用。为帮助患儿正确认识和接受助听器,可采取以下策略。

① 营造氛围,激发兴趣　家长可自己先假装试戴,做出陶醉的表情,吸引患儿尝试。还可在购买助听器时,注意选择外形可爱、色彩鲜艳的助听器,以激发患儿兴趣。

② 循序渐进,及时激励　患儿初期戴上助听器后,可以先听一些舒缓的轻音乐,让其感受到自然界的流水潺潺声、小鸟啾啾声、昆虫嗡嗡声,激发患儿对自然界的倾听欲望。佩戴时宜由短到长,使患儿逐步适应助听器。佩戴过程中注意观察患儿的反应,当患儿出现愉悦的表情,很乐于延长佩戴时间时,要及时予以鼓励和奖励。

③ 单独练习与集中练习相结合　先进行单独练习,待患儿佩戴助听器后,与其进行交谈。交谈时要选择患儿感兴趣的话题;说话声音适中,以患儿能听清楚为宜;话音清晰、缓慢,配以适当表情。后期可帮助患儿进行集体对话练习,并鼓励患儿勇于表达自己的观点。

四、听力残疾患者的转介服务

(一) 医疗转介

在对幼儿进行听力初筛的过程中,如发现可疑听力障碍患儿,要及时将患儿介绍到专业机构,进行进一步的诊断确认。

如已确认患儿存在听力障碍,需佩戴助听器时,要将患儿转介至专业配置机构。如需植入人工耳蜗,可向患儿家属介绍条件成熟的专业医疗机构对患儿进行手术。

(二) 教育转介

对于学龄期听力障碍患儿,如在非特殊教育学校中已不能完成正常学习时,要及时向家属介绍特殊教育学校,并提供政策咨询。

 知识链接

听力残疾患者家居生活无障碍建设策略

在"十一五"期间,针对肢体残疾人、盲人等群体的无障碍设施改造普遍受到关注,如出行门口坡道、厕所扶手、抓杆、坐便器、盲人家庭门口施工盲道等家庭无障碍建设,全国共计投入了上百亿资金,使更多的残疾人受益。

我国约有 2057 万聋人,居各类残疾之首。但是,聋人无障碍进家庭建设方面的工作却做得不尽如人意,与聋人群体的期望值相差甚远。将受益的肢体残疾人和聋人比较,聋人无障碍进入家庭率连肢体残疾人的 1‰ 都不到。

为加强聋人家庭无障碍建设,应采取以下三个方面的策略。

一、家居生活

(1) 每个聋人家庭安装多功能闪光门铃,可由政府统一为辖区聋人家庭配发、安装。

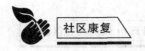

（2）在条件成熟的聋人住宅小区可进一步安装可视对讲闪光门铃，因为可视对讲闪光门铃不但有闪光提醒作用，还可通过对讲视频看清门外来客，更有安全感。

（3）为每个聋人家庭配发聋人专用振动闹钟。专用振动闹钟可定时振动叫醒，提醒聋人按时上班或定时完成工作任务。

二、社交活动

（1）有残存听力者出门前佩戴助听器，随身携带笔和纸。

（2）坐在阳光充足的地方，以方便读出说话者的唇语。

（3）让自己坐在人群的中间，这样容易听到、看见每个人。尽量避免坐在桌子、长沙发的末端。

（4）当听不清楚时，要勇于询问"您说什么？"或"请再重复一遍好吗？"

三、社会支持系统

1. 网络资源无障碍化

一是进行网络技术开发，实现在语音聊天或网络聊天中能将声音自然转变成文字的技术支持或者软件，网上视频都应加配字幕。

二是进行无障碍的网页制作。网页留下的联系方式往往只是一个固定电话号码，对聋人来说，固定电话号码实际上是一个无效的联系信息。因此，在网页制作上，应考虑到留下手机号、传真号、电子邮箱、QQ号等，方便聋人回复消息。

2. 公共传媒

一是为影视作品加配字幕。二是对新闻联播、焦点访谈、动物世界、今日说法、百家论坛等文化节目加配手语，或者加配字幕。

3. 通信产品和服务

聋人使用通信产品，主要通过短信进行。但像110、119、120这些公众电话，没有短信功能，聋人怎么跟他们联系呢？一方面是在这些公众电话中开通接收短信息的功能，另一方面，则是建立聋人中转电话服务机构。如果一个健全人想找一位聋人，他可以通过中转电话服务发短信息给聋人，聋人再回复短信息给中转电话服务机构。中转服务机构便可将语音说给健全人听。目前在广州等城市已经启动了这样的聋人中转电话服务。

4. 公共场所

在公园、影院、医院、图书馆等公共场所服务行业的服务型窗口能否配字幕滚屏，博物馆、科技馆、纪念馆等有解说或广播的地方，能否准备书面解说稿，供聋人取用。设置专业的手语资信台，或者专门有地方提供无偿的专业的手语翻译服务。在商场和交易场所，统一使用电子秤以便聋人观看，在宾馆、写字楼等安装可视的闪光门铃和报警系统。

5. 公共交通

公共交通涉及公共汽车、地铁、城际轨道干线、火车、飞机等交通工具，在交通工具内和进出站台时，不仅有声音报站，而且有字幕显示站名。如果做不到字幕显示站名，可将站台规范化，做到文字突出、醒目、好辨认，让聋人在车上就能看清站牌上的站名和文字说明。

6. 电子产品

为了方便聋人,需要加强振动手表、婴儿哭声视觉报警器、非法侵入视觉报警器等电子产品的开发。

(陶学梅)

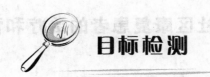

目标检测

问答题

1. 听力残疾者的社区康复措施主要有哪些?
2. 使用助听器时有哪些注意事项?

项目六

社区康复患者的营养和饮食

任务28　社区康复患者的治疗和营养

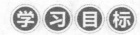

知识目标

1. 能理解社区康复营养的基础知识。

2. 能说出营养、营养素、合理营养和营养不良的含义。

3. 能说出食物的分类及其营养特点。

能力目标

1. 理解并掌握社区康复营养的基础知识。

2. 了解食物的分类及其营养特点。

3. 能在社区进行营养和饮食知识的宣传。

　　营养是生命之源,营养是健康之本,营养是维持人体器官形态与功能的物质基础。如果人体的器官形态或功能受损,营养则是这些受损器官形态与功能康复的必要物质基础。

　　社区已成为众多后天功能障碍者和先天发育功能障碍者的主要康复场所。这些人通常存在日常生活与活动能力不同程度的下降。他们在营养的摄取、消化、吸收和代谢等方面也存在不同程度的障碍,而营养不良又会进一步降低身体对疾病的抵抗能力,引发其他疾病,从而影响康复治疗的效果。

　　对于那些在社区进行康复治疗的患者而言,合理的营养治疗是十分重要的和必要的。社区康复治疗中的营养问题与一般人群的营养有所不同。所以,对于社区康复的从业人员而言,有必要掌握一些营养知识,用正确的营养知识来指导饮食,合理安排一日三餐,以增强社区康复患者身体对疾病的抵抗力,提高生活质量,促进康复治疗的效果。

一、社区康复营养的基础知识

　　(1) 营养　营养是指人体从外界摄取食物,经过消化吸收和代谢,利用食物中身体需要的物质以维持生命活动的整个过程。另外,老百姓通常将营养物质也简称为营养。

（2）营养素　营养素是食物中含有的，为机体提供能量并保持身体强壮的成分，人体需要的营养素约有 50 种，归纳起来分为七大类，即蛋白质、脂肪、糖类、矿物质、维生素、膳食纤维和水。由于蛋白质、脂肪和糖类的摄入量较大，所以称为宏量营养素，而维生素和矿物质的需要量小，称为微量营养素。营养素对人体的功用有以下三个方面。

① 参与细胞和组织的构成、修复与更新，如蛋白质是构成组织的材料。如果将人体比喻为一辆汽车，那么蛋白质就好比是汽车上的钢铁与玻璃。

② 供给能量以满足人体生理活动和体力活动对能量的需要，如糖类、脂肪等。如果将人体比喻为一辆汽车，糖类和脂肪就像是汽车的汽油。

③ 能维持人体正常的生理功能，在体内物质代谢中起调节作用，如维生素、矿物质等。如果将人体比喻为一辆汽车，维生素和矿物质就像是汽车上的润滑油，是确保各个零件能够持续运转的重要物质。

（3）合理营养　合理营养是指通过合理的膳食和科学的烹调加工，能向人体提供足够数量的能量和各种营养素，并保持各营养素之间的数量平衡（既不缺乏，也不过多），以满足人体的正常生理需要，保持人体健康。合理营养还包括合理的饮食制度，如一日三餐应定时、定量等。

（4）营养不良　营养缺乏和营养过剩都称为营养不良，都会对身体造成损害。社区康复患者中有的表现为营养缺乏，主要原因是食物摄入不足，或者是由于食物不能被充分吸收利用，不能维持正常的生理代谢，致使消耗机体自身的身体成分，出现体重下降、皮下脂肪大量消失、肌肉萎缩，严重者引起全身各系统的功能紊乱及免疫力低下。而一些早期的社区康复患者则表现为营养过剩，例如，脑卒中患者，多数为肥胖患者，早期表现为营养过剩，但随着病程的发展，最终走向营养缺乏。也有不少患者营养过剩与营养缺乏同时存在，称为营养失衡。

二、食物的分类与营养特点

食物是多种多样的，各种食物所含的营养成分不完全相同，各有其营养特点。除了母乳外，任何一种天然食物都不能提供人体所需的全部营养素。为了满足人体各种营养素需要，保持身体健康，人们要食用各种食物，社区康复患者更应重视不同食物的营养特点。我国营养工作者根据食物的营养价值和在膳食中的地位将食物分为五大类。

（1）粮谷类　包括米、面、杂粮、薯类，主要作用是提供能量。其营养成分有糖类、蛋白质、膳食纤维及维生素 B 族等。谷类食品包括小麦、大米、玉米、小米、高粱等。薯类包括马铃薯、甘薯、木薯等。

（2）果蔬类　包括各类蔬菜和水果，主要作用是提供膳食纤维、矿物质、维生素等。蔬菜和水果的营养特点不同，不能只吃水果不吃蔬菜。蔬菜按其结构及可食部分不同，分为叶菜类、根茎类、茄果类、鲜豆类和鲜果类等。叶菜类有白菜、菠菜、油菜、卷心菜、韭菜、芹菜及蒿菜等；根茎类有萝卜、马铃薯、藕、山药、芋头、洋葱、蒜和竹笋等；茄果类

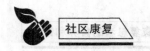
有冬瓜、南瓜、西葫芦、丝瓜、黄瓜、茄子、西红柿、辣椒等;鲜豆类有毛豆、蚕豆、扁豆、豇豆、四季豆和豌豆等。水果可分为鲜果类和干果类。鲜果类如苹果、香蕉、梨、杏、菠萝、橘子、西瓜和猕猴桃等。干果类如葡萄干、杏干、蜜枣和柿饼等。

（3）肉蛋类　肉蛋类包括畜禽肉类、鱼、虾、蛋类。其主要作用是提供优质蛋白质、脂肪和矿物质。畜肉有猪肉、牛肉、羊肉等及其制品。禽肉有鸡肉、鸭肉、鹅肉等及其制品。鱼类有带鱼、黄花鱼、鲅鱼等海水鱼和鲤鱼、草鱼等淡水鱼及其他水产动植物，如海带、蛤蜊、虾、蟹等。蛋类有鸡蛋、鸭蛋、鹅蛋、鹌鹑蛋等及其制品，如咸蛋、松花蛋、鸡蛋粉等。

（4）豆奶类　豆奶类包括黄豆、黑豆等豆类和豆制品，以及牛奶、酸奶和奶粉等奶制品。其中奶类含钙量较高，且利用率也高，是良好的补钙食品。豆类含丰富的优质蛋白质、不饱和脂肪酸、维生素 B 族等。奶类有牛奶、羊奶和马奶及其奶制品，如奶粉、酸奶、奶油、炼乳等。豆类包括大豆和其他干豆类及其制品。豆类如绿豆、赤小豆、豌豆、蚕豆、芸豆、豇豆等。豆制品如豆腐、豆浆、豆腐脑、腐乳、豆芽、腐竹等。

（5）油脂类　油脂类又称纯热能食物，包括烹调用的食用油、食用糖和酒类，其主要作用是提供能量。动植物油有猪油、牛油、羊油、花生油、豆油、棉籽油、橄榄油、棕榈油、香油等。食用糖有白糖、冰糖、红糖、奶糖、巧克力、麦芽糖、棉花糖等。酒类有白酒、果酒、黄酒、露酒、啤酒等。

社区康复患者的营养供给主要由家庭提供，因此，指导患者及其家属掌握科学的营养饮食知识，把营养作为一种重要的治疗手段，将十分有利于疾病的康复。

（黄　毅）

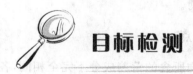

目标检测

一、名词解释

1. 营养。

2. 营养素。

二、简答题

1. 什么是合理营养？

2. 什么是营养不良？

任务 29 社区康复患者的营养评估

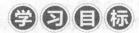

知识目标

1. 熟悉社区康复患者营养及代谢评价指标。
2. 掌握营养不良的诊断。
3. 掌握社区康复患者综合营养评估方法。

能力目标

1. 能熟悉社区康复患者营养及代谢评价指标。
2. 能明确作出营养不良的诊断。
3. 能熟练掌握社区康复患者综合营养评估方法。

案例引导

> 基本情况:患者,男,48 岁,个体老板,身高 178 cm,体重 85 kg。
> 自诉:轻体力劳动,生活和饮食不规律,喜肉食。吸烟、饮酒无节制。不爱运动。脂肪肝、尿酸高、血糖高、血压高。
> 请思考:营养评估和营养素参考摄入量及建议(结合社区康复常用的食用营养成分表)。

社区康复患者的营养状况评估内容由以下两部分组成:营养评价和代谢评价。营养评价包括客观指标和主观指标的变化。客观指标主要通过体格检查、人体测量和实验室检查获知;主观指标则主要通过病史、主诉等获得。代谢评价包括对人体各器官功能的检查和分析,以及人体对营养干预后产生的代谢反应。经常进行营养评估对于社区康复患者来说是十分重要的。

一、社区康复患者营养评价指标

(1)**体重** 体重是评价营养状态的客观指标,能反映机体能量代谢的整体情况,体重过度降低或增加均可视为营养不良,其评判标准为在 6 个月内因非主观原因比平时体重降低或增加 10% 左右,或比过去 1 个月的体重降低或增加 5%,或体重为理想体重的 ±20%。其中,体重增加可能是水潴留所致。体重测量宜在早上空腹排便后,通常是将实测体重与标准体重进行比较:若实测体重为标准体重的 60% 以下,可评为严重消瘦;若为 60%~80%,可评为中度消瘦;若为 80%~90%,可评为轻度消瘦;若为 90%

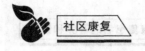

～100％,可评为正常;若为 100％～120％,可评为过重;若大于 120％,可评为肥胖。

标准体重计算公式:标准体重(kg)＝身长(cm)－105

(2) 体质指数(BMI)　体质指数是目前应用较为普遍的指标之一。计算公式:BMI＝体重/身高²(kg/m²)。中国成人判断标准:BMI 正常值为 18.5～24,BMI＜18.5为偏瘦,BMI＞24 为超重,BMI＞28 为肥胖。

(3) 肌力和握力　颞肌、三角肌、肩胛肌和肩胛下肌、二头肌、三头肌和四头肌的大小及肌力测试,可早期提示肌肉强度和功能的衰退或变化情况。

(4) 三头肌皮褶厚度(TSF)　TSF 可间接判断体内脂肪储备量。男性 TSF 为11.3～13.7 mm 为正常值;女性 TSF 为 14.9～18.1 mm 为正常值。方法:被测者上臂自然下垂,选择左上臂背侧中点上约 2 cm 处,也就是左肩峰至尺骨鹰嘴的中点为测量部位。测定者以右手拇指与其他四指将皮肤连同皮下脂肪捏起呈皱褶,用皮褶厚度测量卡尺测量。

(5) 上臂肌围(AMC)　AMC 用于判断全身骨骼肌群量。AMC(cm)＝上臂中点周径(cm)－3.14×TSF(mm)。正常值:男性 AMC 为 22.8～27.8 cm;女性 AMC 为20.9～25.5 cm。

(6) 血清蛋白　不同的血清蛋白质的半衰期不同,白蛋白、转铁蛋白、前白蛋白和纤维连接蛋白的半衰期分别为 20 d、8 d、2 d 和 15～20 h。半衰期短的血清蛋白质水平的变化更有助于反映短期内营养状况的变化。

(7) 细胞免疫功能　反映细胞免疫功能的检查方法包括总淋巴细胞计数、NK 细胞活性测定、LAK 细胞活性测定、T 细胞亚群比例的变化测定和迟发性皮肤超敏反应测定。

(8) 主观症状　反映营养状况的主观症状包括食欲、有无进食或吞咽困难、味觉和嗅觉的异常及腹胀、腹泻。

二、社区康复患者代谢评价指标

(1) 氮平衡和整体蛋白质更新率的测定　该测定有助于判断体内蛋白质合成与分解代谢程度。氮平衡(g/d)＝24 h 摄入氮量－24 h 排出氮量,24 h 排出氮量可经凯氏定氮法测定 24 h 排出物中的含氮量。

(2) 重要器官的功能　尤其是肝、肾的代谢功能。

(3) 葡萄糖和脂肪的代谢　进行营养干预时,应严密监测血糖水平和脂肪廓清情况。

三、营养不良的诊断

营养不良的诊断要综合分析,具体方法见表 6-29-1。

(1) 成人消瘦型营养不良　此型为能量缺乏型营养不良,其主要表现为人体测量指标值下降,但血清蛋白水平可基本正常。

(2) 低蛋白血症型营养不良　此型又称为水肿型营养不良或恶性营养不良,为蛋白质缺乏型营养不良,其主要表现为血清蛋白水平降低和组织水肿、细胞免疫功能下降,但人体测量指标值基本正常。

(3)混合型营养不良 此型兼有上述两种类型的特征,属蛋白质-能量缺乏型营养不良,是一种严重的营养不良,可伴有器官功能障碍,预后较差。

表 6-29-1 营养不良的诊断

参 数	正常范围	营养不良		
		轻 度	中 度	重 度
体重(理想正常值的百分率)/(%)	>90	80~90	60~79	<60
体质指数	18.5~24	17~18.4	16~16.9	<16
三头肌褶厚度(占正常值的百分率)/(%)	>90	80~90	60~79	<60
上臂肌围(占正常值的百分率)/(%)	>90	80~90	60~79	<60
肌酐身高指数(占正常值的百分率)/(%)	>95	85~94	70~84	<70
白蛋白/(g/L)	>30	30~25	24.9~20	<20
转铁蛋白/(g/L)	2.0~4.0	1.5~2.0	1.0~1.4	<1.0
前白蛋白/(g/L)	>2	1.6~2.0	1.2~1.5	<1.2
总淋巴细胞计数/($\times 10^9$/L)	>1 500	1 200~1 500	800~1 200	<800
氮平衡/(g/d)	—	−5~−10	−10~−15	<−15

四、社区康复患者综合营养评估法

除以上各种营养及代谢评价指标外,临床上还有多种营养测定指标,每种营养指标都有它们的特点与不足。因此,一些综合各种指标的营养评估法应运而生。下面主要介绍微型营养评定法和 NRS2002 营养风险评估。

微型营养评定法(mini-nutrition assessment,MNA)是一种简单、快速,适用于评价患者(特别是老年人)营养状况的方法,由 Guigoz、Vallas 和 Garry 于 1994 年提出。其内容包括人体测量、整体评价、膳食问卷及主观评价等。各项评分相加即得 MNA 总分。MNA 分级标准:总分等于或大于 24 表示营养状况良好;总分为 17~24 表示存在营养不良的危险;总分小于 17 表示营养不良。

欧洲肠外肠内营养学会(ESPEN)于 2002 年发表了一种新的营养评定方法,即营养风险筛查(nutrition risk screening,NRS 2002),该方法能够动态地评估患者有无营养风险,且简单、实用。NRS 2002 包括四项评分内容:① 原发疾病对营养状态影响的严重程度;② 近期内(1~3 个月)体重的变化;③ 近 1 周饮食摄入量的变化;④ 体质指数(身高、体重)。通过床旁问诊和简便人体测量即可评定。同时,将年龄作为营养风险因素之一,70 岁以上判定其营养风险程度分数为 1 分。

NRS 2002 采用评分方法的优点在于简便易行,是未来营养评估与支持标准化操作的有用工具,具体内容见表 6-29-2。

表 6-29-2　NRS 2002 评分表

一、疾病的严重程度评分（该项评分总和＝　　分）	
1. 没有疾病：正常营养需要量。	0 分
2. 病情轻度：营养需要量轻度提高，如髋关节骨折、慢性疾病有急性并发症者、肝硬化＊、慢阻肺＊、血液透析、糖尿病、一般肿瘤患者。	1 分
3. 病情中度：营养需要量中度增加，如腹部大手术＊、脑卒中＊、重度肺炎、血液恶性肿瘤。	2 分
4. 病情重度：营养需要量明显增加，如颅脑损伤＊、骨髓移植、APACHE 评分超过 10 分的 ICU 患者	3 分
二、营养状态受损评分（该项评分总和＝　　分）	
1. 没有受损：正常营养状态。	0 分
2. 营养轻度受损：3 个月内体重丢失超过 5％或食物摄入比正常需要量低 25％～50％。	1 分
3. 营养中度受损：一般情况差，或 2 个月内体重丢失超过 5％，或食物摄入比正常需要量低 50％～75％。	2 分
4. 营养重度受损：BMI＜18.5 且一般情况差，或 1 个月内体重丢失超过 5％（或 3 个月体重下降 15％），或者前 1 周食物摄入比正常需要量低 75％～100％。	3 分
三、年龄状态评分（该项评分总和＝　　分）	
1. 70 岁以下者为 0 分。	0 分
2. 超过 70 岁者为 1 分。	1 分
NRS 2002 总评分：＿＿分	

注：＊表示经过循证医学验证的疾病。

　　NRS 2002 总分达到或超过 3 分时患者处于营养风险，需制定营养治疗计划；总分不足 3 分暂无营养不良风险，但需每周重复营养风险筛查。

（黄　毅）

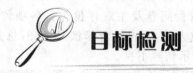

一、名词解释

1. 体质指数（BMI）。
2. 成人消瘦型营养不良。

二、案例分析

基本情况：孙某，男，48 岁，个体老板，汉族，身高 178 cm，体重 85 kg。

自诉：轻体力劳动，生活和饮食无规律，喜肉食，吸烟、饮酒无节制，不爱运动，脂肪肝、尿酸高、血糖高、血压高。

问题：

1. 对该患者进行营养评价。
2. 列出营养素参考摄入量。
3. 提出生活建议（结合社区康复常用的食用营养成分表）。

任务 30　平衡膳食及特殊饮食在社区康复的应用

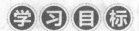

知识目标

1. 掌握平衡膳食宝塔的组成结构。
2. 熟悉特殊饮食在社区康复中的应用。

能力目标

1. 熟悉平衡膳食宝塔的组成结构，并能制定合理的平衡膳食计划。
2. 熟悉特殊饮食在社区康复中的应用。

案例引导

患者，男，49岁，国企干部，身高165 cm，体重60 kg。

问题：简要地说出该男子日常三餐食物品种和量，并进行营养素分析（结合社区康复常用的食用营养成分表）。

一、平衡膳食在社区康复中的应用

世界上没有营养完全的单一食物，只有最佳的食物搭配方案，那就是平衡膳食。世界卫生组织曾将"合理膳食、适量运动、戒烟限酒、心理平衡"定为人类健康的四大基石。其中合理膳食就是指平衡膳食，位居四大基石的首要位置。1997年《中国居民膳食指南》专家委员会根据中国居民膳食指南，结合中国居民的膳食结构特点，设计了中国居民平衡膳食宝塔。它把平衡膳食的原则转化成各类食物的重量，并以直观的宝塔形式表现出来，它告诉居民食物分类的概念及每天各类食物的合理摄入范围，也就是说它告诉人们每天应吃食物的种类及相应的数量，便于人们理解和在日常生活中实行。

平衡膳食宝塔包含我们每天应吃的主要食物种类，共分为五层（图6-30-1 平衡膳食宝塔）。宝塔各层位置和面积不同，这在一定程度上反映出各类食物在膳食中的地位和应占的比重。

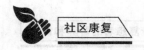

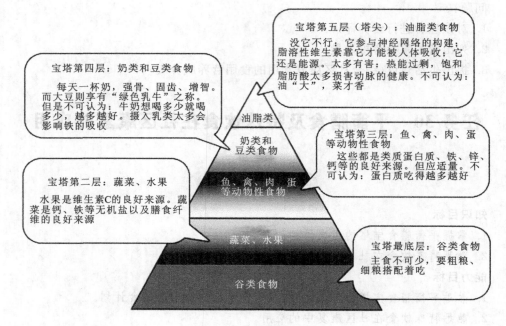

图 6-30-1 平衡膳食宝塔

（1）宝塔最底层：谷类食物　我们每天都应该吃的最多的食物，即每人每天应吃300～500 g，如米饭、馒头、面包、面条、薯类等。

（2）宝塔第二层：蔬菜和水果　我们每天要吃的较多的食物，即每人每天分别应吃400～500 g 和 100～200 g。

（3）宝塔第三层：鱼、禽、肉、蛋等动物性食物　我们每天要吃的次多的食物，即每人每天应吃 125～200 g（鱼虾类 50 g，畜、禽肉 50～100 g，蛋类 25～50 g）。

（4）宝塔第四层：奶类和豆类食物　我们每天应吃奶类及奶制品 100 g（相当于鲜奶 200 g 或奶粉 28 g）和豆类及豆制品 50 g（相当于大豆 40 g 或豆腐干 80 g 的豆制品）。

（5）宝塔第五层（塔尖）：油脂类食物　我们每人每天吃的最少的食物，即每天不超过 25 g。

平衡膳食宝塔建议的每人每天各类食物适宜摄入量范围适用于一般健康成年人，社区康复患者在应用时要根据个人年龄、性别、身高、体重、劳动强度、季节等情况适当调整。

平衡膳食宝塔显示了人类每天所需的五大类食物，各层之间不能互相替代，每一类都是确保身体健康的必需食物，而且比例还要正确。但在宝塔的同一层当中，各种食物所含的营养成分大致相近，可以互相替换起到营养互补的效果。因此，同一层食物吃的品种越多摄入的营养素也越全面。

平衡膳食宝塔建议的各类食物摄入量一般是指食物的生重,每一类食物的重量不是指某一种具体食物的重量,而是一个平均值和比例。每天膳食中应当包含宝塔中的各类食物,比例也要基本与宝塔所示一致。日常生活中不一定每天样样都要按照宝塔推荐的量吃,例如,做鱼比较麻烦,可以把宝塔推荐的每天 50 g,改为每周吃 2～3 次,每次 150～200 g。实际上,平日喜欢吃禽肉的就可以多吃些禽肉,喜欢吃鱼虾的就可以多吃些鱼虾,只要经常遵循宝塔各层各类食物的大体比例进行合理膳食就可以了。

平衡膳食还包括一日三餐分配合理。一般早、中、晚餐的能量分别占总能量的 30％、40％、30％,特殊情况下可适当调整,也就是"早吃好,午吃饱,晚吃少"。早餐最好吃蛋白质丰富的食物,如牛奶、鸡蛋等,还应吃谷类食物,如馒头、面包、饼干等。饭量大的人可以将它们与蔬菜搭配一起食用。午餐既补充上午的能量消耗,又要供给下午活动所需的能量,因此,午餐要吃饱,并且要注意荤素搭配,以保证各种营养素如蛋白质、脂肪、糖(碳水化合物)、矿物质和维生素的比例合理。晚餐选择一些易于消化吸收的食物。各类食物的互换见表 6-30-1 至表 6-30-4。

表 6-30-1　谷类食物互换(相当于 100 g 米、面的谷类食物)

食 物 名 称	重量/g	食 物 名 称	重量/g
大米、糯米、小米	100	烧饼	140
富强粉、标准粉	100	烙饼	150
玉米面	100	馒头、花卷	160
挂面	100	窝头	140
面条(切面)	120	鲜玉米	750～800
面包	120～140	饼干	100

表 6-30-2　豆类食物互换(相当于 40 g 大豆的豆类食物)

食 物 名 称	重量/g	食 物 名 称	重量/g
大豆(黄豆)	40	腐竹	35
豆腐干、熏干、豆腐泡	80	素肝尖、素鸡、素火腿	80
豆粉	40	素什锦	100
青豆、黑豆	40	北豆腐	120～160
蚕豆(炸、烤)	50	南豆腐	200～240
五香豆豉、千张、豆腐丝(油)	60	内酯豆腐(盒装)	280
豌豆、绿豆、芸豆	65	豆奶、酸豆腐	600～640
豇豆、红小豆	70	豆浆	600～800

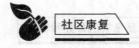

表 6-30-3　乳类食物互换(相当于 100 g 鲜牛奶的乳类食物)

食 物 名 称	重量/g	食 物 名 称	重量/g
鲜牛奶	100	酸奶	100
速溶全脂奶粉	13～15	奶酪	12
速溶脱脂奶粉	13～15	奶片	25
炼乳	40	乳饮料	300

表 6-30-4　肉类食物互换(相当于 100 g 生肉的肉类食物)

食 物 名 称	重量/g	食 物 名 称	重量/g
瘦猪肉	100	酱牛肉	65
猪肉松	50	牛肉干	45
叉烧肉	80	瘦羊肉	100
香肠	85	酱羊肉	80
大腊肠	160	兔肉	100
蛋清肠	160	鸡肉	100
大肉肠	170	鸡翅	160
小红肠	170	白条鸡	150
小泥肠	180	鸭肉	100
猪排骨	160～170	酱鸭	100
瘦牛肉	100	盐水鸭	110

二、特殊饮食在社区康复中的应用

营养治疗包括膳食营养(DN)、肠道营养(EN)、肠外营养(PN)三种方式。对于社区康复患者而言,一般以膳食营养与肠道营养为主。

(一)膳食营养

膳食营养(dietary nutrition,DN)是社区康复患者首选的营养治疗手段。为适应康复患者不同病情的需要,可将膳食营养进行以下分类。

1. 膳食营养根据饮食物形态分类

(1)普通饮食　适用于没有特殊要求的患者,其胃肠道功能良好。

饮食原则:以日常平衡膳食为主,注意色香味,少用油炸食物以及辛辣刺激性食物。每日进餐 3 次为宜,也可适当加餐,加餐以水果、牛奶或酸奶为主。

(2)软质饮食　适用于老、幼患者,发热、术后恢复期患者,消化能力较弱的患者,以及口腔有疾病咀嚼受影响的患者。饮食原则:以软烂无刺激性易消化的平衡膳食为主,相应食物应切碎煮烂。每天进餐 3～5 次。

(3)半流质饮食　适用于发热患者、体弱患者、消化道疾病患者、消化不良患者、口腔疾病影响咀嚼的患者。饮食原则:以半流质食物为主,做到平衡膳食;坚持少食多餐,每日进餐 5～6 次,每次 200～300 mL,主食要定量。

（4）流质饮食　适用于吞咽困难、口腔疾病和手术后恢复的患者或全身衰竭的患者。饮食原则：食物呈液状，营养密度和热量密度均较低，多为非平衡饮食，只能短期使用：每日进餐 6～8 次，每次 200～300 mL。

2. 膳食营养根据热量及营养素含量分类

膳食营养根据热量及营养素含量的多少分为以下几类。

（1）高热量膳食　适用于长期患消耗性疾病，消瘦、体重低于正常值及营养不良的患者；病后恢复期间的患者；甲状腺功能亢进的患者。饮食原则：基本膳食基础上加餐 2～3 次；以每天增加 300 kcal 左右的食物为宜。

（2）高蛋白饮食　适用于长期消耗性疾病；严重贫血；大手术后及癌症晚期患者。饮食原则：增加蛋白质，每天供应 1.5～2 g/kg，成人每天供应蛋白质 90～120 g；饮食增加肉、鱼、蛋、乳、豆制品等。

（3）低蛋白饮食　适用于糖尿病、肾病、尿毒症、肝性脑病等患者。饮食原则：成人蛋白质总量在 40 g/d 以下，视病情需要也可为 20～30 g/d，补充蔬菜和含糖高的食物，维持热量的正常需要量。

（4）低脂肪饮食　适用于冠心病、高脂血症、脑卒中康复患者等。饮食原则：成人脂肪总量在 50 g/d 以下。

（5）低胆固醇饮食　适用于动脉硬化、高胆固醇血症、冠心病。饮食原则：一日膳食中胆固醇总量不超过 300 mg/d。禁用含胆固醇高的食物（如动物内脏、鱼子、蛋黄、肥肉及动物脂肪等），选用植物油及植物性食物，可以选用含胆固醇低的动物性食物（如瘦肉、脱脂奶、海参等），选用鱼油（含多烯酸）。

（6）低盐饮食　适用于心脏病、肝硬化伴腹水、高血压以及脑卒中患者等。饮食原则：成人进食盐不超过 2 g/d 或酱油 10～15 mL/d，不包括食物内自然存在的氯化钠。忌用一切腌制食品。

（7）无盐、低钠饮食　适用于低盐饮食者，尤其是水肿较重者。饮食原则：无盐是指不放食盐烹调，可用糖醋调味；低钠是指除无盐外，控制钠量 0.5 g/d 以下，禁用酱油及含盐食物，禁用含钠、碱的食物和药物。

（二）肠内营养

肠内营养主要是指管饲营养，即是通过鼻胃肠管或胃肠造瘘管将营养丰富的流质饮食或营养液、水和药物注入胃内或肠内的方法。

由于肠内营养制剂和医疗技术的发展，对于大部分病情平稳在社区进行康复治疗的患者来说，在家中进行肠内营养支持（即家庭肠内营养），不仅可节省费用，并且可与家人生活在一起，有利于康复及生活质量的提高。

1. 适应证

（1）意识障碍患者　患者意识丧失，不能自觉进食，而胃肠功能正常，可通过鼻胃管或经皮胃造口管定时注入商品营养液或家庭自制的食物匀浆。

（2）口腔颌面部肿瘤影响进食的患者。

（3）吞咽困难的患者　鼻咽部肿瘤放疗后，颈部肌肉僵硬，吞咽反射丧失，术后食

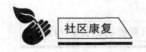
管气管瘘或食管狭窄,可经胃肠造瘘管定时注入营养液或家庭自制的食物匀浆。

(4)严重营养不良的患者 这类患者往往全身状况差,食欲差,虽能进食,但食物的质和量不能保证,自然饮食不能维持体重时应给予肠内营养,可选择口服补充营养素或经管饲营养。

(5)胃肠功能障碍的患者 普通饮食不能完全消化或吸收,必须摄入预消化过的营养物质或经过特殊处理的商品营养液。常见的胃肠功能障碍有短肠综合征、上消化道瘘、慢性肠道疾病、溃疡性结肠炎活动期、胃排空障碍、胃瘫。

2. 管饲途径

根据导管插入的情况,将肠内营养途径分为鼻胃管、鼻肠管、胃造瘘管、空肠造瘘管等。社区康复患者可根据需要肠内营养支持时间的长短和疾病情况选择不同的途径。短期可选用鼻胃管或鼻肠管,它们是无创的,费用也低,但因为管子对鼻咽部的压迫和刺激,很多人不适应。需长期肠内营养的患者可选择在胃镜辅助下经皮放置胃造瘘管或直接手术放置胃造瘘管。

3. 营养液的选择

根据社区康复患者的病情和胃肠道的功能选择合适的营养液。对胃肠道功能正常而仅仅是吞咽功能障碍的患者,可家庭自制匀浆饮食或选择商品匀浆。如可将食物如肉、鸡蛋、新鲜蔬菜搅碎煮熟,用注射器定时注入胃内,但须注意不要将喂养管堵塞。视情况可用单层纱布将大的颗粒滤除。对胃肠功能轻度障碍的患者可选择整蛋白型的商品营养液。对胃肠道消化吸收功能很差的患者须选用短肽类营养液。

4. 营养液的配制

商品营养液有水剂和粉剂,水剂使用前直接摇匀,粉剂现配现用,一般根据说明一次配 $250\sim500$ mL。营养液尽可能配制均匀,无硬块或大的颗粒,否则须用单层纱布将大的颗粒过滤。家庭自制营养液可将一天的食物搅碎煮熟,放在冰箱备用。适当添加果汁和牛奶等。

5. 肠内营养液的给予

根据社区康复患者病情不同,有些患者需完全依靠肠内营养,有些是口服饮食的补充,一些患者还必须有肠外营养的补充。社区康复患者在给予肠内营养时应注意四个"度",即角度、速度、浓度、温度。

(1)角度 喂养时身体的角度要适当,一般将床头抬高到 $30°\sim40°$,以防止营养液反流造成患者窒息。

(2)速度 一般主张先慢后快,开始每次 $50\sim100$ mL,根据病情和胃肠道情况可逐渐增加。如果采用分次投给的方法,即用注射器一次给予 $150\sim300$ mL$/20\sim30$ min 的营养液,每天 $6\sim8$ 次。对于病情较重或胃肠道动力较差的患者可采用循环重力滴注或持续重力滴注的方法。持续或循环输注时一般为 $40\sim50$ mL/h,以后每 $12\sim24$ h 增加 25 mL,最大速度为 $100\sim125$ mL/h。

(3)浓度 一般主张先稀后浓,逐渐增加营养液浓度。

(4)温度 管饲患者的营养液温度一定要加以注意,温度太高会损伤患者的消化道黏膜,而温度太低又会对消化道形成刺激。输入体内的营养液的温度应控制在 42℃

左右。冬天喂养管周围应放置热水袋保温。

6. 管饲营养的注意事项

无论采用哪种管道喂养，都须保持喂养管在位、通畅，避免管子脱出、移位和堵塞。鼻胃管或鼻肠管可用胶布固定，并做好标记，每天更换胶布，以免管子脱出。在每次输入营养液前、后均须用 30 mL 温开水冲管，防止管道堵塞。需经喂养管给药时应将药物碾碎，加水溶解，给药前后均须用 30 mL 温开水冲管。经皮放置胃造瘘管需每天将外垫松开，用温热湿毛巾擦洗管口周围皮肤，并将管道转动一周再将外垫固定好。为防止管道牵拉引起疼痛，可加用胶布固定管道。

7. 常见并发症的处理

肠内营养易出现的问题有腹泻、腹胀、便秘。

（1）腹泻　腹泻的原因很多，最常见的原因：输注速度过快使肠道来不及吸收；营养液在配制过程中污染；营养液的温度过低或营养液过稀；胃肠功能障碍，分泌的消化液或消化酶不足，不能将营养液进一步消化为可吸收的成分。另外，全身情况差（如严重低蛋白血症造成肠道水肿等）亦可造成腹泻。对策：根据病情配制合适的浓度，配制时注意清洁卫生，严格消毒；营养液要保持适当的温度，从冰箱拿出来的营养液要加温，冬天营养液要采用各种方法保持其温度在 30～40℃ 之间，可根据情况采用热水袋、热水瓶或从医院购买专门的加热器，对胃肠功能差，消化酶不足的患者可添加消化酶制剂。采用这些对策，轻度的腹泻可很快改善，严重而持久的腹泻要咨询医生，服用抗腹泻药物。

（2）腹胀　腹胀是指消化道积气积液，不能有效排空。常见的原因：营养液污染后发酵，产气增加；营养液输入过快，胃肠道来不及排空；胃肠道动力障碍，不能将食物往下推移，或胃肠道梗阻。对策：控制输入速度，尤其是经空肠输入者，必要时采用输液泵，同时保证营养液无污染；对胃排空障碍的患者，轻者可服用胃动力药物促进胃排空，重者应采用经肠的喂养管；存在病理性梗阻的患者必须住院治疗，解除梗阻。

（3）便秘　便秘是由于营养液中缺乏膳食纤维或者摄入的水分不足而导致的大便干结，便秘也与不好的排便习惯有关。对策：调整营养液的配方，增加膳食纤维的摄入，增加蜂蜜以润滑肠道；增加水分的摄入；养成定时大便的习惯。出现便秘时可用手掌顺结肠运动方向按摩腹部，帮助排便，严重的便秘可服用药物通便或灌肠。

8. 家庭肠内营养期间的自我监测

家庭营养期间必须监测每天的摄入量和大小便情况，一般成人摄入量为每天 2～4 瓶营养液（1000～2000 mL），同时补适量的水分，对活动量大的患者还要适当增加补水量，而对卧床的老年人则要适当减少。监测每天的小便量，一般维持在 1 000～2 000 mL/d。尿量少不利于将身体的代谢产物排出，时间长了会引起肾脏中毒。尿量少往往说明水分的摄入不足，需要增加水分的摄入。通常要求 1～2 天解大便 1 次，超过 2 天未解大便者需要及时处理。

（黄　毅）

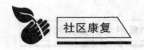
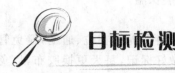

目标检测

一、名词解释

肠内营养

二、简答题

1. 简述平衡膳食宝塔的结构及主要食物种类。

2. 社区康复患者在给予肠内营养时应注意哪四个"度"？

三、案例分析

患者,男,49 岁,国企干部,身高 165 cm,体重 60 kg。

问题:简要制定出该患者日常三餐食物品种和数量,并进行营养素分析和点评(结合社区康复常用的食用营养成分表)。

附:社区康复常用的食用营养成分表

下表即社区康复患者主要食物的成分表。社区康复患者可根据需要参考此表指导营养治疗,其中的数字为每 100 g 相应食物所含的成分。

一、谷类食物

食物名称	食部 (%)	能量 kJ	能量 kcal	水分 g	蛋白质 g	脂肪 g	糖类 g	视黄醇 μg	硫胺素 mg	核黄素 mg	维生素C mg	维生素E mg	铁 mg	锌 mg	硒 μg
稻米(粳米、标二)	100	1456	348	13.2	80	0.6	77.7	—	0.22	0.1	—	0.53	0.4	0.9	6.4
挂面(标准粉)	100	1439	344	12.4	10.1	0.7	74.4	—	0.19	0	—	1.11	3.5	1.2	9.9
馒头(蒸标准粉)	100	975	233	40.5	7.8	1.0	48.3	—	0.05	0.1	—	0.86	1.9	0	—
糯米(江米)	100	1456	348	12.6	7.3	1.0	77.5	—	0.11	0	—	1.29	1.4	1.5	2.7
小麦粉(标准粉)	100	1439	344	12.7	11.2	1.5	71.5	—	0.28	0.1	—	1.8	3.5	1.6	5.4

续表

食物名称	食部	能量		水分	蛋白质	脂肪	糖类	视黄醇	硫胺素	核黄素	维生素C	维生素E	铁	锌	硒
	(%)	kJ	kcal	g	g	g	g	μg	mg	mg	mg	mg	mg	mg	μg
小麦粉（特一）	100	1464	350	12.7	10.3	1.1	74.6	—	0.17	0.1	—	0.73	2.7	1	6.9
玉米面（黄）	100	1423	340	12.1	8.1	3.3	69.6	7	0.26	0.1	—	3.8	3.2	1.4	2.5
甘薯（红心）	90	414	99	73.4	1.1	0.2	23.1	125	0.04	0.04	—	0.28	12	0.11	39
饼干	100	1812	433	5.7	9	12.7	70.6	37	0.08	0.04	80	4.57	50	0.87	88
蛋糕	100	1452	347	18.6	8.6	5.1	66.7	86	0.09	0.09	190	2.8	24	1	130
面包	100	1305	312	27.4	8.3	5.1	58.1	—	0.03	0.06	—	1.66	31	0.37	107

二、豆类食物

食物名称	食部	能量		水分	蛋白质	脂肪	糖类	视黄醇	硫胺素	核黄素	维生素C	维生素E	铁	锌	硒
	(%)	kJ	kcal	g	g	g	g	μg	mg	mg	mg	mg	mg	μg
豆腐（北豆腐）	100	410	98	80	12.2	4.8	1.5	5	0.05	0	—	6.7	2.5	0.6	1.6
豆腐干（熏干）	100	640	153	67.5	15.8	6.21	8.5	2	0.03	0	—	7.03	3.9	1.8	8.9
豆腐丝（干）	100	1887	451	7.4	57.8	22.8	3.6	—	0.3	0.6	—	7.8	1.3	3.6	2.7
豆浆	100	54	13	96.4	1.8	0.71	0	15	0.02	0	—	0.8	0.5	0.2	0.1
腐乳（酱豆腐）	100	632	151	61.2	12.0	8.1	7.6	15	0.02	0.2	—	7.24	12	1.7	6.7
腐竹	100	1920	459	7.9	44.6	21.7	21.3	—	0.13	0.1	—	27.8	17	3.7	6.7
黄豆（大豆）	100	1502	359	10.2	35.1	16.0	18.6	37	0.41	0.2	—	18.9	8.2	3.3	6.2
绿豆	100	1322	316	12.3	21.6	0.8	55.6	22	0.25	0.1	—	11	6.5	2.2	4.3
豌豆	96	1331	318	12.8	23.0	1.0	54.3	47	0.29	—	—	1.97	5.9	2.3	4.2

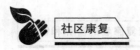

食物名称	食部	能量		水分	蛋白质	脂肪	糖类	视黄醇	硫胺素	核黄素	维生素C	维生素E	铁	锌	硒
	(%)	kJ	kcal	g	g	g	g	μg	mg	mg	mg	mg	mg	mg	μg
小豆（红小豆）	100	1293	309	12.6	20.2	0.6	55.7	13	0.16	0.1	—	14.4	7.4	2.2	3.8
黄豆芽	100	184	44	88.8	4.5	1.6	3.0	5	0.04	0.07	8	0.8	0.9	0.54	1.0
豇豆	97	121	29	90.3	2.9	0.3	3.6	42	0.07	0.09	19	4.39	0.5	0.54	0.74
绿豆芽	100	75	18	94.6	2.1	0.1	2.1	3	0.05	0.06	6	0.19	0.6	0.35	0.50

三、蔬菜

食物名称	食部	能量		水分	蛋白质	脂肪	糖类	视黄醇	硫胺素	核黄素	维生素C	维生素E	铁	锌	硒
	(%)	kJ	kcal	g	g	g	g	μg	mg	mg	mg	mg	mg	mg	μg
豆角	96	126	30	90	2.5	0.2	4.6	33	0.05	0.07	18	2.24	1.5	0.54	2.2
四季豆（菜豆）	96	117	28	91.3	2.0	0.4	4.2	35	0.04	0.07	6	1.24	1.5	0.23	0.43
豌豆苗	98	121	29	92.7	3.1	0.6	2.8	—	—	—	—	1.45	1.8	0.47	0.70
胡萝卜（红）	96	155	37	89.2	1.0	0.2	7.7	688	0.04	0.03	13	0.41	1.0	0.23	0.63
萝卜（白）	95	84	20	93.4	0.9	0.1	4.0	3	0.02	0.03	21	0.92	0.5	0.3	0.61
萝卜（心里美）	88	88	21	93.5	0.8	0.2	4.1	2	0.02	0.04	23	—	0.5	0.17	1.02
马铃薯（土豆）	94	318	76	79.8	2.0	0.2	16.5	5	0.08	0.04	27	0.34	0.8	0.37	0.78
藕（莲藕）	88	293	70	80.5	1.9	0.2	15.2	3	0.09	0.03	44	0.73	1.4	0.23	0.39
竹笋（春笋）	66	84	20	91.4	2.4	0.1	2.3	5	0.05	0.04	5	—	2.4	0.43	0.66
大葱（鲜）	82	126	30	91	1.7	0.3	5.2	10	0.03	0.05	17	0.3	0.7	0.4	0.67

续表

食物名称	食部	能量		水分	蛋白质	脂肪	糖类	视黄醇	硫胺素	核黄素	维生素C	维生素E	铁	锌	硒
	(%)	kJ	kcal	g	g	g	g	μg	mg	mg	mg	mg	mg	mg	μg
韭菜	90	109	26	91.8	2.4	0.4	3.2	235	0.02	0.09	24	0.96	1.6	0.43	1.38
韭芽（韭黄）	88	92	22	93.2	2.3	0.2	2.7	43	0.03	0.05	15	0.34	1.7	0.33	0.76
大蒜（紫皮）	89	569	136	63.8	5.2	0.2	28.4	3	0.29	0.06	7	0.68	1.3	0.64	5.54
菜花	82	100	24	92.4	2.1	0.2	3.4	5	0.03	0.08	61	0.43	1.1	0.38	0.73
菠菜	89	100	24	91.2	2.6	0.3	2.8	487	0.04	0.11	32	1.74	2.9	0.85	0.97
大白菜（青白口）	83	63	15	95.1	1.4	0.1	2.1	13	0.03	0.04	28	0.36	0.6	0.61	0.39
芹菜（白茎）	66	59	14	94.2	0.8	0.1	2.5	10	0.01	0.08	12	2.21	0.8	0.46	—
生菜（花叶）	94	54	13	95.8	1.3	0.3	1.3	298	0.03	0.06	13	1.02	0.9	0.27	1.15
蒜苗（蒜苔）	82	155	37	88.9	2.1	0.4	6.2	47	0.11	0.08	35	0.81	1.4	0.46	1.24
雍菜（空心菜）	76	84	20	92.9	2.2	0.3	2.2	253	0.03	0.08	25	1.09	2.3	0.39	1.2
苋菜（青）	74	105	25	90.2	2.8	0.3	2.8	352	0.03	0.12	47	0.36	5.4	0.08	0.52
小白菜（青菜）	81	63	15	94.5	15	0.3	1.6	280	0.02	0.09	28	0.7	1.9	0.51	1.17
雪里红	94	100	24	91.5	2	0.4	3.1	52	0.03	0.11	31	0.74	3.2	0.70	0.70
油菜	27	96	23	92.9	1.8	0.5	2.7	103	0.04	0.11	36	0.88	1.2	0.33	0.79
圆白菜（卷心菜）	86	92	22	93.2	1.5	0.2	3.6	12	0.03	0.03	40	0.5	0.6	0.25	0.96
芫荽	81	130	31	90.5	1.8	0.4	5.0	193	0.04	0.14	48	0.80	2.9	0.45	0.53

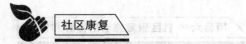

续表

食物名称	食部	能量		水分	蛋白质	脂肪	糖类	视黄醇	硫胺素	核黄素	维生素C	维生素E	铁	锌	硒
	(%)	kJ	kcal	g	g	g	g	μg	mg	mg	mg	mg	mg	mg	μg
西葫芦	73	75	18	94.9	0.8	0.2	3.2	5	0.01	0.03	6	0.34	0.3	0.12	0.28
柿子椒	82	92	22	93	1.0	0.2	4.0	57	0.03	0.03	72	0.59	0.8	0.19	0.38
番茄（西红柿）	97	79	19	94.4	0.9	0.2	3.5	92	0.03	0.03	19	0.57	0.4	0.13	0.15
茄子	93	88	21	93.4	1.1	0.2	3.6	8	0.02	0.04	5	1.13	0.5	0.23	0.48
冬瓜	80	46	11	96.6	0.4	0.2	1.9	13	0.01	0.01	18	0.08	0.2	0.07	0.22
黄瓜（胡瓜）	92	63	15	95.8	0.8	0.2	2.4	15	0.02	0.03	9	0.46	0.5	0.18	0.38
佛手瓜	100	67	16	94.3	1.2	0.1	2.6	3	0.01	0.10	8	—	0.1	0.08	1.45
雪里红（腌）	100	105	25	77.1	2.4	0.2	3.3	8	0.05	0.07	4	0.24	5.5	0.74	0.77
榨菜	100	121	29	75	2.2	0.3	4.4	83	0.03	0.06	2	—	3.9	0.63	1.93
冬菇（干）	86	887	212	13.4	17.8	1.3	32.3	5	0.17	1.40	5	3.47	10.5	4.2	7.45
海带（干）	98	322	77	70.5	1.8	0.1	17.3	40	0.01	0.10	—	0.85	4.7	0.65	5.84
木耳（水发）	100	88	21	91.8	1.5	0.2	3.4	3	0.01	0.05	1	7.51	5.5	0.53	0.46
香菇（鲜）	100	79	19	91.7	2.2	0.3	1.9	—	—	0.08	1	—	0.3	0.66	2.58

四、坚果类食物

食物名称	食部 (%)	能量 kJ	能量 kcal	水分 g	蛋白质 g	脂肪 g	糖类 g	视黄醇 μg	硫胺素 mg	核黄素 mg	维生素C mg	维生素E mg	铁 mg	锌 mg	硒 μg
花生（生）	53	1247	298	48.3	12.1	25.4	5.2	2	—	0.04	14	2.93	3.4	1.79	4.5
花生仁（炒）	100	2431	581	1.8	24.1	44.4	21.2	—	0.12	0.1		14.97	6.9	2.82	7.1
葵花子（炒）	52	2577	616	2.0	22.6	52.8	12.5	5	0.43	0.26		20.46	6.1	5.91	2.0
栗子（干）	73	1443	345	13.4	5.3	1.7	77.2	5	0.08	0.15	25	11.45	1.2	1.32	—
西瓜子（炒）	43	2397	573	4.3	32.7	44.8	9.7	—	0.04	0.08		1.23	8.2	6.76	23.44
核桃（干）	43	2623	627	5.2	14.9	58.8	9.6	5	0.15	0.14	1	43.21	2.7	2.17	4.62
松子（炒）	31	2590	619	3.6	14.1	58.5	9.0	5	—	0.11	—	25.20	5.2	5.49	0.62
榛子（干）	27	2268	542	7.4	20.0	44.8	14.7	8	0.62	0.14	—	36.43	6.4	5.83	0.78
南瓜子（炒）	68	2402	574	4.1	36.0	46.1	3.8	—	0.08	0.16		27.28	6.5	7.12	27.03
杏仁	100	2149	514	5.6	24.7	44.8	2.9	—	0.08	1.25	26	18.53	1.3	3.64	15.65

五、水果

食物名称	食部 (%)	能量 kJ	能量 kcal	水分 g	蛋白质 g	脂肪 g	糖类 g	视黄醇 μg	硫胺素 mg	核黄素 mg	维生素C mg	维生素E mg	铁 mg	锌 mg	硒 μg
西瓜	59	142	34	91.2	0.5	—	7.9	13	0.02	0.04	7	0.03	0.5	0.1	0.08
菠萝	68	172	41	88.4	0.5	0.1	9.5	33	0.04	0.02	18	—	0.6	0.14	0.24
草莓	97	126	30	91.3	1.0	0.2	6.0	5	0.02	0.03	47	0.71	1.8	0.14	0.70

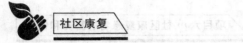
续表

食物名称	食部	能量		水分	蛋白质	脂肪	糖类	视黄醇	硫胺素	核黄素	维生素C	维生素E	铁	锌	硒
	（%）	kJ	kcal	g	g	g	g	μg	mg	mg	mg	mg	mg	mg	μg
橙	74	197	47	87.4	0.8	0.2	10.5	27	0.05	0.04	33	0.56	0.4	0.14	0.31
柑	77	213	51	86.9	0.7	0.2	11.5	148	0.08	0.04	28	0.92	0.2	0.08	0.30
山里红（大山楂）	76	397	95	73.0	0.5	0.6	22	17	0.02	0.02	53	7.32	0.9	0.28	1.22
橘（四川红橘）	78	167	40	89.1	0.7	0.1	9.1	30	0.24	0.04	33	0.27	0.5	0.17	0.10
梨（红肖梨）	87	126	30	89.1	0.2	—	7.3	2	0.07	0.46	4	0.46	0.4	0.04	0.2
苹果（伏苹果）	86	188	45	87.3	0.5	0.1	10.6	—	0.04	0.04	2	0.15	0.3	0.06	0.1
葡萄（玫瑰香）	86	209	50	86.9	0.4	0.4	11.1	3	0.02	0.02	4	0.86	0.1	0.03	0.11
柿（磨盘）	98	318	76	79.4	0.7	0.1	18.1	17	0.01	0.02	30	1.12	0.2	0.08	0.24
桃（旱久保）	89	192	46	87.3	0.9	0.1	10.5	2	0.03	0.02	10	0.53	0.2	0.13	0.1
枣（干）	80	1105	264	26.9	3.2	0.5	61.6	2	0.04	0.16	14	3.04	2.3	0.65	1.02
香蕉	59	381	91	75.8	1.4	0.2	20.8	10	0.02	0.04	8	0.24	0.4	0.18	0.87
柚	69	172	41	89.0	0.8	0.2	9.1	2	—	0.03	23	—	0.3	0.40	0.70
桂圆（鲜）	50	293	70	81.4	1.2	0.1	16.2	3	0.01	0.14	43	—	0.2	0.40	0.83
芒果	60	134	32	90.6	0.6	0.2	7.0	1342	0.01	0.04	23	1.21	0.2	0.09	1.44
柠檬	66	146	35	91.0	1.1	1.2	4.9		0.05	0.02	22	1.14	0.8	0.65	0.50
椰子	33	967	231	51.8	4.0	12.1	26.6		0.01	0.01	6		1.8	0.92	—
猕猴桃	83	234	56	83.4	0.8	0.6	11.9	22	0.05	0.02	62	2.43	1.2	0.57	0.28

六、肉类

食物名称	食部 (%)	能量 kJ	能量 kcal	水分 g	蛋白质 g	脂肪 g	糖类 g	视黄醇 μg	硫胺素 mg	核黄素 mg	维生素C mg	维生素E mg	铁 mg	锌 mg	硒 μg
肠（大肉肠）	100	1138	272	57	12	22.9	4.6	—	0.02	0.06		—	3.1	2.55	5.10
肠（广东香肠）	100	1812	433	33.5	18	37.3	6.4	—	0.42	0.07			2.8	2.62	7.02
酱牛肉	100	1029	246	50.7	31.4	11.9	3.2	11	0.05	0.22		1.25	4.0	7.12	4.35
牛肉（肥，瘦）	100	759	190	68.1	18.1	13.4	0	9	0.03	0.11		0.22	3.2	3.67	19.81
牛肉干	100	2301	550	9.3	45.6	40	1.9	—	0.06	0.26		—	15.6	7.26	9.8
兔肉	100	427	102	76.2	19.7	2.2	0.9	212	0.11	0.1		0.42	2.0	1.3	10.93
羊肉（肥，瘦）	90	828	198	66.9	19	14.1	0	22	0.05	0.14		0.26	2.3	3.22	32.2
猪肝	99	540	129	70.7	19.3	3.5	5.0	4972	0.21	2.08	20	0.86	22.6	5.78	19.21
猪肉（肥，瘦）	100	1654	395	46.8	13.2	37	2.4	—	0.02	0.16		0.49	1.6	2.06	11.97
猪血	100	230	55	85.8	12.2	0.3	0.9	—	0.03	0.04		0.2	8.7	0.28	7.94
扒鸡	66	900	215	56.5	29.6	11	0	32	0.02	0.17			2.9	3.23	8.10
北京烤鸭	80	1824	436	38.2	16.6	38.4	6.0	36	0.04	0.32		0.97	2.4	1.25	10.32
鸡（肉鸡，肥）	74	1628	389	46.1	16.7	35.4	0.9	226	0.07	0.07		—	1.7	1.1	5.4

七、水产品

食物名称	食部 (%)	能量 kJ	能量 kcal	水分 g	蛋白质 g	脂肪 g	糖类 g	视黄醇 μg	硫胺素 mg	核黄素 mg	维生素C mg	维生素E mg	铁 mg	锌 mg	硒 μg
大黄鱼	66	402	96	77.7	17.7	2.5	0.8	10	0.03	0.1	—	1.13	0.7	0.58	42.57

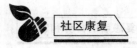
食物名称	食部	能量		水分	蛋白质	脂肪	糖类	视黄醇	硫胺素	核黄素	维生素C	维生素E	铁	锌	硒
	(%)	kJ	kcal	g	g	g	g	μg	mg	mg	mg	mg	mg	mg	μg
带鱼	76	531	127	73.3	17.7	4.9	3.1	29	0.02	0.06	—	0.82	1.2	0.7	36.57
黄鳝	67	372	89	78	18	1.4	1.2	50	0.06	0.98	—	1.34	2.5	1.97	34.56
鲤鱼（鲤拐子）	54	456	109	76.7	17.6	4.1	0.5	25	0.03	0.09	—	1.27	1.0	2.08	15.38
青鱼	63	485	116	73.9	20.1	4.2	0.2	42	0.03	0.07	—	0.81	0.9	0.96	37.69
鲢鱼	61	427	102	77.8	17.8	3.6	0	20	0.03	0.07	—	1.23	1.4	1.17	15.68
鲇鱼	65	427	102	78.0	17.3	3.7	0	—	0.03	0.10	—	0.54	2.1	0.53	27.49
海虾	51	331	79	79.3	16.8	0.6	1.5	0	0.01	0.05	—	2.79	3.0	1.44	56.41
河虾	86	351	84	78.1	16.4	2.4	0	48	0.04	0.03	—	5.33	4.0	2.24	29.65
虾皮	100	640	153	42.4	30.7	2.2	2.5	19	0.02	0.14	—	0.92	6.7	1.93	74.43
蟹（海蟹）	55	397	95	77.1	13.8	2.3	4.7	30	0.01	0.1	—	2.99	1.6	3.32	82.65

八、奶类和蛋类

食物名称	食部	能量		水分	蛋白质	脂肪	糖类	视黄醇	硫胺素	核黄素	维生素C	维生素E	铁	锌	硒
	(%)	kJ	kcal	g	g	g	g	μg	mg	mg	mg	mg	mg	mg	μg
牛乳（强化）	100	213	51	89	2.7	2	5.6	66	0.02	0.08	3	—	0.2	0.38	1.36
牛乳	100	226	54	89.8	3.0	3.2	3.4	24	0.03	0.14	1	0.21	0.3	0.42	1.94
牛乳粉（全脂）	100	2000	478	2.3	20.1	20.1	57.1	141	0.11	0.73	4	0.48	1.2	3.14	11.80
酸奶	100	301	72	84.7	2.5	2.5	9.3	26	0.03	0.15	1	0.12	0.4	0.53	1.71
松花蛋（鸭）	90	715	171	68.4	14.2	10.7	4.5	215	0.06	0.18	—	3.05	3.3	1.48	25.24
鸭蛋	87	753	180	70.3	12.6	13	3.1	261	0.17	0.35	—	4.98	2.9	1.67	15.68
咸鸭蛋	88	795	190	61.3	12.7	12.7	6.3	134	0.16	0.33	—	6.25	3.6	1.74	24.04
鸡蛋（白皮）	87	577	138	75.8	12.7	9.0	1.5	310	0.09	0.31	—	1.23	2.0	1.0	16.55
鹌鹑蛋	86	699	160	73.0	12.8	11.1	2.1	337	0.11	0.49	—	3.08	3.2	1.61	25.48

九、纯热能食物

食物名称	食部	能量		水分	蛋白质	脂肪	糖类	视黄醇	硫胺素	核黄素	维生素C	维生素E	铁	锌	硒
	(%)	kJ	kcal	g	g	g	g	μg	mg	mg	mg	mg	mg	mg	μg
豆油	100	3761	899	0.1	—	99.9	0	—	—	—	—	93.08	2.0	1.09	3.32
花生油	100	3761	899	0.1	—	99.9	0	—	—	—	—	42.06	2.9	8.48	2.29
芝麻油	100	3757	898	0.1	—	99.7	0.2	—	—	—	—	68.53	2.2	0.17	8.41
色拉油	100	3757	898	0.2	—	99.8	0	—	—	—	—	24.01	1.7	0.23	1.87
菜籽油	100	3761	899	0.1	—	99.9	0	—	—	—	—	60.89	3.7	0.54	2.34
猪油(炼)	100	3753	897	0.2	—	99.6	0.2	27	0.02	0.03	—	5.21	—	—	—
白糖	100	1657	396	0.9	0.1	—	98.9	—	—	—	—	—	0.2	0.07	0.38
红糖	100	1628	389	1.9	0.7	—	96.6	—	0.01	—	—	—	2.2	0.35	4.20
粉丝	100	1402	335	15	0.8	0.2	82.6	0.03	0.02	—	—	—	6.4	0.27	3.39
醋	100	130	31	90.6	2.1	0.3	4.9	—	0.03	0.05	—	—	6.0	1.25	2.43
酱油	100	264	63	67.3	5.6	0.1	9.9	—	0.05	0.13	—	—	8.6	1.17	1.39
盐	100	0	0	0.11			0						1.0	0.24	1.0

(黄 毅)

实用社区康复训练器具介绍

康复训练器具是指能够有效地弥补或训练人体因损伤或残疾而减弱或丧失部分功能的器具。它的作用是针对社区的偏瘫、脑瘫、截肢等神经系统和骨关节系统疾病等进行康复训练,最大程度地克服残疾影响,提高残疾人生活质量和社区参与能力。康复训练器具基本分为九类:卧坐位训练器械、站立训练器具、步行训练器具、矫正姿势及防止畸形器具、关节活动度训练器具、平衡协调训练器具、综合基本动作训练器具、训练辅助器具、日常生活活动训练器具。在此主要介绍社区常用的康复器具。

一、社区康复器具介绍

(一)平行杠

平行杠(图 7-1)是患者用上肢支撑体重进行站立、步行等训练的康复训练设备。它有多种结构形式,常见的是移动折叠式平行杠。其主要用途如下。①站立训练:帮助患者从座位上站起,训练立位平衡。②练习步行:患者手扶双杠,帮助下肢支撑体重,保持身体稳定,练习步行;在患者挂拐杖步行初期,为防止跌倒,可先通过平行杠练习步行。③肌力训练:利用平行杠做身体上举运动,训练背阔肌、上肢伸肌的肌力。④关节度活动训练:下肢骨折、偏瘫等患者,用健足登在 10 cm 高的台上,手握住平行杠、前后左右摆动患侧下肢,做保持或增大髋关节活动度的训练。⑤训练辅助:与平衡板、内收矫正板、内翻矫正板、外翻矫正板等配合使用,在相应的训练中起辅助作用。

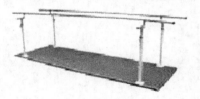

图 7-1　平行杠

(二)姿势镜

姿势镜(图 7-2)是供患者对身体异常姿势进行矫正训练的大镜子,可以映照全身。有的固定在墙上,有的带有脚轮,可以移动;有的是仅看正面像的正面镜式,有的是可同时看到侧面的三面镜式。其主要用途如下。① 用于步态、姿势的矫正,用于假肢、矫形器穿戴初期的患者,因偏瘫、下肢骨折、脊柱变形(驼背、侧弯)、运动失调、帕金森综合征等姿势异常及行走步态异常的患者。由患者面对镜子观察其步态、姿势,自行纠正,比仅靠治疗师指导效果更好。②帮助患者自我控制头、颈、躯干的不随意运动,以及平衡训练。③用于协调性训练,帮助面部神经麻痹患者进行表情肌练习。

（三）训练台

训练台(图 7-3)是供患者坐、卧在它的上面进行多种康复训练的台子。其主要用途如下。①综合基本动作训练,卧、坐位训练:用于脊髓损伤、偏瘫、四肢瘫、小儿脑瘫、类风湿性关节炎等四肢活动不便的患者;在训练台上进行仰卧位前后左右移动、翻身、起坐、俯卧位移动,以及从轮椅到床上的转移动作。②平衡训练:可进行坐位、手膝位的平衡训练。③训练辅助。治疗师可以在训练台上对患者进行徒手训练。训练台可与悬吊架配合使用。

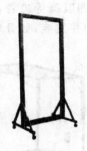

图 7-2 姿势镜

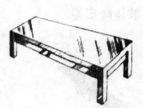

图 7-3 训练台

（四）运动垫

运动垫(图 7-4)是供患者坐、卧在它的上面进行多种康复训练的垫子。其主要用途如下。①综合基本动作训练,卧、跪、单腿跪、手膝位、坐位及垫上移动训练。②长坐位平衡及耐力训练。③儿童脑瘫患者基本姿势动作训练,翻身、坐起、爬行及异常姿势矫正训练。④与肋木配合,进行站立、蹲起等训练。

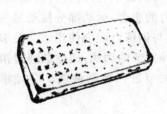

图 7-4 运动垫

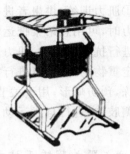

图 7-5 站立架

（五）站立架

站立架(图 7-5)是一种训练患者站立功能的装置。它可将功能障碍者固定于站立位,站立架有儿童型、单人型、双人型、四人型等不同规格的品种,可根据需要选用。其主要用途如下。①用于脊髓损伤、脑瘫等站立功能障碍者站立训练。患者置于站立架

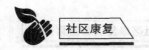
并固定装置,以便对人体予以固定,使其稳定地保持在站立位。脊髓损伤患者使用站立架可以预防和改善并发症,如骨质疏松、压疮、心肺功能降低、泌尿系统感染以及心理障碍等,站立时利用桌面可以进行阅读等多种活动。②脑瘫儿童使用,有利于儿童保持正确的姿势,预防和矫正畸形,改善或避免长期坐、卧导致的并发症,并可利用站立架桌面进行多种康复训练。

（六）倾斜台

倾斜台(图 7-6)是将使用者从平卧位逐步转动到 0~90°之间任一倾斜位置进行训练的设备。其主要用途如下。①恢复期的偏瘫、脊髓损伤和其他重症患者,可利用倾斜台作渐进适应性站立训练,一些患者经长期卧床后,不能从卧、坐位立即变换到站立位,需先用倾斜台开始斜位适应性再过渡到站立位;②严重偏瘫、四肢瘫等患者,用倾斜台长期坚持站立训练,可以预防因为站立功能障碍所导致的多种并发症,如骨质疏松症、肌肉痉挛、肢体畸形等。

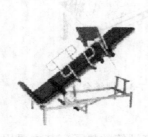

图 7-6 倾斜台

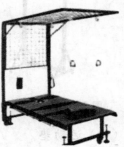

图 7-7 悬吊架

（七）悬吊架

悬吊架(图 7-7)是用滑轮和绳索将肢体悬吊起来进行训练的装置。其主要用途如下。①肌力训练:供患者进行辅助的主动运动,当患者的肌力恢复到一定水平但仍不能抗重力时,可用悬吊架把运动部位吊起,以减轻自身重力的影响,协助进行运动训练;供患者进行抗阻力运动,肌力达 4~5 级、能克服外加阻力的患者,运动部分拉动另一端挂有一定重物的绳索,可进行重物抗阻力运动;悬吊架宜与训练台配合使用。②关节活动度训练,预防畸形;用于关节活动受限的患者,适于多种关节的训练;用健肢通过滑轮拉动患侧肢体,进行自我运动;利用滑轮模拟可将挛缩关节进行被动伸展。③颈椎牵引治疗。

（八）踝关节矫正站立板

踝关节矫正站立板(图 7-8)是为了矫正下肢姿势防止出现畸形的一种设备。其主要用途如下。

（1）矫正姿势、防止畸形 用于偏瘫等踝关节肌肉控制异常的患者。使用者取站立位,身体倚靠靠板,手扶扶手杆,系上防护带,脚踩在踝关节矫正板上,在自身体重作用下,强制踝关节保持在功能位,并保持一段时间,可以起到预防畸形、矫正异常姿势的作用。选择不同的关节矫正板,或采用不同的使用方法,可起到不同的矫正作用,如矫正足下垂、足内翻、足外翻等。在有些场合如家庭中,为了节省经费和空间,患者身体状况也许可的情况下,可以不安装靠板,仅使用踝关节矫正板,进行简化训练,但为了安全起见,需要用手扶住某种可靠的支撑物以防摔倒。

(2)站立训练　站立功能障碍的患者,可用踝关节矫正站立板保持站立位,进行站立功能训练。

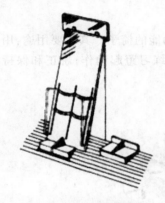

图 7-8　踝关节矫正站立板

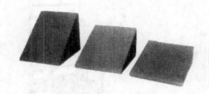

图 7-9　楔形垫

(九)楔行垫

楔形垫(图 7-9)是外形呈楔状的垫子,用法较多,成人、儿童都可使用。其主要用途如下。

(1)用于训练患儿　适用于头不能自控、坐不稳、自动调节体位能力低下的患儿。患儿俯卧于垫子厚侧边缘,可以促进患儿抬头,若前方放置玩具,则可使患儿易于保持此姿势。患儿俯卧在大小合适的楔形垫上,用肘部支撑,可以训练上肢负重能力。

(2)用于综合基本动作训练　让患儿横躺在楔形垫的斜面上,斜面可以辅助患儿躯干的旋转,进行躯干旋转功能训练。

(3)用于关节活动度训练　关节活动受限的患者,匀称地俯卧在一个或小头对接的两个楔形垫上,利用重力或外加重物可以促使髋关节、膝关节伸展。

(4)用于肌肉松弛训练　将两个楔形垫对接在一起,让脑瘫患儿侧卧在上面,可以减轻痉挛,从而促使动作的发展,防止畸形的出现。

(十)平衡板

平衡板(图 7-10)用于训练患者的平衡功能。平衡板可以由患者一人独立使用,也可以由康复训练师和患者共同使用,以便接受训练师的指导。常与平行杠配合使用,使平行杠起到辅助支撑和防护作用。主要用途:成人或脑瘫儿童进行平衡训练;与平行杠合用,训练平衡功能。

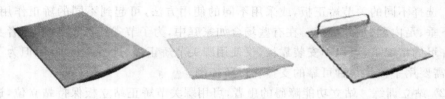

图 7-10　平衡板

（十一）梯椅

梯椅（图 7-11）是训练脑瘫等患儿坐、站及肢体运动功能的椅子。其主要用途：用于基本动作（如坐、站起动作）的训练，也可以利用椅背梯杆练习蹬起动作；矫正和保持姿势、体位。

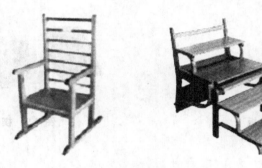

图 7-11　梯椅

（十二）沙袋

沙袋（图 7-12）是装有铁砂或沙子的具有一定重量的条形袋子，可作为负荷供患者进行增强肌肉力量的训练。其主要用途如下。

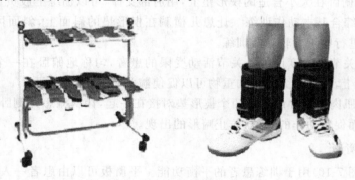

图 7-12　沙袋

（1）肌力训练　用于运动麻痹、疼痛、关节活动受限、长期不活动等原因造成肌力低下的患者。把沙袋卷绕固定在上肢、下肢等部位，作为负荷，供患者进行抗阻力主动运动，以增强相应部位的肌力。

（2）关节活动度训练　把沙袋直接放在患部,依靠沙袋的重力进行关节活动的伸展矫正训练。

（十三）实用步行练习装置

实用步行练习装置(图7-13)是一套为训练患者步行动作而设计,模拟在实际生活中步行可能遇到的斜坡、台阶以及不同的障碍物,根据训练的需要,可由木块等材料做成不同的组合,并铺防滑垫。其主要用途如下。

（1）步行训练　包括上下斜坡、上下台阶、跨沟、跨浴池等训练。初练者可根据情况,将台阶块依次排列在平行杠内进行练习。

（2）综合基本动作训练　轮椅使用者可以进行驱动轮椅上下斜面、上下台阶等。

（3）关节活动训练,肌力训练　患者可通过在平行杠内跨越组合装置而进行增强肌力的训练;患者健脚站在小台阶块上,手扶平行杠,前后摆动患侧下肢,可做髋关节活动训练。

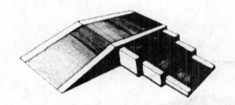

图 7-13　实用步行练习装置

（十四）多用组合箱

多用组合箱(图7-14)是一组高度不同的木质箱体,用法较多。其主要用途如下。①基本动作训练:用于肢体麻痹、类风湿性关节炎、外伤等患者的起坐、上下台阶等训练。②步行训练:把4个箱体依次并列,可进行阶梯步行训练,训练可与平行杠配合使用。③关节活动训练:与平行杠配合使用,可训练髋关节活动。④辅助训练:如作为凳子使用。

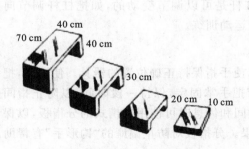

图 7-14　多用组合箱

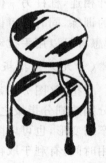

图 7-15　PT 凳

（十五）PT 凳

PT 凳（图 7-15）是治疗师在对患者进行手法训练时坐的小凳子，高度适宜，凳下有轮，可以向各个方向灵活移动，以适应训练的需要。

（十六）阶梯

阶梯（图 7-16）用于患者步行功能的训练。阶梯扶手的高度可根据患者需要进行调节。其主要用途：①利用阶梯扶手或拐杖进行上、下阶梯的步行训练；②上、下阶梯可以锻炼和增强躯干和下肢肌力，活动下肢关节。

（十七）功率自行车

功率自行车（图 7-17）是位置固定的踏车，患者可骑此车做下肢功能训练，在训练时可以调整增加阻力负荷，也可以记录里程。此踏车可用于：①训练患者下肢的关节活动；②增强下肢肌力；③提高身体平衡能力；④增加心肺功能；⑤健身，提高身体整体功能。

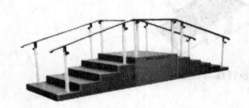

图 7-16　阶梯

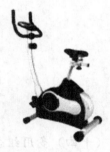

图 7-17　功率自行车

（十八）股四头肌椅

股四头肌椅（图 7-18）是一种训练大腿股四头肌的坐椅装置，可用固定带固定患者身体于坐位，受训关节如膝关节可自由活动，小腿前有一横挡作为阻挡，横挡与一有轴杠杆相连，杠杆另一侧可施加负荷重锤，借以作为伸小腿的阻力，以做增强股四头肌肌力的训练，同时也可做关节活动度训练。杠杆是可以调节变动的，如把杠杆调节向上方，患者可以用手拉动杠杆进行上肢的抗阻运动训练。

（十九）分指板

分指板（图 7-19）是将手指分开和伸展，使手指保持正确位置的器具。使用时，把手指分别放到分指板之间的指槽内，用固定带把手掌固定，保持一段时间，以防止指间关节挛缩变形，也可以防止手的屈肌挛缩。夜间和休息时可使用便携式的分指板，以保证使用时间，有利于取得较好的预防、矫正效果。分指板对防止偏瘫的"钩形手"有帮助。

（二十）滚筒

滚筒（图 7-20）是训练患者上肢功能的一种长圆柱状的器械。其主要用途如下。

（1）协调性训练、关节活动度训练　偏瘫、脑瘫等运动失调患者，坐在训练桌前，双

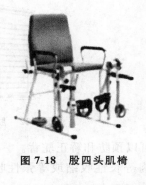

图 7-18　股四头肌椅

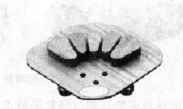

图 7-19　分指板

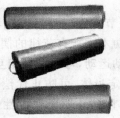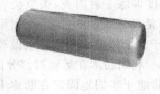

图 7-20　滚筒

臂压于滚筒上,在桌上推动滚筒,可以训练上肢粗大动作的协调性以及上肢的关节活动度。

(2)综合基本动作训练　脑瘫等患儿可以利用滚筒进行多种综合基本动作训练,例如,患儿俯卧,将滚筒置于其胸下,双上肢伸直于滚筒前,推动滚筒,练习患儿的保护性姿势反射的抬头功能。

(3)平衡功能训练　脑瘫等患儿可以利用滚筒进行多种平衡功能训练,例如,患儿骑跨在滚筒上,分别先后抬起双脚时,滚筒左右滚动,迫使患儿不断地调节重心,以适应滚筒多变的位置。

(二十一)钻滚筒

钻滚筒(图 7-21)是一种供脑瘫患儿训练用的可钻爬通过的中空圆桶。其主要用途:①有利于加强患儿随意运动,防止畸形出现;②训练脑瘫患儿平衡能力;③基本动作训练,通过钻滚筒动作,训练钻爬动作,也可以推着钻滚筒使它滚动,还可以趴在滚筒上训练动作保护性反应能力;④把钻滚筒竖直放置,患儿可以在其内孔中进行站立训练。

(二十二)肋木

肋木(图 7-22)是靠墙壁安装的具有一组横杆的平面框架。它的结构简单,用途广泛,使用方便;既可以单独使用,也可以几个一起成组使用;既可以单侧使用,也可以前后双侧使用。其主要用途如下。

(1)矫正姿势,防止畸形　适用于迟缓性驼背(如学龄儿童、老年性驼背等)、脊柱侧弯、帕金森综合征(前屈姿势)、腰痛(骨盆倾斜)等。可利用肋木以保持正常的姿势体

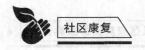

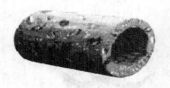
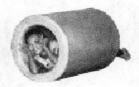
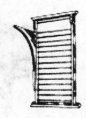

图 7-21　钻滚筒　　　　　　　　　　图 7-22　肋木

位,矫正异常姿势。如与胸背部矫正运动器联合使用,可以预防和矫正驼背。

(2)肌力、耐力训练　利用体重或部分体重,做肌肉等长性收缩或等张性收缩,保持和增强肌力、耐力。

(3)关节活动度训练　肩周炎、关节炎、关节外伤(扭伤、挫伤、脱位、骨折)等导致关节痉挛或者关节活动度受限的患者,可利用肋木进行有节律的摆动运动,既可以主动运动,也可以借助于整个体重或部分体重做被动运动,可以二人相互配合做被动运动。

(4)训练辅助　利用肋木在运动时部分固定身体,可防止代偿性运动。例如:让患者做颈部运动时,将躯干牢固地固定在肋木上,以防止躯干代偿性运动;仰卧位做增强腹肌肌力训练时,足前端插入肋木内,用于固定下肢;还可以使用挂架附件,挂在肋木任意高度的肋杆上,供患者用双手悬吊;在挂架上安装滑轮训练装置,可以进行肩、膝运动,或者进行颈椎垂直牵引。

(二十三)关节活动度测量角度尺

关节活动度测量角度尺(图 7-23)是测量肘、手指等关节活动范围及脊柱弯曲程度的尺子。

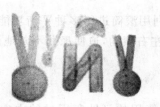
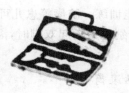

图 7-23　关节活动度测量角度尺

(二十四)OT 桌

OT 桌(图 7-24)用于作业训练,桌面高度可以根据训练要求调整,适合各种体位进行上肢、下肢、躯干的各种训练,并可配合模拟作业工具等进行方便的作业训练。

(二十五)训练球

训练球(图 7-25)是充气或实心的大直径圆球,用法较多,对脑瘫患儿的功能训练非常有效。其主要用途如下。

(1)肌肉松弛训练　让脑瘫患儿趴在训练球上,治疗师轻轻摇球,可以降低患儿的肌张力,缓解痉挛,以提高患儿的随意运动能力,防止畸形出现。

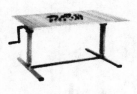

图 7-24   OT 桌

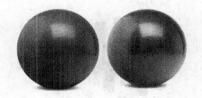

图 7-25   训练球

（2）平衡能力训练   让脑瘫患儿趴在适当大小的训练球上，髋部伸直，双手前伸，治疗师用双手握住患儿的小腿或髋部，并轻轻滚动球体，刺激并训练患儿不断调节躯干、头和四肢的平衡，以加强平衡功能。

（3）综合动作训练   可促进脑瘫患儿抬头和改善躯干的伸展，刺激躯干旋转等综合动作的能力。

（二十六）砂磨台

砂磨台（图 7-26）是供患者模仿木工砂磨作业、进行上肢功能训练的台子。其主要用途如下。

（1）协调性训练   中枢神经系统功能障碍的患者模仿木工用砂纸磨木板的动作进行上肢伸展运动，以改善协调运动。患者可从坐位开始训练，逐渐达到立位姿势。砂磨台的主体是一块木板，它可以在倾斜的台板上滑动，不同砂磨台的区别之处在于手柄的形状、位置不同，供患者根据不同的需要选用。

（2）关节活动度训练   在上肢伸展运动，同时也可训练上肢的关节活动度。

（3）肌力训练   砂磨台木板底面不加砂纸或加不同粒度的砂纸，可以在磨砂作业中获得不同的运动阻力，起到训练上肢肌力的作用。

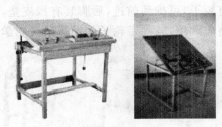

图 7-26   砂磨台

（二十七）木钉盘

木钉盘（图 7-27）是训练患者上肢协调功能的木板，上面有孔洞，可插入木钉。其主要用途：可利用进行协调性训练。偏瘫、脑瘫、四肢瘫等手功能障碍者，手持木钉，把木钉插入木盘的孔中，可以练习手精细动作和手眼协调性。木钉两端利用记号加以区分，进行木钉的翻转插入练习，可训练手翻转动作的协调性。抓握协调性好的患者，可进一步使用较细的木钉（但要注意防止手痉挛），并训练较快的插入动作。

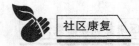
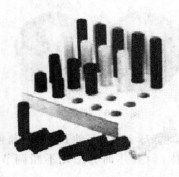

图7-27　木钉盘

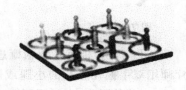

图7-28　套圈

（二十八）套圈

套圈（图7-28）是由若干靶棍和环圈构成的装置，环圈可于远处抛掷而套入靶棍上。其主要用途如下。

（1）协调性训练　套圈是一种游戏性训练，是握住圈、投掷圈、拾起圈的综合动作过程。投掷训练需要上肢的运动功能良好、手眼协调以及躯干和下肢的平衡。套圈训练的方式有水平投掷、垂直投掷，可以取坐椅位、平行杠内站立位、一般站立位等。

（2）肌力训练、关节活动度训练　通过此训练可增强肌力和扩大关节活动度。

（3）心理调整　作为一种游戏性训练，可以起到转换心情、缓解抑郁的作用。

（二十九）助行架（器）

助行架（器）（图7-29）是含有四条支柱的框架，带有扶手，患者可把持此助行架（器），稳定身体，练习行走。有的助行架（器）由轻便的铝合金制成，可折叠，便于携带。有的助行架（器）前脚装有轮子，可推动前进，后脚装有橡皮垫，可起安全保护作用，以免速度过快或地面太滑而造成跌倒，各种带轮子的助行架又叫学步车。

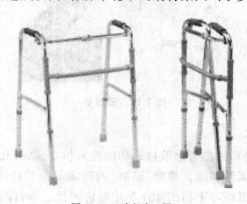

图7-29　助行架（器）

（三十）哑铃

哑铃(图 7-30)由 1～10 kg 若干个重量不等的哑铃构成一个哑铃组,可用于各种肌力增强训练。

（三十一）颈椎牵引椅

颈椎牵引椅(图 7-31)用于各型颈椎病、颈椎间盘突出症、颈椎压缩性骨折、肩关节周围炎症、颈性头痛、跌打损伤、脑供血不足等疾病的治疗。

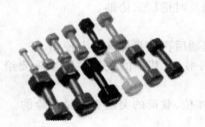 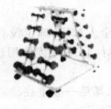 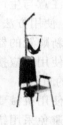

图 7-30　哑铃　　　　　　　　　　　　　　　　图 7-31　颈椎牵引椅

（三十二）腰椎牵引床

牵引床(图 7-32)是一种采用机械传动对腰椎间盘突出症等进行牵引治疗的一种器械。牵引床用于各种急、慢性损伤引起的腰椎间盘突出症、腰痛、放射性腿脚麻木、行走无力而引起腿脚肌肉萎缩,以及外伤性颈椎骨折、错位、脱位等症状的治疗。牵引床分为电动牵引床,三维牵引床和手动牵引床三种。

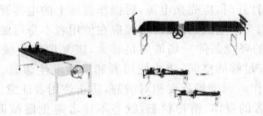

图 7-32　牵引床

二、社区康复训练器具的使用

1. 康复训练器具的安全使用

（1）树立安全意识　防止在训练中发生二次损伤,把训练安全放在首位。

（2）防止机械故障　复杂产品、含有运动件的产品、受力大的产品、重量大的产品、速度快的产品、重心高的产品、电器产品,要注意防止出现机械故障。

① 购买前要对其技术性能作出全面的、客观的评价。

② 仔细阅读有关机械安装的说明资料,组装、安装产品前,既要注意机械内部各零部件之间的连接,也要注意机械整体在周围环境中的安装质量。螺丝、螺栓、螺母,包括打在墙上、地中的膨胀螺栓,必须固定,并应具备防松措施。

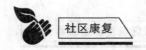

③ 加强器械的保养、维护　平时注意保持机械清洁，保持使用环境的清洁，需要加油的地方要按要求加油润滑。要定期维护，注意检查螺钉、螺母是否松动，检查易损件的磨损情况，必要时更换易损件。

④ 注意观察机械使用过程中出现的异常情况，发现问题及时修理。异常晃动、振动、噪声、力的变化都要引起足够的重视，小的异常情况往往是大的故障的前奏。

⑤ 未经培训的人员在没有专业人员的指导下，不得使用器械，以防造成不必要的损坏。

⑥ 注意与生产厂家保持联系，有解决不了的问题及时请厂家协助。

（3）使用方法：

① 新购置的器械应先由健全人试用，确定没有问题后再交身体障碍者使用。

② 使用前应接受培训和指导，仔细阅读使用说明书，对其中的使用注意事项要给予足够的重视。

③ 使用机械要循序渐进，尤其是一些重症患者，体位、载荷的突然变化是危险的。

④ 避免采用错误的训练方法。

⑤ 正确使用防护带。

⑥ 训练时着装要简洁，使用复杂器械时，女士头发应盘起或放在帽子里，以防止挂扯。

⑦ 儿童、情感认识障碍者进行机械训练时，旁边应有成人或专业人员陪伴、指导。

⑧ 训练时无关人员不要进入训练场所，以免妨碍训练。

（4）注意用电安全　需要用电的训练器械，首先要检查供电线路是否能满足器械供电要求，如电压（进口机械尤其注意电压）、额定电流、是否有地线和保险丝。其次，要懂得一些常识，比如：打开时，应先插电源，后操作器械上的电器开关；关闭时，应先关机械开关，后拔出电源插头。电线、开关的布置应在使用者本身可触及范围之外。

（5）应具备必要的环境条件　场地要足够大，康复训练器械与其他器械、家具、墙壁、障碍物之间要留有足够的空间，防止使用者和机械发生磕碰。照明条件要好，以防止看不清楚导致误操作。训练场所要相对清静，防止使用者注意力受干扰导致误操作。

（6）要监控使用者的身体、精神状态，状态不佳者避免器械训练，以防因误操作发生意外。

2. 提高使用康复训练器具的兴趣

（1）利用器具适当开展游戏性、竞技性训练，寓练于乐。

（2）加强患者之间的交流，集体练习，促进训练欲望。

（3）把日常活动融入训练当中，避免枯燥感。

（4）有训练的奖励办法，增进训练兴趣。

（5）有他人陪练，可以多一些情趣。

（6）将声像技术介入训练，提高机械训练的趣味性。

（许晓惠　苏红）

部分参考答案

项目一　任务2

多选题
1. ABCD　　2. ABD　　3. ABCD　　4. ABCD　　5. BCD　　6. ABCD
7. ACD　　8. ABC

项目二　任务3

单选题
1. C　　2. C　　3. B　　4. D

项目二　任务4

单选题
1. B　　2. B　　3. C　　4. A

项目二　任务5

单选题　1. A　　2. C
多选题　1. ABCD　　2. ABC　　3. ABCD

项目二　任务6

单选题　1. C　　2. B　　3. A
多选题　1. ABCD　　2. ABCD　　3. ABC

项目二　任务7

单选题　1. C　　2. A　　3. C
多选题　1. BCD　　2. ABCD　　3. ABCD

项目三　任务8

单选题
1. B　　2. D　　3. B　　4. C　　5. A　　6. C　　7. B　　8. D

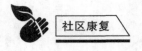

项目三　任务 9

单选题

1. A　　2. C

项目三　任务 10

选择题

1. D　　2. ABCD

项目四　任务 12

单选题　1. B　　2. A　　3. B

多选题　1. ACD

项目四　任务 13

单选题　　1. D　　2. A　　3. C　　4. B

项目四　任务 14

单选题　1. A　　2. C　　3. D　　4. C

多选题　1. ABCD　　2. ABCD

案例引导参考答案

1. 该患儿应进行哪些社区康复评定？

答：（1）肌张力和关节活动度的测定　首先被动活动全身六大关节，重点是髋、膝、踝关节，体会肌张力的增高情况，判断出哪几大肌群张力增高（如髂腰肌、腘绳肌、小腿三头肌等），并用痉挛等级评定法对评定结果进行详细记录；其次，在被动活动过程中体会关节活动受阻情况，有无髋、膝、踝关节的挛缩畸形，并按照关节活动度测评法对各关节的测定结果进行记录。

（2）反射发育的评定　运用反射发育的内容来评定该患儿是否有病理反射及原始反射残存，正常的保护性反射是否出现等。

（3）运动功能评定　按照小儿粗大及精细运动发育表评定出该患儿的实际运动发育年龄，对下一步运动训练方案的设计起指导性作用。

（4）肌力的评定　患儿年龄小，智力落后，对于肌力的评定不能做具体量化，主要在治疗师引导下完成某些特定的游戏，在这一过程中观察、发现患儿全身肌力较差的几大肌群（如腰背肌、臀大肌、股四头肌、胫前肌等），指导下一步运动训练。

2. 该患儿应采取哪些适宜的社区康复训练方法？

答：（1）按摩肌张力较高的肌群，牵拉及被动活动髋、膝、踝关节。加强牵拉髂腰肌、腘绳肌、跟腱等,降低肌张力,扩大关节活动范围。

（2）增强腰背部和臀部肌力的训练,如搭小桥、跪坐起、伏地挺身、扶跪等。

（3）功能训练:翻身训练、手支撑或手膝支撑、长坐位训练;坐位下平衡训练;借助站立床站立训练等。

对于该患儿,训练初期主要是以降低肌张力提高肌力为目标,配合部分功能训练;中后期则是以功能训练为主,必要时该患儿还可佩戴膝踝足矫形鞋。

项目四　任务 15

单选题　1. B　2. A　3. B　4. C　5. B　6. C　7. B　8. D　9. C

项目四　任务 20

单选题　1. E　2. E　3. B　4. E

项目四　任务 21

单选题　1. B　2. C　3. C

多选题　1. ABC　2. ABD　3. ABCD

项目四　任务 21-1

单选题　1. C　2. B　3. D　4. D

项目四　任务 21-2

单选题　1. C　2. B

项目四　任务 21-3

单选题　1. B　2. C　3. B　4. A

项目五　任务 24

单选题　1. C

多选题　1. ACD　2. BD　3. ABC

项目五　任务 25

单选题　1. C　2. B

多选题　1. ABD　2. ACD

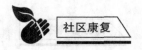

项目五　任务 26

单选题　1. D　　2. B　　3. D

多选题　1. ABC

项目六　任务 29

案例分析参考答案

1. 营养评价

标准体重：(178－105) kg＝73 kg。该患者体重为 85 kg，大于 73 kg，偏胖。

2. 营养素参考摄入量

(1) 因身体偏胖，每日应摄入的能量应为：2100 kcal。

(2) 每日营养素参考摄入量，即每日摄入各种营养素推荐量：蛋白质 80 g；脂肪 46 g；碳水化合物 341 g。

(3) 折合每日摄入食物推荐量

① 谷薯类（主食）：360 g，提倡多选用粗杂粮，如玉米面、荞麦、燕麦、糙米等代替部分米面。

② 蔬菜类：500 g，常见的叶、茎、瓜类菜可以任意选用。胡萝卜、蒜苗、豌豆、毛豆等热量较高，要适量减少食用量。

③ 水果类：200 g，以含糖量低的橘子、梨、苹果为主，尽量少吃红枣、香蕉、荔枝等含糖高的水果。

④ 豆制品：尽量不选用豆制品。

⑤ 蛋类：一枚，最好吃半个蛋黄或不吃蛋黄。

⑥ 肉类：100 g，选择精瘦肉、鱼肉，少选肥肉和动物内脏。

⑦ 脂肪类：20 g，以选择植物油为好，如果想吃坚果要记住 15 粒花生米或 30 粒瓜子或 2 个核桃相当于 10 g 油脂，要在总的脂肪类食物摄入量中扣除。

⑧ 奶制品：250 mL 脱脂奶，酸奶更好，但最好是脱脂的。

⑨ 盐：6g，包括所有含盐食物中的盐（调味品、半成品食物中的盐分）。

⑩ 水：1500～2500 mL。

以上是建议每天食物构成和具体摄入量。在一天当中的应该按照早餐 30%、午餐 40%、晚餐 30%分配。水果以加在早餐和午餐之间、午餐和晚餐之间为宜。奶以加在睡前 1 h 为宜。

3. 生活建议

(1) 针对患者目前的营养状况，营养调节的关键在于降低盐、脂肪的摄入量。

(2) 肉制品以煮、余、卤制为宜，不喝高汤。

(3) 蔬菜以拌、炝为主，或用少量油炒。

(4) 戒烟限酒，酒精是唯一的纯能量食品，1 g 酒精产热 7 kcal。

（5）尽量不吃菌类食物。

（6）尽量不吃海鲜、不喝啤酒。

（7）养成按时吃早餐的习惯。

（8）做到睡眠和饮食有规律，适量运动。

（9）烹饪方法以蒸煮为宜，避免烧烤、油炸。

项目六　任务 30

案例分析参考答案

1. 三餐食物品种和数量

早餐：

红薯粥 100 g，成分：粳米（标二）、甘薯（红心）（或山芋、红薯）。

芝麻烧饼 150 g，成分：富强粉。

醋熘白菜 100 g，成分：大白菜（青白口）。

梨 300 g，成分：梨。

午餐：

麻酱面 200 g，成分：面条、黄瓜（胡瓜）、芝麻酱。

芹菜炒猪肝 50 g，成分：猪肝、芹菜茎。

红烧土豆 100 g，成分：土豆。

番茄豆腐 150 g，成分：豆腐、番茄酱。

晚餐：

煎饺 200 g，成分：标准粉、大白菜（白梗）、猪肉（肥瘦）。

大米粥 300 g，成分：稻米。

清拌四季豆若干。

2. 营养素分析

能量（kcal）：2170.71。

蛋白质（g）：70.19。

脂肪（g）：56.12。

碳水化合物（g）：361.42。

钙（mg）：582.64。

铁（mg）：28.96。

锌（mg）：11.13。

维生素 A（μgRE）：1257.17。

硫胺素（mg）：1.23。

核黄素（mg）：1.19。

维生素 C（mg）：106.37。

维生素 E（mg）：26.70。

3. 营养师点评

（1）此用户为轻体力劳动者，身高 165 cm，体重 60 kg，BMI 指数 22.04，体重在正常范围内，年龄 49 岁，基础代谢 1375.28 kcal，能量推荐量 2400.00 kcal。

（2）从配餐结果来看，能量及三大生热营养素符合该用户的需求，基本达到配餐目的。

参考文献

[1] 陈春明,孔灵芝.中国成人超重和肥胖症预防控制指南[M].北京:人民卫生出版社,2006.

[2] 陈力.医学心理学[M].北京:北京大学医学出版社,2003.

[3] 陈立典,吴毅.临床疾病与康复学[M].北京:科学出版社,2010.

[4] 陈涛,曾群,童小军.社会工作实务[M].北京:中国社会科学出版社,2009.

[5] 陈秀洁.小儿脑性瘫痪的神经发育学治疗法[M].郑州:河南科学技术出版社,2004.

[6] 陈旭红.图解脑瘫康复技术与管理[M].北京:华夏出版社,2007.

[7] 成鹏,马诚.实用社区康复指南[M].上海:第二军医大学出版社,2007.

[8] 成鹏.实用社区康复指南[M].上海:第二军医大学出版社,2007.

[9] 顾一煌.中医健身学[M].北京:中国中医药出版社,2009.

[10] 关骅.临床康复学[M].北京:华夏出版社,2005.

[11] 胡永善.新编康复医学[M].上海:复旦大学出版社,2005.

[12] 胡永善.社区康复[M].2版.北京:人民卫生出版社,2007.

[13] 黄希庭.人格心理学[M].杭州:浙江教育出版社,2002.

[14] 纪树荣.康复医学[M].北京:高等教育出版社,2004.

[15] 纪树荣.运动疗法技术学[M].北京:华夏出版社,2004.

[16] 姜乾金.医学心理学[M].北京:人民卫生出版社,2005.

[17] 李树春.小儿脑性瘫痪[M].郑州:河南科学技术出版社,2000.

[18] 李树春,李晓捷.儿童康复医学[M].北京:人民卫生出版社,2006.

[19] 励建安.社区康复[M].南京:东南大学出版社,2004.

[20] 刘振寰.让脑瘫患儿拥有幸福人生[M].北京:中国妇女出版社,2005.

[21] 罗治安.社区康复[M].北京:人民卫生出版社,2010.

[22] 孟申.肺康复[M].北京:人民卫生出版社,2007.

[23] 聂鹏.社会工作方法[M].北京:中国轻工业出版社,2002.

[24] 钱铭怡.心理咨询与心理治疗[M].北京:北京大学出版社,1994.

[25] 全国残疾人康复办公室.社区康复工作上岗培训教材[M].2版.北京:华夏出版社,2007.

[26] 饶明俐.中国脑血管疾病防治指南[M].北京.人民卫生出版社,2005.

[27] 邵湘宁.推拿学[M].北京:人民卫生出版社,2005.

[28] 唐久来,吴德.小儿脑瘫引导式教育疗法[M].北京:人民卫生出版社,2007.

[29]　万国兰.现代实用小儿神经疾病学[M].郑州:郑州大学出版社,2008.

[30]　汪家琼.日常生活技能与环境改造[M].北京:华夏出版社,2005.

[31]　汪向东.心理学的 100 个故事[M].北京:新华出版社,2008.

[32]　王刚,王彤.临床作业疗法学[M].北京:华夏出版社,2005.

[33]　王俊华,胡昔权.截瘫和四肢瘫康复训练图解[M].北京:人民卫生出版社,2009.

[34]　王强,孙成甲.社区康复[M].北京:人民军医出版社,2007.

[35]　王玉龙.康复功能评定学[M].北京:人民卫生出版社,2008.

[36]　卫芳盈.康复医学[M].南京:东南大学出版社,2006.

[37]　肖晓鸿.假肢与矫形器技术[M].上海:复旦大学出版社,2009.

[38]　邢本香,李贻能.临床康复学[M].上海:复旦大学出版社,2009.

[39]　燕铁斌.现代康复治疗学[M].广州:广东科学技术出版社,2004.

[40]　燕铁斌.物理治疗学[M].北京:人民卫生出版社,2008.

[41]　易法建,冯正直.心理医生[M].4 版.重庆:重庆出版社,2006.

[42]　于兑生.运动疗法与作业疗法[M].北京:华夏出版社,2002.

[43]　泽村诚志.截肢与假肢[M].孙国凤,译.北京:中国社会出版社.2010.

[44]　张兰亭,尹彪中,李如求.小儿脑性瘫痪治疗与康复工程[M].2 版.北京:中国医药科技出版社,2010.

[45]　张绍岚.康复功能评定[M].北京:高等教育出版社,2009.

[46]　章稼.康复功能评定[M].北京:人民卫生出版社,2009.

[47]　章稼.运动治疗技术[M].北京:人民卫生出版社,2010.

[48]　赵辉三.假肢与矫形器学[M].北京:华夏出版社.2005.

[49]　赵悌尊.社区康复学[M].北京:华夏出版社,2005.

[50]　赵毅,王诗忠.推拿手法学[M].上海:上海科学技术出版社,2009.

[51]　中华医学会.物理医学与康复医学指南[M].北京:人民卫生出版社,2005.

[52]　周士枋,范振华.实用康复学 [M].南京:东南大学出版社,1998.

[53]　诸毅晖.康复评定学[M].上海:上海科学技术出版社,2008.

[54]　卓大宏.中国康复学 [M].北京:华夏出版社,2003.

[55]　卓大宏.中国康复医学[M].2 版.北京:华夏出版社,2004.

[56]　卓大宏.中国残疾预防学[M].北京:华夏出版社,1998.

[57]　马洪路.精神残疾者社区康复的现状及对策[J].中国社会工作,2010(9):23-25.